现代主治医生提高丛书

急诊科主治医生1000问

（第2版）

主　　审　朱华栋

名誉主编　于学忠

主　　编　徐　军　刘　霜

中国协和医科大学出版社

北　京

图书在版编目（CIP）数据

急诊科主治医生1000问 / 徐军，刘霜主编. —2版. —北京：中国协和医科大学出版社，2022.6

ISBN 978-7-5679-1897-9

Ⅰ.①急…　Ⅱ.①徐…②刘…　Ⅲ.①急诊—问题解答　Ⅳ.①R459.7-44

中国版本图书馆CIP数据核字（2021）第225110号

急诊科主治医生1000问（第2版）

主　　编：徐军 刘霜
责任编辑：王朝霞
封面设计：许晓晨
责任校对：张　麓
责任印制：张　岱

出版发行：**中国协和医科大学出版社**
（北京市东城区东单三条9号　邮编100730　电话010-65260431）
网　　址：www.pumcp.com
经　　销：新华书店总店北京发行所
印　　刷：三河市龙大印装有限公司

开　　本：787mm×1092mm　　1/16
印　　张：28.5
字　　数：670千字
版　　次：2022年6月第2版
印　　次：2022年6月第1次印刷
定　　价：168.00元

ISBN 978-7-5679-1897-9

编委名单

主　　审　　朱华栋　北京协和医院

名誉主编　　于学忠　北京协和医院

主　　编　　徐　军　北京协和医院

　　　　　　刘　霜　北京协和医院

副 主 编

　　　　　　郑粉双　云南省第二人民医院

　　　　　　徐胜勇　北京协和医院

　　　　　　石　岩　淮安市第二人民医院

　　　　　　吕菁君　武汉大学人民医院

编　　委　　（按姓氏拼音为序）

　　　　　　蔡青云　驻马店市中心医院

　　　　　　曹　敏　上海中医药大学附属龙华医院

　　　　　　曹　亿　中山大学孙逸仙纪念医院

　　　　　　曹　钰　四川大学华西医院

　　　　　　柴艳芬　天津医科大学总医院

　　　　　　常　杰　北京医院

　　　　　　陈三洋　郑州大学第一附属医院

　　　　　　陈蔚军　东部战区总医院

　　　　　　陈晓辉　广州医科大学附属第二医院

　　　　　　陈旭岩　北京清华长庚医院

　　　　　　陈赵乐　空军军医大学第一附属医院

邓　颖　哈尔滨医科大学附属第二医院

邓春涛　深圳市罗湖区人民医院

邓小燕　广州医科大学

丁邦晗　广东省中医院

杜贤进　武汉大学人民医院

方　芳　安徽医科大学第一附属医院

方邦江　上海中医药大学附属龙华医院

冯莉莉　北京清华长庚医院

冯智娟　中国人民解放军空军特色医学中心

符阳山　云南省第二人民医院

高培阳　成都中医药大学附属医院

高玉芝　浙江大学医学院附属第一医院

龚晓杰　北京清华长庚医院

洪广亮　温州医科大学附属第一医院

黄　杨　空军军医大学第一附属医院

黄渊旭　怀化市第一人民医院

贾文元　空军军医大学第一附属医院

江　城　武汉大学中南医院

江　山　武汉大学中南医院

江　涛　怀化市第一人民医院

蒋龙元　中山大学孙逸仙纪念医院

金　魁　中国科学技术大学附属第一医院

李　晨　天津医科大学总医院

李　毅　北京协和医院

李俊杰　空军军医大学第一附属医院

李培武　兰州大学第二医院

李晓明　解放军总医院第一医学中心

梁子敬　广州医科大学附属第一医院

梁　璐　河北大学附属医院

梁显泉　贵阳市第二人民医院

林珮仪　广州医科大学附属第二医院

刘　果　中国医科大学附属盛京医院

刘　鹏　四川大学华西医院

刘　霜　北京协和医院

刘东昇　解放军总医院第四医学中心

刘红升　解放军总医院第四医学中心

刘继海　北京协和医院

刘明华　陆军军医大学西南医院

刘瑞宁　武汉大学中南医院

刘树元　解放军总医院第六医学中心

卢中秋　温州医科大学附属第一医院

陆一鸣　上海交通大学附属瑞金医院

吕菁君　武汉大学人民医院

倪军喜　合肥市第三人民医院

倪绍洲　武汉大学中南医院

马序竹　北京清华长庚医院

聂时南　东部战区总医院

钱传云　昆明医科大学第一附属医院

秦　静　兰州大学第二医院

秦　谦　中国人民解放军66381部队

秦历杰　河南省人民医院

全锦花　北京医院

石　岩　淮安市第二人民医院

史海达　解放军总医院第四医学中心

史　婧　清华大学第一附属医院(北京华信医院)

宋凤麟　山西白求恩医院(山西医学科学院 同济山西医院)

宋凤卿　中山大学孙逸仙纪念医院

宋琳琳　北京清华长庚医院

宋耀东　郑州大学第一附属医院

谈定玉　江苏省苏北人民医院

田英平　河北医科大学第二医院

王　凡　北京医院

王　非　北京清华长庚医院

王　林　广州中医药大学第一附属医院

王　真　北京世纪坛医院

王鹏程　武汉大学中南医院

王倩梅　空军军医大学第一附属医院

王武超　北京大学人民医院

王旭涛　北京医院

王逸群　北京清华长庚医院

王玉同　空军军医大学第一附属医院

魏　捷　武汉大学人民医院

温立强　中山大学孙逸仙纪念医院

温　伟　北京医院

吴　磊　岳阳市中心医院

吴　林　空军军医大学第一附属医院

吴　圣　北京清华长庚医院

吴晓飞　蚌埠医学院第一附属医院

夏　剑　武汉大学中南医院

夏　勋　成都医学院第一附属医院

肖　扬　空军军医大学第一附属医院

谢　媛　云南省第二人民医院

辛天宇　解放军总医院第六医学中心

徐　波　蚌埠医学院第一附属医院

徐　军　北京协和医院

徐　娜　东部战区总医院

徐　婷　北京清华长庚医院

徐胜勇　北京协和医院

许丽君　河南省人民医院

杨　婧　空军军医大学第一附属医院

杨菲虹　武汉大学中南医院

杨建中　新疆医科大学第一附属医院

杨立山　宁夏医科大学总医院

杨南岚　德阳市人民医院

杨志洲　东部战区总医院

尹　文　空军军医大学第一附属医院

尹弘霁　山东大学齐鲁医院青岛院区

余江涛　武汉大学中南医院

俞　凤　安徽医科大学第一附属医院

袁绍华　清华大学医院

曾仲意　深圳市中医院

张　泓　安徽医科大学第一附属医院

张　鹏　东部战区总医院

张　玮　昆明医科大学第一附属医院

张秋彬　海南医学院第二附属医院

张向阳　北京清华长庚医院

张新超　北京医院

赵　敏　中国医科大学附属盛京医院

赵　鹏　空军军医大学第一附属医院

赵　威　空军军医大学第一附属医院

赵晓东　解放军总医院第四医学中心

赵智刚　武汉大学中南医院

郑粉双　云南省第二人民医院

周世方　长沙市中心医院

朱　威　岳阳市人民医院（湖南师范大学附属岳阳医院）

朱继红　北京大学人民医院

朱长举　郑州大学第一附属医院

秘　书

李丹丹　新疆医科大学第一附属医院

傅　萱　北京协和医院

甘　淼　北京协和医院

吴　瑶　北京协和医院

再版前言

自《急诊科主治医师899问》出版发行以来，获得了广大急诊临床医师的高度好评，得益于其浅显直接地帮助急诊医师认识了急诊的学科体系，澄清了混淆的概念，解决了常见的临床实践问题。转眼间，这本书已出版近10年，在这10年间，急诊医学迅猛发展，专业队伍基本建立，急诊理论日趋完善，亚专科进一步发展，不少疾病的诊疗思路、临床操作技能和治疗方法有了更新，这就是本书进行再版的主要原因。

从某个角度来看，急诊医学反映了整个医学水平的发展，而主治医师更是急诊医学的中流砥柱，其扎实的临床水平和技能在医疗工作和临床教学中都非常重要。本书再版延续了同样的理念，仍然以答疑的形式撰写，旨在帮助临床一线医生，尤其是急诊科主治医师快速、系统地解决临床工作中的实际问题、避开医疗工作中的常见误区，在繁杂的工作中提炼出常见的基本原则和理念。

另外，随着临床医学知识的不断更新，急诊医学所涵盖的内涵和外延也有了很大变化。本书在再版中结合了大量临床新理念、新知识和新技术的更替，更新了一半以上的内容。从结构上，本书从急诊的常见病、危重病出发，结合各个亚专科的特点，重新分为重症篇、急症篇、急病篇、创伤篇、理化中毒篇、损伤篇、感染篇等；从内容上，本书不仅根据现有指南将原有的心肺复苏、常见急症处理、内外科疾病和急诊技能进行了更新和补充，还加入了急诊常见精神疾病、急诊水电解质平衡和营养代谢、急诊常用评分等新专题的内容；问题的数量也从899问提高到了1000问。与第一版不同的是，本书的重点内容在于强调主治医师临床思路和基本技能的培训，我们希望能够通过上述更新使内容更贴近临床，给予主治医师带来更多的帮助。

感谢本书第一版的编委会成员，他们渊博的临床知识、精湛的技能给本书打下了坚实的基础。感谢再版的所有编者，本书不仅包括了北京协和医院急诊的多位医师，还包括全国很多三级医院的急诊医师，他们的临床经验都极为丰富，在再版的编写和修订工作中对于知识和内容完善提出了很多实际的思路和切实的改进方案。

当然，临床医学内容浩如烟海，在临床工作中更是千病千面，本书仅从思路上针对最常见问题予以解答。由于时间紧、作者水平有限，书中难免存在疏漏和不足，真挚地希望同行和读者予以批评指正，可发送至邮箱：Pumcherbook@163.com，我们不胜感激。

徐 军 刘 霜

2022年2月20日

目 录

第一篇 重症篇

第一节 心肺复苏 ……………………………………………………………… 1

1. 什么是心肺复苏?心肺复苏的三大基石是什么? ……………………… 1
2. 心搏骤停、猝死和心源性猝死的概念分别是什么? ……………………… 1
3. 心肺复苏时胸外按压的机制是什么? ……………………………………… 2
4. 心肺复苏时胸外按压的要领是什么? ……………………………………… 3
5. 如果不愿意做口对口人工呼吸,单予以胸外按压行吗? ………………… 3
6. 什么情况下进行电除颤? …………………………………………………… 4
7. 一次除颤还是连续多次除颤成功率高? …………………………………… 4
8. 先除颤还是先 CPR? ………………………………………………………… 4
9. 如何监测复苏质量? ………………………………………………………… 5
10. 心搏骤停时有哪些可逆转的病因,如何对其进行处理? ………………… 5
11. 如何对于心搏骤停患者进行病情评估? …………………………………… 5
12. 心肺复苏建立人工气道的时机? …………………………………………… 6
13. 建立人工气道后按压/呼吸比是否需要调整? …………………………… 6
14. 心肺复苏时可以使用呼吸机吗? …………………………………………… 6
15. ROSC 的定义? ……………………………………………………………… 6
16. 什么是亚低温治疗,亚低温脑保护机制是什么? ………………………… 7
17. 如何实施亚低温治疗? ……………………………………………………… 7
18. 哪些情况下要考虑 ECPR? ………………………………………………… 7
19. 何时终止心肺复苏术? ……………………………………………………… 8
20. 何谓脑死亡?确定脑死亡的标准是什么? ………………………………… 8

第二节 休克 …………………………………………………………………… 9

21. 休克的定义是什么?如何分类? …………………………………………… 9
22. 休克的常见病因有哪些? …………………………………………………… 9
23. 休克的病理生理过程如何? ………………………………………………… 9

24. 各型休克的血流动力学特点是什么？ ……………………………………………… 10

25. 氧代谢动力学和休克的关系？ …………………………………………………………… 10

26. 早期发现休克的三个窗口是什么？ ……………………………………………………… 11

27. 低血压一定是休克吗？ …………………………………………………………………… 11

28. 正常情况下体内乳酸代谢的途径及休克时体内乳酸代谢有什么特点，乳酸升高
　　一定提示休克吗？ ………………………………………………………………………… 11

29. 临床上如何判断是否存在休克？ ………………………………………………………… 12

30. 如何通过超声判断休克病因？ …………………………………………………………… 13

31. 如何判断血容量不足？ …………………………………………………………………… 14

32. 血容量下降时人体的病理生理改变有何特点？ ……………………………………… 14

33. 简述低血容量性休克的严重程度分级？ ……………………………………………… 14

34. 低容量休克时如何进行容量复苏？ ……………………………………………………… 15

35. 什么是心源性休克？ ……………………………………………………………………… 15

36. 导致心源性休克的病因有哪些？ ………………………………………………………… 15

37. 心源性休克时是否需要进行液体复苏？ ……………………………………………… 15

38. 心源性休克的治疗要点是什么？ ………………………………………………………… 15

39. 过敏性休克致死原因主要是什么？ ……………………………………………………… 16

40. 过敏性休克的治疗原则和流程是什么？ ……………………………………………… 16

41. 肾上腺素在过敏性休克抢救中的作用机制？ ………………………………………… 16

42. 过敏性休克应用肾上腺素的方法？ ……………………………………………………… 16

43. 感染性休克的定义是什么？ ……………………………………………………………… 16

44. 感染性休克有哪些病理生理学特点？ ………………………………………………… 17

45. 感染性休克患者血流动力学变化有哪些特点？ ……………………………………… 17

46. 感染性休克发生时机体的氧输送和氧消耗会发生哪些变化？ ……………………… 17

47. 感染性休克临床表现形式有哪些？ ……………………………………………………… 18

48. 感染性休克患者液体复苏的时机？ ……………………………………………………… 18

49. 感染性休克患者液体复苏的原则和目标？ …………………………………………… 18

50. 感染性休克患者可供选择的复苏液体有哪些？如何选择？ ………………………… 18

51. 生理盐水真的"生理"吗？ ……………………………………………………………… 19

52. 如何快速评估危重症患者容量状态？ ………………………………………………… 19

53. 容量反应性的判断指标及方法？ ………………………………………………………… 19

54. 什么是液体负荷试验？ …………………………………………………………………… 19

55. 危重症患者毛细血管充盈试验的操作方法及临床意义？ ………………………… 20

56. 冷休克与暖休克的区别？ ………………………………………………………………… 20

57. 何为休克指数及其临床意义？ …………………………………………………… 20

58. 什么是被动抬腿实验？ …………………………………………………………… 20

59. 如何规范进行被动抬腿实验，其局限性是什么？ ……………………………… 20

60. 如何获取准确的CVP值？ ………………………………………………………… 21

61. CVP数值高低的临床意义？ ……………………………………………………… 21

62. CVP异常增高是不利的，能否通过主动降低CVP来改善静脉回流和组织灌注？…… 21

第三节　急性呼吸窘迫综合征 …………………………………………………………… 22

63. 何谓急性呼吸窘迫综合征？ ……………………………………………………… 22

64. 急性呼吸窘迫综合征的常见病因和危险因素有哪些？有何临床意义？ ……… 22

65. 急性呼吸窘迫综合征的主要病理生理改变是什么？ …………………………… 22

66. 为什么说急性呼吸窘迫综合征肺为"小肺"或"婴儿肺"？有何意义？ ……… 23

67. 为什么说急性呼吸窘迫综合征的肺损伤分布具有"不均一性"的特点？ …… 23

68. 急性呼吸窘迫综合征的诊断标准是什么？ ……………………………………… 24

69. 急性呼吸窘迫综合征与心源性肺水肿或心衰在临床上如何鉴别？ …………… 24

70. 急性呼吸窘迫综合征为何要采用肺保护通气策略？近年来肺保护通气策略

　　有何进展？ ………………………………………………………………………… 25

71. 急性呼吸窘迫综合征机械通气为何要实施肺复张？ …………………………… 26

72. 目前常用的肺复张手法有哪些？其效应受何种因素影响？ …………………… 26

73. 肺复张手法对呼吸和循环系统有何影响？ ……………………………………… 27

74. 急性呼吸窘迫综合征患者机械通气时是否需要保留自主呼吸？ ……………… 27

75. 急性呼吸窘迫综合征患者何时实施俯卧位通气？ ……………………………… 27

76. 高频振荡通气在急性呼吸窘迫综合征治疗中的应用价值如何？ ……………… 28

77. 急性呼吸窘迫综合征患者为何要实施限制性液体管理的策略？ ……………… 28

78. 在急性呼吸窘迫综合征的治疗中如何使用神经肌肉阻滞剂？ ………………… 28

79. 对急性呼吸窘迫综合征患者使用体外膜氧合治疗的指征？ …………………… 29

第四节　急性脏器功能衰竭 ……………………………………………………………… 29

80. 急性肝衰竭的病因有哪些？ ……………………………………………………… 29

81. 导致严重肝功能障碍的常见药物有哪些？ ……………………………………… 30

82. 如何诊断及评估肝衰竭？ ………………………………………………………… 30

83. 急性肝衰竭有哪些临床特征？ …………………………………………………… 31

84. 有哪些辅助检查可以帮助诊断急性肝衰竭？ …………………………………… 32

85. 急性肝衰竭及肝性脑病的主要临床表现有哪些？ ……………………………… 32

86. 如何处理急性肝衰竭并发的低钠血症及顽固性腹水？ ………………………… 33

87. 肝移植的适应证和禁忌证？ ……………………………………………………… 33

88. 人工肝在治疗急性肝衰竭中适应证、禁忌证和并发症有哪些？ ……………… 34

89. 如何评价持续血液滤过在急性肝衰竭中的治疗作用？ ……………………… 34

90. 如何评价血浆置换在急性肝衰竭中的作用？ ………………………………… 35

91. 如何评价分子吸附循环系统在急性肝衰竭治疗中的作用？ ……………… 35

92. 急性肾损伤的概念及其由来？ ………………………………………………… 36

93. AKI的发病机制？ ……………………………………………………………… 36

94. AKI的病理生理机制？ ………………………………………………………… 37

95. AKI的诊断标准？ ……………………………………………………………… 38

96. AKI的KDIGO分级标准？ …………………………………………………… 39

97. AKI的临床表现？ ……………………………………………………………… 39

98. AKI的早期生物标志物有哪些？ ……………………………………………… 40

99. AKI的治疗原则？ ……………………………………………………………… 41

100. 腹腔内压力的测量方法？ …………………………………………………… 41

101. 腹腔内高压和腹腔间隔室综合征的定义、病因和病理生理改变？ ……… 41

102. 腹腔内高压和腹腔间隔室综合征的诊断、分级和临床表现？ …………… 42

103. 腹腔内高压和腹腔间隔室综合征的治疗？ ………………………………… 43

104. 脓毒症凝血功能障碍的临床表现有哪些？ ………………………………… 43

105. 脓毒症凝血病需与哪些疾病鉴别诊断？ …………………………………… 44

106. 简述脓毒症凝血功能障碍的实验室检查 …………………………………… 44

107. 脓毒性凝血病的DIC诊断标准？ …………………………………………… 44

108. 简述创伤性休克凝血障碍的机制？ ………………………………………… 45

109. 急性创伤性凝血病的主要驱动因素？ ……………………………………… 45

110. 目前急性创伤性凝血病的实验室诊断标准？ ……………………………… 45

111. 临床上什么情况高度怀疑急性创伤性凝血病的存在？ …………………… 45

112. 创伤性凝血病的治疗方案？ ………………………………………………… 45

113. 如何诊断DIC？ ……………………………………………………………… 46

114. DIC的鉴别诊断？ …………………………………………………………… 46

115. 简述DIC的分期和临床表现？ ……………………………………………… 47

116. 如何治疗DIC？ ……………………………………………………………… 47

第二篇　急　症　篇

117. 什么是超高热（过高热）？ ………………………………………………… 48

118. 什么是恶性高热？ …………………………………………………………… 48

119. 常见的周期性发热的疾病有哪些？ ………………………………………… 48

120. 常见的物理降温策略有哪些? ……………………………………………… 48

121. 常见的引起危险性胸痛的疾病有哪些,有何临床特点? ……………… 49

122. 急性胸痛患者应该如何分诊? …………………………………………… 50

123. 胸部放射痛的可能发生机制?其临床意义如何? ……………………… 50

124. 急性心肌梗死的胸痛有何临床特点? …………………………………… 50

125. 根据疼痛部位区分,常见急腹症的特点? ……………………………… 50

126. 危及生命的腹痛包括哪些疾病? ………………………………………… 51

127. 老年人、儿童等特殊患者出现急性腹痛为何需要高度警惕? ………… 51

128. 急性腹痛患者的急诊处理要点? ………………………………………… 52

129. 急性消化道穿孔的治疗原则有哪些? …………………………………… 52

130. 什么是缺血性肠病?有哪些临床特点? ………………………………… 53

131. 急性腹痛患者剖腹探查指征有哪些? …………………………………… 53

132. 常见的以呕吐为首发症状危及生命的疾病有哪些?它们临床特点如何? …… 53

133. 引起心悸的常见疾病有哪些? …………………………………………… 54

134. 如何定义呼吸困难?呼吸困难如何进行分类? ………………………… 54

135. 呼吸困难常见的疾病有哪些,临床表现如何? ………………………… 55

136. 发绀的发生机制、临床分型和临床意义如何? ………………………… 56

137. 咯血与呕血如何区别? …………………………………………………… 57

138. 常见的引起大咯血的疾病有哪些? ……………………………………… 57

139. 如何对咯血患者实施治疗? ……………………………………………… 59

140. 大咯血患者选择介入治疗和外科治疗的时机如何? …………………… 62

141. 如何快速识别致死性消化道出血? ……………………………………… 62

142. 常见的上消化道出血的病因有哪些? …………………………………… 62

143. 下消化道出血的病因有哪些? …………………………………………… 63

144. 急性消化道大出血的急诊处理有哪些? ………………………………… 63

145. 黄疸的定义? ……………………………………………………………… 64

146. 在以黄疸为主要表现的患者中,有哪些需要特别重视? ……………… 64

147. 急性中毒引起的黄疸有何特点? ………………………………………… 64

148. 急性黄疸患者鉴别诊断的要点? ………………………………………… 65

149. 抽搐和癫痫的区别? ……………………………………………………… 65

150. 癫痫临床分类? …………………………………………………………… 66

151. 癫痫按病因分类包括哪些? ……………………………………………… 66

152. 如何控制癫痫发作? ……………………………………………………… 66

153. 抗癫痫药物的使用原则? ………………………………………………… 66

154. 发绀的分类，如何区分？ ··· 67

155. 发绀一定是缺氧导致的吗？缺氧一定会发绀吗？为什么？ ············ 67

156. 中心性发绀可分为几类？ ··· 67

157. 周围性发绀的分类？ ··· 68

158. 高铁血红蛋白血症的急诊救治？ ·· 68

159. 什么是谵妄状态？ ··· 68

160. 如何早期识别危重患者的行为异常？ ··· 69

161. 如何对行为异常患者进行急诊处理？ ··· 69

162. 危及生命肌无力的患者如何初始评估？如何处理？ ······················ 69

163. 常见头痛分类方法？ ··· 70

164. 致死性头痛的特点？ ··· 70

165. 偏头痛防治原则？ ··· 70

166. 如何鉴别高血压急症和高血压亚急症？ ······································ 71

167. 高血压急症的治疗原则？ ··· 71

168. 排尿困难的定义？ ··· 72

169. 排尿困难的主要病因分类？ ·· 72

170. 神经源性膀胱常见于哪些疾病？ ·· 72

171. 急性尿潴留并发症？ ··· 72

172. 排尿困难患者的急诊处理流程？ ·· 72

173. 引起皮肤黏膜出血的基本病因有哪些？ ······································ 72

174. 临床上可引起凝血功能障碍的药物有哪些？试举6例。 ················· 72

175. 皮肤黏膜出血患者病史采集需注意哪些因素？ ····························· 72

176. 麻疹、幼儿急疹、风疹、猩红热的鉴别诊断？ ···························· 73

177. 水肿的常见病因有哪些？ ··· 73

178. 如何鉴别不同类型的水肿？ ·· 74

179. 鉴别水肿病因常用的检查方法有哪些？ ······································ 74

180. 如何快速识别三类主要的水肿（心、肾、肝）？ ·························· 75

181. 如何进行水肿的初始急诊处理？ ·· 75

182. 血尿、镜下血尿、肉眼血尿的定义？ ··· 75

183. 引起血尿的主要病因及疾病分类？ ·· 76

184. 分段血尿的意义？ ··· 76

185. 尿沉渣及红细胞形态分析的意义？ ·· 76

186. 如何鉴别头昏、头晕和眩晕？ ··· 76

187. 常见引起危及生命的头晕和晕眩症状疾病类型及特点？ ················· 76

188. 常用的前庭抑制剂有哪些？ ………………………………………………… 77

189. 如何鉴别周围性眩晕和中枢性眩晕？ ………………………………………… 77

190. 良性阵发性位置性眩晕临床特点及治疗？ …………………………………… 77

191. 什么是晕厥？ …………………………………………………………………… 77

192. 晕厥的常见病因有哪些？ ……………………………………………………… 77

193. 意识障碍的程度分级及表现特点？ …………………………………………… 78

194. 如何对危及生命的意识障碍患者进行初始评估和处理？ …………………… 78

195. 如何对以意识障碍症状起病患者初始急诊处理？ …………………………… 79

196. 如何对昏迷患者进行鉴别诊断？ ……………………………………………… 79

197. 意识障碍的常用辅助检查有哪些？ …………………………………………… 82

198. 常见不同病因引起的意识障碍紧急处理要点有哪些？ ……………………… 83

199. 急诊常见阴道出血的原因？ …………………………………………………… 84

200. 如何评估阴道出血的严重程度？ ……………………………………………… 84

201. 白细胞减少和粒细胞缺乏的诊断标准及常见病因有哪些？ ………………… 85

202. 白细胞减少和粒细胞缺乏的常见并发症有哪些？ …………………………… 85

203. 急性贫血的治疗原则是什么？ ………………………………………………… 85

第三篇　急病篇

第一节　呼吸系统急病 …………………………………………………………………… 86

204. 如何鉴别哮喘急性发作和慢性阻塞性肺疾病急性加重？ …………………… 86

205. 支气管哮喘急性发作时是否需要使用抗感染药物？ ………………………… 86

206. 慢性阻塞性肺病加重时无创通气的使用适应证及相对禁忌证？ …………… 86

207. 慢性阻塞性肺病致有创通气的使用指征及参数设置？ ……………………… 87

208. 慢性阻塞性肺病并发症如何处理？ …………………………………………… 87

209. 慢性阻塞性肺病抗菌药物如何使用？ ………………………………………… 89

210. 支气管哮喘的发病机制？ ……………………………………………………… 90

211. 支气管哮喘急性发作的紧急处理流程？ ……………………………………… 91

212. 右心功能不全的常见病因和临床表现？ ……………………………………… 91

213. 肺心病和肺动脉高压的异同？ ………………………………………………… 92

214. 肺栓塞的临床表现有哪些？ …………………………………………………… 92

215. 如何进行肺栓塞的高低危分级？ ……………………………………………… 92

216. 肺栓塞的溶栓指征？ …………………………………………………………… 93

217. 肺栓塞如何进行溶栓及注意事项？ …………………………………………… 93

218. 支气管扩张症的病因有哪些？ ………………………………………………… 93

219. 支气管扩张的影像学特点？ ……………………………………… 93

220. 支气管扩张患者的咯血处理方法？ ……………………………… 94

221. 如何早期识别气胸？ ……………………………………………… 94

222. 气胸患者进行胸腔闭式引流的指征？ …………………………… 94

223. 气胸在治疗过程中容易发生哪些并发症？ ……………………… 94

224. 浆膜腔积液的类型？ ……………………………………………… 95

225. 如何鉴别漏出液及渗出液？ ……………………………………… 95

226. 明确浆膜腔积液的类型需要进行的检查包括哪些？ …………… 95

第二节　循环系统急病 …………………………………………………… 96

227. 什么是ACS？ ……………………………………………………… 96

228. 急诊科对于疑诊ACS的患者初始评估时需要完善什么？ ……… 96

229. 急性心肌缺血的心电图表现？ …………………………………… 96

230. ST段抬高的心肌梗死表现？ ……………………………………… 96

231. ST段抬高一定是急性心肌梗死么？ ……………………………… 96

232. 哪些非ST段抬高心梗需要考虑急诊PCI？ ……………………… 96

233. 左主干病变的心电图表现是什么？ ……………………………… 97

234. 肌钙蛋白升高一定是急性心梗吗？ ……………………………… 97

235. 急性心肌梗死可能有哪些并发症？ ……………………………… 97

236. 确诊STEMI患者的早期处理原则？ ……………………………… 97

237. 室上性心动过速的物理治疗？ …………………………………… 98

238. 改良瓦氏动作要点？ ……………………………………………… 98

239. 改良瓦氏试验改进及原理？ ……………………………………… 98

240. 室上性心动过速的常用药物治疗？ ……………………………… 98

241. 何时选择室上性心动过速的电复律及射频消融治疗？ ………… 98

242. 如何快速鉴别室上速及室性心动过速？ ………………………… 99

243. 窄QRS波心动过速的鉴别诊断？ ………………………………… 99

244. 宽QRS波心动过速的鉴别诊断？ ………………………………… 100

245. 什么是维拉帕米敏感性室速？ …………………………………… 100

246. 缓慢性心律失常的处理原则？ …………………………………… 100

247. 急性二尖瓣关闭不全主要有哪两大类病因？ …………………… 100

248. 急性MR的诊断需要注意什么？ ………………………………… 101

249. 急性MR的即刻治疗包括什么？ ………………………………… 101

250. 急性主动脉瓣关闭不全的原因有哪些？ ………………………… 101

251. 什么是急性心肌炎？ ……………………………………………… 101

252. 何时怀疑急性心肌炎？ ……………………………………………………… 101

253. 疑似心肌炎患者的鉴别诊断包括什么？ ………………………………… 101

254. 什么是应激性心肌病？ ……………………………………………………… 102

255. 应激性心肌病的发病机制是什么？ ……………………………………… 102

256. 什么情况下需要考虑应激性心肌病？ …………………………………… 102

257. 应激性心肌病的诊断标准是什么？ ……………………………………… 102

258. 应激性心肌病在诊断时需要注意什么？ ………………………………… 102

259. 应激性心肌病的鉴别诊断有哪些？ ……………………………………… 102

260. 应激性心肌病的治疗方法有哪些？ ……………………………………… 102

261. 应激性心肌病的预后如何？ ……………………………………………… 103

262. 应激性心肌病会不会复发？ ……………………………………………… 103

263. 引起急性心包炎的病因有哪些？ ………………………………………… 103

264. 对疑似急性心包炎患者的评估包括什么？ ……………………………… 103

265. 急性心包炎的诊断标准是什么？ ………………………………………… 103

266. 急性心包炎治疗过程中需要注意哪些方面？ …………………………… 103

267. 什么是心包压塞？ …………………………………………………………… 104

268. 心包压塞的发生机制是什么？ …………………………………………… 104

269. 什么是Beck三联征？ ……………………………………………………… 104

270. 如何用超声心动图来评估心包积液量？ ………………………………… 104

271. 如何治疗心包压塞？ ………………………………………………………… 104

272. 血压升高显著就是高血压急症吗？ ……………………………………… 105

273. 高血压的急诊就诊患者需要评估哪些情况？ …………………………… 105

274. 高血压急症会有哪些靶器官受累？ ……………………………………… 105

275. 高血压急症患者的降压原则和目标是什么？ …………………………… 105

276. 急诊无症状高血压患者的降压原则？ …………………………………… 106

277. 什么时候可使用口服药物控制血压？ …………………………………… 106

278. 过度过快降低血压会有哪些潜在风险？ ………………………………… 106

279. 高血压急症患者最常见的继发性病因有哪些？ ………………………… 106

280. 什么是急性主动脉综合征？ ……………………………………………… 106

281. 什么是主动脉夹层？ ………………………………………………………… 106

282. 什么是主动脉壁间血肿？ ………………………………………………… 107

283. 什么是穿透性主动脉溃疡？ ……………………………………………… 107

284. 急性主动脉综合征如何分类？ …………………………………………… 107

285. 急性主动脉综合征有何症状？ …………………………………………… 107

286. 急性主动脉综合征内科治疗应注意什么？ …………………………………… 107

287. A型急性主动脉综合征治疗方案？ ………………………………………… 108

288. B型急性主动脉综合征的治疗方案？ ……………………………………… 108

第三节　消化系统急病 ………………………………………………………… 108

289. 如何鉴别上消化道出血还是下消化道出血？ …………………………… 108

290. 食管静脉曲张破裂出血患者该不该置入鼻胃管？ ……………………… 109

291. 食管静脉曲张破裂出血患者的药物治疗？ ……………………………… 109

292. 食管静脉曲张破裂出血患者止血过程中三腔二囊管的应用价值？ …… 109

293. 上消化道出血患者应常规通过鼻胃管进行冰盐水，或肾上腺素盐水灌洗吗？ …… 109

294. 质子泵抑制剂对应激性溃疡治疗有效吗？ ……………………………… 110

295. 上消化道出血需要常规预防性抗感染治疗吗？ ………………………… 110

296. 急性胰腺炎的严重程度分类？ …………………………………………… 110

297. 急性胰腺炎的局部并发症？ ……………………………………………… 110

298. 急性胰腺炎的全身并发症？ ……………………………………………… 111

299. 合并腹腔高压或腹腔间隔室综合征的重症急性胰腺炎如何处理？ …… 111

300. 急性重症胰腺炎血液净化的应用指征？ ………………………………… 111

301. 急性重症胰腺炎的外科介入治疗？ ……………………………………… 112

302. 脂源性胰腺炎的降脂策略？ ……………………………………………… 112

303. 如何治疗肝硬化所致难治性腹水？ ……………………………………… 113

304. 肝性脑病形成的机制是什么？ …………………………………………… 113

305. 血氨升高是否一定需要降氨治疗？ ……………………………………… 113

306. 肝硬化的脐疝如何治疗？ ………………………………………………… 113

307. 肝硬化的低钠血症如何治疗？ …………………………………………… 114

308. 自发性腹膜炎的病因是什么？ …………………………………………… 114

309. 自发性细菌性腹膜炎有哪些不典型表现？ ……………………………… 114

310. 自发性腹膜炎常见病原菌有哪些？ ……………………………………… 115

311. 自发性细菌性腹膜炎的抗生素治疗的指征？ …………………………… 115

312. 自发性细菌性腹膜炎的初始抗生素选择？ ……………………………… 115

313. 如何早期识别急性化脓性胆管炎？ ……………………………………… 116

314. 急性化脓性胆管炎的治疗原则？ ………………………………………… 116

315. 什么是ERCP?ERCP的适应证和禁忌证有哪些？ ……………………… 116

316. 易发生肠缺血的部位？ …………………………………………………… 117

317. 肠系膜缺血的主要病因？ ………………………………………………… 117

318. 非阻塞性肠系膜缺血的危险因素？ ……………………………………… 117

319. 非阻塞性肠系膜缺血的治疗？ ……………………………………………… 117

320. 急性肠系膜缺血的处理流程如何？ ………………………………………… 118

321. 肠系膜动脉血栓有何临床特征？ …………………………………………… 118

322. 疝的常见原因？ ……………………………………………………………… 119

323. 腹股沟疝和股疝的鉴别？ …………………………………………………… 119

324. 肠梗阻的病理生理学改变？ ………………………………………………… 120

325. 阑尾炎的发病机制？ ………………………………………………………… 120

326. 急性阑尾炎的初始抗生素治疗？ …………………………………………… 120

327. 提示存在消化道穿孔/损伤的常见CT表现包括？ ……………………… 121

328. 消化道穿孔的临床表现及并发症？ ………………………………………… 121

329. 肠梗阻的临床表现？ ………………………………………………………… 121

330. 什么是闭袢性肠梗阻及其影像学表现？ …………………………………… 122

331. 结直肠机械性梗阻常需要与哪些疾病鉴别诊断？ ………………………… 122

332. 小肠梗阻非手术治疗的观察时间？ ………………………………………… 123

333. 小肠梗阻保守治疗期间临床评估需系列监测哪些？ ……………………… 123

334. 小肠梗阻的手术探查指征？ ………………………………………………… 123

335. 继发性腹膜炎的病因是什么？ ……………………………………………… 123

336. 急性弥漫性腹膜炎的临床表现是什么？ …………………………………… 124

337. 腹腔穿刺在诊断急性弥漫性腹膜炎病因方面有何意义？ ………………… 124

338. 急性弥漫性腹膜炎的非手术治疗措施有哪些？ …………………………… 125

339. 直肠肛管周围脓肿形成的病因是什么？ …………………………………… 126

340. 直肠肛管周围脓肿分类及表现是什么？ …………………………………… 126

341. 直肠肛管周围脓肿的常见病原体是什么？ ………………………………… 126

342. 直肠肛管周围脓肿如何处理？ ……………………………………………… 127

第四节　泌尿系统急病 …………………………………………………………… 127

343. 肾绞痛的典型临床表现是什么？应与哪些疾病相鉴别？ ………………… 127

344. 肾绞痛的急诊处理方案？ …………………………………………………… 128

345. 不同部位的泌尿系结石临床表现有何区别？ ……………………………… 128

346. 输尿管结石的处理方案？ …………………………………………………… 129

347. 开放手术治疗泌尿系结石的适应证是什么？ ……………………………… 130

348. 睾丸扭转的临床表现如何？ ………………………………………………… 130

349. 如何治疗睾丸扭转？ ………………………………………………………… 130

350. 阴茎异常勃起的病理生理学分类及病因是什么？ ………………………… 131

351. 如何治疗阴茎异常勃起？ …………………………………………………… 131

352．如何能及时发现急性尿潴留？ ……………………………………………… 132

第五节　血液系统急病…………………………………………………………………… 132

353．什么是 ITP？ ………………………………………………………………… 132

354．ITP 的骨髓象表现？ ………………………………………………………… 132

355．ITP 的鉴别诊断是什么？ …………………………………………………… 132

356．ITP 的急诊常用药物？ ……………………………………………………… 132

357．什么是 TTP？ ………………………………………………………………… 133

358．TTP 的常见病因是什么？ …………………………………………………… 133

359．TTP 的血象表现是什么？ …………………………………………………… 133

360．TTP 的急诊处理？ …………………………………………………………… 133

361．什么是 HUS？ ………………………………………………………………… 133

362．HUS 的临床表现？ …………………………………………………………… 133

363．HUS 的急诊处理治疗？ ……………………………………………………… 134

364．HUS 的鉴别诊断？ …………………………………………………………… 134

365．什么是过敏性紫癜？ ………………………………………………………… 135

366．过敏性紫癜的临床分型有哪些？ …………………………………………… 135

367．过敏性紫癜的鉴别诊断有哪些？ …………………………………………… 135

368．过敏性紫癜的急诊常用药物有哪些？ ……………………………………… 135

369．嗜酸性粒细胞增多症的常见原因？ ………………………………………… 135

370．白血病的分类？ ……………………………………………………………… 135

371．急性白血病急诊就诊常见临床表现有哪些？ ……………………………… 136

372．多发性骨髓瘤的诊断标准？ ………………………………………………… 136

373．多发性骨髓瘤急诊就诊常见临床表现有哪些？ …………………………… 136

374．临床应用的抗凝药分几类？ ………………………………………………… 136

375．如何处理华法林过量诱发的出血问题？ …………………………………… 136

376．什么是输血反应？ …………………………………………………………… 137

377．常见急性输血反应有哪些？ ………………………………………………… 137

378．最严重的输血反应是什么？典型临床表现有哪些？急诊如何处理？ …… 137

第六节　内分泌急病……………………………………………………………………… 137

379．我国现行糖尿病诊断标准？ ………………………………………………… 137

380．糖尿病治疗目标及常用降糖手段包括哪些？ ……………………………… 138

381．机体对低血糖的代偿机制有哪些？ ………………………………………… 138

382．低血糖纠正后患者意识状态未改善者常见哪些原因？ …………………… 138

383．如何诊断糖尿病酮症酸中毒？ ……………………………………………… 138

384. 如何诊断高血糖性高渗性非酮症昏迷? ……………………………………… 138

385. 高血糖性高渗性非酮症昏迷患者为何较少出现酮症酸中毒? ……………… 139

386. 什么是高血糖状态下的假性低钠血症? ……………………………………… 139

387. 如何诊断应激性高血糖? ……………………………………………………… 139

388. 应如何设定应激性高血糖降糖目标? ………………………………………… 139

389. 如何诊断甲亢危象? …………………………………………………………… 139

390. 如何处理甲亢危象? …………………………………………………………… 140

391. 急性肾上腺危象有何临床特征? ……………………………………………… 140

392. 如何处理急性肾上腺危象? …………………………………………………… 140

393. 嗜铬细胞瘤危象有何临床特征? ……………………………………………… 141

394. 嗜铬细胞瘤患者血压和心率如何控制? ……………………………………… 142

395. 什么是垂体危象? ……………………………………………………………… 142

396. 垂体危象的常见临床类型有哪几种? ………………………………………… 142

397. 急诊治疗垂体危象常用的紧急监测指标包含哪几方面? …………………… 142

398. 如何诊断黏液水肿性昏迷? …………………………………………………… 143

399. 如何处理黏液水肿性昏迷? …………………………………………………… 143

400. 什么是尿崩症? ………………………………………………………………… 144

401. 尿崩症患者急诊常见临床表现是什么? ……………………………………… 144

402. 尿崩症常用实验室检测方法有哪些? ………………………………………… 144

第七节　风湿免疫急病 …………………………………………………………………… 144

403. 系统性红斑狼疮的诊断标准? ………………………………………………… 144

404. 系统性红斑狼疮免疫学检查的内容及意义? ………………………………… 145

405. 什么是硬皮病? ………………………………………………………………… 145

406. 硬皮病的诊断标准是什么? …………………………………………………… 145

407. 硬皮病的治疗原则是什么? …………………………………………………… 146

408. 血管性水肿的病因有哪些? …………………………………………………… 146

409. 血管性水肿的主要鉴别诊断有哪些? ………………………………………… 146

410. 血管性水肿的主要临床表现有哪些? ………………………………………… 146

411. 血管炎的分类有哪些? ………………………………………………………… 146

412. 血管炎的主要临床表现有哪些? ……………………………………………… 147

413. 血管炎的治疗原则是什么? …………………………………………………… 147

414. 什么是痛风?什么是痛风发作及原因? ……………………………………… 147

415. 痛风发作的主要鉴别诊断有哪些? …………………………………………… 147

416. 急诊治疗痛风的常用药物及注意事项? ……………………………………… 147

417. 抗磷脂综合征的常用诊断标准？ …………………………………………… 148

418. 灾难性抗磷脂综合征与抗磷脂综合征的区别？ …………………………… 148

419. 灾难性抗磷脂综合征的鉴别诊断？ ………………………………………… 148

第八节 皮肤科急病 ……………………………………………………………………… 149

420. 红皮病的病因有哪些？ ……………………………………………………… 149

421. 有哪些临床表现应考虑急性红皮病？ ……………………………………… 149

422. 红皮病患者是否有体温变化，如果有体温变化现象，机理是什么？ …… 149

423. 急性荨麻疹的临床表现？ …………………………………………………… 149

424. 急性荨麻疹的鉴别诊断？ …………………………………………………… 150

425. 什么是急性全身过敏反应？ ………………………………………………… 150

426. 急性全身过敏反应的诊断？ ………………………………………………… 150

427. 华法林引起皮肤坏死的机制如何？ ………………………………………… 151

428. 什么是钙化防御，为什么可以引起皮肤坏死？ …………………………… 151

429. 临床上如何预防和治疗压迫性溃疡？ ……………………………………… 151

430. 药疹如何诊断？ ……………………………………………………………… 151

431. 重症药疹包括哪些？ ………………………………………………………… 151

432. 重症药疹患者急诊的处理流程是什么？ …………………………………… 152

第九节 神经科急病 ……………………………………………………………………… 152

433. 诊断颅内静脉窦血栓形成的临床检查包括什么？如何治疗？ ………… 152

434. 短暂性脑缺血发作的诊断及鉴别诊断？ …………………………………… 153

435. 临床上如何对TIA患者进行卒中风险评估和治疗？ ……………………… 153

436. 脑梗死的TOAST分型标准是怎样的？ ……………………………………… 154

437. 什么是缺血半暗带？有何临床意义？ ……………………………………… 154

438. 脑梗死患者静脉溶栓治疗的时间窗及用药？ ……………………………… 155

439. 脑梗死患者介入治疗的时间窗？ …………………………………………… 155

440. 脑出血的手术治疗指征？ …………………………………………………… 156

441. 蛛网膜下腔出血的临床表现？ ……………………………………………… 156

442. 蛛网膜下腔出血的治疗方案？ ……………………………………………… 156

443. 重症肌无力的发病机制及临床表现？ ……………………………………… 157

444. 重症肌无力如何分型？各型特点是什么？ ………………………………… 157

445. 重症肌无力危象如何治疗？ ………………………………………………… 157

446. 什么是吉兰－巴雷综合征？ ………………………………………………… 158

447. 什么是视神经脊髓炎？有何临床特点？ …………………………………… 158

448. 脊髓中央综合征的临床表现？ ……………………………………………… 158

449. 急性横贯性脊髓炎神经损害的特点？ …………………………………… 158

450. 髓内、髓外脊髓压迫症的鉴别要点？ ………………………………… 159

451. 急性面神经麻痹的常见病因及处理思路？ …………………………… 159

452. 如何鉴别中枢性面神经麻痹和周围性面神经麻痹？ ………………… 160

453. 临床常用的脱水、降颅压药物有哪些？如何使用？ ………………… 160

454. 何时需要考虑给予患者进行脑室内引流？ …………………………… 161

455. 脑室内引流的禁忌证有哪些？ ………………………………………… 161

456. 脑室内引流的主要并发症有哪些？ …………………………………… 161

457. 脑室内引流患者的冲洗原则是什么？ ………………………………… 162

458. 神经肌肉疾病根据运动单位受累部位如何简单分类？ ……………… 162

459. 上运动神经元和下运动神经元损伤的鉴别要点？ …………………… 162

460. 急性炎症脱髓鞘性多发性神经病的发病机制？ ……………………… 162

461. 急性炎症脱髓鞘性多发性神经病的临床表现？ ……………………… 162

462. 急性炎症脱髓鞘性多发性神经病的鉴别诊断？ ……………………… 163

463. 什么是中枢神经系统感染？ …………………………………………… 163

464. 中枢神经系统感染的典型症状有哪些？ ……………………………… 163

465. 中枢神经系统感染的诊断标准？ ……………………………………… 163

第四篇　创　伤　篇

466. 创伤早期并发症定义？ ………………………………………………… 165

467. 创伤早期并发症主要包括？ …………………………………………… 165

468. 创伤性休克的诊断标准是什么？ ……………………………………… 165

469. 创伤早期首次评估主要内容？ ………………………………………… 165

470. 如何对于不同部位创伤患者出血量进行预估？ ……………………… 166

471. 如何针对创伤性休克患者补液初始反应做出下一步决策？ ………… 166

472. 主要的腹膜腔内及腹膜间位器官有哪些？ …………………………… 167

473. 腹部钝性伤最常见受累的是哪两个器官？ …………………………… 167

474. 什么是FAST筛查以及临床意义？ …………………………………… 167

475. 腹部创伤患者的FAST筛查的如何进行？ …………………………… 167

476. 腹部创伤患者的剖腹探查指征？ ……………………………………… 168

477. 何为诊断性腹腔穿刺及诊断性腹腔灌洗？ …………………………… 168

478. 什么是限制性复苏？腹部创伤患者进行限制性复苏的主要目标值有哪些？ …… 168

479. 什么是挤压综合征？ …………………………………………………… 168

480. 挤压综合征临床分级是什么？ ………………………………………… 169

481. 挤压综合征的伤情判断？ …………………………………………………………… 169

482. 挤压综合征的现场急救处理？ ………………………………………………………… 169

483. 骨筋膜室综合征诊断依据？如何急诊评估和处理？ ………………………………… 169

484. 简述颅脑损伤的机制分类？ …………………………………………………………… 170

485. 颅脑创伤初始评估方法？ ……………………………………………………………… 170

486. 简述轻度脑外伤患者急诊处理流程？ ………………………………………………… 171

487. 简述重度颅脑外伤患者急诊处理流程？ ……………………………………………… 172

488. 什么是胸部创伤初始评估和复苏？ …………………………………………………… 172

489. 什么是胸部创伤二次评估？ …………………………………………………………… 172

490. 胸部创伤患者急诊处理流程如何？ …………………………………………………… 173

491. 胸部创伤监测指标是什么？ …………………………………………………………… 173

492. 胸部创伤急诊手术指征是什么？ ……………………………………………………… 173

493. 何为脊髓休克？ ………………………………………………………………………… 173

494. 何为脊髓半切综合征？ ………………………………………………………………… 174

495. 完全性脊髓损伤和不完全性脊髓损伤鉴别要点？ …………………………………… 174

496. 急诊严重骨盆创伤处置要点？ ………………………………………………………… 174

497. 骨盆骨折管理的原则和基础？ ………………………………………………………… 174

498. 血流动力学不稳定的骨盆损伤检查原则？ …………………………………………… 175

499. 骨盆固定带在血流动力学不稳定骨盆骨折中的作用？ ……………………………… 175

500. 骨盆外固定在血流动力学不稳定骨盆环损伤中的作用？ …………………………… 175

501. 锁骨骨折手术指征？ …………………………………………………………………… 176

502. 肱骨骨折的Neer分型？ ………………………………………………………………… 176

503. 何为肘关节"恐怖三联征"？ ………………………………………………………… 176

504. 肌红蛋白血症及常见原因？ …………………………………………………………… 176

505. 简述颌面部及颈部软组织损伤处理流程？ …………………………………………… 176

506. 手指被人咬伤急诊处置原则？ ………………………………………………………… 177

507. 简述肢体离断伤的分类？ ……………………………………………………………… 177

508. 简述完全离断伤残肢保存方式？ ……………………………………………………… 177

509. 简述不完全离断伤残肢的处理原则？ ………………………………………………… 177

510. 简述妊娠期血容量变化的特点，血流动力学变化特点及其对于创伤的
    意义？ ………………………………………………………………………………… 178

511. 简述子宫破裂的诊断思路？ …………………………………………………………… 178

512. 什么是胎母输血综合征，如何在妊娠期创伤中预防该病的发生？ ………………… 179

513. 妊娠期创伤二次评估时需要注意哪些特殊情况？ …………………………………… 179

514. 简述儿童气道的解剖特点？ …………………………………………………… 179

515. 简述儿童各脏器对血容量丢失的不同反应？ ……………………………… 180

516. 简述儿童正常体重、生命体征、每小时尿量的参考值？ ………………… 180

517. 简述对小于4岁的儿童行GCS评分时，语言反应应作何调整？ ………… 180

518. 简述儿童诊断性腹腔灌洗术的要点？ ……………………………………… 181

519. 简述儿童脊柱的解剖特点？ ………………………………………………… 181

520. 何为高级创伤生命支持？ …………………………………………………… 181

521. 什么是严重创伤的初期评估与二次评估？ ………………………………… 181

522. 严重创伤患者初期评估中，若为气道损伤，有哪些处理要点？ ………… 181

523. 连枷胸的定义及紧急处置？ ………………………………………………… 182

524. 严重创伤再次评估中病史采集中都有哪些要点？ ………………………… 182

525. 常用院前创伤评分有那些，分别需评估哪些指标？ ……………………… 182

526. 简述快速SOFA评分及临床意义？ ………………………………………… 183

527. 什么是多发伤？与多处伤有什么区别？ …………………………………… 183

528. 多发伤临床特点有哪些？ …………………………………………………… 183

529. 如何诊断多发伤？ …………………………………………………………… 183

530. 颅脑损伤患者在何种情况下应疑有多发伤存在？ ………………………… 184

531. 多发伤急诊处理原则？ ……………………………………………………… 184

532. 多发伤需紧急处理的情况有哪些？ ………………………………………… 184

533. 多发伤急诊接诊要点？ ……………………………………………………… 185

534. 什么是复合伤？ ……………………………………………………………… 185

535. 复合伤的伤情分级？ ………………………………………………………… 185

536. 放射复合伤的临床病理特点？ ……………………………………………… 186

537. 什么是烧冲复合伤？其临床病理特点？ …………………………………… 186

538. 复合伤初期救治原则？ ……………………………………………………… 187

539. 复合伤患者的应急预案及流程？ …………………………………………… 187

540. 什么是损伤控制性复苏？ …………………………………………………… 187

541. 什么是时间允许性限制性液体复苏？ ……………………………………… 187

542. 严重创伤性休克患者致死三联征是什么？ ………………………………… 188

543. 创伤失血性休克代偿期有哪些表现？ ……………………………………… 188

544. 什么是休克指数？休克指数与失血量和休克程度的关系？ ……………… 188

545. 限制性液体复苏，复苏液如何选择？ ……………………………………… 188

546. 限制液体复苏的优点有哪些？ ……………………………………………… 189

547. 失血性休克"5P"征？ ……………………………………………………… 189

548．重度休克评判标准及临床表现？ …………………………………… 189

549．低体温防治措施是什么？ …………………………………………… 189

550．酸中毒防治措施是什么？ …………………………………………… 190

551．休克时凝血功能障碍如何处置？ …………………………………… 190

552．创伤性失血性休克何时考虑介入治疗？ …………………………… 190

第五篇　中　毒　篇

553．洗胃在中毒急救中的现代地位是什么？洗胃的注意事项主要是什么？ ………… 191

554．如何正确应用活性炭救治中毒？ …………………………………… 191

555．在急性中毒的救治中，全胃肠道灌洗应选择什么药物，如何进行？ ………… 192

556．如何理解导泻在中毒救治中的地位和注意事项？ ………………… 192

557．中毒在什么情况下考虑进行血液净化，如何选择血液净化的方式？ ………… 192

558．什么情况下考虑对患者进行毒物学筛查？如何进行？毒物学筛查有哪些

　　局限性？ …………………………………………………………… 193

559．临床常用的有效解毒剂有哪些？ …………………………………… 193

560．如何识别有机磷农药中毒？ ………………………………………… 194

561．如何判断急性有机磷农药中毒的病情程度？ ……………………… 195

562．如何理解胆碱酯酶测定的意义与局限性？ ………………………… 195

563．急性有机磷农药中毒患者该如何使用胆碱能拮抗剂？ …………… 196

564．急性有机磷农药中毒中如何使用肟类复能剂？ …………………… 196

565．血液净化治疗在急性有机磷农药中毒中的地位如何？ …………… 197

566．有机磷农药迟发性多发性神经病如何治疗？ ……………………… 197

567．如何早期评估与预测百草枯中毒患者的病情严重程度？ ………… 198

568．百草枯中毒最主要累及的器官有哪些，为什么？ ………………… 198

569．急性百草枯中毒救治的措施包括哪些？ …………………………… 198

570．百草枯、敌草快、草甘膦三种除草剂中毒有哪些不同差异？ …… 199

571．杀鼠剂中毒的分类？ ………………………………………………… 200

572．抗凝血类杀鼠药的药物代谢？ ……………………………………… 200

573．溴鼠隆的中毒机制及急诊处理原则？ ……………………………… 200

574．毒鼠强的中毒机制及急诊处理原则？ ……………………………… 200

575．阿片类药物代谢及中毒机制？ ……………………………………… 201

576．什么是阿片类物质中毒三联征？ …………………………………… 202

577．阿片类药物中毒的临床表现有哪些？ ……………………………… 202

578．阿片类中毒的鉴别诊断？ …………………………………………… 202

579. 导致针尖样瞳孔的疾病常见的有哪些？ …………………………………… 202

580. 导致瞳孔散大的常见疾病有哪些？ ……………………………………… 203

581. 阿片类物质中毒的抢救包括哪些措施？ ………………………………… 203

582. 阿片类物质导致呼吸抑制的机制是什么？ ……………………………… 203

583. 简述阿片类受体拮抗剂的用法和用量？ ………………………………… 203

584. 一氧化碳中毒的病理生理机制及临床表现？ …………………………… 203

585. 一氧化碳中毒高压氧治疗的指征及机制是什么？ ……………………… 204

586. 硫化氢气体中毒的相关机制是什么？ …………………………………… 204

587. 刺激性气体中毒早期治疗方案？ ………………………………………… 204

588. 刺激性气体中毒需要常规使用糖皮质激素吗？ ………………………… 204

589. 急诊如何辨别毒蛇咬伤还是无毒蛇咬伤？ ……………………………… 205

590. 如何正确使用抗蛇毒血清？ ……………………………………………… 205

591. 急性水杨酸盐中毒有哪些临床征象？如何评估其严重程度？ ………… 207

592. 急性水杨酸盐中毒有哪些治疗手段？ …………………………………… 207

593. 对乙酰氨基酚中毒的肝损害机制？如何预防和治疗急性肝损伤？ …… 208

594. 哪些药物可能会加重对乙酰氨基酚的毒性？ …………………………… 208

595. 吲哚美辛的药理特性？ …………………………………………………… 208

596. 吲哚美辛中毒的临床表现，如何治疗？ ………………………………… 209

597. 有哪些常见的、能够导致昏迷的中毒药物？ …………………………… 209

598. 镇静催眠药物中毒所致昏迷应与哪些疾病相鉴别？ …………………… 209

599. 镇静催眠药物中毒中主要的致死机制是什么？ ………………………… 209

600. 苯二氮䓬类中毒有何特效解毒剂？应如何应用？ ……………………… 210

601. 什么是抗精神病药的恶性综合征？ ……………………………………… 210

602. 三环类抗抑郁药主要有哪些？ …………………………………………… 211

603. 三环类抗抑郁药中毒的机制？ …………………………………………… 211

604. 三环类抗抑郁药中毒的临床表现？ ……………………………………… 211

605. 如何治疗三环类抗抑郁药物中毒患者的心血管系统损害？ …………… 211

606. 如何治疗三环类抗抑郁药物中毒患者的中枢神经系统损害？ ………… 212

607. 急性酒精中毒如何分期？ ………………………………………………… 212

608. 纳洛酮是急性酒精中毒的特效解毒剂吗？ ……………………………… 212

609. 什么是病理性醉酒？ ……………………………………………………… 213

610. 双硫仑样反应的表现？有哪些常见的药物可能引起双硫仑样反应？ … 213

611. 酒精中毒的患者出现狂躁不安怎么处理？ ……………………………… 213

612. 酒精中毒的瞳孔表现是怎样的？ ………………………………………… 214

613. 什么是酒精戒断综合征？ ………………………………………………… 214

614. 甲醇中毒时血液透析的指征如何？ …………………………………… 214

615. 甲醇中毒的解毒药物有哪些？如何应用？ ……………………………… 215

616. 美沙酮中毒的急诊紧急处理有哪些？ …………………………………… 215

617. 美沙酮中毒的常见临床表现有哪些？ …………………………………… 215

618. 有哪些毒物可引起癫痫发作？ …………………………………………… 215

619. 什么是成瘾综合征？ ……………………………………………………… 216

620. 什么是戒断综合征？ ……………………………………………………… 217

621. 可产生戒断综合征的依赖性药物有哪些种类？ ……………………… 217

622. 芬太尼中毒有哪些临床表现？ …………………………………………… 218

623. 芬太尼中毒引起的血压下降在处理时有什么注意事项？ …………… 218

624. 芬太尼中毒导致的肌肉强直有什么拮抗方法？ ……………………… 218

625. 芬太尼中毒有什么特效解毒剂？ ………………………………………… 218

626. 重金属中毒有何临床特征？ ……………………………………………… 218

627. 汞中毒主要是通过什么途径摄入？ …………………………………… 219

628. 元素汞、无机汞、有机汞中毒有何表现？ …………………………… 219

629. 如何治疗砷中毒？ ………………………………………………………… 221

630. 如何诊断和治疗铊中毒？ ………………………………………………… 222

631. 常见的日用化工品中毒包括哪些？如何治疗？ ……………………… 223

632. 氰化物中毒的病理生理机制如何？ …………………………………… 224

633. 氰化物中毒的临床表现有哪些？如何诊断？ ………………………… 225

634. 氰化物中毒需要进行高压氧治疗吗？ ………………………………… 225

635. 氰化物中毒的解毒剂是如何起效的？临床上如何应用？ …………… 226

636. 食物中毒常见病因有哪些？ ……………………………………………… 226

637. 各种细菌性食物中毒的临床特点是什么？ …………………………… 226

638. 食物中毒的诊断要点有哪些？ …………………………………………… 227

639. 集体食物中毒发生后的法定报告人、报告方式、时限要求和报告内容
　　　分别是什么？ …………………………………………………………… 227

640. 肉毒中毒常见中毒途径有哪些？ ………………………………………… 228

641. 肉毒中毒的诊断标准？ …………………………………………………… 228

642. 肉毒抗毒素在中毒患者中如何使用？ ………………………………… 228

643. 肉毒中毒的病情分级？ …………………………………………………… 229

644. 霉变甘蔗中毒的临床表现有哪些？ …………………………………… 229

645. 毒蕈中毒根据临床表现可分为哪几种类型？ ………………………… 230

646．毒蕈中毒有特效解毒剂吗?临床上常可以应用哪些药物?·················· 231

647．如何对毒蕈中毒患者进行病情评估?·················· 232

648．河豚毒素中毒的主要致病机制是什么?·················· 232

649．进食河豚肉后，患者自觉不适来诊，如何处理?·················· 233

650．河豚毒素中毒临床严重程度如何分度?·················· 233

651．四季豆中毒的病理生理机制是什么?·················· 234

652．四季豆中毒的临床表现及诊断要点?·················· 234

653．亚硝酸盐中毒常见吗?什么情况下容易亚硝酸盐中毒?·················· 234

654．亚硝酸盐中毒的中毒机制和临床表现是什么?·················· 235

655．亚硝酸盐中毒的诊断和鉴别诊断?·················· 235

656．亚硝酸盐中毒时如何使用亚甲蓝?·················· 236

657．什么是高铁血红蛋白血症?·················· 236

第六篇 理化损伤篇

658．冻疮、冻伤和冻僵有何不同?·················· 238

659．发生低体温时为什么要避免站立、行走或者活动?·················· 238

660．对低体温患者有效的复温方法有哪些?·················· 238

661．局部组织冻伤时如何复温?·················· 239

662．冻伤组织经过初期处理后，还有什么治疗措施?·················· 239

663．预防冻伤需要注意什么?·················· 240

664．化学烧伤的定义是什么?常见的化学烧伤物质有哪些?·················· 240

665．化学烧伤的损伤机制有哪些?·················· 240

666．化学烧伤局部以及全身损害特点有哪些?·················· 240

667．化学烧伤创面应该如何处理?·················· 241

668．吸入强酸雾患者呼吸道症状有哪些?酸雾引起的呼吸道损伤的处理原则
　　是什么?·················· 241

669．沥青烧伤患者处理中应注意什么?·················· 241

670．中暑分为哪几种类型?·················· 242

671．发生中暑的高危因素有哪些?·················· 242

672．中暑的发病机制是什么?·················· 242

673．先兆中暑患者应如何处理?·················· 242

674．中暑患者的血清生化指标常出现哪些异常?·················· 243

675．中暑患者常用的物理降温措施有哪些?·················· 243

676．中暑患者治疗过程中最主要的措施是什么?为什么?·················· 243

677．热射病的发病机制是什么？ ………………………………………… 243

678．热射病的临床表现有哪些？ ………………………………………… 244

679．热射病所致的高热应与哪些情况相鉴别？ ………………………… 244

680．热射病患者核心温度该如何测量？是否可用体表温度代替？…… 244

681．连续性血液净化对于热射病患者有何临床意义？ ………………… 244

682．热射病导致中枢神经系统损伤的机制有哪些？ …………………… 244

683．热射病患者血容量不足和心脏功能障碍的机制是什么？ ………… 245

684．热痉挛的发病机制是什么？ ………………………………………… 245

685．热衰竭的发病机制是什么？ ………………………………………… 245

686．热痉挛的临床表现是什么？ ………………………………………… 245

687．热痉挛患者应如何处理？ …………………………………………… 245

688．热衰竭有什么临床表现？ …………………………………………… 246

689．热衰竭患者应如何处理？ …………………………………………… 246

690．热力烧伤之后需要做哪些检查？ …………………………………… 246

691．热力烧伤的治疗有哪些要点？ ……………………………………… 246

692．轻度热力烧伤如何应急处理？ ……………………………………… 246

693．如果发生火灾时的热力烧伤，最先应该做什么？ ………………… 247

694．烧伤营养治疗的原则？ ……………………………………………… 247

695．烧伤补充营养的途径？ ……………………………………………… 247

696．氯丙嗪降温的机制是什么？ ………………………………………… 249

697．电击伤的病因包括哪些？ …………………………………………… 249

698．电击伤的发病机制是什么？ ………………………………………… 249

699．雷击伤有哪些特点？ ………………………………………………… 250

700．电击伤的急诊处理原则是什么？ …………………………………… 250

701．电击伤发生心搏骤停后心肺复苏有何特点？ ……………………… 250

702．什么是湿性溺水和干性溺水？什么是低渗性溺水？ ……………… 250

703．如何对溺水患者进行治疗？ ………………………………………… 251

704．如何预防高原病？ …………………………………………………… 252

705．什么是急性高山病？ ………………………………………………… 253

706．什么是急性高原性肺水肿？如何处理？ …………………………… 253

707．什么是急性高原性脑水肿？如何处理？ …………………………… 254

708．放射病的病因有哪些？ ……………………………………………… 254

709．放射病的发病机制是什么？ ………………………………………… 254

第七篇　感　染　篇

710. 根据传染病防治法，我国分哪几类传染病？ …………………………………… 255

711. 甲类传染病有哪几种？哪些乙类传染病按甲类传染病的预防和控制措施？……… 255

712. 微生物标本采集的主要原则是什么？ …………………………………………… 255

713. 微生物检验痰液标本送检的常见不合格原因有哪些？ ………………………… 256

714. 急诊医师在哪些情况下需要考虑对患者进行病原微生物培养检查？ ………… 256

715. 血培养的最佳采血时机？ ………………………………………………………… 257

716. 血培养为凝固酶阴性葡萄球菌，如何解读检验报告是否为污染菌？ ………… 257

717. 呼吸道感染如何留取气道分泌物标本？ ………………………………………… 258

718. 尿微生物培养，如何指导尿液样本的规范化采集和送检工作？ ……………… 258

719. 拟送检粪便标本微生物培养，如何做好粪便标本的采集和送检工作？ ……… 258

720. 无菌体液有哪些类型？在微生物检验过程中如何做好标本的质量保证？ …… 259

721. 化脓性关节炎的常见病因及致病菌有哪些？ …………………………………… 259

722. 流行性脑脊髓膜炎的临床诊断思路？ …………………………………………… 259

723. 流行性脑脊髓膜炎患者的治疗？ ………………………………………………… 260

724. 重症流感诊断标准是什么？ ……………………………………………………… 260

725. 哪些解剖部位的蜂窝织炎或脓肿容易引起生命危险？ ………………………… 260

726. 感染性心内膜炎的高危人群是哪些？ …………………………………………… 261

727. 急性化脓性关节炎的急诊处理要点是什么？ …………………………………… 261

728. 急性化脓性骨髓炎及关节炎的临床处理要点有哪些？ ………………………… 262

729. 暴发性肝炎的定义是什么？ ……………………………………………………… 262

730. 暴发性肝炎的临床表现？ ………………………………………………………… 262

731. 暴发性肝炎的病因包括哪些？ …………………………………………………… 262

732. 简述暴发性肝炎的诊断依据？ …………………………………………………… 263

733. 暴发性肝炎的并发症包括哪些？ ………………………………………………… 263

734. 简述暴发性肝炎出血的病因？ …………………………………………………… 263

735. 暴发性肝炎的治疗原则包括哪些？ ……………………………………………… 263

736. 简述暴发性肝炎出现肝性脑病的治疗措施？ …………………………………… 263

737. 暴发性肝炎人工肝治疗的目标是什么？ ………………………………………… 264

738. 简述暴发性肝炎人工肝治疗方法？ ……………………………………………… 264

739. 暴发性肝炎进行肝移植的时机及指征是什么？ ………………………………… 264

740. 简述暴发性肝炎中血浆置换的优缺点？ ………………………………………… 264

741. 简述暴发性肝炎出现弥漫性血管内凝血的病因以及诊断标准，和

　　　　肝衰竭的凝血功能障碍主要鉴别点是什么？ ……………………… 265

742. 简述暴发性肝炎的鉴别诊断？ …………………………………… 265

743. 简述破伤风的定义？ ……………………………………………… 265

744. 简述破伤风发病的病理生理？ …………………………………… 266

745. 破伤风的病情分型及表现？ ……………………………………… 266

746. 简述破伤风的诊断要点？ ………………………………………… 266

747. 破伤风的紧急处理措施包括哪些？ ……………………………… 266

748. 简述破伤风的并发症？ …………………………………………… 267

749. 简述破伤风的伤口处理要点？ …………………………………… 267

750. 简述破伤风如何选用药物控制并解除痉挛？ …………………… 267

751. 简述破伤风的一般支持治疗包括哪些措施？ …………………… 268

752. 简述流行性出血热的流行特征？ ………………………………… 268

753. 流行性出血热的临床表现有哪些？ ……………………………… 268

754. 简述流行性出血热的传播途径？ ………………………………… 268

755. 简述肾综合征出血热的并发症？ ………………………………… 269

756. 简述肾综合征出血热发热的特点？ ……………………………… 269

757. 根据临床表现，肾综合征出血热的分期及相关临床表现？ …… 269

758. 肾综合征出血热是否需要抗病毒治疗？ ………………………… 270

759. 肾综合征出血热的不同阶段的治疗原则？ ……………………… 270

760. 简述肾综合征出血热进行CRRT的适应证？ …………………… 271

761. 简述肾综合征出血热出现弥漫性血管内凝血的预防及治疗措施？ …… 271

762. 如何确诊和治疗霍乱？ …………………………………………… 271

763. 如何诊断狂犬病？ ………………………………………………… 272

764. 哪些情况下需要采取措施预防狂犬病？如何预防？ …………… 273

765. 何谓导管相关性血流感染？如何诊断导管相关性血流感染？ … 273

766. 暴发性心肌炎的定义？ …………………………………………… 274

767. 暴发性心肌炎的治疗原则是什么？ ……………………………… 274

768. 艾滋病的神经系统并发症有哪些？ ……………………………… 276

769. 如何治疗肺孢子菌肺炎？ ………………………………………… 276

770. 粒细胞缺乏合并发热患者的抗生素方案如何选择？ …………… 277

771. 如何治疗移植后患者的巨细胞病毒感染？ ……………………… 277

772. 免疫缺陷型肺炎的临床特点？ …………………………………… 278

773. 如何诊断疟疾？ …………………………………………………… 279

774. 血吸虫病对人体的危害有哪些？ ………………………………… 279

775．黄热病和登革热是有何异同？ ·· 280

776．人类主要支原体和脲原体有哪几种？其主要生物学特征和致病性是什么？········ 282

777．支原体及脲原体主要实验室检测方法有哪些？ ···················· 282

778．衣原体能引起人类何种疾病？ ·································· 283

779．新型隐球菌有哪些特征？其鉴定依据有？人类常见的新型隐球菌病有哪些？······ 283

780．曲霉菌感染人的特点是什么？引起人曲霉菌感染的主要曲霉菌有哪些？········ 283

781．何为诺卡菌病？何为放线菌病？ ································ 284

782．常见对人致病性螺旋体有哪几种？梅毒是哪种螺旋体所致？检测方法有
　　哪些？ ··· 284

783．G实验和GM实验的意义和局限性？ ···························· 284

784．非感染性降钙素原升高有哪些情况？ ···························· 285

785．什么是职业体液暴露？暴露后如何预防？ ······················ 285

第八篇　五官科急病篇

786．鼻出血的常用止血方法？ ···································· 287

787．鼻出血的患者要注意询问哪些病史？ ···························· 287

788．鼻出血的患者填塞止血成功后，什么时候考虑拔出填塞物？ ········ 287

789．单侧咽后脓肿是急症吗？ ···································· 288

790．喉源性呼吸困难的分度及处理原则是什么？ ···················· 288

791．急性化脓性扁桃体炎的临床表现及体征，并发症及治疗？ ········ 288

792．急性喉炎/喉头水肿的急诊处理原则？ ························ 289

793．急诊如何处理突发视力丧失的患者？ ···························· 289

794．对红眼患者临床评估和急诊处理如何？ ························ 290

795．眼睑被强力胶粘住了，怎么办？ ································ 290

796．角结膜异物患者如何处理？ ···································· 291

797．怀疑眶内蜂窝织炎时什么情况下需要进行眼眶和鼻窦增强CT扫描？ ······ 291

798．舌咬伤合并出血患者如何处理？ ································ 291

799．如何区分面部血管神经性水肿和面部蜂窝织炎？ ················ 291

800．牙齿脱出后如何处理？ ·· 292

801．如何区别颞下颌关节脱位与颞下颌关节骨折？ ·················· 292

802．如何区别牙源性疼痛和三叉神经痛？ ···························· 292

803．口腔黏膜被烫伤或者化学性物质灼伤如何处理？ ················ 292

第九篇　妇儿科急病篇

804. 羊水栓塞的发病机制？ ··· 293

805. 什么是妊娠期急性脂肪肝？ ··· 293

806. 妊娠期急性脂肪肝的最主要处理措施是什么？ ···················· 293

807. 妊娠期急性脂肪肝的主要鉴别诊断？ ·································· 293

808. 围生期心肌病可能的病因有哪些？ ····································· 294

809. 围生期心肌病心脏彩超表现有哪些？ ································· 294

810. 为什么围生期心肌病容易被误诊？ ····································· 294

811. 宫腔纱条填塞用于阴道出血止血已经过时了吗？ ················· 294

812. 阴道严重出血只需要妇产科处理就可以了吗？ ···················· 295

813. 妊娠高血压疾病患者硫酸镁的应用方法及注意事项有哪些？ ··· 295

814. 妊娠高血压疾病的危险因素及病因有哪些？ ························ 296

815. 妊娠高血压疾病终止妊娠的指征？ ····································· 296

816. 异位妊娠的临床表现有哪些？ ·· 296

817. 卵巢囊肿蒂扭转的危险因素及病因？ ································· 297

818. 卵巢囊肿蒂扭转的急诊处理？ ·· 297

819. 自然流产的临床表现有哪些？ ·· 297

820. 各型流产的临床鉴别要点？ ··· 298

821. 自然流产并不是都需引产吗？ ·· 298

822. 小儿热性惊厥的急诊处理？ ··· 299

823. 小儿发热如何退热？ ··· 300

824. 常见小儿呼吸道疾病的处置措施有哪些？ ··························· 300

825. 儿科患者用药有什么特点？ ··· 302

826. 哮喘患儿来急诊就诊时，哪些指标提示患儿需要密切监护？ ··· 303

827. 儿童癫痫初次发作时需要采集哪些病史？ ··························· 304

第十篇　急诊技能篇

828. 建立输液通路的目的是什么？ ·· 306

829. 常用的输液通路有哪些？ ·· 306

830. 什么是骨髓腔内输液？ ··· 306

831. 胸腔穿刺术常用的穿刺部位有哪些？ ································· 307

832. 胸腔闭式引流术的注意事项有哪些？ ································· 307

833. 什么是胸膜反应及处理？ ·· 307

834．什么是复张性肺水肿及处理？ ……………………………………………………… 307

835．胸腔积液患者在治疗过程中，胸痛加重是治疗不佳的表现吗？ ……………… 308

836．腹腔穿刺术常用的穿刺部位有哪些？ …………………………………………… 308

837．腹腔穿刺术后引流腹水的注意事项？ …………………………………………… 308

838．腰椎穿刺术注意事项？ ……………………………………………………………… 308

839．腰椎穿刺术后脑疝形成的原因及处理？ ………………………………………… 308

840．骨髓穿刺术常用的穿刺部位有哪些？ …………………………………………… 309

841．骨髓穿刺术中干抽的原因是什么？ ……………………………………………… 309

842．心包穿刺术常用穿刺部位有哪些？ ……………………………………………… 309

843．急诊心包穿刺置管指证？ ………………………………………………………… 309

844．心包穿刺置管术的禁忌证？ ……………………………………………………… 310

845．心包穿刺引流术的操作步骤？ …………………………………………………… 310

846．心包积液排放时有哪些注意事项？ ……………………………………………… 310

847．过多过快排放心包积液会有什么后果？ ………………………………………… 310

848．心包引流管的拔管指征是什么？ ………………………………………………… 310

849．心包穿刺术引流管所致的并发症及处理？ ……………………………………… 311

850．什么是心脏电除颤和电复律？ …………………………………………………… 311

851．电复律/电除颤的绝对适应证有哪些？ …………………………………………… 311

852．对于房颤、有脉性室性心动过速、室颤或无脉性室速初始电击能量
多少合适？初始能量不能转复应如何处理？ ………………………………… 311

853．洋地黄中毒所致心律失常患者可以进行电复律吗？ …………………………… 311

854．什么是临时心脏起搏？ …………………………………………………………… 312

855．临时心脏起搏的目的是什么？ …………………………………………………… 312

856．心脏临时起搏主要用于哪些急诊情况？ ………………………………………… 312

857．心脏临时起搏首选穿刺位点是哪里？ …………………………………………… 312

858．主动脉内球囊反搏的适应证有哪些？ …………………………………………… 312

859．IABP 的血流动力学效应？ ………………………………………………………… 313

860．IABP 的急诊应用时机？ …………………………………………………………… 313

861．气管插管术的适应证？ …………………………………………………………… 313

862．什么是快速诱导插管和延迟诱导插管？ ………………………………………… 313

863．什么是分级镇静和清醒插管？ …………………………………………………… 314

864．经口气管插管的步骤有哪些？ …………………………………………………… 314

865．气管插管置入深度应当为多少？ ………………………………………………… 314

866．气管插管时如何提前判定患者会出现困难气道？ ……………………………… 314

867. 经口气管插管失败了怎么办？ …………………………………………………… 315

868. 如何确定气管导管的位置？ …………………………………………………… 316

869. 简易呼吸器有些什么使用技巧？ …………………………………………………… 316

870. 喉罩与经口气管插管优缺点的比较？ …………………………………………………… 317

871. 使用喉罩的禁忌证有哪些？ …………………………………………………… 317

872. 喉通气管如何放置？ …………………………………………………… 317

873. 环甲膜穿刺术的具体穿刺位置及如何定位？ …………………………………………………… 318

874. 环甲膜穿刺的适应证有哪些？ …………………………………………………… 318

875. 气管切开术的适应证？ …………………………………………………… 318

876. 与传统气管切开术相比，经皮气管切开术有何优势和不足？ …………………… 318

877. 经皮气管切开的具体位置及如何定位？ …………………………………………………… 319

878. 经皮气管切开术的具体操作步骤？ …………………………………………………… 319

879. 如何湿化人工气道？ …………………………………………………… 320

880. 吸痰时应该注意哪些事项？ …………………………………………………… 320

881. 气道湿化效果怎么判断？ …………………………………………………… 320

882. 无创机械通气和有创机械通气应用时机有何什么不同？ …………………………… 321

883. 无创机械通气与有创机械通气的优缺点比较？ …………………………………… 322

884. 什么是CPAP?CPAP的作用机制?适用的疾病有哪些？ …………………………… 322

885. 什么是BiPAP?BiPAP的作用机制?适用的疾病有哪些？ …………………………… 323

886. CPAP和BiPAP在急诊的应用有何不同？ …………………………………………… 323

887. 什么是PEEP和PEEPi？ …………………………………………………… 324

888. 临床上根据不同的疾病如何选用最佳PEEP？ …………………………………… 324

889. 什么是吸气灵敏度?什么是呼气灵敏度？ …………………………………………… 325

890. 无创机械通气参数初始化设定的大致范围？ …………………………………… 325

891. 如果患者对无创机械通气耐受性欠佳，应如何改善？ …………………………… 325

892. 使用无创机械通气如何减少漏气？ …………………………………………………… 326

893. 无创机械通气时出现严重的重复呼吸，应该如何处理？ …………………………… 326

894. 无创机械通气为什么会出现胃肠胀气?处理的方法？ …………………………… 326

895. 如何理解机械通气的病理生理学目标？ …………………………………………… 326

896. 机械通气的适应证包括哪些？ …………………………………………………… 327

897. 如何理解机械通气过程中的四个时相？ …………………………………………… 327

898. VCV、PCV、PRVC在触发相、吸气相、切换相、呼气相上有什么异同？……… 328

899. 有创机械通气参数初始化设定如何进行？ …………………………………………… 328

900. 呼吸机报警参数如何设置？ …………………………………………………… 330

901. 在VCV模式、PCV模式、PRVC模式通气时，在患者的监测要点上有
什么差别？ ………………………………………………………………… 330

902. 什么是肺复张技术？其临床意义如何？ ………………………………… 331

903. 什么是IPPV？ ……………………………………………………………… 331

904. 什么是SIMV？ ……………………………………………………………… 332

905. 监测呼吸功有什么临床意义？ …………………………………………… 332

906. 机械通气撤离指征是什么？ ……………………………………………… 333

907. 气管插管拔管的指征是什么？如何拔除气管插管？ ………………… 333

908. 呼吸机持续报警怎么办？ ………………………………………………… 333

909. 如何减少机械通气患者发生呼吸机相关肺损伤的危险？ …………… 334

910. ARDS的肺通气策略如何实施？ ………………………………………… 335

911. ARDS时压力预置型通气有何优点？ …………………………………… 335

912. 什么是允许性高碳酸血症？ ……………………………………………… 336

913. AECOPD的肺通气策略有何特点？ ……………………………………… 337

914. 机械通气患者如何使用镇静药物和肌松剂？ ………………………… 337

915. 俯卧位通气如何操作？ …………………………………………………… 337

916. 电子纤维支气管镜的适应证？ …………………………………………… 339

917. 支气管镜进行肺泡灌洗的适应证及禁忌证？ ………………………… 339

918. 支气管肺泡灌洗的操作如何进行？ ……………………………………… 340

919. 动脉血压监测的基本原理是什么？ ……………………………………… 340

920. 动脉穿刺置管术的适应证及禁忌证是什么？ ………………………… 340

921. 动脉穿刺置管选择动脉的标准是什么？常选用哪些动脉？ ………… 341

922. 动脉穿刺时可能出现哪些并发症？如何处理？ ……………………… 341

923. 有创动脉血压和无创血压监测有何区别？优势在哪里？ …………… 342

924. 哪些因素可能影响动脉血压监测的准确性？ ………………………… 342

925. 什么是无创血流动力学监测？理想的无创血流动力监测系统有哪些特征？ … 343

926. 常用的有创血流动力学监测手段有哪些？ …………………………… 343

927. 临床常用的血流动力学代偿反应指标包括哪些？ …………………… 343

928. 血压的定义及理想的血压监测方法的特点是什么？ ………………… 344

929. 手动听诊法和监护仪血压监测的基本原理是什么？ ………………… 344

930. 采用听诊法测量血压的要点是什么？ ………………………………… 344

931. 试述采用示波法进行间歇性无创血压监测的优缺点有哪些？ ……… 344

932. 为什么进行连续无创血压监测是一种较好的血压监测方式？ ……… 345

933. 同时监测中心静脉压和血压有什么临床意义？ ……………………… 345

934．心输出量监测有哪些方法？ ……………………………………………… 345

935．经胸超声心动图在测定心输出量的局限性？ …………………………… 346

936．指脉氧测定的原理及局限性？ …………………………………………… 346

937．呼气末二氧化碳分压监测的原理及价值？ ……………………………… 346

938．血浆乳酸值升高在临床中的意义？ ……………………………………… 347

939．中心静脉-动脉血二氧化碳分压差在临床中的应用及价值？ ………… 347

940．PiCCO技术的原理是什么？ ……………………………………………… 348

941．如何测量胃管留置长度？ ………………………………………………… 348

942．胃管置入过程患者的体位如何选择？ …………………………………… 349

943．简述放置三腔二囊管的操作流程？ ……………………………………… 349

944．洗胃有哪些常见的并发症？ ……………………………………………… 349

945．如何操作电动洗胃机进行洗胃？ ………………………………………… 350

946．影响膀胱压测量的因素有哪些？ ………………………………………… 350

947．降低腹腔内压的非手术措施有哪些？ …………………………………… 351

948．什么是TIPS手术？ ………………………………………………………… 351

949．目前消化内镜下止血的主要方法有哪些？ ……………………………… 351

950．哪些情况下的上消化道异物须行急诊内镜？ …………………………… 352

951．哪些患者需要导尿？ ……………………………………………………… 352

952．血液净化治疗的基本原理有哪些？ ……………………………………… 352

953．连续性肾脏替代治疗模式有哪些？ ……………………………………… 353

954．急诊血液透析的指征是什么？ …………………………………………… 354

955．间断血液透析与连续血液透析有什么区别？ …………………………… 354

956．影响透析清除效率的因素有哪些？ ……………………………………… 355

957．透析液与置换液有什么区别？ …………………………………………… 355

958．前稀释与后稀释有什么区别？ …………………………………………… 356

959．CRRT模式如何选择？ ……………………………………………………… 356

960．CRRT治疗剂量是什么？ …………………………………………………… 357

961．血浆置换的剂量与频次如何掌握？ ……………………………………… 357

962．什么是体外膜氧合技术？ ………………………………………………… 357

963．体外膜氧合技术的适应证和禁忌证是什么？ …………………………… 358

964．体外膜氧合技术插管型号选择的依据是什么？ ………………………… 358

965．体外膜氧合技术插管通路的选择有哪些？ ……………………………… 359

966．体外膜氧合技术置管后导管的最佳位置应该在何处？ ………………… 359

967．体外膜氧合技术启动后流量参数如何设定？ …………………………… 359

968．体外膜氧合技术撤机的指征有哪些？ ………………………………………………… 360

969．床旁超声在急诊的应用范畴？ ………………………………………………………… 360

970．在进行床旁超声探查时如何获取优秀视窗？ ………………………………………… 360

971．快速筛查有无颅高压的无创方法有哪些？ …………………………………………… 361

972．多模态脑功能监测内容包括哪些？ …………………………………………………… 361

973．常用的止血方法有哪些？ ……………………………………………………………… 361

974．应用止血带止血时应注意哪些问题？ ………………………………………………… 361

975．包扎术的处置原则是什么？ …………………………………………………………… 362

976．早期临时骨折固定术的处置原则是什么？ …………………………………………… 362

977．骨折临时固定的目的是什么？ ………………………………………………………… 362

978．筋膜切开术的适应证与禁忌证是什么？ ……………………………………………… 363

第十一篇　水电解质及营养代谢篇

979．动脉血气分析操作要点是什么？ ……………………………………………………… 364

980．动脉血气误差来源有哪些？ …………………………………………………………… 364

981．代谢性酸中毒时，机体依靠哪些脏器代偿？如何代偿？ …………………………… 364

982．代谢性酸中毒时应用碳酸氢钠的指征是什么？ ……………………………………… 365

983．碳酸氢盐系统是如何调节人体酸碱平衡的？ ………………………………………… 365

984．肾脏是如何调节人体酸碱平衡的？ …………………………………………………… 365

985．如何判断酸碱失衡？ …………………………………………………………………… 366

986．代谢性酸中毒有哪些临床表现？ ……………………………………………………… 366

987．代谢性酸中毒代偿意义是什么？ ……………………………………………………… 366

988．急慢性呼吸性酸中毒诊断标准是什么？ ……………………………………………… 367

989．呼吸性酸中毒的主要病因及处理方案有哪些？ ……………………………………… 367

990．急诊如何处理乳酸酸中毒？ …………………………………………………………… 367

991．三重性混合型酸碱失衡有哪几种类型？测定哪项指标有助于诊断？ ……………… 368

992．何为体液以及其组成成分是什么？ …………………………………………………… 368

993．血浆渗透压由哪些成分构成？ ………………………………………………………… 368

994．生理状态下，机体是如何调节水代谢的？ …………………………………………… 369

995．钠和钾的生理性调节机制是什么？ …………………………………………………… 370

996．如何评估机体失水程度及如何补充？ ………………………………………………… 371

997．低容量状态时补液常用的液体有哪些？ ……………………………………………… 372

998．什么是低钠血症？什么情况的低钠血症需要心电监护？ …………………………… 372

999．低钠血症如何补钠？纠正低钠血症的速度为什么不能太快？ ……………………… 373

1000．什么是低钾血症?引起低钾血症的原因有哪些? ·········· 374

1001．低钾血症对机体的影响有哪些? ·········· 375

1002．如何处理低钾血症? ·········· 376

1003．引起高钾血症的常见原因有哪些? ·········· 376

1004．高钾血症对机体的影响有哪些? ·········· 377

1005．高钾血症的救治原则是什么? ·········· 378

1006．什么是低钙血症? ·········· 379

1007．低钙血症对机体的影响有哪些?需要鉴别哪些常见疾病? ·········· 380

1008．高钙血症对机体的影响有哪些? ·········· 381

1009．高钙血症的处理原则是什么? ·········· 381

1010．什么是低镁血症?如何处理? ·········· 382

1011．低镁血症对机体的影响有哪些? ·········· 382

1012．什么是高镁血症?常见病因有哪些? ·········· 383

1013．高镁血症对机体的影响有哪些?治疗原则是什么? ·········· 383

1014．什么是抗利尿激素分泌失调综合征? ·········· 384

1015．营养支持主要营养素有哪些，各自特点如何? ·········· 385

1016．什么是肠外营养?肠外营养适应证有哪些? ·········· 386

1017．什么是TPN?TPN的适应证及禁忌证有哪些? ·········· 386

1018．TPN的并发症有哪些?如何防治? ·········· 387

1019．什么是肠内营养? 肠内营养的适应证及禁忌证有哪些? ·········· 387

1020．如何选择肠内营养的途径? ·········· 388

1021．肠内营养制剂类型有哪些?各自特点如何? ·········· 389

1022．怎样看待脂肪乳在肠外营养中的地位? ·········· 390

1023．什么是喂养不耐受综合征? ·········· 390

1024．急性胃肠损伤的概念及分级? ·········· 391

第十二篇　急诊精神疾病及镇静镇痛篇

1025．精神疾病患者在急诊科典型的表现有哪些? ·········· 393

1026．在急诊遇到精神疾病患者该如何处理? ·········· 394

1027．什么是谵妄?导致谵妄的原因有哪些? ·········· 395

1028．谵妄的主要临床表现是什么? ·········· 395

1029．如何处理谵妄? ·········· 396

1030．癫痫患者可能出现的精神症状有哪些? ·········· 396

1031．颅内肿瘤常见的精神症状有哪些? ·········· 397

1032．颅脑外伤急性精神障碍与慢性精神障碍的主要表现有哪些？…………… 397

1033．什么是躯体疾病所致精神障碍？…………………………………………… 398

1034．有哪些类型的躯体疾病常能引起精神症状？……………………………… 399

1035．躯体疾病所致精神障碍的共同特点有哪些？……………………………… 400

1036．什么叫震颤谵妄？如何处理？……………………………………………… 400

1037．癔症有哪些表现形式？………………………………………………………… 400

1038．苯二氮䓬类抗焦虑药物的临床应用？……………………………………… 401

1039．什么是过度换气综合征？如何处理？……………………………………… 402

1040．什么叫惊恐发作？急性惊恐发作如何治疗？……………………………… 403

1041．什么是恶性综合征？…………………………………………………………… 403

1042．如何治疗恶性综合征？………………………………………………………… 404

1043．什么是5-羟色胺综合征？…………………………………………………… 404

1044．如何治疗5-羟色胺综合征？………………………………………………… 405

1045．如何鉴别恶性综合征与5-羟色胺综合征？………………………………… 405

1046．躁狂发作如何治疗？…………………………………………………………… 405

1047．如何处理激越症状？…………………………………………………………… 406

1048．锥体外系反应有哪些表现？如何处理？…………………………………… 407

1049．如何治疗有严重自杀倾向的抑郁患者？…………………………………… 407

1050．什么是紧张综合征？如何进行处理？……………………………………… 408

1051．急危重症患者是否应常规进行疼痛评估？………………………………… 408

1052．关于疼痛评估的方法应如何选择？………………………………………… 408

1053．镇痛治疗是否应该作为镇静治疗的基础？………………………………… 409

1054．镇痛治疗是否需要联合应用非阿片类镇痛药物？………………………… 409

1055．实施镇痛后，还需要对镇痛效果进行密切评估吗？……………………… 409

1056．患者镇静的深度应如何选择？……………………………………………… 410

1057．患者镇静中应常规实施每日镇静中断吗？………………………………… 410

1058．患者神经-肌肉阻滞剂应用指征与时机是什么？………………………… 411

1059．实施镇静后，需要对镇静深度进行密切监测吗？………………………… 411

1060．镇痛镇静治疗可能会带来哪些并发症？…………………………………… 412

第一篇
重 症 篇

第一节 心肺复苏

 什么是心肺复苏？心肺复苏的三大基石是什么？

心肺复苏（cardiac pulmonary resuscitation，CPR）是心跳呼吸骤停后，针对缺血缺氧所造成的机体组织细胞及器官衰竭，采取阻断并逆转其发展的技术，其目的在于保护脑和心、肺等重要脏器，减少不可逆的损伤，并尽快恢复自主循环和呼吸功能。从广义上讲，现代心肺复苏开始于1936年。1936年，前苏联神经外科医师Negovsky成功地建立了CPR动物模型，并在动物身上进行了胸外按压和电除颤，但并未推向临床。20世纪50年代提出了现代呼吸复苏，即口对口呼吸法，60年代出现的胸外心脏按压，加上50年代的体外电击除颤法，构成现代复苏的三大基石，从而建立了现代心肺复苏术（CPR），其包括基础生命支持（basic Life support，BLS）、高级生命支持（advanced cardiac life support，ACLS）和心搏骤停后综合治疗。1985年，第四界全美复苏会议对过去的CPR标准进行了评价和修改，诞生了心肺脑复苏（cardio-pulmonary-cerebral resuscitation，CPCR），随胸泵及脑复苏概念的产生，进而发展为复苏学（resuscitatology）。

 心搏骤停、猝死和心源性猝死的概念分别是什么？

心搏骤停（cardiac arrest，CA）有多个定义。1975年世界卫生组织在日内瓦会议上规定：发病或受伤后24小时内心脏停搏，即为心搏骤停。美国心脏病协会于1980年，根据美国每年约有500 000人死于冠状动脉粥样硬化性心脏病，其中60%死于发病后1小时的事实，为冠心病患者心搏骤停所作的定义是：冠心病发病后1小时内心脏停搏，即为心搏骤停。Cecil内科学规定：任何心脏病患者或非心脏病患者，在未能估计到的时间内心搏突然停止，即应视为心搏骤停。

猝死（sudden death/sudden and unexpected death）：自然发生的、意外的突然死亡。1979年国际心脏病学会、美国心脏学会，以及1970年世界卫生组织定义的猝死为：急性症状发生后即刻或者24小时内发生的意外死亡。目前大多数学者倾向于将猝死的时间限定在发病1小时内。其临床表现主要是心搏骤停和呼吸停止。

心源性猝死是指由于心脏病发作而导致的出乎意料的突然死亡。世界卫生组织规定，发病后6小时内死亡为猝死，多数作者主张定为1小时，但也有人将发病后24小时内死亡者也归入猝死之列。各种心脏病都可导致猝死，但心源性猝死中一半以上为冠心病引起。

 心肺复苏时胸外按压的机制是什么？

（1）心泵机制：20世纪50年代末，美国Johns Hopkins大学的William Kouvenhouven教授提出了心泵学说：心脏位于胸骨、肋骨和较硬的胸椎之间，按压胸廓会导致心脏受到挤压。当心脏受到挤压时，心脏内压力增高，加上各瓣膜的生理功能，使血液沿正常的血流方向前进。当按压放松时，心脏和胸廓回弹，心内和胸腔内出现负压，大静脉的血液被抽吸到心腔内。这种反复按压时射血和放松时心腔充盈就是心泵的基本原理。

（2）胸泵机制：由Rudikoff于1980年提出。该机制认为：上腔静脉入口处有静脉瓣，当胸外心脏按压时，即使左心室内径没有改变，胸腔内的大动脉压力增高，血液顺压力梯度由胸腔内流向外周。而静脉系统由于肺动脉瓣和上腔静脉内的静脉瓣关闭，阻止了肺动脉和上腔静脉内的血液反流。在按压放松期，由于胸廓反弹使胸腔内压力下降，静脉血由外周回流到胸腔静脉系统使心脏充盈。

（3）左房泵机制：由Ma等人在1995年提出。该机制认为：胸外心脏按压时，除了二尖瓣及主动脉瓣开放和前向血流，还伴随有肺静脉的反流。即按压时左心房具有把血液从肺循环泵入左心室的功能，同时又有血液反流回肺静脉。也就是说，胸外心脏按压时左房内压力最高、左房内径变化明显，由于按压时左房压力高于左心室和主动脉，产生了前向血流。

（4）肺泵机制：由Shaw等人在1997年提出。该机制认为：胸外心脏按压时，胸腔内压力增加，肺内脉管系统压力普遍增高，肺内脉管系统、左心房和左心室构成联通的管道，压力普遍高于外周，产生前向血流，同时伴有肺动脉反流肺动脉瓣关闭。按压放松后，肺内脉管系统压力低于右心，三尖瓣和肺动脉瓣开放，右心的血液流向肺内脉管系统中。

（5）心泵机制与胸泵机制的影响因素：胸外心脏按压的作用机制仍然存在争议，在这些机制中，心泵机制和胸泵机制是目前公认的胸外心脏按压主要血流作用机制。然而，心泵和胸泵谁占主导作用也有很大争议。一般说来，需要考虑多方面的影响因素：

1）CPR时相因素：CPR早期以心泵机制为主，后期心脏瓣膜功能受损严重，则以胸泵机制为主。

2）按压的压力因素：就同一种复苏方法而言，按压的压力较大时以心泵机制为主，按压压力较小时以胸泵机制为主。

3）按压频率因素：就同一种复苏方法而言，按压的频率较快时以心泵机制为主，按压频率较慢时以胸泵机制为主。

4）患者体型因素：就同一种复苏方法而言，体型瘦小的患者以心泵机制为主，体型较胖的患者以胸泵机制为主。

5）血容量的因素：血容量正常或过多时按压以心泵机制为主，血容量不足时以胸泵机制为主。

6）患者胸部条件因素：患者胸廓弹性较好（如年轻人或女性患者）时以心泵机制为主，胸廓弹性较差（如老年人或骨质疏松患者）和伴有肺气肿或心包压塞时按压以胸泵机制为主。

综上所述，胸外心脏按压的主要作用机制为心泵机制和胸泵机制，两种作用机制是密不可分的。就两个机制而言，胸外心脏按压如果能直接挤压心脏泵血时以心泵机制为主，如若不能则以胸泵机制为主。因此，胸外心脏按压需尽量深，直接挤压心脏同时发挥心泵和胸泵作用才能达到最大泵血效果。

 4. 心肺复苏时胸外按压的要领是什么？

患者应仰卧平躺于硬质平面，术者位于其旁侧；若胸外按压在床上进行，床软时应在患者背部垫以硬板。

（1）按压部位在胸骨下半段，按压点位于双乳头连线中点。

（2）用一只手掌根部置于按压部位，另一手掌根部叠放其上，双手指紧扣，以手掌根部为着力点进行按压。

（3）身体稍前倾，使肩、肘、腕位于同一轴线上，与患者身体平面垂直；用上身重力按压，按压与放松时间相同。

（4）每次按压后胸廓完全回弹，但放松时手掌不离开胸壁。

（5）按压暂停间隙施救者不可双手倚靠患者。

有效的胸外按压必须快速、有力。按压频率100～120次/分，按压深度成人5～6cm，每次按压后胸廓完全回弹，按压与放松比大致相等。

 5. 如果不愿意做口对口人工呼吸，单予以胸外按压行吗？

基础生命支持主要操作为胸外心脏按压和口对口人工通气。美国的研究数据表明，只有20%～30%的成年院外心搏骤停患者接受了目击者的现场CPR。出于卫生安全的考量，还有操作的难度较大，口对口人工通气成为人们不愿现场施以援助的主要障碍。亚洲复苏委员会的大规模观察性研究，对比目击者仅做胸外心脏按压的CPR与经典CPR（按压及人工呼吸）的预后，发现两者并无统计学差异。因此，介于hands-only CPR更利于实施，更利于调度电话指导现场心肺复苏，我们鼓励未经培训的普通施救者做仅做胸外心脏按压的CPR。

仅做胸外心脏按压的CPR提出的理论依据为：①很多旁观者不愿口对口人工呼吸，这成了旁观者拒绝施救的主要原因。②普通民众对口对口人工通气掌握有难度，操作严重延长了按压中断时间。③在CA早期（尤其是心源性CA），患者有一定的缺氧耐受能力，这时主要任务是胸外心脏按压，及时恢复前向血流。因此，仅做胸外心脏按压的CPR仅局限于基础生命支持范畴，局限于CPR早期，只适用于普通民众施救者，不适用于专业人士的高级生命支持。指南也指出，医护人员和经过培训的目击者还是应该做经典（按压加通气）的CPR。因此，作为专业医务人员，应该做传统的胸外按压加人工通气的CPR，而不是仅做胸外心脏按压的CPR。

然而，仅做胸外心脏按压的CPR也给我们一些启示：在CA发生早期强调胸外心脏按压，气管插管和人工通气可以相对延迟。但CA发生时间较长（约10分钟）的患者，或考虑非心源性病因（如窒息）的患者，人工通气和胸外心脏按压同样重要，应及时开通气道并行人工通气。

 ### 6. 什么情况下进行电除颤？

电除颤仅适用于可除颤心率。心搏骤停从心律来看可以分为4种类型，分别是无脉室速、室颤、无脉电活动（PEA）、心室停搏，前两者即无脉室速和室颤为可除颤心律，应该采取除颤，而PEA和心室停搏属于非可除颤心律，没有除颤指征。

 ### 7. 一次除颤还是连续多次除颤成功率高？

对于可除颤心率，建议采取一次除颤的方式，双相波200J或单相波360J的能量，只除一次，不再建议采取多次除颤的方式。除颤后，无须判断除颤效果，而是立即开始胸外按压，在2分钟或者5个30∶2循环后再判断除颤效果。

 ### 8. 先除颤还是先CPR？

众所周知，CA最常见的心律失常是室颤和无脉性室速，而终止室颤和无脉性室速最有效的方法是电击除颤。

有研究表明，电击除颤前加做CPR可以提高复苏的存活率。假如目击者没有做CPR，从CA患者倒下到电击除颤的时间每过去一分钟，患者的存活率下降7%～10%。而目击者做CPR的话，从患者倒下去到电击除颤的时间每过去一分钟，存活率平均下降3%～4%。从目击患者CA到电击除颤的这段时间内做CPR的患者，比没有做CPR的患者存活率高1～2倍，且神经功能恢复情况良好。此外，CPR能延长室颤，推迟室颤到心室停搏的演变，延长可以电击除颤的时间窗。也就是说，CPR能使心脏重新供血，在电击除颤前为心肌提供一定的氧和能量，这也是电击除颤成功的关键。

这个理论与早期电击除颤的理念并不矛盾，是相互支持的。在CA早期，心肌细胞功能还完好时，早期电击除颤是无须犹豫的。而在CA发生超过几分钟以后，心肌缺氧和能量耗竭，这时电击除颤效果欠佳，需要先做2分钟的CPR能输送一些氧和能量，减少损伤的同时，也会增加电击除颤的成功率和ROSC率。

因此，在院前急救中，如果为医护人员目击的CA患者，或考虑CA时间还比较短，发现室颤和无脉性室速即刻给予电击除颤。如果医护人员没有目击，尤其是CA发生超过5分钟的患者，应该先做2分钟的CPR后再行电击除颤。不知道的时候，如果除颤仪很快可以获得，且只有一人时，可以先去取得除颤仪进行除颤，如果有两人，还是要一人按压一人去获取除颤仪，按压和除颤两不误。

 9. 如何监测复苏质量？

（1）按压深度：按压深度需要达到5～6cm。

（2）按压频率：100～120次/分。

（3）按压中断：心肺复苏中应尽可能减少按压中断，在整个心肺复苏中，胸外按压的持续时间应占总时间的80%以上。

（4）胸廓回弹：每次按压后，应保证胸廓的完全回弹，避免倚靠在胸廓上。

（5）避免过度通气：在没有建立高级人工气道时，按压和通气的比例为30:2，建立起人工气道后，通气频率为8～10次/分。每次通气1秒钟，以看到胸廓起伏为准。

（6）呼气末二氧化碳分压（$PetCO_2$）：在建立了人工气道后，在通气得到保证的前提下，$PetCO_2$和心排血量密切相关，$PetCO_2$提示了按压质量，$PetCO_2 < 10mmHg$提示按压质量欠佳，$PetCO_2$增加至正常值范围35～40mmHg常提示患者自主循环恢复。

（7）冠脉灌注压CPP：指的是主动脉数舒张压和右心房舒张压之差，提示复苏质量，但因为CPP参数较难获得，在临床上应用十分受限。

 10. 心搏骤停时有哪些可逆转的病因，如何对其进行处理？

心搏骤停有一些可能逆转的病因，诸如低血容量、低氧血症、高钾血症、低钾血症、心脏压塞、张力性气胸、代谢性酸中毒、药物中毒（如三环类抗抑郁药、强心苷类药物、β受体阻断剂、钙通道阻滞剂）、体温过低、大块肺栓塞、急性大面积心肌梗死等，在心肺复苏的同时应给予及时的相应病因处理，迅速排除或治疗这些原因，可能提高心肺复苏的成功率。随着更有效的体外起搏系统的发展，对于缓慢心律失常患者进行现场的心脏起搏，避免了因体内起搏的延迟而影响复苏成功率。近年来，随着ECMO（extracorporeal membrane oxygenation）技术的发展，对于心脏停搏患者进行E-CPR，同时解除导致心脏骤停的可逆性病因，可能会提高心肺复苏的成功率。

 11. 如何对于心搏骤停患者进行病情评估？

对CA患者进行病情预后评估主要是脑功能的评估，脑功能恢复的效果取决于抢救是否及时，方法正确与否。在心搏骤停3～4分钟以内进行抢救者脑复苏的可能性大；即使停搏时间稍长，也应进行全面有效的抢救，不轻易放弃。脑功能恢复的效果可根据以下几点判断：

（1）每一次按压及停止按压后均可触及颈静脉搏动（按压有效时可测到血压至少

60/40mmHg），面色转红，基本生命体征（包括心率、血压、呼吸、基本反射）在20分钟内恢复者，提示脑功能和自主循环恢复良好。

（2）眼（角膜反射、瞳孔对光反射）与上呼吸道（吞咽及咳嗽）反射迅速恢复，有眼球甚至手脚活动，预后良好。

（3）有接近正常的自主呼吸，自主呼吸恢复越快，预后越好。

脑功能恢复过程的基本顺序大致是：心跳→呼吸→对光反射→角膜反射→吞咽、咳嗽反射→痛觉反射→头动→肢体动→听觉反应→意识恢复。不管上述反应出现迟早，只要在逐渐恢复，都有完全脑复苏可能，不能轻易放弃。

人类复苏后的神经恢复顺序如下：强直→木僵→感觉性失语→口齿不清→空间和时间的定向障碍→记忆力、智力、特殊行为恢复，但复苏后2周神经恢复速度减慢。

 12. 心肺复苏建立人工气道的时机？

心肺复苏时建立人工气道的时机具有很大争论，有人认为应尽快建立，有人认为应复苏数分钟之后才考虑建立。一般来说，首先应保证充分的按压，按压的优先级是第一位的，建立人工气道不应影响按压。在心肺复苏的初始阶段，先考虑球囊面罩通气，然后选择声门上气道来维持通气。在不影响按压的前提下，如果患者存在通气障碍，或者存在明显的气道保护功能障碍，需要考虑建立人工气道。值得注意的是，如果患者高度怀疑是因为气道原因导致的心搏骤停如窒息、溺水等，则尽早建立人工气道。

 13. 建立人工气道后按压/呼吸比是否需要调整？

在建立人工气道之前按压与人工呼吸的比例为30∶2，而建立人工气道后，胸外按压将不会受到人工通气的影响，胸外按压就不应中断按压，一施救者应进行连续胸外按压（100～120次/分），另一施救者给予频率8～10次/分的通气，避免给予过度通气。

 14. 心肺复苏时可以使用呼吸机吗？

心肺复苏时是否可以应用呼吸机尚无定论，目前国内的现状是气管插管后大部分医疗机构会使用呼吸机，节省人力。由于按压的影响，心肺复苏时使用呼吸机很容易引起频繁的呼吸机报警，通气可能难以得到保证，有人建议应使用气管插管接简易呼吸器来保证通气；如果使用呼吸机，建议采用专用的心肺复苏模式CPRV模式进行通气，如果呼吸机没有CPRV模式，则可以考虑通过参数调整、报警设定等手段来尽可能避免或减少频繁报警的影响。

 15. ROSC的定义？

ROSC（return of spontaneous circulation）指的是机体在经历心搏骤停后经过成功心肺复

苏后恢复可触及的脉搏搏动，这是一个非自然的病理生理状态。临床上，对ROSC的定义主要有两种，一种是短暂的脉搏恢复，只要脉搏恢复≥30秒就算ROSC；还有一个是持续的脉搏恢复，脉搏恢复≥20分钟才算ROSC；后者属于更严格意义上的ROSC。在国内，还有人将只要有可触及的脉搏恢复就算ROSC，不论时间长短，即使是数秒钟、一过性的，这其实是很不严谨的。在研究论文中，对ROSC的定义应作说明，推荐采取≥20分钟这一定义，不做ROSC定义说明将使得研究数据产生极大偏差。

 ### 什么是亚低温治疗，亚低温脑保护机制是什么？

亚低温治疗又叫治疗性低温和目标温度管理，指的是在心肺复苏后通过各种方法将患者核心体温控制在较低的水平，一般是32～36℃，并维持一段时间，然后再缓慢复温到基础体温；这个温度管理过程叫亚低温治疗。亚低温治疗的脑和全身保护机制比较复杂，并不十分明确，可能的机制有降低脑代谢、减轻脑水肿、保护血脑屏障、降低稽留热、改善脑对缺氧的耐受性、减轻氧化应激、抑制免疫反应和炎症、抗凝效果等多方面。

 ### 如何实施亚低温治疗？

亚低温治疗是唯一经过证实的可能改善心肺复苏后神经系统功能的措施，心肺复苏恢复自主循环后仍对医生的指令无有效反应的所有意识障碍患者均应考虑采取亚低温治疗，开始时间越早越好。可采取冰毯、冰帽、血管内控温系统等各种办法将患者核心温度控制在34～36℃，更严格的亚低温如32～34℃并没有更好的效果；维持时间至少24小时，可维持24～48小时，此后可以0.25～0.50℃/h的速度缓慢复温，复温后仍要注意控制体温在37.5℃以下，避免发热，温度管理至少维持到复苏后72小时。

 ### 哪些情况下要考虑ECPR?

（1）ECPR的适应证尚未完全定论，目前一般认为：

1）年龄不超过75周岁。

2）心搏骤停时有目击者且进行了及时的常规心肺复苏，启动心肺复苏的时间不超过15分钟。

3）导致心搏骤停的原因为可逆性的，如冠心病、肺栓塞、中毒、低温、急性呼吸窘迫综合征、可治性外伤等。

4）传统心肺复苏20分钟仍无自主循环恢复，或自主循环难以维持或血流动力学难以稳定。

5）器官移植的供体或即将接受器官移植的受体。

6）无明显ECMO禁忌证。

（2）禁忌证：心搏骤停前已经有脑功能严重障碍，晚期肿瘤，多脏器功能障碍，无法控制的出血，左心室血栓，重度主动脉瓣关闭不全。此外，主动脉夹层破入心包、严重周围动脉疾病、心肺复苏超过1小时也是相对禁忌证。

 19. 何时终止心肺复苏术？

（1）呼吸循环有效恢复。

（2）抢救现场环境危险威胁抢救人员，或有其他人员接手时可停止心肺复苏。

（3）CA时，在场人员应立即进行复苏。但当紧急复苏开始后才知道患者处于不能治疗的疾病晚期，或肯定不会重新恢复脑功能（例如常温下未经CPR，脉搏停止30～60分钟），此时可终止紧急复苏。

（4）在进行紧急体外循环作控制灌注的患者，可耐受低温90分钟的临床死亡。经过全力的CPR与药物治疗，在30分钟以上仍无法恢复心脏停搏（心电图显示一直线），则可肯定心脏死亡。无脉搏但心电图综合波存在，并非是不可逆的证据，只要是心电活动存在，包括室颤或濒死QRS综合波，也应认为有机会恢复自主循环。

（5）在紧急复苏时不能判断脑功能，所以在心脏死亡，又有明显脑死亡时终止紧急CPR才正确。在自主循环恢复后，瞳孔散大固定，缺乏自主呼吸超过1～2小时后，虽非绝对却往往继发脑死亡，即使恢复后也有严重脑损害。注意瞳孔散大与固定也见于脑挫伤、颅骨骨折、颅内出血、复苏后给予过量麻醉镇静剂。不过，仅根据脑死亡的神经征象放弃复苏是不妥当的，因为在复苏期间及复苏后这些征象不是确定预后的可靠指标。

20. 何谓脑死亡？确定脑死亡的标准是什么？

脑死亡概念有别于传统的心肺死亡概念，后者的标准是心跳和呼吸的停止。脑死亡，又称不可逆昏迷、过度昏迷，是指全脑（包括大脑、小脑及脑干）的功能不可逆丧失。脑死亡在经过一段时间后，心搏也必然停止。其判断标准为：①无反应性昏迷；②无自主呼吸（需用呼吸器）；③各种头部反射消失伴瞳孔固定，单纯脊髓反射可存在；④自发运动和诱发运动缺如；⑤脑电图呈电静息；⑥上述表现至少持续24小时。

心搏骤停后脑本身和全身器官衰竭，最后均涉及脑功能障碍。心搏呼吸停止4～6分钟以上，常陷入脑死亡。大脑死亡或皮层死亡，为大脑半球新皮层及其他幕上结构不可逆的损害即坏死，患者有自主呼吸，无脑电活动或有弥漫性的异常波，严重者发展为植物人状态。脑死亡（全脑死亡），是大脑死亡和整个脑死亡，包括小脑、中脑与脑干坏死，大脑死亡和整个脑死亡通常在CPR恢复循环后变得明显，可伴或不伴短暂神经状态改善，然后一周内逆转至脑死亡。许多国家以法律形式肯定脑死亡即为死亡，一旦确诊脑死亡，立即不再进行任何抢救，脑死亡个体在心脏停止跳动之前可以作为器官移植的脏器供给者。许多地方确立脑死亡标准不同，因为大多数医院得不到可靠的没有伪差的无脑电图形。

推荐脑死亡标准：

（1）在未使用中枢神经抑制剂、骨骼肌松弛药、低体温情况下，排除毒理学异常，至少间隔两小时的两次检查，证实完全缺乏大脑及脑干活动：无自主肌活动，去皮层状态或震颤，但可有脊反射；没有颅神经反射，无瞳孔反射、角膜反射、压眶反射、咳嗽吞咽反射、眼及前庭反射；无通气3分钟内不出现自主呼吸，其终末$PaCO_2$在60mmHg以上，给阿托品心率不增快。

（2）听觉刺激至少30分钟以上得到的EEG电位记录，部分记录必须放大到$2\mu V/mm$。琥珀酰胆碱可用于消除干扰脑电图的肌颤伪差。

（3）无脑电图检查及血气监测时，作颈动脉造影证实缺乏颅内灌注。在缺乏化验证据时，单凭临床体征，证据必须充足。

第二节　休　克

 休克的定义是什么？如何分类？

休克，是各种强烈刺激病因引起的一种以微循环障碍为主的异常血流动力学状态，其病理生理学表现是全身有效循环血容量绝对或相对不足，引起组织器官灌注减少，导致组织器官细胞缺氧，进而引起器官功能障碍和衰竭，临床上常表现为血压下降、尿量减少、脉搏细速、皮肤湿冷、躁动不安、意识淡漠等，实验室检查常有血乳酸增高和器官功能受损的相应标记物异常改变，其本质是微循环障碍；休克常常会出现低血压，但低血压并不是休克诊断的必要条件，有低血压也不一定是休克。休克按照病理生理学分类，可以分为低血容量性、分布性、梗阻性和心源性休克4类；还可以按照病因进行分类，分为过敏性、失血性、失液性、神经源性、感染性、创伤性、心源性、梗阻性等多个类型；按照病理生理学分类是目前的主流分类方式。

22. 休克的常见病因有哪些？

休克的常见病因：①失血与失液；②烧伤；③创伤；④感染；⑤过敏；⑥急性心力衰竭；⑦强烈的神经刺激。

23. 休克的病理生理过程如何？

根据病理生理变化特点，休克可分为3期：代偿期、失代偿期和不可逆期。

（1）一期（代偿期）：该期也就是休克早期，表现为过度兴奋、烦躁不安、意识清楚、面色及皮肤苍白湿冷、口唇和甲床轻度发绀、脉搏快而有力、血压正常或偏高、舒张压稍升高、脉压减小。

（2）二期（失代偿期）：该期也就是休克中期，除早期表现外，患者神志尚清楚，表情淡漠，全身无力，反应迟钝，意识模糊，脉搏细速，收缩压降至90mmHg以下，脉压＜20mmHg，浅静脉萎陷，口渴，尿量减少至20ml/h以下。

（3）三期（不可逆期）：该期为休克晚期，也就是器官功能衰竭期。长期组织灌注不足导致细胞功能损害，微循环及重要器官功能衰竭。除中期表现继续加重外，患者呼吸急促，极度发绀，意识障碍甚至昏迷，收缩压＜60mmHg，甚至测不出，无尿。发生多系统器官衰竭后，患者出现急性心功能不全、急性呼吸衰竭、急性肾衰竭、急性肝衰竭、脑功能障碍等。

 各型休克的血流动力学特点是什么？

（1）低血容量性休克：低排型→低排高阻型→低排低阻型。

（2）分布性休克：

1）过敏性休克：高排低阻型。

2）感染性休克：高动力型休克：由于扩血管因子作用大于缩血管因子，引起高排低阻的血流动力学特点。

3）神经源性休克：有人认为不属于真正的休克。

（3）心源性休克：低动力型。

1）低排高阻型：是主要类型，因为血压降低，主动脉弓和颈动脉窦的压力感受器的冲动减少，反射性引起交感神经传出冲动增多，引起外周小动脉收缩，使血压能有一定程度的代偿。

2）低排低阻型：这类病例是由于心肌梗死面积大，心输出量显著降低，血液淤滞在心室，使心室壁牵张感受器受牵拉，反射性地抑制交感中枢，使交感神经传出冲动减少，外周阻力降低，引起血压进一步减少。

（4）梗阻性休克：基本都是低排高阻型休克。

 氧代谢动力学和休克的关系？

休克的本质是氧输送障碍，休克复苏的目标不是血流动力学，而是改善周围组织的缺氧状态，使氧供和氧耗平衡。氧输送可以用方程式表示：$DO_2 = CaO_2 \times CO \times 10$ $CaO_2 = 1.34 \times Hgb \times SaO_2 + 0.003 \times PaO_2$。

氧消耗VO_2受个体不同的机体状态影响，在氧供充足且氧利用无障碍时，氧耗＝氧需，当氧供不足或氧利用障碍时，VO_2反应的是实际的氧消耗量，并不代表氧需水平以及氧需是否得到了满足。

休克早期，氧输送有所下降，但机体通过提高氧摄取率来满足基本的氧需，此时尚未发生氧代谢障碍；当氧输送进一步下降时，机体无法提供充足的氧，将发生氧代谢障碍，氧耗＜氧需，出现代谢性酸中毒、乳酸增高等氧代谢障碍表现，这种情况下提高氧供将使得氧耗上升；当机体发生氧利用障碍时，提高氧供并不能提高氧耗，机体缺氧状态也不会纠正，常提示更严重的休克。

26. 早期发现休克的三个窗口是什么？

休克的 3 个观察窗口是皮肤、尿量和意识，适用于所有医疗场所包括基层医疗机构。患者皮肤湿冷、毛细血管充溢时间延长提示了组织灌注不足，尿量减少是休克早期的一个重要改变，常在患者尚未发生乳酸增高时就可以有尿量减少，也是机体对休克的一个自我调节和代偿机制；早期不一定出现意识改变，当患者出现意识烦躁、意识淡漠等意识障碍时，也要高度怀疑休克，且是比较严重的休克。

27. 低血压一定是休克吗？

休克本质是微循环氧代谢障碍，常常伴有低血压，但是低血压并不是一个必须的指标。在休克早期，可以维持血压基本正常，甚至有的患者在休克很明显时仍可以血压正常，因此，在最近的休克诊断中已经将低血压这一条诊断标准去除了。休克不一定伴有低血压，同样，低血压也不一定是休克。有的患者长期的低血压状态，但是组织灌注良好，并没有发生微循环氧代谢障碍，这时低血压也可以不是休克。

28. 正常情况下体内乳酸代谢的途径及休克时体内乳酸代谢有什么特点，乳酸升高一定提示休克吗？

血乳酸水平反映了组织乳酸产生和利用之间的平衡。乳酸是由丙酮酸无氧糖酵解产生的，并被烟酰胺腺嘌呤二核苷酸（NAD）依赖的乳酸脱氢酶代谢为丙酮酸，丙酮酸随后在线粒体中被氧化为二氧化碳和水。身体的每个器官都能够产生乳酸；肌肉和红细胞是生理条件下负责生产的主要组织。肝脏（60%）和肾脏（30%）是乳酸处理的主要器官。休息时，总乳酸的产生由皮肤（25%）、红细胞（20%）、中枢神经系统（20%）、肌肉（25%）和胃肠道（10%）组成。在剧烈运动中，骨骼肌贡献了大部分升高的乳酸水平。在临床上，乳酸酸中毒可能是由于组织水平的过度分泌或代谢受损所致。由于肝脏有很大的乳酸代谢能力，乳酸水平短暂的升高通常在 1 ～ 2 小时后恢复正常。如果乳酸酸中毒发生的时间超过这一时间，则表明肝脏继续生产或代谢能力下降。高乳酸血症通常被定义为 2 ～ 5mmol/L 的水平，而严重的高乳酸血症被定义为 >5mmol/L 的水平。乳酸酸中毒分为 A 型和 B 型，A 型由缺氧、休克所致，B 型不是。A 型乳酸酸中毒是最常见的类型，通常是由于全身或局部灌注不足、糖酵解增加、血液携氧能力降低或组织氧输送减少而导致的组织缺氧。B 型乳酸酸中毒比较少见，传统上被认为是高乳酸血症，没有组织缺氧的证据，常见药物和毒素，如核苷逆转录酶抑制剂（NRTIs）、有毒醇、水杨酸盐、异丙酚和氰化物、二甲双胍，某些多系统疾病也会导致高乳酸血症，B 型乳酸酸中毒也可能与血液系统恶性肿瘤和实体肿瘤有关；此外，严重肝病导致乳酸代谢障碍也会导致乳酸堆积增高。由此可见，休克是最常见的乳酸增高原因，但乳酸增高并不一定都是休克。

临床上如何判断是否存在休克？

（1）病史：

1）有各种原因引起的大量失液、出血、烧伤、严重损伤或感染等病史。

2）精神状态：代偿期表现为精神紧张、烦躁；失代偿期表现为神志淡漠、意识模糊、反应迟钝，甚至昏迷。

3）尿量变化：尿量减少或无尿可反映肾脏血液灌注的情况及有效循环血量不足。

（2）体格检查：

1）皮肤、肢体的温度和色泽：休克早期可有皮肤口唇黏膜苍白，四肢湿冷；晚期出现发绀，皮肤可出现花斑状现象。但在低阻力型感染性休克，因血管反应以扩张为主，皮肤表现为温暖，干燥、色红。

2）生命体征：休克代偿期，脉快，血压正常或稍高，脉压小；失代偿期，脉细弱，甚至测不到，血压下降，脉压差更为缩小以至血压测不到。由于过度换气，故呼吸急促。体温一般不高，但在感染性休克，如体温升到 39～40℃ 或骤降到 36℃ 以下，则病情严重。病情进入弥漫性血管内凝血阶段，皮肤黏膜则出现淤斑或发生消化道广泛出血。

（3）辅助检查：

1）中心静脉压测定（central venous pressure，CVP）：其变化比动脉血压变化早。其正常值为 5～12cmH$_2$O，血压低、中心静脉压低于 5cmH$_2$O，表示血容量不足，高于 15cmH$_2$O，表示有心功能不全，静脉血管过度收缩或肺循环阻力增高，高于 20cmH$_2$O，提示有充血性心力衰竭。但这个根据CVP的数值来判断容量状态的传统做法已经受到了质疑。

2）肺动脉楔压：有条件时，可用肺动脉漂浮导管（swan-gans）测定肺动脉压及肺动脉楔压，可了解肺循环阻力情况；肺水肿时肺动脉楔压可明显增高。此项检查之优点为在中心静脉压升高之前，可较早发现左心压力增高，此时应限制输液量，防止发生肺水肿，并采取降低肺循环阻力的措施。

3）化验检查：①红细胞（RBC）计数和血红蛋白（HGB）检查：可了解失血情况，红细胞压积（HCT）增高，可反映血浆丢失。②尿比重增高，表示血容量不足；如血压已正常，血容量已基本补足而仍然尿少，比重低，表示有急性肾功能不全或急性肾衰。③动脉血乳酸盐测定可了解微循环灌流障碍的程度：动脉乳酸盐正常值为 1～2mmol/L，如持续升高，预后不良，超过 8mmol/L，死亡率可达100%。④动脉血气分析：可了解有无酸碱平衡失调，并可发现是否有急性呼吸窘迫综合征。休克时，如肺本身无疾病，因过度换气，PaCO$_2$ 一般正常或较低，PaO$_2$ 低于 60mmHg，吸入纯氧后仍不见改善，应考虑有急性呼吸窘迫综合征。⑤弥散性血管内凝血（disseminated intravascular coagulation，DIC）的检查：能及早发现凝血因子消耗及纤维蛋白溶解程度，可于临床发生皮肤黏膜出血前早期诊断DIC而及时处理。

30. 如何通过超声判断休克病因？

休克是急诊最常见的危急重症之一，采用超声可以方便快捷的评估患者的休克状态和类型，帮助下一步诊断和治疗。对于急诊的不明原因休克，可以采用third流程来进行快速评估，见图1-1。

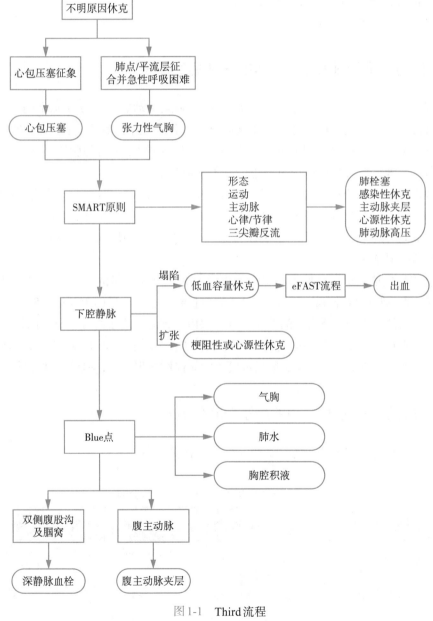

图 1-1　Third 流程

如何判断血容量不足？

（1）一般情况：皮肤湿冷、脉搏细速、呼吸增快，等到血容量不足到一定程度就会出现皮肤干燥、眼窝深陷等症状。

（2）临床监测：出入量出量大于入量、血压正常（休克早期）或偏低（休克晚期）、UCG心室充盈和射血情况、CVP降低、swan-gans导管测压的动态变化。

（3）实验室检查：Hct、尿比重在脱水时升高等。

（4）治疗反应：补液实验等。

 血容量下降时人体的病理生理改变有何特点？

（1）脏器血流的变化：血容量急剧下降，首先刺激主动脉弓及颈动脉窦的压力感受器，神经中枢及自主神经受到上述神经冲动刺激即可导致各种激素的释出，血中5-HT、肾上腺皮质激素及垂体激素迅速增多，引起强烈的选择性小动脉收缩以维持静脉压和动脉压，外周阻力明显增高，血液重新分配以保证重要生命脏器的血流灌注。

（2）肾血流量和肾小球滤过率的变化：血压呈中度下降时，肾血流量和肾小球滤过率由于微动脉的反向性松弛仍保持正常；血压继续下降，由于失代偿而肾血管阻力增高，肾血流量及肾小球滤过率下降，同时由于抗利尿激素及肾素－血管加压素－醛固酮活性的作用导致钠和水的潴留明显增多。

（3）机体的代偿情况：急性失血早期或失血量为正常血容量的20%以下时，组织液体可从组织间隙进入血管内以补充血容量的不足。失血量超过总血容量的25%以上时，体内的细胞外液总量就无法弥补因失血所丢失的液量，这不仅由于细胞内离子浓度十分高而妨碍了液体从细胞内进入间质间隙，而且也反映了细胞膜的通透性直接受损伤，同时细胞内外的转运功能及能量供应均受到干扰或损伤。当失血量超过机体所能代偿的程度时，机体呈现恶性循环反应。

33. **简述低血容量性休克的严重程度分级？**

低血容量性休克可以分为4级，以70kg成人为例分级见表1-1。

表1-1　低血容量性休克的严重程度分级

分级	丢失血容量（ml）	占血容量比例（%）	心率	血压	尿量（ml/h）
1	＜750	＜15	≤100	正常	＞30
2	750～1500	15～30	＞100	下降	20～30
3	1500～2000	30～40	＞120	下降	5～20
4	＞2000	＞40	＞140	下降	无尿

低容量休克时如何进行容量复苏？

容量复苏是低血容量性休克的最主要治疗方式，可以选择晶体溶液（如生理盐水或平衡盐溶液）或胶体溶液（人工胶体或白蛋白），一般不选择葡萄糖注射液进行容量复苏。也有研究提示高渗盐溶液进行复苏，但对死亡率没有影响，不作为常规推荐。一般不使用血管活性药物，在积极容量复苏前提下仍有持续低血压患者，可以考虑给予血管活性药物治疗。对于出血尚未控制的低容量休克，将收缩压维持在 80～90mmHg 的容许性低血压状态是合理的。

 什么是心源性休克？

心源性休克是指由于心肌炎、心肌病、心梗等各种严重的心脏功能极度减退，导致心输出量显著减少并引起严重的急性周围循环衰竭的一组综合征。心源性休克是心泵衰竭的终末期表现，由于心脏排血功能衰竭，不能维持其最低限度的心输出量而导致重要脏器和组织供血严重不足，引起全身微循环功能障碍，从而出现一系列以缺血、缺氧、代谢障碍及重要脏器损害为特征的病理生理过程，死亡率极高。

 导致心源性休克的病因有哪些？

导致心源性休克的常见病因有急性心肌梗死、缺血性心肌病、暴发性心肌炎、心肌淀粉样变性、扩张性和肥厚性心肌病、心脏瓣膜病、应激性心肌病，以及其他的各种全身性系统疾病如免疫系统疾病累及到心脏。

 心源性休克时是否需要进行液体复苏？

所有休克都是有效循环血容量不足引起的，都常常存在相对和绝对血容量不足状态。心源性休克主要是心脏泵功能衰竭，但也可能同时存在绝对或相对血容量不足，尤其是下壁心梗导致的心源性休克，这时仍需要积极进行液体复苏，但在液体复苏时要密切监测各项血流动力学参数，以防液体负荷过重。

 心源性休克的治疗要点是什么？

（1）应在严密的血流动力学监测下积极开展各项抢救治疗。

（2）纠正低血容量。

（3）合理应用多种血管活性药物和利尿剂。

（4）纠正水电解质及酸碱平衡失调。

（5）建立有效的机械辅助通气气道。

（6）治疗原发心脏病。

 过敏性休克致死原因主要是什么？

过敏性休克主要是因为大量液体外渗和血管扩张，导致有效循环血容量严重不足，引起脏器组织灌注不足，导致严重循环衰竭致死；还有少部分是由于急性喉头水肿和气道痉挛引起气道梗阻，导致窒息死亡。

 过敏性休克的治疗原则和流程是什么？

首先是脱离变应原，然后是尽早给予肾上腺素治疗，开通液体通路，给予快速扩容；同时注意维持气道和呼吸通畅，有可疑喉头水肿时给予建立人工气道，必要时进行环甲膜穿刺切开。糖皮质激素、抗组胺药 H_1 受体阻断剂、短效 β_2 受体激动剂作为次选的二线药物，可以跟肾上腺素一起使用或休克缓解后针对其他过敏症状的治疗，但一般不作为抢救过敏性休克的一线药物。

 肾上腺素在过敏性休克抢救中的作用机制？

对于过敏性休克，肾上腺素是救治初期的主要措施，其通过增加细胞内cAMP的浓度而减少、抑制炎性介质的合成释放，并有许多对抗炎性介质损伤的作用，减少液体外渗，增加血管张力，还有强心的作用。

 过敏性休克应用肾上腺素的方法？

一旦考虑过敏性休克，应立即给予肾上腺素治疗，这是唯一的、无可替代的、最优先使用的紧急处理措施，无绝对禁忌证。首选肌肉注射，不推荐皮下注射，单次剂量0.01mg/kg（14岁及以上单次剂量不超过0.5mg，14岁以下单次剂量不超过0.3mg）；极度严重休克的，已经建立好静脉通路时也可以加入到10ml生理盐水中缓慢静脉推注2分钟（14岁及以上单次剂量0.1～0.2mg，14岁以下单次剂量2～10μg/kg）；休克未缓解的可以每5～15分钟重复（也可以更早）。

 感染性休克的定义是什么？

感染性休克也叫脓毒性休克，是感染疾病发生到严重阶段的致命性并发症，是感染微生物及其分泌的毒素和人体的炎症反应、抗炎反应相互作用下，引起的一种以微循环障碍为主的异常血流动力学状态。

44. 感染性休克有哪些病理生理学特点？

严重感染特别是革兰阴性菌感染常可引起感染性休克。感染性休克亦称脓毒性休克，是指由微生物及其毒素等产物所引起的脓毒病综合征伴休克。感染灶中的微生物及其毒素、胞壁产物等侵入血循环，激活宿主的各种细胞和体液系统，产生细胞因子和内源性介质，作用于机体各种器官、系统，影响其灌注，导致组织细胞缺血缺氧、代谢紊乱、功能障碍，甚至多器官功能衰竭。严重感染时，组织对氧的摄取和利用功能也发生改变。微循环的功能改变及组织代谢功能障碍可以存在于感染过程的始终。炎症反应导致毛细血管内皮系统受损、凝血功能异常、血管通透性增加，使血管内容量减少、组织水肿；组织中微血管密度下降，无血流和间断血流的微血管比例增加。这些改变直接导致微循环和组织间的物质交换障碍，在器官功能不全的发展过程中起着关键作用。同时，炎症反应导致的线粒体功能障碍使细胞对氧的利用也明显受到影响。这些改变的共同作用使组织缺氧及代谢功能障碍进行性加重，加速了休克的发展。

45. 感染性休克患者血流动力学变化有哪些特点？

严重感染和感染性休克时，循环系统主要表现为体循环阻力下降同时伴心输出量正常或增加，肺循环阻力通常略有升高。体循环阻力下降被认为是感染性休克的首要血流动力学改变，这种状态通常被称之为高动力型血流动力学状态。严重感染常导致左右心室的功能受到明显抑制，可表现为心室射血分数下降，心肌顺应性下降。严重感染和感染性休克的血流动力学改变的基础是外周血管收缩舒张功能异常，从而导致血流分布异常。在感染性休克发生的早期，由于血管扩张和通透性的改变，可出现循环系统低容量状态。经过容量补充后，血流动力学则表现为高动力状态。外周阻力下降、心输出量正常或升高，作为循环高流量和高氧输送的形成基础成为感染性休克的主要特点。感染性休克的这种氧输送正常或增高状态下的组织缺氧是分布性休克的主要特征，与低容量性休克、心源性休克和梗阻性休克氧输送减少的特点明显不同。

46. 感染性休克发生时机体的氧输送和氧消耗会发生哪些变化？

感染性休克，血流动力学表现为高心排，机体呈现高氧输送状态，但是由于微循环阻力下降，微循环无血流或间断血流的比例增高，同时可能合并存在线粒体功能受损导致氧利用障碍，使得氧消耗下降，并不随着氧输送增高而同等增高。严重的感染性休克，也会由于心脏抑制而出现低心排、低氧输送状态，这时氧耗进一步降低，休克也更加严重。

感染性休克临床表现形式有哪些？

感染性休克临床上常表现为血压下降、尿量减少、脉搏细速、皮肤湿冷、躁动不安、意识淡漠等，可以分为三个阶段，分别是休克代偿期（缺血缺氧期）、可逆性失代偿期（淤血性缺氧期）、难治性休克期（微循环衰竭期）。在休克代偿期内，由于严重感染引起血管扩张导致有效循环容量不足，代偿性身体交感兴奋、儿茶酚胺和体液因子大量分泌，微血管收缩，此时血压仍基本正常或略有下降，休克的临床表现在此阶段尚不典型。如果代偿期不能纠正休克，休克就可能很快进入失代偿期，表现为血压明显下降、酸中毒加重和肝肾等各脏器功能不全出现，此时已经表现出了典型的休克临床征象。一旦休克进入微循环衰竭期，全身各个脏器功能出现严重障碍，临床上表现为难治性低血压和多器官功能衰竭，死亡率大大上升。

 感染性休克患者液体复苏的时机？

感染性休克一旦考虑，应尽早开始液体复苏治疗，除非有明确的液体过负荷证据，应在6小时之内达到液体复苏的目标。

 感染性休克患者液体复苏的原则和目标？

感染性休克应尽快开始液体复苏，其液体复苏的早期目标包括4个部分，即要求6小时之内达到4个目标，包括平均动脉压（MAP）≥65mmHg、中心静脉压（CVP）8～12mmHg、中心静脉血氧饱和度（$ScvO_2$）≥70%、尿量≥0.5ml/（kg·h）。这就是感染性休克液体复苏的早期目标性治疗（EGDT），虽然后来很多研究质疑了这一目标组合的有效性，但这仍是目前临床上最可行的治疗目标。

 感染性休克患者可供选择的复苏液体有哪些？如何选择？

容量复苏是感染性休克的主要治疗方式之一，最新的指南建议使用晶体液作为复苏的一线选择液体，并建议使用平衡盐晶体液而不是生理盐水进行复苏。晶体液价格便宜，可广泛获得，并且研究发现与生理盐水相比，平衡晶体液与死亡率降低相关。关于胶体液的使用方面，已明确反对使用人工胶体及明胶进行复苏；但对于接受大量晶体液复苏的患者，建议使用白蛋白，而不是仅使用晶体液。有研究发现，与晶体液相比，淀粉具有更高的死亡风险，而明胶的使用增加了过敏反应的风险并有可能影响止血。

生理盐水真的"生理"吗？

生理盐水并不生理，仅仅是渗透压和正常的血浆渗透压一致，但属于高钠高氯溶液，大量输注可能引起高钠血症和高氯性代谢性酸中毒。

 如何快速评估危重症患者容量状态？

评估危重患者的容量状态可以采用多种方法结合的策略。

（1）病史的评估，患者是否有容量丢失的病史，近期的出入量状态，体重变化等。

（2）临床表现和查体评估，患者是否有皮肤口唇干燥、下肢水肿、颈静脉怒张等。

（3）血流动力学评估，如血压、心率、CVP、$ScvO_2$、Lac、毛细血管充盈时间、身体温度梯度等。临床上评估危重患者的容量状态并不容易，单一的指标常难以准确反映，需要综合评估。

 容量反应性的判断指标及方法？

由 Frank-Starling 机制可知，只有在左右心室均处于心功能曲线上升支时，增加心脏前负荷，才能显著提高心排血量，即液体反应性好；而当某一心室处于心功能曲线平台支时，增加心脏前负荷，则难以进一步增加心排血量，即液体反应性差，且可带来肺水肿等容量过负荷的危害。因此液体反应性好是扩容治疗的基本前提。临床上常用的容量反应性判断指标和方法，包括静态前负荷指标，如中心静脉压（CVP）、肺动脉楔压（pulmonary artery wedge pressure，PAWP）、右室舒张末容积指数（right ventricular end-diastolic volume index，RVEDVI）和持续右室舒张末容积指数（continue end-diastolic volume index，CEDVI）、胸腔内血容量指数（intrathoracic blood volume index，ITBVI）和全心舒张末容积指数（global end-diastolic volume index，GEDVI）等；心肺相互作用的动态前负荷指标，如收缩压变异（systolic blood pressure variation，SPV）、脉压变异率（pulse pressure variation rate，PPV）、每搏量变异率（stroke volume variation rate，SVV）等；而常用的容量反应性判断方法有容量负荷试验、PLR 等。目前推荐采取动态指标而不是静态指标来判断容量反应性。

 什么是液体负荷试验？

液体负荷试验又叫补液试验，是判断患者容量反应性最古老而经典的方法。补液试验相当于一种试验性治疗。一般在 30 分钟内输入晶体 500～1000ml 或胶体 300～500ml，并判断患者对液体反应性（血压增高及尿量增多）及耐受性（有无血管内容量过负荷的证据），从而决定是否继续扩容治疗。早期传统的观察指标是血压、心率、CVP 在补液后的变化，而随着血流动力学监测技术的进步，传统的容量反应性的判断指标被更精确敏感的指标每搏输出量和心输出量等指标代替，传统的容量负荷试验固然也能预测容量反应性，但对容量无反应性患者贸然快速补液，有可能出现肺水肿等不良事件。

 危重症患者毛细血管充盈试验的操作方法及临床意义？

毛细血管充盈试验(CRT)简单易行，可轻微压力引起指（趾）甲床苍白，撤除压力后指甲床又变回原色的时间，正常上限值2～3秒，恢复原色的时间延长提示微循环灌注差。这个试验在评估外周灌注及预测不良预后等方面非常有用，无创、简便、可反复进行、零成本。

 冷休克与暖休克的区别？

冷休克和暖休克是休克患者的两种不同血流动力学状态和临床特征。冷休克的特征是心输出量正常或减少，而系统血管阻力增加，表现为皮肤湿冷；暖休克的特征是心输出量增加，而系统血管阻力减少，皮肤无湿冷表现，甚至出现皮肤发红、皮温增高。低血容量休克、心源性休克和梗阻性休克临床上多表现为冷休克，而分布性休克如过敏性休克和感染性休克表现为暖休克；所有休克到了晚期最严重时都会出现心排下降呈冷休克表现。

 何为休克指数及其临床意义？

休克指数是脉搏（次/分）与收缩压（mmHg）的比值，该值是反映血流动力学的临床指标之一，临床中常用于估计失血量及休克程度分级。一般来说，该指数正常值为0.5～0.7，SI＝1时，表示血容量减少约10%～30%，属轻度休克；SI＝1.5时，表示血容量减少约30%～50%，属中度休克；而SI＝2时，表示血容量减少约50%～70%，属重度休克。

 什么是被动抬腿实验？

被动抬腿实验（PLR）是一种功能性血流动力学监测方法，是指通过监测PLR前后每搏输出量或其替代指标（如主动脉血流峰值、脉压差等）的变化来预测机体的容量反应性。早在1965年，Thomas和Shillingford就发现PLR能够影响血流动力学。PLR操作简单，将下肢被动抬高45°，受重力影响，从下肢静脉回流至中心循环的血量将额外增加150～300ml，即PLR后，心脏前负荷增加。此时，如果患者左右心室的Frank-Starling心功能曲线都处于上升支，前负荷增加将导致每搏输出量明显增加，即容量有反应性；如果Frank-Starling曲线处于平坦支，前负荷增加不会导致每搏输出量明显增加，即容量无反应性。

 如何规范进行被动抬腿实验，其局限性是什么？

规范进行被动抬腿实验，需要注意：

（1）执行PLR时躯体处于45°。半卧位：在抬高下肢的同时放低上半身。

（2）避免直接抬腿，必需通过调整床的位置来实现。

（3）直接通过心输出量的测量对PLR进行评估。

（4）要进行心输出量的实时监测。

（5）回到正常基线体位，心输出量进行重新评估。

PLR的局限性是必须通过直接测量心输出量才有临床意义，超过10分钟无效，而且对于腹压≥16mmHg时无价值；此外，PLR还会增加误吸风险，可刺激肾上腺素释放，使得心率增加；PLR不建议用于颅内高压、腹腔高压、深静脉血栓形成、下肢及骨盆骨折、使用弹力袜的患者。

60. 如何获取准确的CVP值？

CVP是腔静脉和右心房交界处的压力，测量常选择颈内静脉或锁骨下静脉，注意测量导管尖端的位置，应处于上腔静脉临近右心房入口处；测量时，0点必须和右心房在同一水平位置，体位变动应重新调整两者位置，并定时进行校零；为保证一致性，测量时以平卧为宜；应保证CVP测量导管的通畅性，否则会显著影响结果。

61. CVP数值高低的临床意义？

CVP是一个压力指标，以前常用来反映容量状态，但实际上是不准确的。CVP不仅是血管内压力指标，还受胸腔内压和腹腔内压的影响，高压力状态下的机械通气、腹腔高压都会影响CVP数值；同样容量状态下，不同的血管张力和心功能状态下，CVP的数值也很大不同。CVP高并不代表容量充足，没有容量反应性，CVP低也不代表缺乏容量；但CVP高提示容量反应性的可能性较小，心衰的概率也较高，CVP低提示心衰概率低，补液的安全性较高。所以CVP更多的是一个安全性指标，而不是一个容量是否充足的指标，临床上要尽可能避免CVP过高。

62. CVP异常增高是不利的，能否通过主动降低CVP来改善静脉回流和组织灌注？

CVP是一个治疗中的监测目标，尤其是作为一个安全性指标来对待，尽量避免引起高CVP的后果，一般不作为直接的治疗目标。但有些时候，也会将控制低CVP作为目标，主要见于一些淤血性疾病和肝外科术后患者。淤血性疾病如肝淤血，降低CVP有助于淤积的血液回流，从而降低组织水肿和静水压，在动脉压不变的前提下，相当于提高了组织灌注压。

何谓急性呼吸窘迫综合征？

急性呼吸窘迫综合征（acute respiratory distress syndrome，ARDS）：是由多种肺内外因素（如严重感染、休克、创伤、烧伤等）间接或直接作用引起肺泡毛细血管内皮细胞和肺泡上皮细胞弥漫性损伤导致的肺水肿和肺实质炎性改变，临床表现为进行性低氧血症和呼吸窘迫。X线胸片呈现斑片状阴影为其影像学特征；肺容积减少、肺顺应性降低和严重的通气/血流比例失调为其病理生理特征。

 急性呼吸窘迫综合征的常见病因和危险因素有哪些？有何临床意义？

多种病因均可导致急性呼吸窘迫综合征（ARDS）。根据肺损伤的机制，可将ARDS的病因分为直接肺损伤因素和间接肺损伤因素。

（1）直接肺损伤因素：主要包括：①严重肺部感染，包括细菌、真菌、病毒及肺囊虫等感染；②误吸，包括胃内容物、烟雾及毒气等误吸；③肺挫伤；④淹溺；⑤肺栓塞，包括脂肪、羊水、血栓栓塞等；⑥放射性肺损伤；⑦氧中毒等。

（2）间接肺损伤因素：主要包括：①严重感染及感染性休克；②严重的非胸部创伤；③急性重症胰腺炎；④大量输血；⑤体外循环；⑥弥散性血管内凝血；⑦大面积烧伤；⑧神经源性（见于脑干或下丘脑）损伤等。

 急性呼吸窘迫综合征的主要病理生理改变是什么？

急性呼吸窘迫综合征（ARDS）的基本病理生理改变是肺泡上皮和肺毛细血管内皮通透性增加所致的弥漫性肺间质水肿及肺泡水肿。由于肺泡及间质水肿、肺泡表面活性物质减少及肺泡塌陷导致的肺容积减少、肺顺应性降低和严重的通气/血流比例失调，特别是肺内分流明显增加，是ARDS的病理生理特征。

（1）肺容积减少：ARDS患者早期就存在肺容积减少，表现为肺总量、肺活量、潮气量和功能残气量明显低于正常。由于ARDS患者的肺容积明显减少，实际参与通气的肺泡减少，常规或大潮气量机械通气易导致肺泡过度膨胀和气道平台压过高，加重肺及肺外器官的损伤。

（2）肺顺应性降低：肺顺应性降低是ARDS的特征之一，表现为需要较高的气道压力，才能达到所需的潮气量。肺顺应性降低主要与肺泡表面活性物质减少引起的表面张力增高和肺不张、肺水肿导致的肺容积减少有关。ARDS亚急性期，肺组织如出现广泛的纤维化，可使肺顺应性进一步降低。

（3）肺通气/血流比例失调：肺通气/血流比例失调是导致ARDS患者严重低氧血症的主要原因。间质性肺水肿压迫小气道，表面活性物质减少导致肺泡部分萎陷，均可引起相应肺单位通气不足，导致肺通气/血流比例降低，即功能性分流，而广泛的肺不张和肺泡水肿引起局部肺单位只有血流而无通气，即真性分流，是导致顽固性低氧血症的主要原因。研究显示，ARDS早期的肺内分流率可高达30%以上。ARDS机械通气时应用肺复张手法及一定水平的呼气末正压（PEEP），可使部分肺泡通气增加，减少肺内分流，进而改善氧合。ARDS时，肺微血管痉挛或狭窄、肺栓塞及血栓形成可使部分肺单位周围毛细血管血流量明显减少或中断，肺通气/血流比例升高，即导致无效腔样通气。ARDS后期无效腔率可高达60%。

66. 为什么说急性呼吸窘迫综合征肺为"小肺"或"婴儿肺"？有何意义？

急性呼吸窘迫综合征（ARDS）肺容积改变的特征是"小肺"或"婴儿肺"。ARDS的病理生理改变决定了大量肺泡发生水肿和萎陷，使参与气体交换的肺泡显著减少。Gattinoni对严重ARDS患者的胸部CT进行研究，发现70%～80%的肺组织受累，肺泡水肿或不张，而参与通气的肺泡显著减少，仅占30%。根据肺泡受累的严重程度，可将肺泡分为3类：①功能接近正常的肺泡，顺应性近于正常，主要分布于肺非重力依赖区；②可复张的塌陷肺泡，顺应性明显降低，主要分布于重力依赖区；③不可复张的塌陷肺泡，可能与纤维化有关。参与通气的肺泡主要为功能接近正常的肺泡和部分可复张的塌陷肺泡。由此可见，从参与通气的肺泡容积来看，ARDS患者的肺与"婴儿肺"类似，实际上是"小肺"。

这一特征就决定了采用正常水平潮气量将导致通气的肺泡、特别是顺应性近于正常的肺泡过度膨胀，使通气/血流比值恶化，并可能引起气压伤。由此可见，采用小潮气量实施机械通气是ARDS肺容积特征的必然结果。

如何防止肺泡过度膨胀，临床上缺乏简洁的判断方法。一般认为跨肺压不应过高，但跨肺压难以测量，临床上常控制气道平台压低于30cmH$_2$O。

67. 为什么说急性呼吸窘迫综合征的肺损伤分布具有"不均一性"的特点？

急性呼吸窘迫综合征（ARDS）肺损伤分布具有"不均一性"的特征。以往认为，ARDS时肺损伤是弥散均匀分布的。近年来计算机断层（CT）扫描技术用于临床研究，发现肺损伤分布以重力依赖区（下垂区）最为严重。尽管双肺均广泛受累，肺水含量均增加，但重力依赖区肺水肿和肺泡萎陷最显著，CT显示依赖区为高密度影，可见肺损伤分布具有"不均一性"的特点。

目前，对于导致病变不均一分布的机制尚不清楚。Brismar的研究发现肺水肿使肺密度增高，形成从非依赖区到依赖区逐步增高的静水压，即附加静水压。异常增高的附加静水压使依赖区肺泡跨肺压梯度明显增加，肺泡易于塌陷，发生不张。对体位改变（如患者由仰卧位改为俯卧位）的研究显示，体位改变数分钟后，CT断层影像中的高密度区即从非重力依赖区（原重力依赖区）转移到重力依赖区（原非依赖区），病变部位的快速转移难以用水肿液快速吸收/形成解释，也难以用血流重分布解释，提示附加静水压可能是导致ARDS病变部位集中于依赖区的主要原因。机械通气要使吸气时复张而呼气期间歇性塌陷的肺泡保持复张状态，必须合用呼气末正压（PEEP），而且，PEEP水平必须达到附加静水压的水平。当然，需要指出的是，依赖区肺泡易于塌陷，不仅与附加静水压有关，还与表面活性物质减少引起表面张力增大有关。因此，在临床上，保持肺泡复张状态所需的PEEP水平常比附加静水压高。

 急性呼吸窘迫综合征的诊断标准是什么？

自1967年Ashbaugh等首次提出此概念以来，曾制定过多个诊断标准，但均未被广泛采用。1994年欧美联席会议（american-european consensus conference，AECC）明确了ARDS的概念与诊断标准，AECC对ARDS诊断标准的统一，极大地促进了对ARDS的流行病学及临床的研究，加深了人们对这一临床综合征的认识，从而改进了ARDS的治疗现状。但是，多年来的研究也显示出AECC的诊断标准存在着很多问题，因此，由欧洲危重病医学会（ESICM）与美国胸科学会（ATS）组成的委员会于2012年发表了ARDS的柏林定义（表1-2），能更有效地诊断ARDS并且细化了ARDS的严重程度，同时移除了急性肺损伤（acute lung injury，ALI）这一术语。此定义，目前在临床上被广泛采用。

表1-2　2012年ARDS的柏林定义及诊断标准

急性呼吸窘迫综合征	
发病时机	在已知诱因后，或新出现或原有呼吸系统症状加重后一周内发病
胸部影像学[a]	双肺透光度减低，且不能完全用胸腔积液、肺叶不张或结节解释
肺水肿来源	无法用心功能衰竭或液体负荷过多解释的呼吸衰竭
	如果没有危险因素，则需要客观评估（如心脏超声检查）排除水压升高的肺水肿
低氧血症[b]	轻度：PEEP/CPAP≥5cmH$_2$O时200mmHg＜PaO$_2$/FiO$_2$≤300mmHg
	中度：PEEP≥5cmH$_2$O时100mmHg＜PaO$_2$/FiO$_2$≤200mmHg
	重度：PEEP≥5cmH$_2$O时PaO$_2$/FiO$_2$≤100mmHg

注：CPAP，持续气道正压；PEEP，呼气末正压。

[a]X线胸片或CT扫描。

[b]如果海拔超过1000m，应根据如下公式进行校正：[PaO$_2$/FiO$_2$×（大气压/760）]。

 急性呼吸窘迫综合征与心源性肺水肿或心衰在临床上如何鉴别？

急性呼吸窘迫综合征（ARDS）与心源性肺水肿的临床表现有很多相似之处，但临床治疗手段相差甚远，如不能及时鉴别，往往会延误病情，导致严重后果。

ARDS 与心源性肺水肿不同临床特点见表 1-3。

表 1-3　急性左心衰与 ARDS 的鉴别

	急性左心衰	ARDS
病史	多有心血管病史	严重感染、创伤、休克等
起病	急	较缓
发病机制	肺毛细血管静水压升高	肺实质细胞损害、肺毛细血管通透性增加
临床表现	呼吸较快 轻至重度发绀 不能平卧，焦虑不安 粉红色泡沫痰	呼吸极度窘迫 发绀明显 能平卧 血样泡沫痰，在早期一般无痰，若合并感染则痰量较多
体征	心脏病体征，双肺底为主湿啰音	多无心脏体征，湿啰音少
CXR	与体征同时出现，蝴蝶形阴影自肺门向周围扩展，支气管充气征少见。心脏影扩大，治疗后肺内阴影吸收快	比体征出现早，且重于体征，周边部明显，心脏肺门不大，双肺浸润影，支气管充气征常见
血气	轻度低氧血症，吸氧改善快	顽固性低氧血症，吸氧改善不明显
BAL 蛋白含量	低	高
肺动脉楔压	明显升高	多正常
治疗反应	对强心、利尿、扩血管的反应较好	治疗反应欠佳

　　ARDS 的诊断必须首先除外慢性阻塞性肺疾病（COPD）急性加重和心源性肺水肿，但需要注意的是，极少数急性心肌梗死的患者可以合并 ARDS，如心肌梗死患者胃液误吸进入肺后继发 ARDS，这时尤其需要仔细鉴别。

 70. **急性呼吸窘迫综合征为何要采用肺保护通气策略？近年来肺保护通气策略有何进展？**

　　动物研究和临床试验都已证实，大潮气量机械通气可以导致正常的肺损伤，并加重 ARDS 的肺部炎症反应，并且肺的过度膨胀还可以导致炎症因子的大量释放，加重全身炎症反应并致肺外脏器损伤。由于 ARDS 存在：基础肺损伤的不均一性、肺泡表面活性物质缺乏，晚期由于存在肺结构性改变，更易发生呼吸机相关性肺损伤（ventilator induced lung injury，VILI）。因此，为避免或减轻常规或大潮气量机械通气导致的 VILI，主张对 ARDS 患者进行机械通气时采用小潮气量通气。与此同时，气道平台压能够客观反映肺泡内压，其过度升高可导致呼吸机相关性肺损伤。在实施肺保护性通气策略时，限制气道平台压可能与限制潮气量同样重要。因此，目前高强度推荐成年 ARDS 患者机械通气时实施肺保护性通气策略：小潮气量及限制气道平台压不超过 $30cmH_2O$。

71. 急性呼吸窘迫综合征机械通气为何要实施肺复张？

限制气道平台压往往不利于已塌陷的肺泡复张，因此，在采用肺保护性通气策略的同时，实施肺开放的策略是非常必要的。充分复张急性呼吸窘迫综合征（ARDS）塌陷肺泡是纠正低氧血症和保证呼气末正压效应的前提。为限制气道平台压而被迫采取的小潮气量通气往往不利于ARDS塌陷肺泡的膨胀，而呼气末正压维持塌陷肺泡复张的功能依赖于吸气期肺泡的膨胀程度，吸气期肺泡膨胀越充分，呼气末正压维持塌陷肺泡复张的可能性越高。目前采用的肺复张手法包括控制性肺膨胀（sustained inflation，SI）、呼气末正压递增法及压力控制法。临床和实验研究均证实上述肺复张手法能有效促进塌陷肺泡复张，改善氧合，降低肺内分流。一项随机对照研究也显示，与常规潮气量相比，采用控制性肺膨胀合并小潮气量通气患者病死率显著降低。因此，ARDS患者进行机械通气时，应实施肺复张手法促进塌陷肺泡复张，改善氧合。

肺开放策略除了肺复张手法的应用外，还包括保留患者自主呼吸及改变患者体位（如俯卧位）等促进肺复张的方法，其核心是促进塌陷的肺泡复张，并应用适当的呼气末正压保持肺泡处于开放状态。

72. 目前常用的肺复张手法有哪些？其效应受何种因素影响？

肺复张手法（recruitment maneuver，RM）是在可接受的气道峰值压范围内，间歇性的给予较高的复张压，以期促使塌陷的肺泡复张进而改善氧合。除了传统的叹气外，目前常用的肺复张手法方式主要包括控制性肺膨胀、呼气末正压递增法及压力控制法。控制性肺膨胀的实施是在机械通气时采用持续气道内正压的方式，一般设置正压水平30～45cmH$_2$O（1cmH$_2$O = 0.098kPa），持续30～40秒，然后调整到常规通气模式。呼气末正压递增法的实施是将呼吸机调整到压力模式，首先设定气道压上限，一般为30～45cmH$_2$O，然后将呼气末正压每30秒递增5cmH$_2$O，气道高压也随之上升5cmH$_2$O，为保证气道压不大于35cmH$_2$O，高压上升到35cmH$_2$O时，可只每30秒递增呼气末正压5cmH$_2$O，直至呼气末正压为35cmH$_2$O，维持30秒。随后每30秒递减呼气末正压和气道高压各5cmH$_2$O，直至实施肺复张前水平。压力控制法的实施是将呼吸机调整到压力模式，同时提高气道高压和呼气末正压水平，一般高压40～45cmH$_2$O，呼气末正压15～20cmH$_2$O，维持1～2分钟，然后调整到常规通气模式。临床上肺复张手法的实施应考虑到患者的耐受性，可予以充分的镇静以保证肺复张手法的顺利实施。此外，急性呼吸窘迫综合征（ARDS）患者存在程度不等的肺不张，因此，打开塌陷肺泡所需的跨肺压也不同。实施肺复张手法时，临床医师需结合患者具体情况选择合适的肺复张压力。

肺复张手法的效应受多种因素影响。实施肺复张手法的压力和时间设定对肺复张的效应有明显影响，不同肺复张手法效应也不尽相同。另外，ARDS病因不同，对肺复张手法的反应也不同，一般认为，肺外源性的ARDS对肺复张手法的反应优于肺内源性的ARDS；ARDS病程也影响肺复张手法的效应，早期ARDS肺复张效果较好。

肺复张手法对呼吸和循环系统有何影响？

在实施肺复张手法的过程中，由于采用了较高复张压力，胸腔内压也随之增加，在短时间内可能产生以下病理生理学影响：①部分肺泡过度膨胀导致局部肺血管阻力增加，产生无效腔样通气，同时血液流入充气不良或塌陷的肺泡区域，又导致肺内分流增加；②胸腔内压增加压迫心脏，导致右心房压升高，回心血量减少，心输出量随之下降；③膈肌下移，腹内压增加，阻碍肝脏血流回心。虽然肺复张手法在实施过程中可能产生一些不利的病理生理学改变，但由于肺复张手法实施时间较短，实施肺复张手法后上述病理生理学变化很快消失，所以往往并不产生不良临床后果。

临床上，实施肺复张手法须注意的并发症主要有血流动力学波动及气压伤等。实验及临床研究均显示，肺复张手法实施过程中可导致短时间的血流动力学波动，对于血流动力学不稳定的患者实施肺复张手法时应格外慎重，必须首先保证充足容量状态。此外，对于肺部感染导致的急性呼吸窘迫综合征，控制性肺膨胀（SI）对心输出量的影响明显高于压力控制通气法，提示对于此类ARDS患者应尽量避免使用控制性肺膨胀方法进行肺复张。复张压力过高可能会导致气压伤，临床上应注意避免复张压力过高，但由肺复张导致的气压伤并不常见。临床上，实施肺复张手法的过程中，如动脉收缩压降低到90mmHg或比复张前下降30mmHg，心率增加到140次/分，或比复张前增加20次/分，经皮动脉血氧饱和度降低到90%或比复张前降低5%以上，以及出现新发生心律失常时，应及时终止肺复张。

 急性呼吸窘迫综合征患者机械通气时是否需要保留自主呼吸？

自主呼吸过程中，膈肌主动收缩可增加急性呼吸窘迫综合征（ARDS）患者重力依赖区的通气，促进重力依赖区塌陷的肺泡复张，改善通气血流比例失调，进而改善氧合。在患者循环功能稳定，人机协调性较好的情况下，保留自主呼吸的机械通气能更好地改善通气血流比例，从而有可能明显地改善氧合。前瞻对照研究显示，与控制通气相比，保留自主呼吸患者的镇静剂使用量、机械通气时间和住重症监护病房的时间均明显减少。同时，保留自主呼吸也有利于延缓呼吸机相关的膈肌功能不全的发生。需要注意的是，如果重症ARDS患者自主呼吸很强，吸气时由此产生的胸膜腔内负压增加可能导致跨肺压明显升高，并加重肺损伤。近期研究表明，重症ARDS患者早期（48小时内）在充分镇静剂基础上应用肌松药可降低患者90天病死率，推测其机制可能与肌松药减少了人机不同步导致的肺损伤有关。因此，临床上需根据ARDS患者具体情况决定是否应该保留自主呼吸。

 急性呼吸窘迫综合征患者何时实施俯卧位通气？

俯卧位通气可以改善部分ARDS患者的氧合情况，其可能机制包括：①增加功能残气量；②改善局部膈肌运动；③肺血流重分布，改善通气血流比；④促进分泌物引流。但实施俯卧位通气可能会增加患者护理的难度，增加气管导管脱出的风险，局部受压可能导致颜面部皮肤坏死，视网膜缺血。俯卧位通气不能作为ARDS的常规治疗手段，对于有严重低血压、室性心律失常、颜面部创伤及未处理的不稳定性骨折的患者应避免使用俯卧位通气。目前循证医学证据显示，对于重度ARDS患者，采用俯卧位通气大于12h/d，可以降低此类患者的死亡率，因此在无明显禁忌时，高强度推荐此类患者进行俯卧位通气治疗。

76. 高频振荡通气在急性呼吸窘迫综合征治疗中的应用价值如何？

理论上高频振荡通气（HFOV）可以看作终极的小潮气量机械通气模式，HFOV产生的震动潮气量（VT0）小于无效腔潮气量，呼吸频率在150次/分以上。其作用机制不同于传统的机械通气机制。多数学者认为HFOV增加了肺内气体弥散、气流摆动和对流作用。使用HFOV时，其平均气道压力（mean airway pressure）的设定，比传统呼吸机更高，有利于塌陷的肺泡重新开放而改善氧合。在振荡期间，潮气量低于无效腔容积，其优于常频呼吸机的特点是能大幅降低气道压力、维持肺泡开放、改善通气血流比、减少VILI的发生，减轻过高的胸内压所造成的对血流动力学的不良影响。但由于近些年的临床研究没有观察到其在ARDS中的应用益处，目前不推荐HFOV用于成人ARDS患者的常规治疗手段，但在儿童中仍可考虑使用。

77. 急性呼吸窘迫综合征患者为何要实施限制性液体管理的策略？

高通透性肺水肿是急性呼吸窘迫综合征（ARDS）的病理生理特点，肺水肿的程度与ARDS的预后呈正相关，因此，通过积极的液体管理，改善ARDS患者的肺水肿具有重要的临床意义。

研究显示液体负平衡与感染性休克患者病死率的降低显著相关，且对于创伤导致的ARDS患者，液体正平衡使患者病死率明显增加。应用利尿剂减轻肺水肿可能改善肺部病理情况，缩短机械通气时间，进而减少呼吸机相关性等并发症的发生。但是利尿剂减轻肺水肿的过程可能会导致心输出量下降，器官灌注不足。因此，ARDS患者的液体管理必须考虑到两者的平衡，必须在保证脏器灌注的前提下进行。

78. 在急性呼吸窘迫综合征的治疗中如何使用神经肌肉阻滞剂？

神经肌肉阻滞剂（neuromuscular blocking agents，NMBAs）亦称骨骼肌松弛药（muscular relaxsants），简称肌松药。重症急性呼吸窘迫综合征（ARDS）患者早期（48小时内）在充分镇痛、镇静基础上应用顺式阿库溴铵治疗可降低90天病死率，缩短机械通气时间，减缓器官功能衰竭的发生，缩短90天内重症医学科住院日并降低气胸发生率。肌松药改善重症ARDS患者预后可能的机制包括：促进人机协调；改善氧合；拮抗肺部和全身炎症反应；降低氧消耗；预防或减轻呼吸机诱导的肺损伤。应用肌松药的主要安全担忧是导致获得性肌病。目前认为，肌松药的使用应限于重度ARDS患者在实施肺保护性通气策略的基础上常规治疗仍存在难以纠正的低氧血症，使用应在ARDS发病早期，使用时间不宜超过48小时。

 79. 对急性呼吸窘迫综合征患者使用体外膜氧合治疗的指征？

体外膜氧合（extracorporeal membrane oxygenation，ECMO）是将血液从体内引到体外，经膜式氧合器氧合后再用泵将氧合血灌入体内，以维持机体各器官的氧供，可进行长时间体外心肺支持。使用体外膜肺气体交换技术治疗ARDS的理论基础是基于：让已发生严重炎症反应的肺得到"休息"，可以降低呼吸支持压力和吸氧浓度，减少VILI的发生，从而使病变肺能有机会恢复健康的假说。但ECMO治疗的费用昂贵，对实施过程中的监护和支持治疗要求较高，操作有一定困难，目前仅能在少数高级别医疗中心开展。一般来说，ECMO用于年龄小于75岁、可逆性病因、无抗凝禁忌、高压力和高氧浓度机械通气时间不超过1周的重症ARDS患者。

第四节 急性脏器功能衰竭

 80. 急性肝衰竭的病因有哪些？

在发展中国家，如我国，引起肝衰竭的主要病因是肝炎病毒（尤其是乙型肝炎病毒），其次是药物及肝毒性物质（如酒精、化学制剂等）。而在欧美国家，药物是引起急性、亚急性肝衰竭的主要原因，最常见的引起急性肝衰竭的药物是对乙酰氨基酚类解热镇痛药物；酒精性肝损害常引起慢性或慢加急性肝衰竭。儿童肝衰竭还可见于遗传代谢性疾病。肝衰竭的常见病因见表1-4。

表1-4 急性肝衰竭的病因分类

病毒：肝炎病毒（甲型、乙型、丙型、丁型、戊型肝炎病毒）
其他病毒：巨细胞病毒（CMV）、EB病毒（EBV）、肠道病毒、疱疹病毒、黄热病毒等
药物：对乙酰氨基酚、抗结核药物、抗肿瘤药物、部分中草药、抗风湿病药物、抗代谢药物等
肝毒性物质：酒精、毒蕈、有毒的化学物质等
细菌及寄生虫等：严重或持续感染（如脓毒症、血吸虫病等）
肝脏其他疾病：肝脏肿瘤、肝脏手术、妊娠急性脂肪肝、自身免疫性肝病、肝移植术后等
胆道疾病：先天性胆道闭锁、胆汁淤积性肝病等
代谢异常：肝豆状核变性、遗传性糖代谢障碍等
循环衰竭：缺血缺氧、休克、充血性心力衰竭等
其他：创伤、热射病等
原因不明

81. 导致严重肝功能障碍的常见药物有哪些？

许多药物均可引起急性肝脏损伤，在明确可能导致急性肝衰竭的药物之前，应仔细列出所有近期使用的药物，包括用药时间及剂量。但除了对乙酰氨基酚外，剂量相关性肝损害较为少见，特异体质的药物性肝损害大多发生在用药后最初6个月内。应警惕有些草药和保健品也可导致肝损。一旦怀疑药物性肝脏损害，应立即停用该药。

可导致特异体质患者发生肝脏损害引起急性肝衰竭的药物主要包括抗生素、非类固醇类抗炎药、抗惊厥药等。

（1）抗微生物类药物：异烟肼、利福平、氨苯砜、去羟肌苷、依法韦仑、酮康唑、氧氟沙星、吡嗪酰胺。

（2）抗肿瘤药物：环磷酰胺、依托泊苷。

（3）镇静及麻醉用药：苯妥英钠、氟烷、丙戊酸、烟酸、丙米嗪、托卡朋、喹硫平、萘法唑酮、异氟烷、苯异丙胺。

（4）心血管系统用药：他汀类药物、胺碘酮、赖诺普利、拉贝洛尔、甲基多巴。

（5）内分泌用药：丙硫氧嘧啶、二甲双胍、氟他胺、曲格列酮。

（6）抗乙醇中毒药：双硫仑。

（7）免疫调节剂：吉姆单抗。

（8）非甾体类抗炎药：别嘌呤醇、双氯酚酸。

（9）合用增强肝毒性药物：阿莫西林–克拉维酸钾、甲氧苄啶–磺胺甲基异噁唑。

（10）部分中草药：主要包括卡法根（麻醉椒）、黄芩、薄荷油、千里光、天芥菜、西门肺草、白屈菜、小斛树、立浪草、紫草、印度麻、狗舌草、大树蓟胶。

82. 如何诊断及评估肝衰竭？

对临床症状和实验室指标提示中到重度急性肝炎的患者，应立即进行凝血酶原时间的检测并对其精神状态的细微改变进行详细评估。如果凝血酶原时间延长4～6秒或更多（INR＞1.5），并伴随有神志改变，则急性肝衰竭的诊断成立并应该立即收住院治疗。急性肝衰竭患者病情进展迅速，意识状态随时可能会加重，应尽早转入重症医学科，密切监测。

（1）病史采集：仔细追问有无服用药物、毒物史及可能暴露于病毒感染的危险因素，如果患者已出现严重脑病，应通过家属或其他途径尽可能获得全面的病史。

（2）体格检查：仔细评估患者的意识状态并注意其是否具有慢性肝脏疾病的体征，多数患者会出现黄疸但有的不明显，有的患者可伴有右上腹触痛，触摸不到肝脏或叩诊肝脏浊音界减小可能预示着由于大块肝坏死引起的肝脏容积减少。肝大可见于病毒型肝炎早期、大量渗出、充血性心力衰竭或布–加综合征。急性肝衰竭患者应该缺乏肝硬化的病史和体征，若存在肝硬化病史和体征多提示存在潜在慢性肝病，其处理与急性肝衰竭有显著差异。

（3）实验室检查：包括病因学和评价急性肝衰竭严重程度的指标，监测凝血参数、常规生化指标（特别是血糖，因为患者很可能出现严重低血糖）、动脉血气分析、血细胞计数、血型、对乙酰氨基酚浓度及病毒性肝炎（主要是甲、乙型）血清标记、提示 Wilson 病的指标及自身抗体（抗核抗体及抗平滑肌抗体），另外，育龄女性患者还应该进行妊娠试验。血氨水平（最好是动脉血）的测定对肝性脑病的诊断具有一定帮助。如果怀疑自身免疫性肝病、肿瘤继发转移肝脏、淋巴瘤或单纯疱疹病毒性肝炎，应进行肝活检术。

评估病情的同时应做出下述决定：是否转入重症医学科病房；是否转入肝移植病区以及何时列入等待肝移植名单。没有肝移植病区的医疗单位尽早咨询并联系移植机构。

一些预后指标有可能提示患者具有尽早进行移植的必要性。如对乙酰氨基酚中毒引起的急性肝衰竭患者，如动脉血 PH＜7.3 则应立即考虑转入移植中心并列入移植名单；伴有意识改变的患者通常应收住重症医学科病房，Ⅰ度或Ⅱ度肝性脑病患者应计划转入移植中心，因为脑病可迅速加重，一旦发展至Ⅲ度或Ⅳ度肝性脑病，患者转运风险增加甚至无法转运，所以早期转运患者很重要。尽早进行移植评估，迅速制定治疗计划，并告知患者家属有关疾病预后凶险性，共同参与决策，制定治疗方案。

83. 急性肝衰竭有哪些临床特征？

（1）全身症状：体质极度虚弱、全身情况极差、高度乏力、发热等。

（2）消化道症状及体征：恶心、呕吐、腹胀、顽固性呃逆、肠麻痹；浓茶色尿、黄疸进行性加重；肝功能异常、肝脏进行性缩小、转氨酶明显增高、胆酶分离等。

（3）凝血机制异常：几乎见于所有的病例，出血部位发生在口腔、鼻、消化道、颅内，往往发展至 DIC。

（4）肝性脑病：是指肝病进行性发展，肝功能严重减退，毒性代谢产物在血循环内堆积所引起意识障碍、智能损害、神经肌肉功能障碍等。神经精神症状是急性肝衰竭最突出的症状之一。

（5）肝臭：由于含硫氨基酸在肠道经细菌分解生成硫醇，当肝衰竭时不能经肝脏代谢而从呼气中呼出，产生的气味。

（6）肝肾综合征：尿量减少，低尿钠、高渗尿；急性肾小管坏死可出现高尿钠、等渗尿，尿化验可见蛋白尿、白细胞、红细胞、管型尿；血中肌酐及尿素氮升高。

（7）心脏及循环系统改变：心悸、气短、胸闷、顽固性低血压及休克。

（8）呼吸衰竭：可出现肺水肿，呼吸衰竭以Ⅰ型呼衰为主。

（9）电解质紊乱及酸碱失衡：早期低钾常见，后期有高钠血症、低钠血症、低氯血症、低镁血症、低钙血症、低磷血症。常见低钾低氯性碱中毒，肝性脑病时可出现呼吸性碱中毒，低血压及肾功能不全时可出现代谢性酸中毒。

（10）感染：常见感染为原发性腹膜炎、胆系感染、肠道、呼吸道及泌尿系感染。

此外，尚有 40% 的病例可发生低血糖，部分患者表现为不同程度的脑水肿，还可见门脉高压、腹水、胰腺损害及营养不良等临床表现。

84. 有哪些辅助检查可以帮助诊断急性肝衰竭？

（1）全血细胞计数：血小板计数减少；病毒性肝衰竭可有白细胞减少，合并感染时白细胞可以增加。

（2）血清酶学：丙氨酸转氨酶（ALT）、天冬氨酸转氨酶（AST）升高，疾病高峰期可见两种酶正常或降低，同时伴有胆红素水平升高、ALT＞1000U/L，疾病后期可见酶学水平降低。

（3）凝血酶原时间及凝血酶原活动度：凝血酶原时间延长超过3～5秒，凝血酶原活动度＜40%，血纤维蛋白原降低，凝血酶原时间为检测肝脏合成功能的敏感性指标，凝血酶原时间延长受维生素K的不足、DIC、凝血因子消耗性疾病等原因的影响。

（4）血清胆红素及胆汁酸：胆红素水平迅速升高，早期以直接胆红素为主，随后直接胆红素及间接胆红素双向增高，早期胆汁酸水平也常明显升高。

（5）胆碱酯酶：胆碱酯酶明显降低，提示预后不佳。

（6）血糖：一般低于3.9mmol/L，一部分患者昏迷与低血糖相关。

（7）血清总胆固醇：常有胆固醇水平的降低，当低于1.56mmol/L时预后差。

（8）血氨和血支链氨基酸/芳香族氨基酸比例：血氨升高和血支链氨基酸/芳香族氨基酸比例由3～5下降至＜1，提示存在肝性脑病。

（9）血乳酸：血乳酸水平升高可提示肝脏清除能力下降。

（10）血肌酐：血肌酐升高标志着肝肾综合征的出现及合并肾衰竭。

（11）水电解质及酸碱平衡：约50%的患者存在水电解质紊乱，主要为低钾、低钠，还可以见到低镁和低钙；患者可发生代谢性碱中毒及代谢性酸中毒，但呼吸性酸中毒少见。

（12）动脉血气：如低氧血症常提示肝肺综合征、ARDS及合并肺炎。

（13）血培养：血培养阳性时提示可能合并细菌感染或真菌感染。

（14）血铜：血铜升高提示Wilson病。

（15）病毒血清学：提示可能存在不同病毒的感染，但丙型肝炎病毒感染的患者在感染后前几周内病毒学检测也可以是阴性。

（16）血药浓度：检测急性肝衰竭时，一些在肝内代谢的药物其血药浓度可能持续较高，血药浓度的检测还可以提示是否存在和药物中毒相关的肝脏损害。

（17）肝脏超声、CT及MRI：影像学检查可以提示有无肝脏缩小及其程度、肝血管病变、肝原发肿瘤及转移癌的诊断、腹水的判定；判定脑、心肺及腹腔脏器的情况及有无合并症出现。

（18）心电图：进行心脏功能的动态监测，及时发现心律失常及低钾等心电图改变。

85. 急性肝衰竭及肝性脑病的主要临床表现有哪些？

急性肝衰竭起病急，进展快，早期症状缺乏特异性，可能仅有恶心、呕吐、腹痛、脱水等表现。随后可出现黄疸、凝血功能障碍、酸中毒或碱中毒、低血糖和昏迷等。精神活动障碍与凝血酶原时间延长是急性肝衰竭的特征。根据意识改变的程度可将肝性脑病分为四级见表1-5。

表1-5 肝性脑病分级

主要症状	存活率
Ⅰ级：精神活动迟钝、性格行为改变，意识恍惚	70%
Ⅱ级：定向力障碍，行为失常（精神错乱、欣快）或嗜睡，可能有扑翼样震动	60%
Ⅲ级：明显意识不清，语无伦次，嗜睡但是外界声音能唤醒	40%
Ⅳ级：昏迷，对疼痛刺激无反应，去皮质状态或大脑僵直	20%

86. 如何处理急性肝衰竭并发的低钠血症及顽固性腹水？

肝衰竭患者常出现低钠血症及顽固性腹水。而低钠血症、顽固性腹水与急性肾损伤（acute kidney injury，AKI）等并发症相互关联。水钠潴留所致稀释性低钠血症是其常见原因，托伐普坦作为精氨酸加压素V_2受体阻断剂，可通过选择性阻断集合管主细胞V_2受体，促进自由水的排泄，已成为治疗低钠血症及顽固性腹水的新措施。对顽固性腹水患者：①推荐螺内酯联合呋塞米起始联用，应答差者，可应用托伐普坦；②特利加压素1～2毫克/次，1次/12小时；③腹腔穿刺放腹水：一般不提倡常规放腹水，因可诱发肝性脑病及大量蛋白丢失加重循环紊乱，但当大量腹水造成腹内压明显增高影响腹腔脏器灌注，或压迫膈肌导致肺不张影响呼吸功能时可酌情腹穿放液，但每次量不宜超过1500ml；④输注白蛋白提高胶体渗透压。

87. 肝移植的适应证和禁忌证？

肝移植是治疗各种原因所致的中晚期肝功能衰竭的最有效方法之一，适用于经积极内科综合治疗和/或人工肝治疗疗效欠佳，不能通过上述方法好转或恢复者。

（1）适应证：①对于急性/亚急性肝衰竭、慢性肝衰竭患者，终末期肝病模型（model for end-stage liver disease，MELD）评分是评估肝移植的主要参考指标，MELD评分在15～40分是肝移植的最佳适应证；②对于慢加急性肝衰竭，经过积极的内科综合治疗及人工肝治疗后分级为2～3级的患者，如CLIF-C评分＜64分，建议28天内尽早行肝移植；③对于合并肝癌患者，应符合肿瘤无大血管侵犯；肿瘤累计直径≤8cm或肿瘤累计直径＞8cm、术前AFP≤400ng/ml且组织学分级为高/中分化。

（2）禁忌证：①4个及以上器官衰竭（肝、肾、肺、循环、脑）；②脑水肿并发脑疝；③循环功能衰竭，需要2种及以上血管活性物质维持，且对血管活性物质剂量增加无明显反应；④肺动脉高压，平均肺动脉压力（MPAP）＞50mmHg；⑤严重的呼吸衰竭，需要最大程度的通气支持［吸入氧浓度（FiO$_2$）≥0.8，高呼气末正压通气（PEEP）］或者需要体外膜肺氧合（ECMO）支持；⑥持续严重的感染，细菌或真菌引起的败血症，感染性休克，严重的细菌或真菌性腹膜炎，组织侵袭性真菌感染，活动性肺结核；⑦持续的重症胰腺炎或坏死性胰腺炎；⑧营养不良及肌肉萎缩引起的严重的虚弱状态需谨慎评估肝移植。

88. 人工肝在治疗急性肝衰竭中适应证、禁忌证和并发症有哪些？

人工肝是治疗肝衰竭的有效方法之一，其治疗机制是基于肝细胞的强大再生能力，通过一个体外的机械、理化和生物装置，清除各种有害物质，补充必需物质，改善内环境，暂时替代衰竭肝脏的部分功能，为肝细胞再生及肝功能恢复创造条件或等待机会进行肝移植。人工肝支持系统分为非生物型、生物型和混合型三种。非生物型人工肝已在临床广泛应用并被证明确有一定疗效。

（1）适应证：

1）各种原因引起的肝衰竭前、早、中期，PTA介于20%～40%的患者为宜；晚期肝衰竭患者也可进行治疗，但并发症多见，治疗风险大，临床医生应权衡利弊，慎重进行治疗，同时积极寻求肝移植机会。

2）终末期肝病肝移植术前等待肝源、肝移植术后排异反应、移植肝无功能期的患者。

3）严重胆汁淤积性肝病，经内科治疗效果欠佳者；各种原因引起的严重高胆红素血症者。

（2）相对禁忌证：①严重活动性出血或弥散性血管内凝血者；②对治疗过程中所用血制品或药品如血浆、肝素和鱼精蛋白等高度过敏者；③循环功能衰竭者；④心脑梗死非稳定期者；⑤妊娠晚期。

（3）并发症：人工肝治疗的并发症有出血、凝血、低血压、继发感染、过敏反应、失衡综合征、高枸橼酸盐血症等。需要在人工肝治疗前充分评估并预防并发症的发生，在人工肝治疗中和治疗后严密观察并发症。随着人工肝技术的发展，并发症发生率逐渐下降，一旦出现，可根据具体情况给予相应处理。

89. 如何评价持续血液滤过在急性肝衰竭中的治疗作用？

血液滤过是模拟正常肾小球的滤过作用，将血液通过高通透性膜制成的滤器，通过跨膜压使水分经滤过膜进入滤液，然后补充与细胞外液相似的电解质溶液，达到排除体内废物和过多水分的目的。

由于急性肝衰竭时患者迅速出现肝性脑病、黄疸、凝血障碍、内环境紊乱、循环衰竭、呼吸衰竭、肾衰竭等并发症，可以直接导致患者死亡，有效及时的血液滤过有利于清除体内毒素、改善意识，清除体内多余水分、改善组织水肿，缓慢纠正低钠血症、以免引起渗透性脱髓鞘综合征，维持电解质及酸碱平衡，营养支持、提供代谢底物，循环支持、保证组织灌注，赢得时机，等待肝脏恢复或进行肝移植手术。

肝移植由于手术时间较长、术中的无肝期、排斥反应、感染等原因，术后的并发症种类很多，包括原发性移植肝功能障碍、术后出血、凝血功能障碍、门静脉栓塞、下腔静脉梗阻、胆漏、胆道梗阻、高胆红素血症及各种类型的内科并发症，如心肺功能不全、水电解质平衡紊乱及肾衰竭等。此时可以通过血液滤过有效地改善肝移植术后早期患者的生理紊乱状况。移植术后出现急性排斥反应时，移植肝受到破坏，功能低下，在使用免疫抑制疗法的同时行血液滤过联合其他人工肝支持系统治疗，去除抗原及免疫复合物，帮助渡过排斥反应期，有利于移植肝功能的恢复。

 如何评价血浆置换在急性肝衰竭中的作用？

1914年Abel首次提出，将患者血液抽出，沉淀后去除血浆，剩余成分回输患者。由于技术和安全性的限制，未受到重视。1959年，Waldenstrom将血浆置换应用于临床。20世纪60年代出现间断性血浆分离机。早期常用的血浆分离方法是封闭的离心式血浆分离器，1978年出现了膜式血浆分离装置，用高分子聚合物制成的空心纤维型或平板型滤器，膜孔可准许血浆滤过，但能阻挡所有的细胞成分，使血浆置换在技术上更加简化和实用。常用的方法是将患者的血液抽出来，分离血浆和细胞成分，弃去血浆，而把细胞成分以及所补充白蛋白、血浆及平衡液等回输体内，以达到清除致病介质的治疗目的。目前，随着技术的不断进步，可选择性分离出某一类或某一种血浆成分从而能够选择性或特异性地清除致病介质，进一步提高了疗效，节省新鲜血浆和白蛋白，减少并发症的发生。

血浆置换的缺点是潜在的感染（目前检测手段未能发现的致病原、HIV等）、过敏、枸橼酸盐中毒等。由于需要反复实施血浆置换以清除有害物质，所需血浆量较大、成本高、血制品使用风险增加。

血浆置换是目前较为成熟的肝脏替代疗法，尽管各种生物型和非生物型人工肝技术快速发展，但血浆置换仍是目前肝衰竭患者的主要和基本人工肝治疗方法。

 如何评价分子吸附循环系统在急性肝衰竭治疗中的作用？

分子吸附循环系统（molecular adsorbents recirculating system，MARS）基本构想最先由Stange等于1993年设计，由一种可以结合白蛋白的高通量聚砜膜滤器及其他循环系统组成。现在使用的分子吸附循环系统主要由血液循环系统、白蛋白循环再生系统和透析循环系统三部分组成。使用时，血液循环系统是将血液从患者体内引出，经过特制的透析器，透析器内中空纤维管一侧为含有毒素的血液，另外一侧为白蛋白透析液，通过特制的中空纤维膜结构交换物质，从而达到解毒作用。分子吸附循环系统透析膜只有普通膜厚度的$1/100 \sim 1/500$，膜的总面积超过$2m^2$，该膜的特殊性在于可以有效清除血液里一些与白蛋白结合的大分子毒素物质。白蛋白循环再生系统主要是通过对透析液一侧的白蛋白溶液进行透析、吸附，从而恢复白蛋白的功能。透析循环系统是常规的透析装置，可以由常规的透析机完成，主要作用是透析掉白蛋白溶液中的小分子量的毒性物质。

分子吸附循环系统不仅可以有效清除体内小分子量的毒性物质，而且也可以清除机体内与白蛋白结合的大分子毒素，大大改善了肝功能状态。实验证明这一方法能有效去除非结合胆红素、游离脂肪酸、芳香族氨基酸及具高蛋白结合率的药物等。而一些具有生理活性的大分子蛋白质如白蛋白、α_1糖蛋白、α_1抗胰蛋白酶、α巨球蛋白、转铁蛋白等则不受影响。大多数患者经分子吸附循环系统治疗后，血流动力学和神经症状改善。但是MARS并不能使得肝脏本身功能好转，因此一般用于可逆性肝衰竭或肝移植之前的过渡阶段。

92. 急性肾损伤的概念及其由来？

急性肾损伤（acute kidney injury，AKI）以往称为急性肾衰竭（acute renal failure，ARF），是指由多种病因引起的肾功能快速下降为特征，并非一个单一疾病，而是有不同临床表现和严重程度的临床综合征。1951年，Homer W.Smith在教科书《The kidney-structure and function and disease》中正式提出"急性肾衰竭"一词，而这一术语被广泛应用至今。然而，急性肾衰竭曾长期缺乏得到公认的临床定义和诊断标准，文献中关于急性肾衰竭的定义多达几十种。国内外肾脏病及危重病专家日益认识到统一定义的重要性，为此，急性透析质量倡议工作组（ADQI）在2002年提出了第一个急性肾衰竭的临床诊断标准"RIFLE"（risk，injury，failure，loss of kidney function，and end-stage kidney disease），以血清肌酐、肾小球滤过率、尿量改变为基础，在制定定义时注重临床的实用性和可推广性。2005年，AKI协作网（AKIN）首次正式提出"急性肾损伤（AKI）"这一术语，指出AKI不仅仅是急性肾"衰竭"，而是包括从肾功能微小变化到需要肾脏替代治疗的整个肾功能损伤不同程度的综合征，AKI的诊断基于血清肌酐和尿量改变。2012年，改善全球肾脏病预后组织（KDIGO）发布了第一个关于AKI的临床实践指南，其中提出了新的AKI临床定义和分级标准，仍基于血清肌酐及尿量改变。此外，KDIGO提出急性肾脏病（acute kidney disease/disorders）的概念和AKI的发生发展模型。KDIGO的AKI诊断标准为：血清肌酐48小时内绝对值上升0.3mg/dl或7天内较基线升高50%；或尿量低于0.5ml/（kg·h）持续超过6小时。可以看出，为了强调AKI早期和及时诊断，新的KDIGO定义肌酐包含了48小时内的绝对值变化和7天内的比例变化。2002年ADQI提出了AKI的RIFLE分级标准，用以反映AKI的严重程度及损伤时间，分为危险期（R）、损伤期（I）、衰竭期（F）、丧失期（L）、终末期（E）；有助于临床医师早期发现及干预AKI，目前在临床的应用非常广泛。AKI进展从"R"期到"F"期，死亡率成倍增加。而在KDIGO最新的分期标准中，并未限定固定的时间，而强调分级应考虑到整个AKI过程中肌酐和尿量变化；此外，诊断为AKI的患者，只要单次肌酐4.0mg/dl则可诊断为3期AKI，不需要满足短期内肌酐升高0.5mg/dl的标准。

93. AKI的发病机制？

AKI的临床病因多种多样，临床上常分为肾前性、肾实质性和肾后性，但也可相继发生。

（1）肾前性AKI：是由于各种因素引起血管内有效循环血容量减少，肾脏有效循环容量不足，肾小管滤过率减低，肾小管内压下降，肾小管内原尿减少，肾小管重吸收水钠增加引起尿量减少，血尿素氮和肌酐升高，尿钠排出减少，钠排泄分数降低。常见原因：①有效循环血容量不足：出血、胃肠液的丢失、休克；皮肤丢失，如烧伤、出汗；第三间隙积液，如腹膜炎、低蛋白血症、腹水；脓毒血症；利尿；过敏以及血管扩张剂的使用；②心排血量减少：左心衰，如心肌梗死、心肌病、慢性心功能不全和严重心律失常；右心衰，如肺栓塞、肺心病、心包炎、心包压塞；③肾血管病或血管动力学改变：肾动脉或肾静脉栓塞及动脉粥样硬化斑块形成；血管紧张素转化酶抑制剂、非甾体类抗炎药或前列腺素抑制剂的使用。

（2）肾性AKI：是由于肾实质疾病或肾前性因素未及时去除所致。

1）肾小管疾病：急性肾小管坏死（最常见）、肾缺血、肾中毒、异型输血后的色素肾病、轻链肾病和高钙血症等。要注意那些能引起AKI的药物或毒物：①抗生素：氨基糖苷类（庆大霉素、卡那霉素、妥布霉素、丁胺卡那霉素等），万古霉素，头孢菌素，两性霉素等；②化疗及免疫抑制药物：顺铂，卡铂，丝裂霉素，甲氨蝶呤，环孢素A，雷公藤等；③造影剂；④重金属：汞，铅，镉等；⑤生物毒素：鱼胆，蛇毒，蜂毒，马兜铃酸等；⑥有机溶剂：甲醇等。

2）肾小球疾病：见于原发性肾小球疾病，如急性肾小球肾炎、急进性肾小球肾炎。继发性肾小球疾病，如狼疮性肾炎、紫癜性肾炎和抗中性粒细胞胞浆抗体（antineutrophilcytoplasmicantibodies，ANCA）相关性小血管炎（wegener肉芽肿或显微镜下多血管炎）。

3）肾间质疾病：肾盂肾炎、淋巴瘤白血病或肉瘤浸润、高尿酸血症、高钙血症、重金属、药物过敏和自身免疫性疾病（系统性红斑狼疮或混合性结缔组织病）所致间质受损。

4）肾血管性疾病：微血管病，如血栓性血小板减少性紫癜、溶血性尿毒症综合征或产后急性肾衰竭（妊娠子痫和胎盘早剥）；大血管病，如肾动脉闭塞和严重腹主动脉疾病（动脉瘤）。

5）慢性肾脏疾病基础上的AKI：在诱因的作用下使原有慢性肾脏病的病情急剧恶化，肾功能急骤减退引起的AKI。常见于感染、脱水、容量过负荷等。

（3）肾后性AKI：各种原因导致急性尿路梗阻，梗阻以上压力增加，严重者致肾盂积水，肾实质受压引起肾功能急剧下降。常见于泌尿系统结石、前列腺肥大或前列腺癌、宫颈癌、腹膜后纤维化、骨盆肿块；管腔内肿块（血凝块和肿瘤等）；神经源性膀胱和尿道狭窄。

 94. AKI的病理生理机制？

AKI的病理生理机制有以下几个：

（1）细胞损伤学说：急性肾小管坏死发生中，肾小管上皮细胞的损伤及其他代谢障碍由轻变重，最终导致细胞骨架结构破坏和细胞坏死。

（2）反漏和阻塞学说：肾缺血或肾中毒引起肾小管损伤。变性坏死的肾小管上皮细胞落入管腔与管腔内液中的蛋白质形成惯性阻塞小管，使肾小管有效滤过压降低引起少尿。

（3）肾血流动力学变化：肾缺血和肾毒素的作用使血管活性物质释放引起肾血流动力学变化，肾血流灌注量减少，肾小球滤过率下降致急性肾衰竭发生。

（4）缺血再灌注性肾损伤：肾缺血后肾血流再通时，反而加重细胞的损伤，细胞内钙超负荷和氧自由基在急性肾衰竭缺血再灌注肾损伤中起了重要作用。

（5）管-球反馈作用：肾小管受损使氢钠的重吸收功能减低，小管内流的氢钠浓度升高，通过肾素血管紧张素的作用使入球小动脉收缩，阻力升高，肾血流减慢，肾小球滤过率降低。

（6）其他因素：血管内皮源性舒张因子作用的肾脏自主调节功能及表皮因子对肾脏的再生与修复作用在急性肾衰竭的发病机制中起一定的作用。

 95. AKI的诊断标准？

根据原发疾病、临床表现和实验室检查可做出诊断。诊断标准按照AKIN提出的AKI分期标准（表1-6），或者ADQI提出的RIFLE分级诊断标准（表1-7）。

表1-6　AKIN的AKI分期标准（基于RIFLE）

分期	血肌酐	尿量
1	增加≥26.4μmol/L（0.3mg/dl） 或增至≥基础值×150～200%（1.5～2倍）	＜0.5ml/（kg·h），＞6h
2	增至＞基础值×200%～300%（＞2～3倍）	＜0.5ml/（kg·h），＞12h
3	增至＞基础值×300%（＞3倍） 或≥4mg/dl（≥354μmol/L） 且急剧增加至少≥0.5mg/dl（44μmmol/L）	＜0.3ml/（kg·h），＞24h或无尿×12h

表1-7　RIFLE分级诊断标准

分级	Scr或GFR	尿量
危险（risk）	Scr增至基础值×1.5或GFR下降＞25%	＜0.5ml/（kg·h）×6h
损伤（injury）	Scr增至基础值×2或GFR下降＞50%	＜0.5ml/（kg·h）×12h
衰竭（failure）	Scr增至基础值×3或GFR下降＞75%或Scr≥4mg/dl（350μmol/L）且急剧增加至少≥0.5mg/dl（44μmol/L）	＜0.3ml/（kg·h）×24h，或无尿×12h
肾功能丧失（loss）	持续肾衰竭=肾功能完全丧失（需要RRT＞4周）	
终末期肾病（ESRD）	需要血液透析＞3个月	

注：Scr：血清肌酐　GFR：肾小球滤过率。

AKI的KDIGO分级标准？

见表1-8。

表1-8 KDIGO分级标准

分期	血清肌酐	尿量
1	升至基线1.5～1.9倍或升高≥0.3mg/dl	<0.5/（kg·h）持续6～12h
2	升至基线2.0～2.9倍	<0.5/（kg·h）持续≥12h
3	升至基线3.0倍以上或升高至≥4.0mg/dl或开始肾脏替代治疗或18岁以下患者eGFR降至35ml/（min·1.732）以下	<0.3/（kg·h）持续≥24h或无尿持续≥12h

AKI的临床表现？

急性肾功能不全的临床过程分为三期，即起始期、维持期（也称少尿期）和恢复期。

（1）起始期：当机体遭受休克、缺血、脓毒症和肾毒素等因素影响时，有效血容量不足、血压下降、肾血管即发生收缩，肾血流量减少，肾小球滤过率亦减少，使尿量减少，加以机体反应增加了抗利尿激素、醛固酮和促肾上腺皮质激素的分泌，使尿量进一步减少，尿比重升高，尿钠减低。本期以血容量不足和肾血管痉挛为主，临床上只有原发病的病征和尿少。本期对预防急性肾功能不全的进展很重要，如能及时进行妥善处理，即能避免发展至器质性肾功能损伤阶段。

（2）维持期（少尿期）：致病因素持续存在即可引起肾实质的损害，主要是肾小管上皮细胞的变性与坏死，从而出现少尿或无尿。凡24小时尿量少于400ml者称为少尿，少于100ml者称为无尿。本期的主要临床表现有：

1）水的排泄紊乱：少尿期尿量的减少可突然发生，亦可逐渐出现。少尿期一般持续7～14天。少尿期愈短，预后愈好。非少尿型急性肾功能不全的病例尿量并不减少。临床表现为全身软组织水肿，甚至急性肺水肿、脑水肿、急性心力衰竭。

2）电解质紊乱：高钾血症、高磷血症、低钙血症、高镁血症。

3）代谢性酸中毒：急性肾功能不全时由于酸根的滞留，并消耗过多的碱储，加上肾小管泌氢排氨能力下降，致钠离子和碱性磷酸盐不能回收和保留，导致代谢性酸中毒。这种酸中毒常为进行性，且不易彻底纠正，临床上表现为软弱、嗜睡，甚至昏迷、心缩无力、血压下降，并可加重高钾血症。

4）氮质血症：急性肾功能损伤时体内蛋白质代谢产物不能从肾脏排泄，加上感染、创伤、不能进食等情况，体内蛋白质分解代谢旺盛，引起血内非蛋白氮的含量大幅度地增加，临床上即出现氮质血症及尿毒症症状。轻度者无显著临床症状。中度者恶心、呕吐，进而出现腹胀、腹泻等消化道症状。重者嗜睡、昏迷乃至死亡。

5）高血压：急性肾衰竭患者中，约有2/3病例出现不同程度的高血压，主要与肾脏缺血而产生过多的升压物质以及水钠潴留有关。

6）心力衰竭：心力衰竭是少尿期的主要并发症之一，常发生于肺水肿和高血压之后。

7）出血倾向：急性肾功能不全时由于血小板的缺陷、毛细血管脆性增加，凝血酶原的生成受到抑制，可有明显的出血倾向，主要表现为鼻出血、皮下淤斑、口腔齿龈及消化道出血。

8）贫血：几乎所有病例都有不同程度的贫血。产生贫血的原因，一方面是由于创伤、出血、溶血等造成红细胞的过多损失和破坏；另一方面是由于尿毒症的毒物质抑制了骨髓红细胞的生成。

（3）恢复期：已变性坏死的肾小管上皮细胞逐渐再生修复，未被损害的肾单位逐渐恢复其功能，肾小球GFR逐渐恢复正常或接近正常。少尿型患者开始出现利尿，每日尿量可达到3000～5000ml或更多，其主要表现为多尿、水电解质紊乱、氮质血症。

 AKI的早期生物标志物有哪些？

目前有很多关于AKI早期诊断标志物的研究，主要有血清半胱氨酸蛋白酶抑制剂（Cystatin C，Cys C）、KIM-1、NGAL、IL-18等，这些指标可能有更好的敏感性，并可能对AKI的病因进行区分，但与临床应用仍有一段距离。

（1）Cystatin C：Cys C是一种非糖基化的小分子碱性蛋白质，1961年由Clausen在脑脊液中发现，1985年首次被报道，可作为评估GFR的指标。正常人血清Cys C的参考范围为0.6～1.22mg/L（颗粒增强散射比浊法，PENIA），血清Cys C作为AKI诊断标准，较血清肌酐的改变要提前1～2天，血清Cys C浓度在GFR＜80ml/min时即可升高，而当GFR＜50ml/min时血肌酐才升高，尿素氮也在GFR＜30ml/min是才见升高。尿液中检测Cys C/肌酐是早期发现极端肾小管损害的灵敏指标，并与肾小管损害密切相关。

（2）中性粒细胞明胶酶相关脂质运载蛋白（neutrophil gelatinase-associated lipocalin，NGAL）：NGAL是铁蛋白转运蛋白，分子量为25000D，常螯合到中性粒细胞的明胶酶上，在人类一些组织中极少表达，但在受损的上皮细胞中会大量诱导表达，在肾缺血或肾毒性损害时显著上调。在肾缺血后2～6小时NGAL血浓度及尿排泄量即增加，是敏感、特异的急性肾损害早期诊断指标。

（3）肾损伤分子（KIM-1）：KIM-1属I型跨膜糖蛋白，是位于近曲小管上皮细胞膜上，与肾再生有关的黏附因子蛋白，能在上皮细胞黏附、生长及分化上起重要作用，在正常肾不表达，在缺血性或肾毒性AKI的近端肾小管细胞中增量表达。肾小管上皮细胞损伤后1小时内尿中KIM-1即增加，早于血肌酐增加，而肾前性AKI并不增加。

（4）肝型脂肪酸结合蛋白（L-FABP）：是一种分子量为14000D的蛋白质，不仅在肝脏中产生，还在心、肾、脑、胃肠中产生。其经肾小球滤过在肾小管被重吸收，故在健康个体中检测不到尿L-FABP。L-FABP有利于长链脂肪酸的转运和氧化应激的减轻，是AKI的保护因子，在缺血条件下，尿L-FABP水平升高。在急性肾小管坏死、肾毒性药物、造影剂、急性心力衰竭和心脏手术所致的AKI中，尿L-FABP水平在短时间内显著升高。

（5）细胞周期阻滞生物标志物胰岛素样结合蛋白7（IGFBP-7）和组织金属蛋白酶抑制物（TIMP-2）：IGFBP-7是一种分子量为29000D的分泌蛋白，其主要作为生长抑制剂参与多种生物学过程，包括血管生成、肿瘤抑制和衰老。TIMP-2是一种分子量为21000D的蛋白，其是TIMP家族的成员，是金属蛋白酶活性的内源性抑制剂，参与肾脏病理过程，包括癌变、纤维组织增生和肾小管间质损伤。［TIMP-2］×［IGFBP-7］生物标志物联合检测已作为商业产品推出，称为NephroCheck。

99. AKI的治疗原则？

（1）加强液体管理：早期肾缺血患者应积极恢复有效循环血容量，少尿期应保持液体平衡，多尿期适当控制入液量。

（2）维持内环境稳定：调节钠、钾等电解质及酸碱平衡，严密监测，及时处理。

（3）控制感染：充分引流及选用抗生素。

（4）肾替代治疗：有效纠正水、电解质及酸碱平衡紊乱，及早清除毒素对机体各系统的损害，有利于损伤细胞的修复。

（5）积极治疗原发病：及早发现导致AKI的危险因素，并迅速去除之，促进肾小管上皮细胞再生修复。

100. 腹腔内压力的测量方法？

腹腔内压力可通过胃导管、结肠内导管、导尿管或下腔静脉导管间接检测。这些中空脏器的壁和血管壁在测定时起着压力传导膜的作用。

膀胱（即导尿管内）压力测定是筛查腹腔内高压（IAH）和腹腔间隔室综合征（ACS）的标准方法。该方法简单、微创且准确，膀胱本身的肌层不会造成额外压力。由于患者头部位置不同可使膀胱内压力改变，故每次测量时须注意使头部和身体位置保持一致。

（1）夹住插入患者膀胱的Foley导尿管。

（2）将25ml生理盐水经Foley导尿管的吸入口滴入膀胱，使管内充满液体。

（3）将连接压力传感器的18G针头插入导尿管吸入口。

（4）在仰卧位、呼气末、腹肌放松时测压。应将传感器置于腋中线后调零。

（5）测压步骤需要将导尿管的吸入口穿刺两次。可采用三向活塞，以避免反复穿刺吸入口。

101. 腹腔内高压和腹腔间隔室综合征的定义、病因和病理生理改变？

（1）定义：人体正常腹腔内压力等于或低于大气压，机械通气时腹内正压接近呼气末压。任何引起腹腔内容物体积增加的情况都可能导致腹腔内压力增高，超过12mmHg则称为腹腔内高压（IAH）。腹腔间隔室综合征（ACS）是指腹腔内压持续（至少测量两次，间隔1～6小时）均超过20mmHg，并伴有新发的器官衰竭。因此IAH与ACS是同一病理过程的不同阶段，IAH是ACS的早期表现，急性IAH易导致ACS。

（2）病因：腹腔内容积增加，包括腹腔内出血、大量腹水、肠道水肿、肠梗阻、肠麻痹等，慢性肠腔内容积增加时，腹壁会代偿性伸展，腹压一般不会急剧变化；腹腔镜或未经检查时的气腹也可能造成腹腔压力急剧升高；腹部的外部挤压也可导致腹腔压增加，包括烧伤焦痂的挤压、加压关闭腹腔等。

（3）病理生理：

1）呼吸系统改变：IAH时膈肌上抬，会造成肺限制性通气障碍。ACS最常见的表现是吸气峰值压力升高和呼吸系统顺应性明显降低。肺泡受压表现为肺泡通气量降低、通气无效腔增加和高碳酸血症。易发生肺不张，造成局部通气/血流比失衡，出现低氧血症。ACS患者通常都需要进行机械通气。为了保持基本的氧合状态往往需要加用呼气末正压（PEEP），但其可导致腹压进一步增高。

2）血流动力学改变：腹腔压力（IAP）升高可降低心排量，其机制为静脉回流减少，血管阻力增加，膈肌升高致心脏位置改变等。全身血管阻力的增加可能与毛细血管床的机械性压迫有关，进而心脏后负荷增加，心室功能下降。

3）肾功能不全：当IAP升高时，腹内静脉直接受压，肾脏血供减少，肾静脉压力增高，导致肾小球滤过率（GFR）降低。即使血压和心排出量都正常，也可发生少尿。GFR下降还与肾实质直接受压有关。此外腹腔器官中肾脏血流的减少较其他器官更为明显。

4）肠道功能不全：当IAP超过15mmHg时肠黏膜就会缺血。组织灌注降低及其继发的黏膜缺血可能导致肠道细菌移位，继而引发脓毒症，乃至MODS。

5）颅内压（intracranial pressure，ICP）升高：伴有颅脑外伤的患者在IAH时会出现ICP升高以及相应的脑灌注压（cerebral perfusion pressure，CPP）降低。IAP升高后膈肌上抬，胸腔顺应性降低，中心静脉压升高，这些可能是造成ICP升高的主要原因。

102. 腹腔内高压和腹腔间隔室综合征的诊断、分级和临床表现？

（1）诊断：具有发生IAH的病因，结合典型临床表现，不难诊断IAH或ACS。有一些特殊的诊断方法需了解，包括影像学表现与腹内压测定。IAH时影像学检查可见膈肌上升、腹水征象；CT检查可见下腔静脉压迫、狭窄，Round-belly（圆腹）征阳性（腹部前后径/横径比例增高＞0.8）等。腹腔压力测量有两类方法，直接测量法有创风险大，临床上基本不用；更多地采用间接测压法中的膀胱压测量。具体方法是患者仰卧位，将测压管与Foley导尿管相连接，向膀胱内注入50ml生理盐水，以耻骨联合为零点，水柱高度即为膀胱压。目前此技术是临床测量IAP的"金标准"。

（2）腹内压程度不同，临床表现不同：一般依据IAP将IAH分为4级，IAP 12～15mmHg为Ⅰ级；IAP 16～20mmHg为Ⅱ级；IAP 21～25mmHg为Ⅲ级；IAP＞25mmHg为Ⅳ级。轻

度IAH表现为腹胀、腹肌紧张、呼吸浅快。进展到ACS阶段时则出现难以忍受的剧烈腹胀和腹痛；心率增快、血压降低；呼吸窘迫，机械通气患者气道阻力增加；肾功能障碍，出现少尿或无尿；头痛，甚至意识改变。

103. 腹腔内高压和腹腔间隔室综合征的治疗？

（1）一般治疗：①胃肠减压；②腹腔穿刺抽液；③结直肠灌肠；④胃肠动力药物使用；⑤避免床头抬高20°以上；⑥神经肌肉阻滞剂可降低IAP，但是由于不良反应较多，仅对特定的患者才考虑使用。

（2）器官功能维持：循环方面需注意在严密血流动力学监测下适当液体复苏，达到足够的平均动脉压，在保证有效循环血量的基础上尽量减少液体过负荷，以减轻肠道水肿。呼吸方面需保持充足氧合，尽量使血氧饱和度大于92%。当患者行机械通气时，注意PEEP的选择，充分镇静、镇痛人机协调。保护其他器官，如肝脏、肾脏功能，避免腹压过高后脏器灌注压下降。

（3）外科治疗：外科剖腹减压是治疗ACS的唯一最有效的手段，在密切监测腹内压的基础上掌握手术时机。ACS一般采用4级治疗方案：IAP 10 ~ 15mmHg时保守治疗，维持血容量正常，密切观察；IAP 15 ~ 25mmHg时积极对症治疗，必要时液体复苏维持足够平均动脉压；IAP 25mmHg以上时必须评估开腹减压的必要性。除了IAH之外，进行性高碳酸血症及呼吸衰竭是进行急诊剖腹减压的主要适应证。对于存在发生ACS危险因素的患者，在剖腹手术时可以考虑预防性减压。对于腹压可能明显升高的患者，如腹主动脉瘤破裂或腹部创伤，手术时可以考虑使用网孔材料关腹以避免发生ACS。术后应根据病因处理的程度决定是否关腹，若高腹压不能有效解除不能当时关腹需注意保护腹腔内脏器。对术后腹内高压的患者，可采用持续胸段硬膜外镇痛。

（4）预防：首先要提高对高危人群的认识。腹部手术后加压包扎、复苏时大量液体输注导致肠壁水肿、腹腔内活动性出血、强行闭合腹部手术切口等是导致ACS发生的重要因素。

104. 脓毒症凝血功能障碍的临床表现有哪些？

脓毒症复杂的凝血障碍病理机制，使得急性脓毒性凝血病表现形式也极其多样，从血栓栓塞性病变到微血管纤维蛋白沉积直至严重病例凝血系统的广泛激活，多种凝血因子消耗，从而导致既有血栓形成，又有弥漫性出血的播散性血管内凝血。播散性血管内凝血，表现为中小血管广泛的微血管血栓形成和各个部位的同时大量出血。患有脓毒症和广泛形式的DIC的患者可能会出现明显的血栓栓塞并发症或临床上不太明显的微血管凝块形成，这可能导致多器官衰竭。在其他情况下，严重出血可能是主要表现，并且脓毒症和DIC经常导致同时发生血栓形成和出血。出血是由于止血系统的持续激活引起的消耗和随后凝血因子和血小板的消耗。

105. 脓毒症凝血病需与哪些疾病鉴别诊断？

（1）血栓性血小板减少性紫癜。

（2）溶血性尿毒症综合征：临床特征是急性微血管病性溶血性贫血，血小板减少和急性肾衰竭。

（3）肝素诱导的血小板减少症：在应用肝素类药物过程中出现的、由抗体介导的肝素不良反应，临床上以血小板计数降低为主要表现，可引发静脉、动脉血栓形成，严重者甚至导致死亡。

106. 简述脓毒症凝血功能障碍的实验室检查

（1）传统的凝血实验室检查项目如下：

1）血小板计数。

2）凝血酶原时间/部分凝血活酶时间/国际标准化比例（INR）。

3）纤维蛋白原。

4）纤溶标志物：D-二聚体（纤维蛋白降解产物）。

5）抗凝标记物：蛋白C（PC）抗凝血酶（AT）Ⅲ。

6）DIC标志物：血酶原活化片段F1＋2、凝血因子9（FIX）及因子10（FX）活化肽。

7）复合评分系统。

（2）凝血监测进展项目：

1）纤溶活性：纤溶酶原和a_2抗纤维蛋白溶酶。

2）抗纤溶活性：纤溶酶原激活剂抑制物（PAI-I）。

3）血小板聚集仪＋粘弹力设备。

107. 脓毒性凝血病的DIC诊断标准？

见表1-9。

表1-9 脓毒症诱发的凝血病的诊断评分表

类别	参数	0分	1分	2分
PT	PT-INR	1.2	＞1.2	＞1.4
凝血	PLT（$\times 10^9$/L）	≤150	＜150	＜100
SOFA评分	4项SOFA评分	0	1	≥2

当总评分≥4分，凝血酶原时间和凝血总分超过2分，诊断为脓毒性凝血病。总SOFA

是四项（呼吸SOFA、心血管SOFA、肝脏SOFA、肾脏SOFA）的总和。如果总分超过2，则总SOFA的分数定义为2。

108. 简述创伤性休克凝血障碍的机制？

急性创伤性凝血病的发生与进展涉及多系统、多组织、多反应，发病机制复杂，目前尚不能完全明确。近年的研究认为严重创伤可通过激活蛋白C，内皮糖萼破坏，纤维蛋白原消耗和血小板功能障碍导致急性创伤性凝血病。

109. 急性创伤性凝血病的主要驱动因素？

急性创伤性凝血病的主要驱动因素是组织创伤，灌注不足，炎症和神经体液系统的急性激活。低灌注导致蛋白C的活化，活化因子V和Ⅷ的裂解和PAI-1的抑制以及随后的纤维蛋白溶解。内皮损伤和活化导致Weibel-Palade体内降解和与自动肝素化相关的糖萼脱落。

110. 目前急性创伤性凝血病的实验室诊断标准？

目前急性创伤性凝血病的实验室诊断标准（满足其中一项）①PT＞18s；②APTT＞60s；③凝血酶时间（thrombin time，TT）＞15s；④凝血酶原时间比值（prothrombin time ratio，PTr）＞1.6；⑤有活动性出血或潜在出血，需要血液制品或者替代治疗。

111. 临床上什么情况高度怀疑急性创伤性凝血病的存在？

（1）持续严重创伤且有明显组织损伤（穿透或钝性）和存在明显低灌注（如收缩压＜80mmHg或MAP＜60mmHg；BE＜-6mmol；乳酸＞5mmol/L）。

（2）存在失血性休克，无法控制的腔内出血，或伤口、导管部位的自发性出血。

（3）凝血功能测定（APTT/PT）＞实验室平均值的1.5倍。

112. 创伤性凝血病的治疗方案？

（1）密切监测体温，防治低体温：院前急救、院内处理均应做好保暖甚至复温措施，避免热量丢失，使患者体温维持在正常范围。

（2）合理选择液体进行复苏：晶体液（如乳酸林格液）可降低高氯性酸中毒的发生风险，还能减少胶体相关的凝血功能紊乱。

（3）纠正酸中毒：单纯纠正血浆pH值不能根本上改善病情，需在积极抗休克的同时恢复组织灌注，同时动态监测血气分析结果（其中血浆乳酸值反映组织灌注情况），必要时可输注碳酸氢钠纠正pH值。

（4）允许性低血压复苏：未完全控制出血前宜行控制性低血压，在保证重要脏器灌注的前提下，可避免过度复苏而加重凝血功能紊乱的风险。

（5）早期积极补充凝血因子，必要时输血，合理应用止血药物：严重创伤后大量失血引起血小板、凝血因子迅速丢失，液体复苏的同时应积极补充凝血因子、血小板，结合输血改善血液携氧能力；合理选择止血药物，如凝血酶原复合物、抗纤溶药物和/或去氨加压素，可改善凝血功能并利于创面的止血。

（6）贯彻损伤控制外科理念：即采用最简单的措施快速控制出血、减少污染，一方面是严重创伤患者难以耐受复杂手术，另一方面可快速稳定病情、挽救患者生命，为后续治疗赢得机会。

（7）适当补充钙剂：血浆钙离子是肌肉收缩、凝血块形成和稳定的重要介质，大量失血及输库存血可导致钙离子的流失。需动态监测电解质水平并适当补充。

（8）警惕病程后期血液高凝状态与血栓形成，预防脓毒血症的发生：严重创伤可引起凝血系统、纤溶系统、组织灌注、炎症反应及血管内皮功能动态平衡的紊乱，积极处理后仍存在血液高凝、继发感染的风险。

113. 如何诊断DIC?

诊断应该符合3个方面，有引起DIC的病因、DIC的临床表现和DIC的实验室检查异常。DIC目前无统一的诊断标准，但是上述的3项要求是必须符合的。DIC的临床表现复杂，轻重程度可以差别很大，应根据针对病因和DIC的病理生理特点进行具体分析。DIC可分为高凝期、消耗性低凝期、继发性纤溶亢进期，但是实际上DIC是一个连续而且呈恶性循环的过程，各个期别很少有明显的分界线，常有重叠。DIC的分型一般根据起病的急缓和病情的演变分为急性、亚急性和慢性三型。

急性和亚急性DIC应该根据病情进行积极的治疗。

114. DIC的鉴别诊断?

（1）重症肝病：重症肝病因凝血因子合成减少及可能同时存在的血小板减少而发生多部位的出血，易与DIC混淆。重症肝病时肝功能损害突出，而突然发生的休克、微血管内血栓形成、微血管病性溶血及纤溶亢进较少见，Ⅷ:C及VWF:Ag可升高或正常，Ⅷ:C/VWF:Ag比值不变，有助于与DIC的鉴别。

（2）血栓性血小板减少性紫癜-溶血性尿毒症候群（TTP-HUS）：TTP-HUS类似于DIC，是一种病因不明的血栓性微血管病，以血小板血栓为主要病理变化。临床上以血小板减少性出血、微血管病性溶血、神经精神症状、发热和肾功能损害为特征，表象与DIC有较多相似之处。但本病出现休克、呼吸衰竭少见，微血管病性溶血重，无凝血及纤溶系统的激活，血浆置换有效。其凝血机制不是通过组织因子-Ⅶa通路，而是通过血管内皮细胞损伤或通过遗传性或获得性ADAMTS13受损而直接活化血小板启动凝血过程，有助于与DIC的鉴别。

（3）原发性纤溶：DIC继发性纤溶亢进通常须与原发性纤溶亢进鉴别。由于后者无血管内凝血，故不存在血小板活化表现，血小板数量亦无明显减少；无微血管病性溶血表现；同时因为原发性纤溶的底物是纤维蛋白原，纤维蛋白肽A与肽B均未脱下，故FPA、FPB正常；3P试验阴性；且原发性纤溶无D-二聚体升高和β15～42肽键出现。

 115. **简述DIC的分期和临床表现？**

（1）DIC的分三期：高凝期、消耗性低凝期、继发性纤溶亢进期。

（2）临床表现：出血、器官功能障碍、休克、贫血。

 116. **如何治疗DIC？**

（1）去除病因：是DIC治疗中决定疗效的最主要因素。可以认为只有去除病因或控制病因，DIC才有可能痊愈。

（2）抗凝治疗：目的在于阻断血管内凝血，在高凝期治疗中应用最佳。对于肝素是否能用于治疗DIC，肝素治疗的剂量，以及给药途径存在争议，但是多数认为肝素的治疗至少在高凝期是有益的。肝素治疗应个体化，使APTT延长1.5～2.0倍。

（3）补充血液成分：在确诊DIC后证实凝血因子减少并存在出血时，应当及时补充血小板、冷沉淀、血浆或纤维蛋白原。目前认为替代治疗是DIC治疗中重要措施，其中纤维蛋白原应该提高到1.5g/L以上。

（4）抗纤溶药物：能在继发性纤溶亢进期内使用，且一般与肝素同时合用。

慢性DIC的治疗原则与急性DIC相似，但是除了去除病因是关键治疗外，其他治疗常不需要，有时可以使用抗血小板治疗，很少需要肝素。慢性DIC急性加重时按急性DIC治疗。

第二篇
急 症 篇

117. 什么是超高热（过高热）？

由感染性疾病引起的发热中，体温极少超过41℃。如体温高于41℃，习惯上称为超高热或过高热。过高热大多由于产热超过散热（如在湿热环境中剧烈体力劳动或劳动所致的高热中暑）或体温中枢障碍所致。后者见于累及下丘脑区域的脑血管病（如脑出血），或脑炎及体温调节功能较差者（儿童或老人）；其体温通常是去昼夜规律，退热药一般无效。小儿高热容易引起抽搐（热惊厥），可能与小儿神经系统发育未成熟有关。超高热患者中枢神经细胞和心脏可能受到较大影响，高热可引起昏迷、谵妄等中枢神经系统症状，还可以导致心力衰竭。最终，高热还可引起多系统器官衰竭，导致患者死亡。

118. 什么是恶性高热？

恶性高热（malignant hyperthermia，MH）是一种具有家族遗传性的肌肉病，是主要由挥发性吸入麻醉药和去极化肌松药-琥珀酰胆碱所触发的骨骼肌异常高代谢状态。MH易感者一旦发病，病情进展迅速，表现为全身肌肉痉挛、体温急剧持续升高（可高达40℃以上）、耗氧量急速增加、CO_2大量生成，产生呼吸性和代谢性酸中毒，在没有特异性治疗药物的情况下，一般的临床降温及治疗措施难以控制病情进展，最终患者可因多器官衰竭而死亡。

119. 常见的周期性发热的疾病有哪些？

感染性周期发热常见的疾病有布鲁菌病、局灶性细菌感染、败血症、亚急性心内膜炎、回归热、鼠咬热、周日疟、三日疟、黑热病、丝虫病、战壕热等。非感染性周期性发热可见于结节性脂膜炎、风湿热、痛风、恶性组织细胞病、恶性淋巴瘤、嗜铬细胞瘤、周期性发热综合征等。

120. 常见的物理降温策略有哪些？

（1）体外降温：是日常最常使用的降温措施，包括：

1）将冰袋置于前额、枕部、两侧颈部、腋窝及腹股沟，有短暂的降温作用。

2）使用温水或30%～40%酒精擦浴皮肤，利于散热，有时也可应用风扇增加散热效果。

3）使用降温毯或体表温度控制系统等现代温度管理装备持续降温及温度管理，适用于难治性高热的治疗。

4）在户外或急救现场也可以使用水浴、冷水喷洒的紧急降温措施急救重度中暑的患者。

（2）体内降温：在院内拥有较好抢救条件时，可应用静脉输注、体腔灌流及血流管理降温等方式快速实施体内降温，是目前最快速、直接和有效的体温控制方法，但需要良好的条件、装备以及能够进行系统化管理的团队，仅适用于院内抢救超高热或重症发热患者。例如可以利用冰冻生理盐水（4℃）快速外周静脉输注（30ml/kg，30分钟内）抢救体外降温效果不佳且有休克表现的超高热患者，应严密监测心功能情况，避免急性心衰发生。冰冻生理盐水进行腹腔灌洗同样可以快速降低全身体温，但同样应该注意感染、水中毒等并发症。接受持续血液净化治疗（CRRT）或体外循环（ECMO）治疗的患者，也可通过温度调节策略降低患者体温。另外，临床上也有进入血管腔进行强力热交换的温度管理系统可为患者提供精准的目标温度管理，精准有效实施体内降温。

121. 常见的引起危险性胸痛的疾病有哪些，有何临床特点？

见表2-1。

表2-1 危及生命的胸痛及其临床特点

病因	疼痛特点	诱发因素或缓解因素	危险因素	伴随症状
心绞痛	胸骨后压迫感、烧灼样疼痛，向颈、颌、肩、手臂放射，持续3～15min	运动、寒冷、情绪变化、餐后诱发，休息、使用硝酸甘油缓解	男性>35岁，女性>45岁，绝经后妇女，高胆固醇血症、高血压、糖尿病、吸烟、家族史	焦虑、气短、心动过缓或过速、恶心、呕吐、大汗
心肌梗死	胸骨后压榨样、窒息感，向颈、颌、肩、手臂放射，疼痛时间>15min	休息、硝酸甘油不能缓解疼痛	同上	同上
主动脉夹层	突发胸骨后、肩胛间剧烈疼痛，撕裂样，持续性	—	高血压、结缔组织疾病、妊娠、主动脉缩窄、高龄、瓣膜疾病、家族史	恶心、呼吸困难、大汗、相关神经病学改变
肺栓塞	胸骨下、病变局部胸膜炎性疼痛，持续性	呼吸时加剧	癌症、妊娠/产后、创伤、手术后、长期卧床、高龄	焦虑、喘息、气短、咳嗽、咯血、心动过速、晕厥
张力性气胸	患侧胸膜炎性疼痛，向颈、背放射，持续性	呼吸时疼痛	慢性肺病史、吸烟、月经期、既往发作史	气短、唇发绀

122. 急性胸痛患者应该如何分诊？

急诊科分诊护士在首次接触患者时，需要简要询问病史，并立即测量主要生命体征（体温、呼吸、心率、血压）、血氧饱和度、指尖血糖。测血压建议同时测双侧上肢血压。判断患者是否存在生命体征不稳定的表现：①意识障碍、模糊、淡漠；②面色苍白或发绀；③呼吸急促，RR＞30次/分或SpO_2＜90%；④持续性胸痛（闷）伴大汗淋漓；⑤肢端湿冷，HR＞150次/分或＜50次/分、SBP＜90mmHg或＞200mmHg。如符合上述条件，直接送入红区区域（抢救室或EICU）进一步加强监护治疗，并立即启动急诊科抢救流程及胸痛中心流程。如患者生命体征稳定，则立即转入胸痛诊室进一步诊治，并启动胸痛流程。

通用急诊胸痛诊疗流程：

（1）立即建立静脉通路。

（2）抽血检验，POCT检测：肌钙蛋白、生化、血气分析，常规检验：血常规、凝血常规（含D-二聚体）。

（3）行床旁12或18导联心电图（10分钟内）。

（4）吸氧（如SpO_2＜94%）。

（5）持续心电、血压、血氧饱和度监测。

（6）立即通知急诊胸痛医师对患者进行诊疗。

123. 胸部放射痛的可能发生机制？其临床意义如何？

放射痛是指某一神经根或起始阶段受到病理刺激而引起的沿着神经走行和分布造成的疼痛。神经干、神经根或中枢神经系统内的感觉传导受到肿瘤、炎症、骨刺及椎间盘突出等造成的刺激或压迫可使疼痛沿着神经向末梢方向传导，以致在远离病变的受累神经分布区内出现疼痛。胸部放射痛是由于累及颈、膈、胸部神经而出现左肩、左上肢内侧、上腹部、咽、舌、齿和乳头等处的疼痛。

124. 急性心肌梗死的胸痛有何临床特点？

表现为剧烈胸痛，心前区刺痛，持续数小时，伴有面色苍白、焦虑不安，全身乏力、皮肤湿冷、大汗淋漓、脉搏细而快、节律不齐。口服硝酸甘油症状无缓解。

125. 根据疼痛部位区分，常见急腹症的特点？

见表2-2。

表2-2　腹痛的鉴别诊断

腹痛部位		腹内病变	腹外病变
上腹部	右上	十二指肠溃疡穿孔、急性胆囊炎、胆石症、急性肝炎、急性腹膜炎、右膈下脓肿等	右下肺及胸膜炎症、右肾结石或肾盂肾炎
	中上	胆道蛔虫症、溃疡病穿孔、胃痉挛、急性胰腺炎、阑尾炎早期、裂孔疝等	心绞痛、心肌梗死、糖尿病、酸中毒
	左上	急性胰腺炎、胃穿孔、脾曲综合征、脾周围炎、脾梗死、左膈下脓肿等	左下肺及胸膜炎症、左肾结石或肾盂肾炎、心绞痛
脐 周		小肠梗阻、肠蛔虫症、小肠痉挛症、阑尾炎早期、回肠憩室炎、慢性腹膜炎等	各种药物或毒素引起的腹痛
下腹部	右下	阑尾炎、腹股沟嵌顿疝、局限性肠炎、肠系膜淋巴结炎、小肠穿孔、肠梗阻、肠结核、肠肿瘤等	右输尿管结石
	下腹	宫外孕破裂、卵巢囊肿扭转、盆腔及盆腔脏器炎症、盆腔脓肿、痛经等妇科疾病往往偏重于一侧	尿潴留、膀胱炎、急性前列腺炎等
	左下	腹股沟嵌顿疝、乙状结肠扭转、菌痢、阿米巴性结肠穿孔、结肠癌等	左输尿管结石

126. 危及生命的腹痛包括哪些疾病？

腹主动脉瘤，缺血性肠病，消化道穿孔（包括消化性溃疡、肠道、食管或阑尾穿孔），急性肠梗阻，肠扭转，异位妊娠，胎盘早剥，心肌梗死，创伤引起的脏器破裂。

127. 老年人、儿童等特殊患者出现急性腹痛为何需要高度警惕？

（1）老年人：与年轻患者的腹痛相比，老年人有更多的严重疾病和外科情况。由于身体机能的整体退化（听力差、视力下降、对疼痛不敏感等）、基础疾病的影响（如脑血管意外或痴呆继发的认知能力下降）以及患者和家属对症状的低估，老年患者的病情常无法得到准确评估，延误了诊治的时间。老年患者的症状往往轻微或模糊，出现较晚且不典型。急性腹痛的老年患者病死率为14%～34%，超过80岁的患者风险更高。CT检查有助于老年急性腹痛的早期确诊。

（2）儿童：儿童急性腹痛在评估方面与成人不同。儿科腹部疾病的病因通常是内科多于外科，但一些威胁生命的情况几乎均可在儿科患者发生，急需立即识别和外科会诊，如肠旋转不良、坏死性小肠结肠炎、肠套叠等。对小儿，特别是婴幼儿生理危害程度的评定是很困难的，对休克的确认需要高度重视、高度怀疑。由于儿童对疼痛的定位、症状、持续时间等往往描述困难，因此，强调对儿童腹痛患者务必进行全面的体格检查。

（3）妊娠妇女：异位妊娠是妊娠妇女以腹痛急诊就诊最需要排除的诊断。急性阑尾炎仍是妊娠妇女最常见的非产科外科急症，因诊断和手术的延误导致阑尾穿孔的概率比一般患者高2～3倍。阑尾穿孔是流产的首要原因。胆道疾病是孕期第二位的常见外科急症，孕期胰腺炎通常在胆道疾病后发生。脾动脉瘤罕见，但在妊娠女性中较多见，通常没有症状，直到破裂后才出现，并常导致休克或猝死。超声检查是首选的影像学检查方法，还可考虑MRI和腹腔镜检查。

（4）免疫功能改变患者：免疫功能改变的患者急性腹痛时可能表现多样，症状不典型。对轻/中度免疫功能失常的患者与一般人群有相似的外科病理表现，但也具有多样性表现；而严重免疫功能损害的患者还需要扩大鉴别诊断如机会感染和相关并发症。免疫功能改变的患者因急腹症出现严重而威胁生命感染的发病率较常人显著增加。

（5）其他：在急腹症患者中，有一些情况会掩盖疾病的严重性，包括：继发于痴呆、中毒、精神病、智力缺陷或自闭症导致认知损害的患者；不能进行有效沟通的患者；体格检查或实验室检查结果可能被弱化或变模糊的患者，需要引起特别重视。

128. 急性腹痛患者的急诊处理要点？

（1）判断患者基本生命体征是否平稳。血压过低者需鉴别大量失血或其他类型休克（如神经源性休克、感染性休克等）；血压过高者需仔细鉴别疼痛刺激和主动脉夹层情况；意识模糊需注意鉴别休克、内分泌代谢相关病因（糖尿病酮症）等；意识躁动则需要判断是否除疼痛刺激还有其他病因；通过腹痛与呼吸的关系需鉴别气胸、大量腹水等。如果生命体征不平稳，首先进行抢救处理，维持生命体征。

（2）快速高效问病查体。在急诊情况下，可一边问病史，一边查体。查体需要有针对性，而非面面俱到。查体的目的不仅仅是进行鉴别诊断，还需评估外出做影像学检查的相关风险。除评估患者的一般状态、双侧呼吸音及心音、肢端循环情况等，可同时完成心电图检查。

（3）完成以上初步评估，根据掌握的情况做出初步判断，请相关专科会诊。

（4）排查并排除致命性腹痛后，积极止痛处理，因为疼痛本身就是一种恶性刺激。

（5）对于老年急性发作的腹痛，需给予足够重视；而对于不明原因的腹痛，需动态观察和评估。

（6）及时与患者及家属沟通病情、相关风险及下一步计划，签署相关医疗文件，安抚患者及家属的情绪。此项需根据临床医生的经验及判断随时进行。

129. 急性消化道穿孔的治疗原则有哪些？

（1）禁食禁水。

（2）静脉输液，纠正水电解质，酸碱平衡失调。

（3）应用抗生素及抑酸药。

（4）手术治疗指征包括：①饱食后穿孔；②顽固性溃疡穿孔；③伴有幽门梗阻或出血者；④年老、全身情况差或疑有癌变者；⑤经非手术治疗6～8小时后症状体征无好转，反而加重者。手术方式有胃大部切除术和单纯穿孔修补术。

130. 什么是缺血性肠病?有哪些临床特点?

缺血性肠病(ischemic bowel disease,IBD)是因肠壁缺血、缺氧,最终发生梗死的疾病。本病多见于患动脉硬化,心功能不全的老年患者。病变多以结肠脾曲为中心呈节段性发生。造成结肠缺血的直接原因多为肠系膜动、静脉,特别是肠系膜上动脉因粥样硬化或血栓形成引起的血管闭塞及狭窄。心力衰竭、休克引起血压降低,肠局部供血不足也可成为发病原因。病变早期肠黏膜及黏膜下层出现出血及水肿,黏膜呈暗红色。伴随病程的进展及病变的加重,表层黏膜坏死、溃疡形成。病变严重者,肠壁全层坏死,甚至引起肠壁破裂、腹膜炎、休克致死。梗死面积小者可不穿透肠壁,局部发生纤维化。病变自愈后可因瘢痕形成引起肠狭窄。

缺血性肠病的死亡率为10%～50%,有研究报道乳酸脱氢酶大于600U/L、炎症范围广泛、血管不全闭塞等是预后不良的指征。

131. 急性腹痛患者剖腹探查指征有哪些?

腹痛和腹膜刺激征进行性加重;肠蠕动减弱或消失,腹胀明显;全身情况恶化;红细胞计数进行性下降;血压进行性下降;胃肠出血;积极抗休克治疗,但情况无好转。

132. 常见的以呕吐为首发症状危及生命的疾病有哪些?它们临床特点如何?

(1)腹腔脏器急性炎症:急性腹膜炎早期呕吐轻微而时发时止,但病情发展时则呕吐成为持续性,早期的呕吐为反射性,继之为中毒性,最后则由于肠麻痹性肠梗阻引起。急性阑尾炎、胆囊炎、胰腺炎等经常表现为腹痛伴呕吐,应注意认真鉴别。

(2)急性心肌梗死:急性心肌梗死的早期,特别是当疼痛剧烈时,常发生恶心、呕吐,可能是由于心肌病灶的刺激引起迷走神经对胃肠的反射作用。少数以恶心、呕吐为主要症状的心梗要尤为注意鉴别。主动脉夹层动脉瘤破裂也可引起上腹痛与呕吐,甚至猝死。

(3)颅内压增高:各种原因(脑出血、颅内感染等)导致的颅内压增高均可引起剧烈的喷射状呕吐,如不及时降低颅压或救治,可迅速发展为脑疝,导致患者死亡。

(4)急性中毒。

(5)代谢性疾病急症:

1)糖尿病酮症酸中毒:糖尿病酮症酸中毒的诱因为感染、创伤、手术、麻醉、中断胰岛素治疗等,患者常以厌食、恶心、呕吐等为早期症状。由于厌食、呕吐与多尿,加重了失水与失钠,又使呕吐加剧,可导致酮症性昏迷。

2)甲状腺危象:甲状腺危象是甲亢的严重并发症,诱因为感染、创伤、未充分准备而实施手术、精神刺激等。主要症状为高热或过高热、心动过速、不安或谵妄、大汗、呕吐与腹泻,如不及时救治,可因周围循环衰竭而死亡。

3）肾上腺危象：慢性肾上腺皮质功能减退症可因感染、创伤、手术、过度疲劳、中断糖皮质激素治疗等而诱发危象。主要临床表现为体温降低、恶心、呕吐、失水、血压下降与周围循环衰竭，最后可陷入昏迷。由于患者常有吐泻发作，可被误诊为急性肠胃炎。

133. 引起心悸的常见疾病有哪些？

（1）心率和节律异常：

1）心率增快：指心率快于平时心跳范围（正常成人每分钟心率60～100次，一般很少超过90次）。一旦心率＞100次/分，就会感到心慌或心悸不适。偶有一些老年人（如有迷走神经张力增高或病态窦房结综合征等）平时心率60次/分左右，一旦心率快于80次/分，也可产生心悸的感觉。

2）心动过缓：有时心率＜60次/分（如窦性心动过缓、房室传导阻滞）患者可出现心悸感。

3）心律不齐：如室性早搏、心房纤颤等。

（2）高动力状态所致的心脏收缩增强：如甲状腺功能亢进、贫血、急性出血、低血糖、妊娠、高热、缺氧、严重感染、嗜铬细胞瘤（明显心悸伴阵发性高血压）等。

（3）各种器质性心脏病：如风湿性心脏病、高血压性心脏病、冠心病、先天性心脏病。

（4）交感神经张力增高：患者心率在正常范围，但由于交感神经张力增高，感心跳有力，头在枕头上感到心跳。

（5）药物和食物：患者在使用麻黄素、胰岛素、甲状腺制剂、拟交感药、精神兴奋药、抗抑郁药等药物期间和饮用咖啡、酒精等时可出现心悸不适感。

（6）心脏神经官能症：需先排除器质性因素。

134. 如何定义呼吸困难？呼吸困难如何进行分类？

呼吸困难是指患者主观上感到空气不足、呼吸费力，客观上表现呼吸运动用力，重者鼻翼扇动、张口耸肩，甚至出现发绀，辅助呼吸肌也参与运动，并伴有呼吸频率、深度与节律的异常。

根据主要的发病机理，可将呼吸困难分为下列五种类型：

（1）肺源性呼吸困难：由呼吸器官病变所致，主要表现为下面三种形式：

1）吸气性呼吸困难：表现为喘鸣、吸气时胸骨、锁骨上窝及肋间隙凹陷（三凹征）。常见于喉、气管狭窄，如炎症、水肿、异物和肿瘤等。

2）呼气性呼吸困难：呼气相延长，伴有哮鸣音，见于支气管哮喘和阻塞性肺病。

3）混合性呼吸困难：见于肺炎、肺纤维化、大量胸腔积液、气胸等。

（2）心源性呼吸困难：常见于急性心功能不全所致，由于肺淤血使得肺的弥散功能障碍，肺泡的张力增高，通过迷走神经反射性兴奋呼吸中枢，肺活量减少，血氧量减少，肺循环压力增高刺激呼吸中枢，从而引起呼吸困难。

（3）中毒性呼吸困难：各种原因所致的酸中毒，均可使血中二氧化碳升高、pH值降低，刺激外周化学感受器或直接兴奋呼吸中枢，增加呼吸通气量，表现为深而大的呼吸困难；呼吸抑制剂如吗啡、巴比妥类等中毒时，也可抑制呼吸中枢，使呼吸浅而慢。

（4）血源性呼吸困难：重症贫血可因红细胞减少，血氧不足而致气促，尤以活动后明显；大出血或休克时因缺血及血压下降，刺激呼吸中枢而引起呼吸困难；高铁血红蛋白血症和硫化血红蛋白血症因红细胞携氧减少也可引起呼吸困难。

（5）神经精神性呼吸困难：重症脑部疾病如脑炎、脑血管意外、脑肿瘤等直接累及呼吸中枢，出现异常的呼吸节律，导致呼吸困难；另外，癔症也可有呼吸困难发作，其特点是呼吸显著加快、表浅，因呼吸性碱中毒常伴有手足搐搦症，实际上患者并不缺氧。

135. 呼吸困难常见的疾病有哪些，临床表现如何？

见表2-3。

表2-3 呼吸困难常见疾病及其临床表现

疾病	病史	症状	体征	辅助检查
肺栓塞	久坐或久卧，恶性肿瘤，DVT，口服避孕药，肥胖，术后，肺栓塞史	胸痛、咳嗽、劳累性呼吸困难、咯血、晕厥等	心动过速，呼吸过快，低热，肺动脉听诊区P_2亢进，下肢周径增粗	CBC，ABG，D-dimer，ECG（SIQ III T III，电轴右偏），CXR，CTPA，V/Q扫描，下肢深静脉血管彩超，必要时血管造影
肺炎	细菌性：吸烟史，慢支、支扩、糖尿病等慢病史、免疫力低下者；病毒性：接触史（如流感，水痘）；机会性：免疫低下者，使用免疫抑制剂，术后及化疗后；真菌/寄生虫：特殊接触史（如鸟、陈谷类）	发热、咳嗽、咳痰、畏寒、寒战、恶心、食欲不振	发热，心动过速，湿啰音或呼吸音减低等	CBC，ABG，痰涂片及培养等呼吸道病原学检测，ECG，CXR，CT
气胸	外伤，肺大疱及慢性肺病史，体型偏瘦，剧烈运动、提携重物后	单纯型：胸痛、胸闷、咳嗽、呼吸困难 张力性：除上述症状、大汗、发绀、晕厥、血压下降	胸壁有/无外伤，颈静脉怒张、气管移位、患侧呼吸音降低、皮下气肿	ABG，ECG，CXR，CT
COPD/哮喘	吸烟史，粉尘污染，呼吸道感染，过敏因素	咳嗽、咳痰、气短、胸闷、喘息、呼吸困难、发绀、大汗	桶状胸，辅助呼吸肌呼吸，三凹征，肺部听诊呼吸音减弱、哮鸣音	ABG，ECG，CXR，CT，肺功能检查
肿瘤	吸烟，职业接触（石棉、砷、铬等），肺部慢性病	咳嗽、咳痰、咯血、喘息、胸痛、呼吸困难、声嘶、吞咽困难	咯血，体重减轻	ABG，ECG，血液肿瘤标志物，CXR、CT，痰液脱落细胞检查、支气管镜、组织活检
液体过负荷	基础病未限水，未规律服药，医源性补液过多	呼吸困难	颈静脉怒张，身体低垂部位水肿，肺部湿啰音	ABG，ECG，CXR（心脏扩大等），CT

续　表

疾病	病史	症状	体征	辅助检查
过敏	过敏原接触史	瘙痒、皮疹、心慌、气短、喘息、冷汗、面苍、口唇青紫，血压降低	口唇肿胀，喉头喘鸣，皮肤荨麻疹	ABG，ECG，CXR（心脏扩大等），CT，过敏原筛查、血清总IgE

136. 发绀的发生机制、临床分型和临床意义如何？

发绀是指血液中还原血红蛋白增多，使皮肤黏膜呈现青紫色的表现。广义的发绀还包括由于异常血红蛋白衍生物（如高铁血红蛋白、硫化血红蛋白）所致的皮肤黏膜青紫的现象。发绀在皮肤较薄、色素较少和毛细血管丰富的部位如口唇、鼻尖、脸颊和甲床等处较为明显，易于观察。

发绀是由于血液中还原型血红蛋白绝对量增多所致。还原血红蛋白浓度可以用血氧的未饱和度表示，正常情况下动脉血氧的未饱和度不大于5%，静脉内血氧未饱和度不大于30%，毛细血管的血氧未饱和度为前二者的平均值。当毛细血管血液的还原血红蛋白量超过50g/L时，皮肤黏膜即可出现发绀。

根据病因不同，发绀可以分为如下两大类：

（1）血液中还原型血红蛋白增多：

1）中心型发绀：由于心肺疾病导致动脉血氧饱和度降低引起。其表现是全身性的，皮肤温暖。常见于先天性心脏病、慢性阻塞性肺疾病、肺水肿、肺栓塞等心肺疾病。由于呼吸或心功能衰竭导致通气不足、通气/血流比例失调、弥散功能障碍，肺氧合不足使得血液中还原型血红蛋白增多而发生发绀。

2）周围型发绀：此类发绀是由于周围血液循环障碍所致，其特点是常见于肢体末梢和下垂部位，如肢端、鼻尖等，这些部位皮温低、发凉，若按摩或加温，常可使发绀消失。此点有助于与中心型发绀鉴别。其主要机制是血液在局部循环缓慢，氧在组织中被过多摄取导致还原型血红蛋白增多而发生发绀。

3）混合型发绀：上述两种情况常可以并存。

（2）血液中异常血红蛋白衍生物过多：

1）药物或中毒所致的高铁血红蛋白血症：当血红蛋白中的二价铁被氧化成三价铁时血红蛋白就失去了携氧能力，当高铁血红蛋白浓度达到30g/L时就可以出现发绀。此种情况常见于用氯酸钾、硝基苯、伯氨喹等药物中毒引起，亚硝酸盐中毒所引起的高铁血红蛋白血症患者会出现明显的发绀，常见于进食大量的含有亚硝酸盐的变质蔬菜，所以称"肠源性青紫症"。

2）先天性高铁血红蛋白血症：患者自幼即有发绀史，身体健康状况良好，有家族史，无心肺疾病及引起异常血红蛋白的其他原因。还有与女性月经有关的特发性高铁血红蛋白血症，原因未明。血液中的高铁血红蛋白含量测定可以帮助诊断。

3）硫化血红蛋白血症：硫化血红蛋白不存在于正常红细胞内，凡能引起高铁血红蛋白的药物都可以引起硫化血红蛋白，但必须患者同时服用便秘药物或硫化物，在肠内形成大量硫化氢为前提条件。硫化氢作用于血红蛋白而生成硫化血红蛋白，含量达到5g/L即可引起发绀，发绀的特点是时间长，可达几个月或更长时间，患者血液呈现蓝褐色，分光镜检查可以确定硫化血红蛋白的存在。

137. 咯血与呕血如何区别？

咯血须与口腔、鼻、咽部出血或消化道出血引起的呕血相鉴别。经口排出的血，究竟是咯出还是呕出，有时不但患者/家属回答不清，临床医生也很难鉴别。这主要参考病史及体征。但实际临床工作中因为患者病情较重，不能如愿行如支气管镜等检查，临床经验也很重要。

经口腔、咽、喉、鼻腔的出血，一般也是鲜红色的血液，外观上与咯血难以鉴别。查口腔、咽部，明确有无这些部位的出血；鼻出血一般有经前鼻孔流出的表现，常可在鼻中隔前下方发现出血灶；鼻腔后部出血者，一般经后鼻孔沿咽后壁下流，可经咽喉镜检查而确定；并且该类患者一般有液体由咽部向下流的感觉（表2-4）。

表2-4 咯血与呕血鉴别

比较项目	咯血	呕血
出血前症状	咽部痒感、胸闷、咳嗽	上腹不适、恶心、呕吐等
血色	鲜红	一般为暗红或咖啡色
出血方式	咯出	呕出
血中混有物	痰液、泡沫	胃液、食物
反应	碱性	酸性
黑便	一般没有，但若咯出的血有咽下，可有黑便	有，可在呕血前几日出血，一般在呕血停止后数日停止

138. 常见的引起大咯血的疾病有哪些？

（1）感染：各种感染导致支气管壁损伤进而累及血管，导致支气管动脉破裂，引发大咯血。

1）支气管扩张：咯血是支气管扩张的常见症状，主要是由于反复细菌感染，尤其是金黄色葡萄球菌、铜绿假单胞菌等感染导致支气管动脉肥厚、扭曲、动脉瘤形成及体循环–肺循环血管吻合或动脉瘘形成等。以上动脉破裂可造成大量、快速且致命的大咯血。患者多数有肺炎病史，特别是慢性支气管炎。伴有咳嗽、咳痰。支气管扩张好发于下肺，胸部X线及胸部CT可以确诊。

2）肺结核：咯血是肺结核患者常见的症状，多见于浸润性肺结核、慢性纤维空洞性肺结核、干酪样肺炎。肺结核以青壮年患者为主，不少以咯血为初发症状就诊，咯血后常有发热，伴有疲乏、食欲缺乏、午后潮热、体重减轻、盗汗、心悸和速脉等全身中毒症状。胸部X线是诊断肺结核的重要方法。在20世纪中叶抗结核药物治疗问世前，肺结核及其相关并发症是大咯血的最常见病因。目前，肺结核导致大咯血明显下降，但肺结核合并支气管结核导致支气管破坏或支气管扩张引起大咯血仍较常见。

3）肺脓肿：由于吸入感染或血源性感染所引起，约50%患者伴有咯血，常伴有大量脓痰或脓血样痰。早期有寒战、高热、胸痛、血白细胞和中性粒细胞增高表现。慢性肺脓肿患者可排大量脓痰，多数有杵状指。X线胸片、纤维支气管镜、胸部CT有利于诊断。

4）真菌感染：真菌感染导致的大咯血比例逐渐增加，尤其是在空洞性肺疾病或伴有明显免疫抑制的患者中常见。空洞形成合并霉菌感染大多为曲霉菌，空洞周围往往会环绕有扩张的支气管动脉或肋间动脉，极易破裂发生大出血。据报道50%～90%的曲霉菌感染并空洞形成者会发生大咯血。另外，毛霉菌感染亦可发生大咯血，主要是毛霉菌具有嗜血管的特性，极易破坏肺动脉而引起致命性大咯血。

（2）肿瘤：任何类型肺癌均可出现咯血，中央气道腔内肿瘤及肿瘤空洞形成者发生大咯血概率较高。鳞癌多发生于中央气道，故其导致的大咯血较腺癌、小细胞癌或大细胞癌多见。任何转移到支气管腔内或肺实质的肿瘤均可导致大咯血。一些新型抗血管生成药物，如贝伐珠单抗等可使肿瘤出现坏死、空洞而导致大咯血。

（3）自身免疫性疾病：自身免疫性疾病也可引起大咯血，血管炎引起出血也占一定比例，可以表现为大咯血，也可以表现为弥漫性肺泡出血，同时可能伴有进行性的低氧血症和呼吸衰竭，部分患者咯血量可能不多，甚至不咯血，但可出现进行性贫血和低氧血症，病死率较高。

（4）心血管疾病：心源性咯血多由于基础心血管系统疾病导致，在可导致原发性心源性咯血的疾病中，肺静脉压升高可导致静脉扩张/曲张形成，当静脉压因某种原因突然升高时可发生破裂出血。房颤射频消融术治疗后肺静脉局部狭窄所致的局限性静脉压升高也可能发生大咯血，肺动静脉畸形者也可能出现大咯血。

（5）创伤：许多有创性检查可损伤肺血管引起大咯血，其主要原因是操作导致肺动脉或支气管动脉破裂。如经支气管镜检查和治疗、各种技术引导的经皮穿刺活检术、放射性粒子植入、经皮肺射频消融术等均有引发大咯血的报道。长期气管造口的患者可能出现气管-无名动脉瘘，可引起致死性大出血。气管套管插入位置过低（低于推荐的第1～3气管软骨环），或无名动脉位置过高均易形成支气管动脉无名动脉瘘。

（6）医源性因素：胸部创伤患者亦可发生大咯血。钝器伤可造成气道破裂同时伴发肺或支气管血管损伤。断裂的肋骨有时可造成肺刺伤，从而导致咯血或血胸。同样，穿透伤也可造成肺撕裂及肺、支气管血管损伤，引起咯血和/或血胸。

（7）血液系统疾病：因各种血液系统疾病导致原发、继发或医源性因素引起凝血功能障碍，血小板功能异常或血栓性血小板减少性紫癜等疾病均可引起咯血甚至大咯血。

表2-5　常见的咯血原因

感染	血管相关性疾病
·分枝杆菌感染，尤其是结核分枝杆菌感染	·肺栓塞/肺梗死
·真菌感染	·二尖瓣狭窄
·肺脓肿	·支气管-动脉瘘
·坏死性肺炎（克雷伯菌性肺炎、葡萄球菌肺炎、军团菌肺炎）	·动静脉畸形
医源性	·支气管毛细血管扩张症
·漂浮导管留置	·左心衰
·纤维支气管镜检查	出凝血障碍
·经支气管镜活检	·VW病、血友病
·经气管活检	·嗜血细胞症
寄生虫感染	·抗凝治疗中
·肺包虫病	·血小板减少性紫癜
·肺吸虫病	·血小板功能障碍
创伤	·DIC（弥漫性血管内凝血）
·顿挫伤/穿透伤	血管炎
·吸痰相关性的溃疡	·肺贝赫切特综合征
·支气管-动脉瘘	·Wegener肉芽肿
肿瘤	肺部疾患
·支气管源性的肿瘤	·支气管扩张症（包括囊性纤维化）
·支气管腺癌	·慢性支气管炎
·肺转移瘤	·柱状肺气肿
·肉瘤	其他
小儿咯血的主要原因	·淋巴管肌瘤病
·支气管腺癌	·子宫内膜异位征
·误吸	·尘肺
·血管畸形	·支气管石
假性咯血：呕血，鼻出血	·隐源性或原因不明性

139. 如何对咯血患者实施治疗？

（1）一般治疗：

1）精神安慰，解除恐惧和紧张心理，鼓励患者把血咯出，避免气道阻塞；必要时可给予小剂量镇静剂，消除患者的精神紧张，但禁用吗啡等，以免抑制咳嗽反射引起窒息。

2）进食易消化食物，尽可能避免便秘的发生。

3）侧卧位：若为大咯血急性期，建议患者患侧卧位，以免将健侧的支气管也阻塞，引起窒息。

（2）药物止血治疗：

1）垂体后叶素：是大咯血时的首选用药。①机制：使肺血管收缩，减少肺血流量以到达止血的目的。②用法：5～10U＋葡萄糖20～40ml，缓慢静注（10min以上），或10～20U加入5%葡萄糖盐水250ml中缓慢静滴；也可以用静脉泵入的方法给药，速度为0.1U/min泵入。止血最短的为8小时，平均3天左右。另外，该药在撤药时需慢慢减量，不可猛然停用。③副反应：血压升高、脸色苍白、出汗、心悸、腹痛、便意及过敏反应等。因为可以引起血管收缩，包括冠状动脉，慎用于高血压、冠心病患者。

2）酚妥拉明：①机制：为α-受体阻断剂，有较强的血管扩张作用，能减轻心脏前后负荷，降低肺动脉及外周阻力；由于血管扩张及强心作用，可使右房压、肺动脉压、肺毛细血管楔压、肺血管阻力及全身血管阻力下降，使肺动脉、肺静脉压力同时降低而起到止血的作用。②用法：第一天用10mg＋10%GS 250ml静点，如没有明显的血压下降和心率增快，以后每天用20mg＋10%GS 500ml静点，用5～7天可达到止血的作用。也可用静脉泵入法给药，按2mg/h给药。③副作用：常见不良反应为体位性低血压，偶有心动过速、心律失常和心绞痛；由于该药具有拟胆碱作用，有胃肠平滑肌兴奋所致的腹痛、腹泻、恶心、呕吐等表现。

3）生长抑素：有报道说，生长抑素（醋酸奥曲肽注射液）对于常规治疗无效或有明确常用止血药物禁忌时有明显的优越性，近期止血效果确切，止血迅速；而且安全方便，副作用小，是大咯血患者的理想候选药之一。但其确切机制及临床应用有待进一步研究、验证与推广。

可能的机制：醋酸奥曲肽注射液是生长抑素的类似物，具有较强的生长抑素活性；在消化道出血的治疗中，醋酸奥曲肽注射液主要是抑制具有血管活性作用的胃肠肽，间接使内脏血管收缩，肝血流量减少，门脉压力下降而起到较好的止血疗效。由于支气管上皮与肠道上皮存在形态学上、发生学上的相似性，可能为具有血管活性的胃肠肽起相似的作用。醋酸奥曲肽注射液在咯血中可能通过抑制血管活性肠肽及其他相关性活性肽，使肺血管收缩，肺血流量减少，以及抑制支气管的炎症而发挥作用。

4）糖皮质激素：有文献报道，短期糖皮质激素与垂体后叶素合用，对于咯血的处理可以起道协同作用，可以缩短出血时间及减少垂体后叶素的用量；但具体疗效有待于进一步验证，用量、用法尚未达到共识。有报道用琥珀酸氢考100mg/div×5次，总量不超过1000mg。

可能的机制：稳定细胞膜，减轻局部炎症、降低毛细血管通透性；还可以使血中组织胺与肝素水平下降，凝血时间缩短；还能促进骨髓制造血小板，降低白细胞对于炎症区域的浸润和吞噬活性。

对于怀疑是肺炎或肺结核引起者，需在有效的抗炎或抗结核治疗的基础短期使用。

5）其他药物：维生素K_1、酚磺乙胺、6-氨基己酸等药物酌情选用。也有把凝血酶、血凝酶等药物通过雾化吸入途径来治疗咯血。另外，纤维支气管镜下的止血措施中主要用凝血酶和肾上腺素（1：20000），但其确切疗效有待进一步证实。对于有出凝血障碍者，需及早给予相应的处理，及时纠正，否则咯血的治疗很难有大的转机。

（3）急诊纤维支气管镜及镜下处理：急诊纤维支气管镜（纤支镜）检查，一方面可以帮助明确出血部位，还有助于明确出血病因；另一方面，可经纤维支气管镜进行一些操作，如在出血部位注射凝血酶、肾上腺素等止血药或进行Nd-YAG激光止血，不失为一很好的诊疗措施，尤其是对于胸部影像学、支气管动脉造影等尚未能明确出血部位者。

适应证：大咯血内科保守不能控制，考虑手术或支气管动脉栓塞术及诊断不明者。

纤支镜检查有很大的危险性，需由有经验的、技术熟练的医生操作，必要时使用硬支气管镜。对于全身情况差而又持续出血的患者，安全起见，最好用静脉复合麻醉，气管插管下进行。一定要在有及时行胸外科手术的条件下进行，一旦咯血不止或窒息，立即手术。

纤支镜检查有助于明确咯血的原因，但鉴于急诊纤支镜检查有一定的风险性，且要求相对较高，并不作为大咯血的常规检查，多数学者认为，若内科保守治疗有效者，宜在咯血间隙期或止血后进行，减少危险性。

（4）BAE（支气管动脉栓塞）：由Remy等于1973年首次报道，之后在致命性大咯血、内科保守治疗无效的患者中的应用渐得到推广；该项技术的即刻止血效果可达64%～100%，但16%～46%的患者会复发，约13%的患者无效，主要见于非支气管动脉源性的体循环侧支的出血，如膈动脉、肋间动脉、内乳动脉、锁骨下动脉等。该术采用Seldinger技术，应用数字减影技术行支气管动脉造影，可显示病变支气管动脉，然后再进入靶支气管动脉，用可吸收明胶海绵、聚乙烯醇栓塞止血。

BAE的主要并发症是：血管内膜撕裂、血管穿孔、胸痛、败血症、体循环栓塞、神经系统并发症（主要表现为脊髓损伤后所致的偏瘫等表现，因为脊髓前角动脉源于支气管动脉）。

（5）急诊胸外科手术：少数大咯血患者虽经各种非手术治疗仍难以止血，此时继续保守治疗的死亡率为22%～50%，甚至高达78%，而手术的存活率在80%以上。对于出血部位已明确，病变局限，在没有任何手术禁忌证下，实施手术治疗，是抢救大咯血患者的重要措施，尤其是对于CXR提示有一侧肺不张时，更应及早手术，因患者随时有发生淹溺的可能。

1）文献报道，手术适应证有以下4条：①24小时咯血量超过600ml；②咯血速度较快，16小时达600ml；③在任何24小时内，一次咯血量达200ml；④曾有咯血引起窒息史或反复咯血造成贫血及低血压需要输血者。另外对于由以下原因引起的大咯血，也建议行急诊手术：动静脉畸形、肺包虫病、医源性肺动脉撕裂、胸外伤、支气管腺瘤、耐药的肺霉菌球等。

2）禁忌证：全身性疾病引起的大咯血，心肺功能不全、严重肝肾功能不全，一般情况差，不能耐受手术者；出血部位不明确，病变广泛；失血性休克未纠正前等。

3）术后主要并发症：呼吸衰竭、原有感染的播散、脓胸等。

术前确定出血部位是手术效果的关键，可经支气管动脉造影或急诊纤支镜等来明确。手术不但可抢救患者生命，同时也能做出正确诊断；为此，无手术反指征，经纤维支气管镜、胸部影像学做出准确定位后，及早手术，以提高成活率。

（6）基础病的处理：一旦咯血原因明确，需同时积极治疗原发病。如肺部感染者选用敏感抗生素；囊性纤维化导致咯血时抗生素＋激素治疗；支气管造瘘术相关创伤可通过改善吸引技术和导管、湿化气道，甚至更换套管来达到止血目的；出血倾向患者注意纠正凝血功能异常。

大咯血患者选择介入治疗和外科治疗的时机如何？

大咯血内科保守治疗无效，可考虑仍介入和外科治疗。

（1）介入支气管动脉栓塞的适应证：①肺切除术后又有大咯血者；②诊断不明确需及时止血者；③无条件实施急症手术的大咯血患者；④双侧广泛出血或不能明确出血部位者；⑤病变范围广泛或心肺功能不能耐受手术者。内科保守治疗无效，仍有危及生命的大咯血患者可考虑手术治疗，以彻底消除出血。

（2）外科治疗的适应证：①病灶位于一侧或一叶，余肺功能可以代偿者；②反复大咯血有窒息或休克可能者。

 如何快速识别致死性消化道出血？

危险性上消化道出血系在短时间内（≤24小时）出现大量上消化道出血导致血流动力学紊乱和器官功能障碍的出血。

（1）判断出血性循环衰竭：注意有无低血压或休克，监测仰卧位血压、心率，如正常可改变体位测量生命征。如患者出现下列表现要考虑存在出血性循环衰竭可能：

1）大量呕血或便血：出血量多时由于血液在胃肠道内滞留时间短，呕血时呈暗红色甚至鲜红色伴血块；粪便可呈暗红甚至鲜红色。

2）仰卧位低血压或休克。

3）体位性低血压或心动过速。

4）可能存在主动脉-十二指肠瘘（有夹层动脉瘤、主动脉手术病史）。

5）已知或怀疑有食管胃底静脉曲张。

（2）明确为消化道出血：多数急性胃肠道出血患者有明显的出血症状，如以"呕血、呕咖啡色液体、黑便、血便"为主诉来急诊就诊；但有少数患者因为胃肠道出血急剧，在出现上述出血症状前因休克而来诊，鉴于此，对于不明原因休克患者必须置入鼻胃管、肛门查看有无出血或黑便，明确有无胃肠道出血。根据呕血、黑便、血便和失血性周围循环衰竭的表现，呕吐物或黑便隐血试验强阳性、血红蛋白和红细胞比积进行性下降等证据，即可做出消化道出血的诊断。但要注意在做出胃肠道出血诊断前，一定要排除口腔、鼻咽部出血和肺部咯血，排除进食相关的黑便（如进食动物血、生肉、甜菜、碳粉、含铁药物、含铋剂药物）。

 常见的上消化道出血的病因有哪些？

（1）常见上消化道出血病因包括：胃和/或十二指肠溃疡，重度或糜烂性胃炎，十二指肠炎，食管炎，食管胃静脉曲张，门脉高压性胃病，血管发育异常，食管贲门黏膜撕裂综合征，消化道肿块（息肉/肿瘤），未发现病变（10%～15%的患者）。

（2）其他较少见的病因包括：dieulafoy病变，胃窦血管扩张，胆道出血，胰性出血，主动脉肠瘘，异位静脉曲张，内镜干预后的医源性出血。

 下消化道出血的病因有哪些？

常见下消化道出血病因包括，痔疮、肛裂、结肠或直肠新生物、感染性疾病（细菌性痢疾、阿米巴痢疾、肠结核）、溃疡性结肠炎、克罗恩病、凝血机制障碍（如白血病、血友病）等。少见原因有肛瘘、动脉-肠瘘、毛细血管扩张症、血管畸形、憩室病、肠系膜血栓栓塞、出血坏死性肠炎等。

 急性消化道大出血的急诊处理有哪些？

（1）确保气道通畅：对意识状态不好无法保证气道通畅的消化道出血患者应考虑实施高级气道管理。

（2）给氧：如患者有休克表现，予吸氧5～10L/min。

（3）限制性液体复苏：常用的复苏液体包括生理盐水、平衡液、人工胶体和血液制品。发生危险性消化道出血时，患者血红蛋白大量丢失，使血液携氧能力下降，导致组织缺氧，此时单独补充晶体液或人工胶体液不能代替血液；同时患者因急性失血后血液浓缩，单独输血亦不能有效地改善微循环缺血、缺氧，故病情危重时，输液、输血应相继或同时进行，以收缩压90～120mmHg和较基础收缩压下降不超过30mmHg为复苏的目标血压。

（4）初始药物治疗：

1）血管活性药物：在积极补液的前提下，若患者血压仍不能提升到正常水平，可适当选用血管活性药物（如多巴胺）以改善重要脏器的血液灌注。

2）经验性联合用药：对于病因不详的危险性消化道出血患者，在生命支持和容量复苏的同时可采用经验性联合用药，方案为：静脉应用生长抑素＋质子泵抑制剂（PPI）；高度怀疑静脉曲张性出血时，在此基础上联用血管升压素＋抗生素。

3）止血药物：疗效尚不确定，不推荐作为一线药物使用。对有凝血功能障碍者，可静脉注射维生素K_1；对插入胃管者可灌注硫糖铝混悬液或冰冻去甲肾上腺素溶液（去甲肾上腺素8mg＋冷生理盐水100～200ml）。

（5）腹部查体：检查腹部有无触痛（有时消化性溃疡、肠梗死可出现触痛）、有无搏动性包块（如主动脉夹层时可能出现主动脉-十二指肠瘘，则需要急诊手术治疗）。

（6）导尿：休克、循环不稳定、肾功能不全患者插入导尿管（foley's尿管）监测每小时尿量。

（7）插入鼻胃管：置入鼻胃管持续引流，至少用500ml以上生理盐水冲洗（盐水温度并不十分重要），直到无胃内容物和血块，冲洗时患者取左侧卧位避免误吸。引流液如显示持续快速出血，常提示危险生命上消化道出血，需要外科手术或三腔二囊管压迫止血。

（8）禁食和停口服抑酸剂：因为大多数胃肠道出血患者需要内镜检查，食物和口服制酸剂会覆盖在上消化道黏膜表面，影响内镜观察。

（9）会诊或MDT：对危险生命的胃肠道出血尽早通知外科医师和消化科专家。

（10）明确出血部位：一旦患者生命征和红细胞比积恢复正常，尽可能明确胃肠道出血部位，一般来讲，约90%的胃肠道出血患者病变部位在上消化道（Treitze韧带以上），可能在十二指肠或十二指肠附近，而仅10%患者病变部位在下消化道。

145. 黄疸的定义？

黄疸是因胆红素代谢障碍，血液中胆红素浓度增加，致使巩膜、黏膜、皮肤染成黄色。正常血清胆红素$8.55 \sim 17.10\mu mol/L$（$0.5 \sim 1.0mg/d1$）。当血清胆红素浓度为$17.1 \sim 34.2\mu mol$（$1 \sim 2mg/d1$）时，而肉眼看不出黄疸者称隐性黄疸。如血清胆红素浓度高于$34.2\mu mol/L$（$2mg/d1$）时则为显性黄疸。

146. 在以黄疸为主要表现的患者中，有哪些需要特别重视？

黄疸合并以下症状时应高度重视，及时诊治，防止患者病情迅速恶化。

（1）黄疸伴高热：严重的胆管、胆道感染可引起高热，之后可快速进展，发展为脓毒症、脓毒症休克，病情凶险。部分全身感染性传染病，可表现为高热，伴有多器官功能不全，部分表现为严重的黄疸，可引发多脏衰或肝衰竭，导致患者死亡。

（2）黄疸伴腹痛：黄疸并上腹剧烈疼痛常见于胆道结石、肝脓肿或胆道蛔虫病；右上腹剧痛、寒战高热和黄疸为夏科（charcot）三联征，提示急性化脓性胆管炎。部分重症胰腺炎也可表现为腹痛伴有黄疸。

（3）黄疸伴出血倾向：重症肝炎患者起病后迅速出现极度乏力，消化道症状明显，同时凝血酶原时间明显延长，黄疸迅速加深，还可发生腹水以及肝性脑病。凝血功能障碍是肝功能严重受损的重要标志，黄疸伴出血倾向患者常提示重度肝功能不全。

（4）黄疸合并贫血：溶血性黄疸常伴有严重贫血，溶血的病因包括药物、毒蕈、蛇毒、海洋毒素、自身免疫性溶血性贫血、不同血型输血后等。重度贫血可导致循环衰竭，危及患者生命。毒素中毒可引发其他多器官功能损害，导致患者死亡。

（5）妊娠期间黄疸：发生于妊娠期的黄疸并不多见，一般以由于妊娠合并其他疾病，如妊娠合并病毒性肝炎，妊娠合并胆囊炎等，也可能是妊娠急性脂肪肝、妊娠期肝内胆汁淤积和先兆子痫毒血症等特异性疾病。这些疾病轻者可导致早产、胎儿窘迫、产后大出血，重者可导致肝肾衰竭、DIC、死亡等，严重危及母子安全。

147. 急性中毒引起的黄疸有何特点？

（1）毒蕈中毒：毒蕈种类多，毒蕈毒素成分也较复杂，多耐热。毒蕈毒素成分与中毒症状密切相关，主要的毒物类型有胃肠毒素、神经毒素、溶血毒素、原浆毒素、肝毒素。溶血毒素毒蕈中毒，潜伏期$6 \sim 12$小时。除胃肠道症状外，有溶血性贫血、黄疸、血红蛋白尿、肝脾大等，严重者导致急性肾衰竭。部分病例出现血小板计数减少，皮肤紫癜，甚至呕血或便血等。肝毒素毒蕈中毒，潜伏期6～48小时，以中毒性肝损害为突出临床表现，肝大、黄疸、转氨酶升高，严重者伴全身出血倾向，常并发DIC、肝性脑病。还可发生中毒性心肌炎、中毒性脑病或肾损害等，导致相关器官不同程度的功能障碍。

（2）蛇毒中毒：主要有3类：①神经毒素，如金环蛇、银环蛇；②血循毒素，如竹叶青蛇、尖吻蝮蛇；③混合毒素类，既含有神经毒素，又含有血循毒素，如眼镜蛇、蝮蛇等。血循毒素则引起溶血、出血、血管内皮细胞破损，并对心肌产生损害，引起心肌炎、心力衰竭而死亡。

（3）其他：部分化学毒物导致红细胞破坏增加，超过骨髓补偿能力而产生的贫血。氧化性毒物可使血红蛋白氧化成高铁血红蛋白，产生赫恩小体导致溶血。非氧化性溶血性毒物中，甲基多巴、大剂量青霉素与奎尼丁可通Ⅱ型变态反应破坏红细胞，砷化氢可影响红细胞膜引起溶血，铜和硫酸铜中毒引起溶血的机理不明。治疗原则与非中毒性溶血性贫血相似。部分海洋毒物中毒也表现为肝损害、溶血等损害，出现黄疸等。

 148. 急性黄疸患者鉴别诊断的要点？

见表2-6。

表2-6　急性黄疸鉴别要点

	溶血性黄疸	肝细胞性黄疸	梗阻性黄疸
病史特点	急性发作、家族史、类似发作史、溶血证据	肝炎接触史、输血史、肝损药物史、酗酒史	类似发作史、消瘦、体重明显下降
伴随症状	高热、寒战、贫血、腰痛、无腹痛、一般无瘙痒	恶心、食欲缺乏、乏力、肝区钝痛、无瘙痒	全身症状少、腹绞痛或持续性隐痛、瘙痒明显
黄疸颜色	浅柠檬色	金黄色	深黄色或暗黄色
大便颜色	正常	正常	一过性或持续白陶土色
直接胆红素	＋	＋＋	＋＋＋
间接胆红素	＋＋＋	＋＋	＋＋
尿胆红素	－	＋＋	＋＋＋
尿胆原	＋＋＋	－～＋＋	－～＋
转氨酶	－～＋	＋＋＋	＋
AKP和GGT	－	＋	＋＋～＋＋＋
B超/CT/ERCP	无特殊	无特殊	可有阳性发现

注：AKP：碱性磷酸酶，GGT：γ-氨酰转肽酶。

 149. 抽搐和癫痫的区别？

抽搐是指全身或局部骨骼肌群非自主的抽动或强烈收缩，常可引起关节的运动和强直。

抽搐是不随意运动的表现，是神经-肌肉疾病的病理现象。癫痫是指强直性或阵挛性肌群收缩表现，可为全身性、对称性，伴有或不伴有意识丧失。抽搐的表现形式有肌震颤、肌痉挛、四肢强直收缩、口吐白沫、大小便失禁、暂时性呼吸停止和意识丧失。临床上如出现前三项其中一项，可诊断为抽搐。

150. 癫痫临床分类？

癫痫按临床分类有：①全身性发作；②局限性发作；③自主神经性发作；④癫痫持续状态。

151. 癫痫按病因分类包括哪些？

（1）特发性癫痫。

（2）症状性癫痫：

1）颅内疾病：颅内病毒性与细菌性感染；脑寄生虫病；脑血管疾病；脑占位性疾病；脑外伤性疾病；脑部先天性、遗传性、脱髓鞘及变性疾病等。

2）躯体疾病：阿-斯综合征；低血糖状态；糖尿病昏迷；子痫、嗜铬细胞瘤；尿毒症等。

3）外因性中毒。

4）物理性损害。

152. 如何控制癫痫发作？

应优先选择抗惊厥作用强、吸收快、分布半衰期长，排除半衰期短、无心肺和意识抑制作用，能肌内注射、静脉注射和毒副作用低的药物。癫痫持续状态的药物治疗应根据患者的个体情况及时适度地应用，力争在最短时间内终止癫痫发作，然后给予维持治疗。一般首选地西泮10mg静脉推注，观察患者抽搐控制情况，必要时可重复使用。使用过程中需观察患者呼吸、心跳等生命征情况，警惕呼吸抑制及心搏骤停发生。

153. 抗癫痫药物的使用原则？

（1）一经确诊为癫痫，原则上应及早用药，但仅一次发作而有明确诱因或数年一发者可先观察，暂不给药。

（2）尽快控制发作：应长期按时定量服药，间断服药既无治疗价值，又有导致癫痫持续状态的危险。

（3）按癫痫发作类型选药：选择有效、安全、价廉和来源有保证的药物。通常全身强直-阵挛性发作选用苯妥英钠、丙戊酸钠、苯巴比妥、卡马西平；部分性发作选卡马西平、苯妥英钠、苯巴比妥；失神发作选丙戊酸钠、乙琥胺；婴儿痉挛选ACTH(24 ~ 50U/d,4 ~ 6周)、强的松、氯硝西泮等。

（4）合适的药物剂量：通常从小剂量开始，逐渐增加至有效控制发作而无明显毒副作用的剂量，坚持长期按时定量服用。最好结合血浆药物浓度的监测来调整剂量。病情尚未控制，血浆浓度未达稳态时宜加量。儿童因随年龄增长体重不断增加，故需经常调整药物剂量。

（5）单一药物为主：一般主张使用单一药物治疗。只有当一种药物最大剂量仍不能控制发作、出现明显毒副作用或有两种以上发作类型时，可考虑两种药物联合使用，但需注意药物相互作用。

154. 发绀的分类，如何区分？

可分为中心性发绀、周围型发绀、混合型发绀。中心性发绀由于心、肺疾病导致氧饱和度（SaO_2）降低而引起的发绀。其特点是发绀可波及全身皮肤及黏膜，患者皮肤温暖，按摩局部不能使发绀消退，运动后有加重的倾向，常伴有杵状指及红细胞增多、SaO_2降低。周围性发绀是由于周围血流循环障碍，血流速度极慢，组织耗氧量增加引起的发绀。其特点是发绀常出现于肢体末梢部位及下垂部分，如肢端、耳垂及鼻尖等，这些部位皮温偏低，若按摩或加温，使之温暖，发绀即消失，一般无黏膜发绀，SaO_2多正常。混合性发绀中心性与周围性发绀并存，临床上主要见于各种原因引起的心功能不全，由于肺淤血使血液在肺内氧合不足，同时周围血流缓慢，致使毛细血管内血液脱氧过多所致。

155. 发绀一定是缺氧导致的吗？缺氧一定会发绀吗？为什么？

由于毛细血管血液中脱氧血红蛋白的平均浓度超过5g/dl，皮肤和黏膜呈青紫色，高铁血红蛋白和硫化血红蛋白的颜色比还原血红蛋白更深，当其在血液中的含量分别超过30g/L和5g/L时，即可出现发绀，称为发绀，所以只要符合这个概念的就可以说是发绀。如红细胞增多（如高原性红细胞增多症），脱氧血红蛋白的平均浓度超过5g/dl，故也可以出现发绀；另外缺氧不一定会发生发绀，如严重贫血的患者会由于色素明显降低而面色苍白；CO中毒会使皮肤和黏膜呈玫瑰色。

156. 中心性发绀可分为几类？

（1）肺性发绀：由于呼吸衰竭，肺通气或换气功能障碍，氧合作用不足，致体循环毛细血管中还原血红蛋白量增多而出现发绀，吸氧可使发绀减轻甚至消失。临床上常见于各种严重呼吸系统疾病如下：

1）呼吸道阻塞性病变：上气道梗阻（UAO）、气道异物、重症支气管哮喘、肺闭锁综合征。

2）肺部疾病：慢性阻塞性肺疾病（COPD）、肺炎、急性呼吸窘迫综合征（ARDS）、有毒气体中毒、肺结核、蜂窝肺综合征、弥漫性肺间质纤维化、职业性肺病、胸内结节病、弥漫性肺肉芽肿、特发性肺含铁血黄素沉着症、外源性变态反应性肺泡炎、肺不张、肺栓塞、肺淤血、肺水肿。

3）肺血管疾病：原发性肺动脉高压、肺动静脉瘘、海绵状肺血管瘤、门静脉–肺静脉侧支吻合（肝硬化时）、多发性肺小动脉栓塞、结节性多动脉炎。

4）胸腔胸膜疾病：大量胸腔积液、气胸、严重胸膜肥厚或胸廓畸形等。

（2）混合性发绀：由于心及大血管间存在异常通道部分静脉血未通过肺进行氧合作用，即经异常通道分流混入体循环动脉血中，如分流量超过排出量的1/3时，即可引起发绀，吸氧不能缓解发绀。临床上见于发绀型先天性心脏病如法洛四联症、法洛三联症、肺动脉瓣闭锁或狭窄、埃勃斯坦畸形（三尖瓣下移畸形）、艾森曼格病、艾森曼格综合征、大血管错位、完全性肺静脉畸形引流、右心室双出口、单心室（二房一室）等。

（3）吸入氧分压过低：慢性高山病、高空作业（海拔3000米以上）、通风不良的坑道及矿井。

157. 周围性发绀的分类？

（1）淤血性周围性发绀：由于体循环静脉淤血，周围血流慢，氧在组织中消耗过多以致出现发绀。可见于右心功能不全、缩窄性心包炎、局部静脉病变（血栓性静脉炎、上腔静脉综合征、下肢静脉曲张）等。

（2）缺血性周围性发绀：如严重休克时，由于心排血量大为减少，周围血管收缩，循环血容量不足，周围组织血流灌注不足、缺氧，致皮肤黏膜呈青紫色。另外肢体动脉闭塞（如闭塞性动脉硬化症、血栓闭塞性脉管炎）或小动脉强烈收缩（如雷诺病或雷诺现象），也可引起局限性发绀。甚至健康人暴露在冷空气或冷水中时间过长，也可因血管收缩而出现发绀。

（3）其他：冷凝集现象伴手足发绀症、冷球蛋白血症、真性红细胞增多症、睡眠呼吸暂停综合征。

158. 高铁血红蛋白血症的急诊救治？

吸氧、监测患者生命体征、血氧饱和度监测、完善血常规、高铁血红蛋白水平测定、血气分析，评估患者病情严重程度，确诊后静脉注射亚甲蓝（剂量为1～2mg/kg，静脉给药5分钟）。在亚甲蓝治疗后对高铁血红蛋白水平进行连续监测，以评价患者随后是否发生病情恶化和是否需要再次治疗。

159. 什么是谵妄状态？

谵妄属于意识状态的改变，其病理基础是整个大脑皮层功能的障碍。患者有明显的意识障碍和精神活动异常，需要紧急处理。临床特征如下：

（1）意识水平降低：主要表现为定向障碍，包括时间、地点和人物定向障碍。患者不能分辨当时的时间，自己身处何地，周围是何人。其意识障碍在一天之内有波动，昼轻夜重，晚上意识障碍较重或仅在晚上表现出意识障碍。

（2）精神运动性兴奋：患者表现为兴奋，不停扭动身体或循衣摸床。对提问多不回答或回答不切题。

（3）感知觉障碍：主要表现为幻觉或错觉，尤以幻视多见。典型的症状为大量、生动、鲜明的恐怖性幻视，如看见地下许多蟑螂，天花板上全是老鼠。患者可因为逃避或攻击假想的敌人而产生冲动或攻击行为，造成意外事故。

160. 如何早期识别危重患者的行为异常？

如果行为异常患者出现以下情况应引起急诊医生的充分重视，应及早识别：

（1）伴有威胁自我的行为，如自伤、自杀。

（2）伴有威胁他人的行为，如冲动、攻击。

（3）出现生命体征不稳定或肝、脑、肾、心、肺等重要器官功能障碍。

161. 如何对行为异常患者进行急诊处理？

（1）心理危机干预：使用支持性和解释性言语，缓解患者紧张、恐惧和愤怒情绪，劝说患者停止危害行为。同时对现场其他人的焦虑、紧张、恐惧情绪给予必要的安慰性疏导、转移。

（2）保护性约束：保护性约束为及时控制和制止危害行为发生或者升级，而对患者实施的保护性措施。经患者监护人（家属）同意，在当地公安机关公务人员协同下，使用有效的保护性约束手段对患者进行约束，对其所携危险物品及时全部搜缴、登记、暂存，将患者限制于相对安全的场所。

（3）快速药物镇静：为迅速控制患者情绪，可使用抗精神病药物（如氟哌啶醇等，或加用苯二氮䓬类药物）快速镇静。用药后，应注意观察药物不良反应。

（4）持续性药物治疗：对既往已经确诊精神疾病的患者，根据疾病诊断和既往治疗情况，应及时制定和调整长期药物治疗方案，以巩固治疗效果，控制并缓解病情。

（5）其他治疗：查看并处理患者出现的其他重要器官功能问题。维持生命体征稳定，予肝、脑、肾、心、肺等重要器官功能支持。

162. 危及生命肌无力的患者如何初始评估？如何处理？

（1）肌无力危象的初始评估：

1）气道：快速评估患者口腔是否有分泌物，咳嗽反射功能是否完好，有无误吸，气道是否通畅，有无气道阻塞。

2）呼吸：快速评估患者双侧呼吸运动是否正常、对称，有无呼吸肌无力，有无气促、呼吸困难，呼吸是否浅弱，双肺呼吸音是否正常、对称，有无干湿啰音。动态持续监测患者指脉氧饱和度，完善血气分析了解患者肺通气及氧合功能，行胸部X线及CT检查了解肺部情况。

3）循环：心电监测持续评估患者脉搏、心率、心律、血压，快速评估患者心功能情况，观察皮温、肢端末梢循环情况，了解机体血液灌注情况。必要时完善心肌酶谱、肌钙蛋白、NT-proBNP以及心电图等检查。

4）神经、肌肉检查：快速评估患者意识水平、瞳孔、肌无力情况、感觉障碍情况，了解患者有无意识障碍，有无神经系统定位体征，注意监测指尖血糖。

（2）肌无力危象的急诊处理：

1）一般处理：心电、血压、血氧饱和度监护、吸氧、建立静脉通路、留置尿管。

2）气道管理：若口腔、气道分泌物多，应积极吸痰，排除分泌物，如果气道分泌物排除困难，应及时建立人工气道，包括气管插管、气管切开。

3）呼吸支持：如果换气不足，$PCO_2 > 50mmHg$，应紧急呼吸支持，尽快气管插管和机械通气，如果肺活量小于10ml/kg，即使血气分析结果正常或接近正常，也应气管插管和呼吸支持。肌无力的患者气管插管时尽可能避免应用去极化肌松剂。

163. 常见头痛分类方法？

常见头痛分类为原发性头痛、继发性头痛或两者共存情况。原发性头痛包括：偏头痛、紧张型头痛、三叉神经自主神经性头痛以及其他原发性头痛。继发性头痛包括头颈创伤或损伤的头痛，源于颅或颈部血管性疾病的头痛，源于颅内非血管性疾病的头痛，源于物质或物质戒断的头痛，源于感染的头痛，源于内环境紊乱的头痛，源于颅骨、颈、眼、耳、鼻、鼻窦、牙、嘴或其他颅面部结构疾患的头或面痛以及源于精神疾患的头痛。

164. 致死性头痛的特点？

突然起病的新发严重剧烈头痛，尤为继以意识障碍、癫痫发作、伴有局灶性神经系统症状者，多提示为致死性疾病，如伴有剧烈恶心、呕吐、视神经盘水肿提示有颅内压增高；伴有发热或脑膜刺激征提示为感染性疾病如脑炎、脑膜炎和脑脓肿等。而慢性反复发作性头痛者多无生命危险。

165. 偏头痛防治原则？

（1）积极开展患者教育，解除思想顾虑，正确面对疾病。

（2）充分利用各种非药物干预手段，包括按摩、理疗、生物反馈治疗、认知行为治疗和针灸等。

（3）药物治疗包括头痛发作期治疗和头痛间歇期预防性治疗。急诊患者的治疗目的是终止头痛发作、缓解伴随症状。药物治疗以镇痛剂和镇静剂为主。

166. 如何鉴别高血压急症和高血压亚急症？

高血压急症指的是血压严重升高（血压＞180/120mmHg）并伴有靶器官进行性损害的临床表现，包括高血压脑病、颅内出血、急性心肌梗死、急性左心衰竭伴肺水肿、不稳定性心绞痛、主动脉夹层、动脉瘤等。除上述情况外，高血压急症还应包括在原有脏器功能损害的基础上进一步损害的临床情况。高血压急症危害严重，通常需立即进行降压治疗以阻止靶器官进一步损害。

高血压亚急症指的是血压明显升高，但无急性或进行性靶器官损害的证据。也包括因急诊应急情况下出现血压明显增高，而未发生脏器功能损害的情况，通常不需住院，但应立即进行抗高血压药联合治疗，并应动态评估、监测高血压是否导致心肾损害并确定引起血压升高的可能原因。这些患者也需要降低血压，但可在几天内逐渐降低，常用口服药物。

167. 高血压急症的治疗原则？

（1）基本原则首先并不是盲目给予降压处理，初步诊断为高血压急症的患者应按个体化及时给予有效的治疗，根据靶器官损害的情况制定不同的紧急降压策略，预防或减轻靶器官的进一步损害，如急性脑梗死应谨慎降压，而出血性卒中、主动脉夹层破裂和急性心力衰竭等时应当尽快把血压降至安全范围。在短时间内使病情缓解，预防进行性或可逆性靶器官损害，降低患者的死亡率。一般治疗包括置患者半卧位，消除患者恐惧心理，酌情使用有效的镇静镇痛药等。

（2）血压控制节奏和目标需在对患者充分评估的基础上，制订个体化的治疗方案，有节奏、有目标地降低血压：

1）降压治疗第一目标：在30～60分钟将血压控制到一个安全水平。静脉滴注降压药后1小时使平均动脉血压迅速下降，但不超过25%。下列情况应除外：急性缺血性卒中；主动脉夹层应将收缩压迅速降至100mmHg左右；如肾功能正常，无脑血管病或冠心病者则血压可降至正常；如患者60岁以上，有冠心病、脑血管病或肾功能不全，其安全的血压水平是160～180/100～110mmHg。静脉用药者1～2日内应加上口服降压药，争取短期内停用静脉给药。

2）降压治疗第二目标：在达到第一目标后，应放慢降压速度，减慢静脉用药的速度，加用口服降压药，逐渐将血压降低到第二目标。在第一目标后2～6小时内血压约降至160/100～110mmHg。血压过度降低可引起肾、脑或冠状动脉缺血。

3）降压治疗第三目标：若患者可耐受降压治疗第二目标达到的血压且其临床情况稳定，在24～48小时逐步降低血压达到正常水平。

168. 排尿困难的定义？

排尿困难是指排尿费力且有排不尽感，需要增加腹压才能排出尿液，严重可以引起尿潴留。

169. 排尿困难的主要病因分类？

排尿困难主要由于膀胱颈部以下机械性梗阻、神经精神性、药物等。

170. 神经源性膀胱常见于哪些疾病？

神经源性膀胱常见于脑脊髓病变、脊柱裂、脊膜膨出、糖尿病、直肠癌或宫颈癌术后等疾病。

171. 急性尿潴留并发症？

急性尿潴留常见并发症包括：感染、出血和阻塞后多尿症（可导致严重的水电解质紊乱）。

172. 排尿困难患者的急诊处理流程？

（1）病情不稳定时：

1）紧急评估ABCD［A（airwag）表示气道。B（breathing）表示呼吸。C（circulation）表示循环。D（disability）表示失能。包括患者是否有意识、脊柱或颈部是否可能受伤］，如异常做相应处理。

2）及时行导尿术或膀胱穿刺造瘘术，联系泌尿外科专科评估，是否需要手术干预。

（2）病情稳定时：在详细询问病史及查体的基础上（二次评估），完善相关检查，逐步排查病因及疾病。

173. 引起皮肤黏膜出血的基本病因有哪些？

主要有三个：血管壁功能异常；血小板数量或功能异常；凝血功能障碍。

174. 临床上可引起凝血功能障碍的药物有哪些？试举6例。

引起凝血功能障碍的药物：阿司匹林、华法林、噻嗪类利尿剂、雌激素、皮质类固醇、某些抗生素、苯妥英钠、化疗药物。

皮肤黏膜出血患者病史采集需注意哪些因素？

（1）出血时间、缓急、部位、范围、特点（自发性或损伤后）、诱因。

（2）有无伴发鼻出血、牙龈渗血、咯血、呕血、便血、血尿等出血症状。

（3）有无皮肤苍白、乏力、头晕、眼花、耳鸣、记忆力减退、发热、黄疸、腹痛、骨关节痛等贫血及相关疾病症状。

（4）过敏史、外伤、感染、肿瘤、肝肾疾病史。

（5）过去易出血及易出血病家族史。

（6）职业特点，有无化学药物及放射性物质接触史、服药史。

 麻疹、幼儿急疹、风疹、猩红热的鉴别诊断？

麻疹、幼儿急疹、风疹、猩红热的鉴别诊断见表2-7。

表2-7　麻疹、幼儿急疹、风疹、猩红热鉴别诊断表

病名	麻疹	幼儿急疹	风疹	猩红热
好发年龄	6月～5岁	1岁以内	1～5岁	2～8岁
潜伏期	6～21天	7～17天	5～25天	1～7天
初期症状	发热，咳嗽，流涕，泪水汪汪	突然高热，一般情况好	发热，咳嗽，流涕，枕部淋巴结肿大	发热，咽喉红肿化脓疼痛
出疹与发热的关系	发热3～4天出疹，出疹时发热更高	发热3～4天出疹，热退疹出	发热1/2～1天出疹	发热数小时～1天出疹，出疹时高热
特殊体征	麻疹黏膜斑	无	无	环口苍白圈，草莓舌，帕氏线
皮疹特点	玫瑰色斑丘疹自耳后发际→额面、颈部→躯干→四肢，3天左右出齐。疹退后遗留棕色色素斑、糠麸样脱屑	玫瑰色斑疹或斑丘疹，较麻疹细小，发疹无一定顺序，疹出后1～2天消退。疹退后无色素沉着，无脱屑	玫瑰色细小斑丘疹自头面→躯干→四肢，24小时布满全身，疹退后无色素沉着，很少有脱屑	细小红色丘疹，皮肤猩红，自颈、腋下、腹股沟处开始，2～3天遍布全身。疹退后无色素沉着，有大片脱皮
周围血象	白细胞总数下降，淋巴细胞升高	白细胞总数下降，淋巴细胞升高	白细胞总数下降，淋巴细胞升高	白细胞总数升高，中性粒细胞升高

 水肿的常见病因有哪些？

（1）全身性病因：

1）心脏：右心衰竭、全心衰、缩窄性心包炎。

2）肾脏：急性肾小球肾炎、急性和慢性肾衰竭。

3）肝脏：肝硬化失代偿、肝衰竭、肝癌。

4）水钠潴留：非甾体类抗炎药、糖皮质激素、雌激素、锂。

5）低蛋白血症：肾病综合征、蛋白丢失性肠病、重度营养不良、恶性肿瘤。

（2）局部性病因：

1）下肢深静脉血栓。

2）蜂窝织炎。

3）血管炎。

4）血管神经性水肿。

5）其他过敏性疾病。

6）局部损伤：热、机械、放射、化学。

7）淋巴回流受阻：丝虫病、淋巴切除术后、丹毒、肿瘤侵袭。

8）妊娠：妊娠期高血压疾病。

9）不明原因。

178. 如何鉴别不同类型的水肿？

（1）水肿诊断：根据临床表现和伴随症状、体征，水肿的诊断和病因诊断并不十分困难，关键是要早期发现水肿存在，如当患者主诉（晚上）穿袜子困难时，或患者描述手上的戒指较前戴得更合适时或不明原因的体重增加时要警惕水肿的可能。

分析水肿的病因时，首先要明确是全身性水肿还是局部性水肿。如果是全身性水肿，接下来要明确是否存在低蛋白血症，如果是要考虑：肝硬化、严重营养不良、肾病综合征、蛋白丢失性肠病等诊断；如果没有低蛋白血症，接下来要分析是否有充血性心力衰竭，患者的尿量如何等。

（2）水肿鉴别诊断：

1）肥胖。

2）水中毒：低渗性水过多；伴精神神经系统异常；血稀释现象；血钠降低，尿钠增多；可伴水肿。

179. 鉴别水肿病因常用的检查方法有哪些？

（1）基本检查：水肿患者的急诊基本检查包括血尿常规、血清白蛋白等。当然最主要取决于临床上考虑水肿的病因是什么？然后再行相应的检查。

（2）备选检查：

1）怀疑心脏疾病：B型尿钠肽、胸片、心电图、超声心动图等。

2）怀疑肾脏疾病：肾功能、电解质、尿蛋白、肾脏B超等。

3）怀疑肝脏疾病：肝功能、甲胎蛋白、腹部B超等。

4）下肢深静脉血栓：D-Dimer、血管彩超等。

5）低蛋白血症：血总蛋白/白蛋白，24小时尿蛋白定量等。

6）黏液性水肿：甲状腺功能。

7）浆膜腔积液胞：浆膜腔（腹腔、胸腔）穿刺抽液；生化（糖、蛋白、氯化物、LDH、ADA等），常规；涂片，细菌培养；抗酸染色；找病理细胞。

180. 如何快速识别三类主要的水肿（心、肾、肝）？

（1）心源性水肿：

1）水肿逐渐形成，首先表现为尿量减少，肢体沉重，体重增加，然后逐渐出现下肢及全身水肿。

2）水肿先从身体的下垂部位开始，逐渐发展为全身性水肿。一般首先出现下肢可凹陷性水肿，以踝部最为明显。

3）伴有右心衰竭和静脉压升高的其他症状和体征，如心悸，气喘，颈静脉怒张，肝大，甚至胸腔积液、腹水等。

（2）肾源性水肿：

1）水肿首先发生在组织疏松的部位，如眼睑或颜面部、足踝部，以晨起为明显，严重时可以涉及到下肢及全身。

2）肾性水肿的性质是软而易移动，临床上呈现凹陷性水肿。

（3）肝源性水肿：

1）以腹水为特征的可凹性体液潴留和水肿状态。

2）也可首先出现踝部水肿，逐渐向上蔓延，而头面部、上肢常无水肿。

3）患者常伴有黄疸、肝大、脾大、蜘蛛痣、腹壁静脉曲张等肝功能减退和门脉高压体征。

181. 如何进行水肿的初始急诊处理？

（1）观察和监测生命体征，记录出入量，必要时留置导尿。

（2）完善相关检查包括血尿便常规、肝肾功能、电解质、心肌酶、N7-proBNP、凝血常规等实验室检测；根据病情行心电图、胸片、心脏超声、胸腹部CT等影像学检查。

（3）保持气道通畅和循环稳定：吸氧，必要时气管插管，予以开通静脉通路。

（4）利尿剂：全身水肿明显时可予以利尿剂处理。

（5）分析病情，寻找病因，根据病因情况使用相关药物进行治疗，消除水肿、维持生命体征稳定。

182. 血尿、镜下血尿、肉眼血尿的定义？

（1）血尿是指离心沉淀尿液中每高倍镜视野≥3个红细胞。

（2）镜下血尿是指仅能在显微镜下查看到的红细胞，而肉眼看不到有血的尿液。

（3）肉眼血尿是指肉眼能看到的尿液呈"洗肉水样"或带红色，甚至尿液中有血丝或血凝块的尿液。

 引起血尿的主要病因及疾病分类？

（1）病因主要分成小球性，非小球性，凝集功能相关性，创伤性，伪装性等。

（2）疾病主要有泌尿系感染、结石、结核、肿瘤、损伤等。

184. 分段血尿的意义？

（1）初段血尿：提示位于前尿道病变（如炎症、结石、异物、息肉及尿道损伤）。

（2）终末段血尿：提示后尿道，精囊，膀胱颈或者三角区及前列腺病变，常见的原因是后尿道炎，膀胱颈的肿瘤及息肉，前列腺炎症、息肉、肿瘤等。

（3）全段的血尿：可能来源于膀胱或者膀胱以上的水平，包括膀胱、输尿管或者肾脏。

 尿沉渣及红细胞形态分析的意义？

可以明确血尿的存在，结合有无蛋白尿，还可以帮助判断血尿的来源。如镜下血尿伴尿蛋白＞0.5g/24h或者肉眼血尿伴有尿蛋白＞1g/24h提示肾性血尿。

红细胞异常形态为主的血尿提示肾小球来源，而正常形态为主提示非肾小球性血尿。

186. 如何鉴别头昏、头晕和眩晕？

头昏，指的是头脑昏沉和不清醒感，多由全身性疾病或神经症等（如低血压、贫血、低血糖、颈椎病等）所引起，临床很常见。头晕，指的是头重脚轻和摇晃不稳感，也是一种轻微的运动幻觉，多由前庭系统、视觉或深感觉病变障碍所引起。眩晕是头晕的一种特殊类型。眩晕的判定包括以下几点：对实际上不存在的自身或周围环境旋转的幻觉；常描述为螺旋、旋转、转动、摇摆或倾斜的感觉；常伴有恶心、呕吐、心悸等。多由前庭系统病变，且以前庭系统末梢病变（内耳迷路的半规管和囊斑）所致多见。

187. 常见引起危及生命的头晕和晕眩症状疾病类型及特点？

（1）心源性疾病：患者常有基础性心脏病如心肌梗死、心肌病、各种心律失常等。可出现冷汗、低血压、心动过缓或心动过速、呼吸困难、发绀和晕厥等症状。

（2）脑源性疾病：中枢性眩晕，多伴有其他神经系统损害的症状，体检可见神经系统局灶性损害的体征；大部分中枢性眩晕的病灶位于后颅窝。

（3）血源性疾病：常见有血管源性疾病如小脑或脑干出血、梗死、肿瘤和感染等。

188. 常用的前庭抑制剂有哪些？

（1）抗组胺类药物：该类药物主要通过阻断H受体，抑制前庭神经元及脑干呕吐中枢，具有抗眩晕和止吐疗效，同时可以协同抗胆碱药物中枢效应。副作用主要是镇静，服药期间应避免机械操作。有时也可出现类似抗胆碱药物的口干、视物模糊等副作用。

（2）抗胆碱类药物：该类药物可以通过中枢抗胆碱作用抑制前庭系统活动，减轻眩晕症状。副作用主要是副交感阻滞，出现口干、视物模糊、心悸等。对于老年人，应谨慎应用，防止精神症状以及尿潴留的发生。

（3）吩噻嗪类药物：该类药物最主要效应为止吐。如氯丙嗪等有强效止吐作用，但对眩晕疗效甚微。副作用主要是嗜睡、体位性低血压及锥体外系副作用。

（4）苯二氮䓬类药物：安定类药物如地西泮、罗拉西泮等可缓解患者急性发作期焦虑、恐惧情绪，并有协同的抗眩晕效果。羟嗪作为兼有抗组胺和止吐作用的安定类药物，推荐剂量为25～50mg、tid。

189. 如何鉴别周围性眩晕和中枢性眩晕？

周围性眩晕最常见的疾病是良性阵发性位置性眩晕（BPPV）、迷路炎和梅尼埃病。中枢性眩晕则可能为脑实质损伤、炎症、血管病变等。

190. 良性阵发性位置性眩晕临床特点及治疗？

（1）临床特点：患者常表现的发作为卧床时因头部位置变动而出现的短暂眩晕，典型的为20～60秒的旋转性眩晕。在做Dix-Hallpike动作时会稍延迟出现的衰减眼震。其病因据认为是球囊斑和椭圆囊斑的耳石膜发生的退行性病变，引起耳石脱落入内淋巴，因此后半规管平面的头位变动就会诱发头晕。既往的病毒性迷路炎、梅尼埃病、头部创伤等都可能成为诱因。

（2）治疗：该疾病是一种自限性疾病，具有一定的自愈性。目前最有效的方法是耳石复位，部分患者也可能需药物或手术治疗。为了控制症状也可以使用倍他司汀、地西泮、异丙嗪等抗眩晕药物。使患者确信其预后良好后是很有用的。

191. 什么是晕厥？

晕厥（syncope）是指一过性全脑血液低灌注导致的短暂意识丧失（transient loss of consciousness，TLOC），伴有全身肌肉无力，不能直立，机体对各种反应的机敏程度降低。

192. 晕厥的常见病因有哪些？

（1）反射性晕厥：常见于单纯性晕厥（血管迷走性晕厥、血管减压性晕厥）、颈动脉窦性晕厥、直立性低血压性晕厥（体位性低血压）、排尿性晕厥、吞咽性晕厥、咳嗽性晕厥、仰卧位低血压性晕厥。

（2）心源性晕厥：病情最严重常见于心律失常如阵发性心动过速、心动过缓－过速综合征；病态窦房结合征及传导阻滞；心源性脑缺血综合征；先天性心脏病如法洛四联症、肺动脉高压、动脉导管未闭等；急性肺栓塞；左心房黏液瘤及左心房血栓形成等。

（3）脑源性晕厥：常见于脑外伤、癫痫、一过性脑缺血发作、蛛网膜下腔出血，还有其他脑血管疾病、高血压病等引起的脑局部供血不足；神经组织本身病变，颅内损伤、中毒等。

（4）其他原因：如过度换气综合征，低血糖，严重贫血、哭泣性晕厥等。

 意识障碍的程度分级及表现特点？

见表2-8。

表2-8　不同程度意识障碍及其表现

分类	表现特征
Ⅰ 嗜睡	患者持续处于睡眠状态，对刺激有反应，尚能唤醒，并能用言语或运动做出反应
Ⅱ 昏睡	较强刺激能唤醒，言语、运动、反应较少，刺激停止马上又进入睡眠状态
Ⅲ 浅昏迷	对声、光等刺激无反应，对疼痛等强烈刺激有运动反应，生命体征平稳，角膜反射、光反射等均存在
Ⅳ 深昏迷	对外界刺激均无反应，原始的伤害性刺激的躲避反射也消失，各种生理反射消失，病理反射出现，生命体征常有改变

194. 如何对危及生命的意识障碍患者进行初始评估和处理？

快速评价与稳定：对于急危重患者，急诊医学要求诊断的同时开始必要的治疗，不能等待明确诊断后再开始处理。

1）面对昏迷患者应大声呼叫或给予疼痛刺激（如压眶）观察其反应，以确定其意识水平，并除外睡眠状态、单纯性晕厥或假性昏迷状态（一种因精神因素所致的功能性不反应状态，常见于癔症）。常用Glasgow昏迷评分（GCS）来评价意识状态。

2）昏迷患者气道阻塞的风险很大，应首先评估气道，清除口腔内痰液及异物；若呼吸缓慢或呼吸道分泌物多、舌根后坠，不能维持有效的气体交换者，除及时吸氧外，应考虑保护性建立人工气道，酌情气管插管或气管切开，给予气道保护和辅助呼吸。

3）大动脉搏动消失者应立即胸外心脏按压。

4）昏迷患者宜置平卧头略高位，头偏向一侧，以利于痰液引流；松解衣领、卸除义齿；呛咳反射不明显的患者潜在痰堵的风险大，也可考虑建立保护性人工气道。

5）有窒息、出血、休克或脑疝形成和高位颈椎骨折者不要轻易搬动患者，以免造成心跳和/或呼吸骤停。未确定颈椎安全之前，应给患者戴颈托，在搬动患者及作检查过程中，都应注意保护颈椎。

6）观察瞳孔大小及对光反射，测定血压、脉搏、呼吸的节律和体温，予以心电、血压、血氧监测。

7）建立静脉通道，有严重心律失常、心力衰竭和血容量不足或休克者，应及时纠正，并行心电监护。有颅内高压征象者，应及时给予脱水剂降低颅内压。

8）低血糖很常见，若贻误时间过长，可能致大脑不可逆损伤，在建立静脉通路、采血的同时即予静注50%葡萄糖40ml进行试验性治疗，有效者神志可在数分钟内恢复。

9）若体温过高（41℃以上）或过低（低于32℃），均会导致脑损伤，应及时处理。前者除药物降温外，可用冷水或酒精擦浴、冰毯、冰帽、冷盐水输注等物理降温。有体温过低者，给予保暖和逐渐升高体温的措施。

10）应从患者的家属、朋友或护送者那里获得有关昏迷的发生情况和以往患病情况，特别是糖尿病、高血压、药物滥用或毒物暴露和持续性头痛等。

11）检查呕吐物或大小便的性状，外伤情况和出血征象等。注意有无心肺疾病、脑膜炎或脑疝等严重病征的证据。

12）立即查血糖、血常规、肝肾功能、电解质及血气分析。

195. 如何对以意识障碍症状起病患者初始急诊处理？

（1）监测生命体征、记录24小时出入量。

（2）检查口腔、喉部和气管有无梗阻，清除口腔分泌物，用鼻管或面罩吸氧。必要时气管插管。

（3）开通静脉输液通道，如血压下降，要及时给多巴胺和去甲肾上腺素等升压药物维持平均动脉压。

（4）根据病史及病情需要等完善血、尿、便常规、肝肾功、心肌酶、凝血、血气分析等项目送检，完善心电图、CT等检查项目。

（5）根据检测结果对电解质、酸碱和渗透压平衡紊乱等予以积极纠正。

（6）伴有脑水肿者予以脱水，常用如20%甘露醇脱水；心功能不全的患者可用速尿。

（7）控制抽搐：有抽搐者需要静脉用药予以控制，常用苯二氮䓬类。

（8）预防感染：预防吸入性肺炎、压疮、泌尿系感染等。

（9）治疗感染和控制高热：留取病原学如呼吸道、泌尿道、伤口及分泌物培养等，根据病原学选取广谱抗菌药物，物理降温如冰帽、人工冬眠。

196. 如何对昏迷患者进行鉴别诊断？

昏迷的鉴别诊断涉及范围很广，包括的疾病类别详见表2-9。尽管昏迷的鉴别诊断需要考虑的事情很多，但优先要考虑的是那些对生命威胁最大的病因，参见图2-1。

表2-9　昏迷的病因

	由于氧、糖及代谢辅助因素缺乏所致的神经损害	脑血流供应正常状态下的氧供下降（如严重的肺疾病、贫血）
		脑血流下降（如心搏骤停、各型休克）
		细胞毒素：一氧化碳、氰化物、硫化氢
		低血糖
		硫胺素（维生素B_1）缺乏（wernicke-korsakoff综合征）
弥漫性脑功能障碍	代谢性因素 内源性中枢神经系统毒素	高血氨（肝性脑病、输尿管乙状结肠造口术后、梨状腹综合征）
		尿毒症
		二氧化碳麻醉
		高血糖
	离子环境异常	高钠血症、低钠血症、低钙血症、高钙血症、低镁血症、高镁血症、低磷血症、酸中毒、碱中毒
	外源性中枢神经系统毒素	醇类：乙醇、异丙基醇
		酸性物（甲醇、乙烯乙二醇、水杨酸盐）
		镇静药和麻醉药
		抗惊厥药
		精神类药物
		异烟肼
		重金属
	内分泌失调	黏液水肿性昏迷、甲状腺毒症、Addison病、Cushing病、嗜铬细胞瘤
	环境异常或体温调节障碍	低温、热休克、精神抑制性恶性综合征、恶性高温、低体温
	中枢神经系统炎症或浸润	脑膜炎
		脑炎
		脑病
		脑血管炎
		蛛网膜下腔出血
		癌性脑膜炎、副肿瘤综合征
		创伤性轴索损伤
	颅内高压	高血压性脑病、大脑假瘤
	抽搐及后遗状态	
	原发性神经元或胶质疾病	Creutzfeldt-Jakob病
		Marchiafava-Bignami病
		肾上腺脑白质营养不良
		脑神经胶质瘤病
		进行性多灶性脑白质病

续 表

中枢神经系统的局灶性损害	幕上性损害	出血（创伤性或非创伤性）	颅内
			硬膜外
			硬膜下
			垂体卒中
		梗死	动脉血栓性闭塞
			动脉栓塞性闭塞
			静脉闭塞
		肿瘤	
		脓肿	
	幕下性损害	压迫性	小脑出血
			后颅凹硬膜下或硬膜外出血
			小脑梗死
			小脑肿瘤
			小脑脓肿
			基底动脉瘤
		破坏性	脑桥出血
			脑干梗死
			基底性偏头痛
			脑干脱髓鞘

中枢神经系统的局灶性损害（脑血管病、创伤、肿瘤等）可通过神经科查体和头CT发现线索。昏迷患者虽然不能配合查体，但疼痛刺激时的肢体反应、两侧肌张力对比、病理征等明显体征即可提供很重要的信息。

弥漫性脑功能障碍的病因中以代谢性因素所引起的脑病最常见，血钠、钙、CO_2等异常造成脑组织内环境变化进而导致脑功能紊乱，其表现有一定的共通性，一般为波动性、逐渐加重的过程，以淡漠嗜睡或谵妄躁动常见，只在终末期才出现昏迷。

在初步的病史、查体和辅助检查后，仍不能明确昏迷病因的，有必要做毒物筛查。

（1）对昏迷患者，应注意与下列貌似意识丧失而实质上并非昏迷的状态相鉴别：

1）精神抑制状态：常见于癔症或强烈心因性反应后，患者卧床、对刺激无反应，翻开眼睑可见眼球回避现象，生命体征平稳，暗示疗法有效。

2）紧张性木僵：常见于精神分裂症，患者不吃、不动、不语、不排尿便，对强烈刺激也无反应，但实质上无意识障碍。

3）闭锁综合征：患者面、舌、咽、喉、四肢均不能活动，但意识清晰，能睁、闭眼活动示意，感觉和认知完全正常。多半因脑桥或中脑的皮质脑干束和皮质脊髓束双侧受损

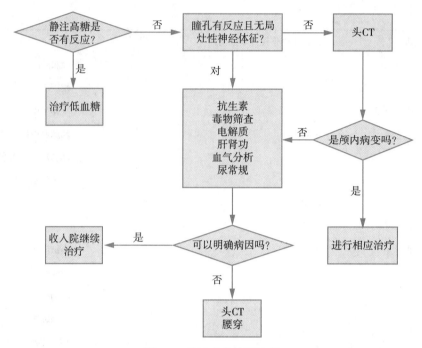

图2-1　昏迷患者诊断流程

所致。

（2）此外昏迷还需与以下两种特殊情况相鉴别：

1）脑死亡：指全部脑功能不可逆的丧失，包括脑干功能在内均消失。临床上患者无自主呼吸，需人工呼吸器维持通气，一切脑干反射均消失。其病理基础为全部脑的重要结构和功能受损，且不可逆。

2）植物状态：临床上最容易与昏迷相混淆。处于植物状态的患者虽然意识丧失，无任何认知功能和运动行为，但患者能自发睁眼或在刺激下睁眼，可有无目的性的眼球跟踪运动，有睡眠-觉醒周期，下丘脑和脑干功能基本完整。病理生理基础为双侧皮层严重受损，但脑干基本完整。

 197. **意识障碍的常用辅助检查有哪些？**

（1）基本检查：

1）血糖：所有的昏迷患者都应检查其血糖水平，尤其对于糖尿病和酒精中毒患者（长期酗酒可因耗竭糖原储备而致昏迷）。

2）电解质、肝肾功：低/高钠血症、尿毒症脑病、肝性脑病等是引起昏迷的常见的代谢性原因。另外，肝肾功异常的患者因其胰岛素代谢异常，有时会出现反复的低血糖而致昏迷。

3）血气分析\指氧：可识别严重的低氧、酸碱失衡、CO_2潴留所致的昏迷，而且，血气分析仪可以定量测得COHb（碳氧血红蛋白）、MetHb（高铁血红蛋白），对于一氧化碳、亚硝酸盐中毒的确诊很有帮助。指氧仪可以快速测定患者的血氧饱和度，且重复性好，很适合急诊，但要注意末梢循环不好的患者的指氧常不准。

4）尿常规：尿比重、尿糖、尿酮体对诊断糖尿病酮症酸中毒/高渗性昏迷有提示意义。

5）心电图：心律失常、ST-T改变可能提示心源性问题导致的昏迷。

6）血常规：虽很少有直接提示意义，但却是了解昏迷患者的基础状态所必须参考的。

（2）备选检查：头CT的意义主要是除外头疗的局灶性因素所致昏迷：外伤、脑出血、脑肿瘤等。头CT因其快捷方便，对急诊的意义要比MRI大。有条件时，MRI可以为诊断提供更多的信息；不过，需要提醒的是，行MRI检查耗时较长，不能带入仪器，舱内空间狭小，难以有效观察患者变化，病情不稳定的患者（如潜在的气道梗阻）不宜做。

1）脑脊液检查：在怀疑可能存在颅内浸润性炎症时，脑脊液检查是很必要的，蛛网膜下腔出血在CT不能明确时，也可以通过脑脊液检查来证实。但须注意，怀疑有颅压升高者应先行甘露醇脱水降颅压后再穿刺，以免导致脑疝形成。腰穿前一般应先行CT检查，如有后颅凹的局灶性病变时应禁忌腰穿。

2）血、尿毒物筛查：病因不明的昏迷患者是很有必要鉴别中毒的，而中毒迹象较明显的患者，为了明确其中毒的确切来源及中毒水平也会选做毒物筛查。

198. 常见不同病因引起的意识障碍紧急处理要点有哪些？

所有意识障碍患者，维持气道通畅都是第一位的，避免呕吐误吸、痰液窒息；心电监护，开通静脉通路，维持ABC稳定。

（1）颅内出血：

1）保证气道通畅，必要时建立人工气道。

2）有脑疝迹象时要迅速降低颅内压、控制脑水肿，防止形成脑疝。

3）血压不可太低以免影响脑灌注，普通的血压升高一般不使用降压药物，降压目标存在较大争议，若收缩压达200mmHg以上普遍认为应予以降压治疗，也有强化降压方案认为应降至140mmHg。

4）对于合并消化道出血的病例可应用抑酸止血药物。有出凝血功能异常的尽快纠正。

5）蛛网膜下腔出血患者除上述治疗外，应加用尼莫地平防止脑血管痉挛以及排除脑动脉瘤导致的再发出血等，血压要求控制到基础血压往上20%左右，不超过160mmHg。

6）外科手术干预治疗。

（2）脑梗死：

1）减轻脑水肿，必要时脱水治疗。

2）符合条件的进行溶栓治疗，抗凝、抗血小板药物治疗。

3）控制血压，最佳血压控制目标仍不清楚，SBP＞220mmHg普遍认为应积极控制，准备溶栓的患者应控制到180/110mmHg以下。

4）严重脑水肿伴有颅内高压明显者，内科干预困难可外科行去骨片减压术防止脑疝形成，挽救生命。

（3）低血糖昏迷：

1）静脉注射葡萄糖：50%葡萄糖40～60ml，如仍为低血糖，可反复注射，后可以10%葡萄糖静脉滴注维持。

2）如出现顽固的低血糖急症，应在静脉应用葡萄糖同时辅以糖皮质激素如地塞米松等，以及皮下或肌注肾上腺素、胰高血糖素。

（4）糖尿病高渗状态：

1）老年患者意识不清时切忌盲目给予葡萄糖或者糖盐水。

2）补液，降糖，纠正电解质酸碱平衡紊乱等。

3）并发症的处理：如合并感染、休克、癫痫发作、脑水肿、心、肾功能障碍的处理。

（5）糖尿病酮症酸中毒：

1）补液。

2）胰岛素降糖。

3）纠正电解质酸碱平衡紊乱等。

4）诱发因素和并发症的处理：如合并低血压休克、严重感染、急性心肌梗死、急性重症胰腺炎、脑水肿、肾上腺皮质功能衰竭、肾功能衰竭等的处理。

（6）急性中毒（包括药物、气体等）：

1）迅速脱离中毒环境，清除毒物。

2）清除毒物：催吐、洗胃、导泻、补液以及利尿，必要时血液净化处理。

3）有特效解毒剂的中毒应尽快使用特效解毒剂。

4）对症支持：高压氧、激素以及其他对症支持等。①有机磷中毒：清除毒物、解磷定、阿托品以及长托宁类药物、血液净化疗法、其他对症支持治疗等；②百草枯中毒：无特效解毒剂，早期应用血液净化包括透析，灌流及血浆置换等，防治肺损害；③CO中毒：脱离环境、高压氧、防治迟发型脑病。

（7）全身代谢性疾病：

1）肝性脑病：去除病因；减少氨的产生和吸收；血液净化；谷氨酸和精氨酸的治疗等。

2）肺性脑病：合理氧疗，谨慎使用呼吸兴奋剂，必要时气管插管，机械通气，控制感染，脑水肿的处理等。

199. 急诊常见阴道出血的原因？

功能性子宫出血、异位妊娠、自发性流产、胎盘早剥、前置胎盘、凝血功能异常导致的阴道出血，妇科肿瘤。

200. 如何评估阴道出血的严重程度？

（1）轻度：失血量少于15%或800ml；患者通常无症状。

（2）中度：失血15%～30%，大约800～1600ml；可出现的症状和体征包括气短、头晕、直立位血压改变、毛细血管充盈延迟、心动过速和呼吸急促等。

（3）重度：出现低血压，失血30%～40%，或1600～2000ml；此时患者可出现心动过速、呼吸急促以及外周血管收缩所致的皮肤湿冷等。

（4）危重：出血超过40%或2000ml以上；出现低血容量休克伴有低血压，外周脉搏消失，尿少。如不即时处理，可出现器官衰竭、心搏骤停甚至死亡。

201. 白细胞减少和粒细胞缺乏的诊断标准及常见病因有哪些？

外周血白细胞总数持续低于$4×10^9$/L，称为白细胞减少症，白细胞减少症最常见是由中性粒细胞计数减少所致，当中性粒细胞绝对值低于$0.5×10^9$/L时，称粒细胞缺乏症，常伴有严重且难以控制的感染。白细胞减少和粒细胞缺乏原因有原发性和继发性，以继发性多见。根据发病机制，大致分为三类：①中性粒细胞生成减少：细胞毒药物、化学药物和电离辐射、造血原料缺乏或骨髓无效造血、感染、骨髓浸润；②破坏过多：免疫性因素、非免疫性因素；③分布异常：粒细胞总数不减少，但中性粒细胞由循环池转换至边缘池导致循环池粒细胞相对减少，见于严重的细菌感染、恶性营养不良病等。

202. 白细胞减少和粒细胞缺乏的常见并发症有哪些？

粒细胞减少和粒细胞缺乏患者，最常见并发症为感染。预后与其病因及程度、持续时间、进展情况、能否及时去除以及控制感染，恢复中性粒细胞数量的治疗措施有关。轻、中度者，若不进展，则预后较好。粒细胞缺乏症者病死率较高，最常见于感染难以控制致死。

203. 急性贫血的治疗原则是什么？

治疗急性贫血首要原则是采取适当措施去除诱因。因为大多数情况下，原发病比贫血本身的危害更大。由于各种贫血病因和发病机制不同，因此目前没有对各种贫血均有效的抗贫血药物，补充造血原料仅适合缺铁性贫血、巨幼细胞性贫血等。刺激骨髓造血仅适合再生障碍性贫血。糖皮质激素主要用于治疗自身免疫性溶血性贫血。

第三篇

急病篇

第一节 呼吸系统急病

204. 如何鉴别哮喘急性发作和慢性阻塞性肺疾病急性加重？

支气管哮喘和慢性阻塞性肺疾病，这两种慢性气道疾病有很多相似的地方，比如均表现为咳嗽、气喘、呼吸困难等，但是支气管哮喘是过敏性疾病，一般青少年容易发病，而慢阻肺与吸烟、感染以及有害的气体、颗粒吸入有密切关系，往往都是中老年人发病，尽管中老年人也有哮喘。哮喘和慢性阻塞性肺疾病都是慢性炎症性疾病，但是两者炎症细胞的浸润和致炎物质存在很大差异。与之相关的气道结构的改变也不一样。哮喘表现为大气道的平滑肌增生和肥厚，而慢性阻塞性肺疾病则表现为肺气肿、气道壁增厚及黏液过度分泌等。治疗方面，哮喘强调环境因素和变应原的问题，而慢阻肺强调戒烟，避免有害气体的吸入，但是两者都需要长期规范治疗。治疗药物也不尽相同，比如哮喘主张长期吸入激素治疗为主，而慢阻肺主张应用长效支气管舒张剂。吸入支气管扩张药物后哮喘FEV_1较前增加，慢阻肺患者$FEV_1/FVC < 70\%$。

205. 支气管哮喘急性发作时是否需要使用抗感染药物？

支气管哮喘急性发作的病因较多，绝大多数患者因接触变应原急性起病，对于该类患者不需要抗感染治疗，对于因细菌、病毒感染诱发的哮喘，则需要根据血常规、降钙素原、CRP等结果指导抗感染药物的使用。

206. 慢性阻塞性肺病加重时无创通气的使用适应证及相对禁忌证？

（1）适应证：

1）呼吸性酸中毒：血气分析PH < 7.35或者$PCO_2 > 45mmHg$。

2）严重呼吸困难合并临床症状，提示呼吸肌疲劳，呼吸功增加，如应用辅助呼吸肌呼吸，出现胸腹矛盾运动，或者肋间隙肌群收缩。

3）虽然持续氧疗，但仍然存在低氧血症。

（2）相对禁忌证：

1）呼吸停止或者呼吸抑制明显。

2）心血管系统不稳定（如低血压、严重心律失常、急性心肌梗死）。

3）精神状态改变，不能合作。

4）易误吸者。

5）分泌物黏稠或量大。

6）近期面部或者胃食管手术。

7）颅面部外伤。

8）烧伤。

 207. **慢性阻塞性肺病致有创通气的使用指征及参数设置？**

（1）指征：

1）不能耐受无创通气或者无创通气失败者。

2）严重意识障碍或呼吸心搏骤停。

3）严重的精神障碍需要较大量镇静剂控制。

4）存在气道梗阻或者气道自我保护能力差。

5）不能排出呼吸道的分泌物。

6）严重的血流动力学不稳定。

7）严重的心律失常。

8）威胁生命的低氧血症。

（2）有创通气方式及参数设置：

1）通气方式：辅助控制通气（A/C）；同步间歇指令通气（SIMV）；压力支持通气（PSV）。

2）呼吸参数：潮气量（VT）6～8ml/kg，通气频率（RR）10～15次/分，吸呼比（I∶E）1∶2/1∶3，吸气流速（＞60L/min），吸氧浓度（FiO_2）能使SaO_2＞90%。初始设定后15～30分钟根据血气分析结果进行呼吸机参数调整。

208. **慢性阻塞性肺病并发症如何处理？**

（1）心力衰竭和心律失常：慢性阻塞性肺病急性加重期（acute exacerbation of chronic obstructive palmonary disease，AECOPD）并发右心衰竭时，有效地控制呼吸道感染，应用支气管扩张剂，改善缺氧和高碳酸血症，再配合适当应用利尿剂，即可控制右心衰竭，通常无须使用强心剂。但对某些慢性阻塞性肺病急性加重患者，在呼吸道感染基本控制后，单用利尿剂不能满意地控制心力衰竭时或患者合并左心室功能不全时，可考虑应用强心剂治疗。

1）利尿剂的应用：适于顽固性右心衰竭、明显水肿及合并急性左心衰的慢性阻塞性肺病急性加重患者。在应用利尿剂时，不应过快及过猛，以避免血液浓缩，痰黏稠而不易咳出。长期应用利尿剂还可产生低钾血症，代谢性碱中毒。

2）强心剂的应用：慢性阻塞性肺病急性加重并发右心衰竭并不是应用强心剂的指征，因为强心剂对这些患者缺乏疗效，原因有：①肺血管收缩导致肺血管阻力增加；②右心室前负荷降低，导致心输出量下降；③应用强心剂还会增加心律失常的危险；④应用强心剂不能提高右心室射血分数和改善运动耐量。因此对慢性阻塞性肺病急性加重并发右心衰竭的患者不主张常规应用强心剂。慢性阻塞性肺病急性加重患者并发左心室功能障碍时可适当应用，但需十分小心。这是因为慢阻肺患者长期处于缺氧状态，对洋地黄的耐受性低，治疗量与中毒量相当接近，容易发生毒性反应，引起心律失常。

3）心律失常的治疗：慢性阻塞性肺病急性加重患者发生急性呼吸衰竭时常出现心律不齐，心律不齐即可由疾病本身及其引起的代谢异常，如感染、缺氧、高碳酸血症、电解质紊乱所引起，也可为医源性，如洋地黄过量、拟交感神经药和茶碱的使用、右心导管术等。与原发性心脏病不同，AECOPD患者的心律不齐如果不对生命构成立即威胁，那么主要治疗方法是识别和治疗引起心律不齐的代谢原因，如低氧血症、低钾血症、低镁血症、呼吸性酸中毒或碱中毒，以及治疗原发病。只要纠正上述诱因，心律失常即可消失。当诱因不能去除或在纠正上述诱因之后仍有心律失常时，可考虑应用抗心律失常药物。一般避免使用非选择性β受体阻断剂，可应用心脏选择性$β_1$受体阻断剂治疗，如美托洛尔（metoprolol）或比索洛尔（bisoprolol）。

（2）肺栓塞：慢阻肺是肺栓塞的一项重要危险因素，在住院治疗的慢性阻塞性肺病急性加重的患者中尤为突出。AECOPD患者并发肺栓塞的发病率高达24.7%。未经治疗的肺栓塞，病死率几乎为30%。其诊断往往被延误，而且并发存在的肺栓塞常为致死性。

1）AECOPD并发肺栓塞的原因：①低氧血症导致继发性红细胞增多使血液黏稠度增加、血小板功能异常；②患者并发肺心病时常伴有右室壁栓子形成；③患者的心肺储备功能差，体力活动受限，长期卧床，深静脉血栓发病率增加。AECOPD患者并发肺栓塞时诊断困难，低血压或高流量吸氧后PaO_2不能升至60mmHg以上常提示肺栓塞可能。

2）AECOPD并发肺栓塞的诊断：①螺旋CT和肺血管造影是目前诊断慢阻肺并发肺栓塞的主要手段；②血浆D-二聚体阴性有助于排除低危患者的急性肺动脉栓塞，故D-二聚体不升高，是除外肺栓塞的有用指标之一；③核素通气-血流灌注扫描对AECOPD并发肺栓塞的诊断价值有限；④如果发现深静脉血栓形成，则无须再行肺血管造影，因为深静脉血栓形成是抗凝治疗的指征。

3）AECOPD并发肺栓塞的预防：对卧床、红细胞增多症或脱水的AECOPD患者，无论是否有血栓栓塞性疾病史，均需考虑使用肝素或低分子肝素抗凝治疗。

（3）肺动脉高压和右心功能不全：AECOPD患者临床上很难识别其合并肺动脉高压的症状和体征。另外患者的外周水肿可能并不是右心衰竭的体征，低氧血症和高碳酸血症对肾素-血管紧张素-醛固酮系统的作用也可能导致外周水肿。此外，常与AECOPD并发的左心疾病也能升高肺动脉压。超声心动图是评估肺动脉高压的筛查方法，但在慢阻肺的晚期阶段，其诊断价值要低于特发性肺动脉高压。只有少数AECOPD患者能应用超声心动图可靠地评估肺动脉收缩压，而对肺动脉收缩压的估计大多数不太准确，诊断肺动脉高压的价值有限。

　　既往认为AECOPD合并肺动脉高压和右心功能不全时可以应用血管扩张剂。其目的主要是针对右心功能不全时的后负荷增加，即通过降低肺血管阻力以减轻右室后负荷，增加肺血流量，从而改善右心功能。因此，理论上应用血管扩张剂治疗后，肺血管阻力和肺动脉压力的降低就可以减轻右室后负荷，增加肺血流量，改善右心功能。

209. 慢性阻塞性肺病抗菌药物如何使用？

　　（1）抗菌药物的应用指征：AECOPD的感染病原体可能是病毒或细菌，现在推荐AECOPD患者接受抗菌药物治疗的指征：①在AECOPD时，同时出现以下三种症状：呼吸困难加重，痰量增加和痰液变脓性；②患者仅出现以上三种症状中的两种但包括痰液变脓这一症状；③严重的急性加重，需要有创或无创机械通气。住院的AECOPD患者的病原学检查时，痰培养或气管吸取物（机械通气患者）可很好地替代支气管镜用于评价细菌负荷和潜在的致病微生物。

　　（2）抗菌药物的类型：临床上应用抗菌药物的类型应根据当地细菌耐药情况选择。对于反复发生急性加重的患者、严重气流受限和/或需要机械通气的患者，应该做痰液培养，因为此时可能存在革兰阴性杆菌（如铜绿假单胞菌属或其他耐药菌株）感染，并出现抗菌药物耐药。

　　（3）抗菌药物的应用途径和时间：药物治疗的途径（口服或静脉给药），取决于患者的进食能力和抗菌药物的药代动力学，最好予以口服治疗。呼吸困难改善和脓痰减少提示治疗有效。抗菌药物的推荐治疗疗程为5～7天，特殊情况可以适当延长抗菌药物的应用时间。

　　（4）初始抗菌治疗的建议：选择主要依据急性加重的严重程度，当地耐药状况，费用和潜在的依从性。推荐使用阿莫西林/克拉维酸，也可选用左氧氟沙星或莫西沙星。对于有铜绿假单胞菌危险因素的患者，如能口服，则可选用环丙沙星或左旋氧氟沙星。需要静脉用药时，可选择环丙沙星或/和抗铜绿假单胞菌的β-内酰胺类，同时可加用氨基糖苷类抗菌药物。应根据患者病情严重程度和临床状况是否稳定选择使用口服或静脉用药。住院3天以上，如病情稳定可更改用药途径（静脉改为口服）。

　　（5）初始抗菌治疗的疗效：抗菌治疗既要关注患者的短期疗效，如迅速改善患者症状，改善肺功能，缩短康复时间；又要尽量减少慢阻肺患者未来急性加重的风险，减少AECOPD的频度，延长两次发作的间期，将细菌负荷降低到最低水平。长期应用广谱抗菌药物和糖皮质激素易继发深部真菌感染，应密切观察真菌感染的临床征象并采用防治真菌感染措施。

210. 支气管哮喘的发病机制？

（1）气道免疫-炎症机制：

1）气道炎症形成机制：气道慢性炎症反应是由多种炎症细胞、炎症介质和细胞因子共同参与、相互作用的结果。

当外源性变应原通过吸入、食入或接触等途径进入机体后被抗原递呈细胞内吞并激活T细胞。一方面，活化的辅助性Th2细胞产生白介素（IL）如IL-4、IL-5和L-13等激活B淋巴细胞，使之合成特异性IgE。另一方面，活化的辅助性Th2细胞分泌的等细胞因子可直接激活肥大细胞、嗜酸粒细胞及肺泡巨噬细胞等，并使之聚集在气道。这些细胞进一步分泌多种炎症介质和细胞因子，如组胺、白三烯、前列腺素、活性神经肽、血小板活化因子、嗜酸粒细胞趋化因子、转化生长因子（TGF）等，构成了一个与炎症细胞相互作用的复杂网络，导致气道慢性炎症。

根据变应原吸入后哮喘发生的时间，可分为早发型哮喘反应、迟发型哮喘反应和双相型哮喘反应。早发哮喘反应几乎在吸入变应原的同时立即发生，15～30分钟达高峰，2小时后逐渐恢复正常。迟发哮喘反应约6小时左右发生，持续时间长，可达数天。约半数以上患者出现迟发哮喘反应。

2）气道高反应性（airway hyperresponsiveness，AHR）：是指气道对各种刺激因子如变应原理化因素、运动、药物等呈现的高度敏感状态，表现为患者接触这些刺激因子时气道出现过强或过早的收缩反应。AHR是哮喘的基本特征，可通过支气管激发试验来量化和评估，有症状的哮喘患者几乎都存在AHR。然而，出现AHR者并非都是哮喘，如长期吸烟、接触臭氧、病毒性上呼吸道感染、慢性阻塞性肺疾病等也可出现AHR，但程度相对较轻。

（2）神经调节机制：神经因素是哮喘发病的重要环节之一。支气管受复杂的自主神经支配，除肾上腺素能神经、胆碱能神经外，还有非肾上腺素能非胆碱能（NANC）神经系统。哮喘患者β肾上腺素受体功能低下，而患者对吸入组胺和乙酰甲胆碱反应性显著增高，提示存在胆碱能神经张力的增加。NANC能释放舒张支气管平滑肌的神经介质（如血管活性肠肽、一氧化氮）及收缩支气管平滑肌的介质（如P物质、神经激肽），两者平衡失调，则可引起支气管平滑肌收缩。此外，从感觉神经末梢释放的P物质、降钙素基因相关肽、神经激肽A等导致血管扩张、血管通透性增加和炎症渗出，此即为神经源性炎症。神经源性炎症能通过局部轴突反射释放感觉神经肽而引起哮喘发作。

211. 支气管哮喘急性发作的紧急处理流程？

见图3-1。

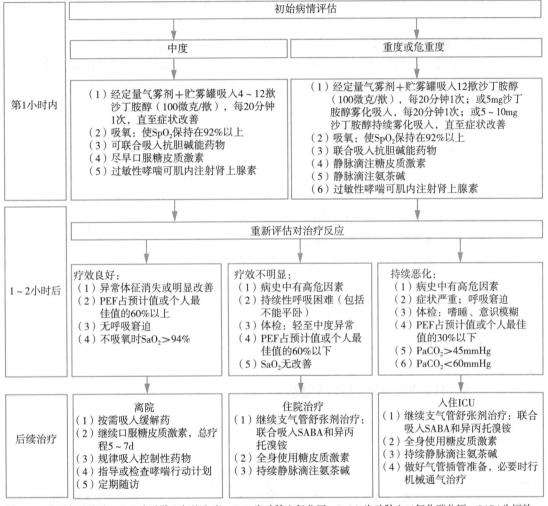

注：PEF为呼气峰流速；SaO₂为动脉血氧饱和度；PaO₂为动脉血氧分压；PaCO₂为动脉血二氧化碳分压；SABA为短效β₂受体激动剂；1mmHg＝0.133kPa。

图3-1 支气管哮喘急性发作的处理流程

212. 右心功能不全的常见病因和临床表现？

（1）常见病因：肺动脉高压，心包疾病，心肌炎，心肌病，右室缺血或梗死；肺栓塞，瓣膜性心脏病、先天性心脏病。

（2）临床表现：肺动脉血流减少和体循环淤血表现，如口唇发绀，颈静脉怒张，下肢水肿，多浆膜腔积液，腹胀，食欲变差。

213. 肺心病和肺动脉高压的异同？

（1）肺动脉高压一般指的是原发性肺动脉高压，是不能解释或者未知原因造成的；肺动脉高压的诊断金标准是右心漂浮导管检查；肺心病病因明确，是指由支气管-肺组织、胸廓或肺血管病变所致肺血管阻力增加，产生肺动脉高压，继而右心室结构和功能改变的疾病。肺心病除了明确存在肺动脉高压外，还需要呼吸系统的症状和体征支持。

（2）两类疾病后期均能造成右心功能不全甚至衰竭，出现肺动脉血流减少，体循环淤血，治疗上利尿剂、强心药、血管扩张剂均对两种疾病有效，但肺心病同时还需要针对病因感染等因素进行治疗。

214. 肺栓塞的临床表现有哪些？

（1）呼吸困难和气促：肺栓塞最常见的症状。

（2）胸痛：胸膜炎样胸痛，深呼吸或咳嗽时疼痛加重。

（3）咯血：多为少量，提示肺梗死。

（4）晕厥：肺血管阻塞，心排血量减少，脑供血不足。

（5）烦躁不安、恐惧甚至濒死感。

（6）咳嗽：干咳或伴少量白痰。

（7）低血压、休克、猝死。

其中，呼吸困难、胸痛和咯血称为"肺栓塞三联征"。

215. 如何进行肺栓塞的高低危分级？

见表3-1。

表3-1　肺栓塞的分级

危险分层	休克或低血压（a）	右心室功能不全（b）	cTNI、cTNT、BNP或NT-proBNP升高
高危	+	+/-	+/-
中高危	-	+	+
中低危	-	+/-	-/+
低危	-	-	-

注：a.休克或低血压：体循环动脉收缩压＜90mmHg或较基础值下降幅度≥40mmHg，持续15分钟以上；排除新发生的心律失常、低血容量或感染所致。

b.右心功能不全：临床存在右心功能不全的表现，或超声心动图提示右心室功能障碍。

216. 肺栓塞的溶栓指征?

（1）急性高危肺栓塞：如无溶栓禁忌证，推荐溶栓治疗。

（2）急性中高危肺栓塞：先予抗凝治疗，并密切监测病情变化，如有病情恶化且无溶栓禁忌，可予溶栓治疗。

217. 肺栓塞如何进行溶栓及注意事项?

（1）链激酶：负荷量250000单位，静脉注射30分钟，继以100000U/h持续静脉滴注12～24小时；快速给药：1500000U持续静脉滴注2小时。

（2）尿激酶：负荷量4400U/kg，静脉注射10分钟，继以2200U/（kg·h）持续静脉滴注12小时；快速给药：20000U/kg持续静脉滴注2小时。

（3）rt-PA：50mg持续静脉滴注2小时是目前推荐的主流静脉溶栓方案。

注意事项：溶栓期间一般停止抗凝治疗，溶栓结束后应每2～4小时监测一次PT和APTT，当其水平降至正常值的2倍时，应开始肝素抗凝治疗。

218. 支气管扩张症的病因有哪些?

（1）先天性：先天性因素指的是一出生就有的，可能是遗传导致的因素，但不一定一出生就发病。主要有以下几个原因：①支气管软骨发育不全：患者存在先天性支气管发育不良，表现为有家族倾向的弥漫性支气管扩张；②先天性巨大气管-支气管症：是一种常染色体隐性遗传病，其特征是先天性结缔组织异常、管壁薄弱、气管和主支气管显著扩张；③马方综合征：为常染色体显性遗传，表现为结缔组织变性，可出现支气管扩张，常有眼部症状、蜘蛛指/趾和心脏瓣膜病变。

（2）后天性：后天性因素主要指在生长发育过程中甚至是成人以后，由于外界其他原因所导致的，支气管扩张症的后天性原因主要是由于支气管感染和支气管阻塞所造成的。此外，免疫系统缺陷和支气管纤毛黏液清除系统异常也会引起支气管扩张。

219. 支气管扩张的影像学特点?

（1）支扩的胸部HRCT主要表现直接征象包括：

1）支气管内径/伴行肺动脉直径＞1。

2）从中心到外周，支气管未逐渐变细。

3）距外周胸膜1cm或接近纵隔胸膜范围内可见支气管影。

（2）间接征象包括：

1）支气管壁增厚。

2）黏液嵌塞。

3）呼气相CT发现"马赛克"征或"气体陷闭"。

此外还可见到支气管呈柱状或囊状改变、气管壁增厚（支气管内径＜80%外径）、黏液嵌塞、树芽征等。当CT扫描层面与支气管平行时，扩张的支气管呈"双轨征"或"串珠"状改变；当CT扫描层面与支气管垂直时，扩张的支气管呈环形或厚壁环形透亮影，与伴行动脉形成"印戒征"；当多个囊状扩张的支气管彼此相邻时，则表现为"蜂窝"或"卷发"状改变。

220. 支气管扩张患者的咯血处理方法？

对于少量咯血的患者，推荐适当止血及抗菌药物治疗；若咯血进一步加重，首选行支气管动脉栓塞术，辅助止血药物治疗；有介入禁忌的患者，可行支气管镜下止血或外科手术治疗。

221. 如何早期识别气胸？

（1）胸痛：大部分气胸患者有不同程度的胸痛。多因胸膜粘连牵拉、撕裂引起的。胸痛可突然发生，呈刺痛或胀痛，咳嗽及深吸气时疼痛加剧。老年人感觉迟钝，胸痛的表现往往不如年轻人明显，容易造成早期诊断的延误。

（2）呼吸困难：常与胸痛同时发生，年轻人肺压缩小于30%，呼吸困难可不明显。老年人多有慢性肺部疾病，且肺功能差，肺压缩仅为10%时，即可出现明显的呼吸困难。如为张力性气胸，患者可呈进行性呼吸困难，甚至休克、呼吸衰竭等。

（3）咳嗽：多为干咳，为胸膜受到刺激引起。如果合并感染，则咳嗽加重，咳脓性痰。

222. 气胸患者进行胸腔闭式引流的指征？

胸腔闭式引流术适用于不稳定性气胸，呼吸困难明显，肺压缩程度较重，交通性和张力性气胸，反复发生气胸的患者。

223. 气胸在治疗过程中容易发生哪些并发症？

（1）血气胸：气胸发生有时会导致胸膜的血管断裂，胸膜腔内会有血液贮存，这种情况在肺复张后出血会自行停止。如果持续出血不止，积极对症处理后效果不佳，应该尽快选择开胸手术。

（2）脓气胸：多见于肺部疾病的继发性气胸患者，伴有结核杆菌、金黄色葡萄球菌和厌氧菌的感染。此种情况需要进行引流和选择合适的抗生素治疗。

（3）皮下气肿：抽气或闭式引流术后，可沿针孔或切口出现胸壁皮下气肿。高压的气体进入颈部皮下组织及胸腹部皮下，X线胸片见皮下出现透明带。皮下气肿多能随胸膜腔内气体排出减压而自行吸收。

224.　浆膜腔积液的类型？

浆膜腔包括胸腔、腹腔和心包腔。根据浆膜腔积液的形成原因及性质不同，可分为漏出液和渗出液。

225.　如何鉴别漏出液及渗出液？

见表3-2。

表3-2　漏出液和渗出液的鉴别

类别	漏出液	渗出液
形成原因	非炎症（血浆渗透压、心力衰竭、肝硬化、静脉淤血等）	炎症积液（感染、恶性肿瘤、外伤、变态反应性疾病、结缔组织疾病等）
外观	透明，淡黄色，不能自凝	透明或浑浊，脓性或血色，可自凝
比重	＜1.018	＞1.018
李凡他试验	阴性	阳性
蛋白定量	＜25g/L	＞30g/L
糖定量	和血糖值相近	多低于血糖
蛋白电泳	以白蛋白为主，球蛋白比例低于血浆	电泳图谱近似血浆
细胞总数	＜100×10^6/L	＞500×10^6/L
细胞分类	以淋巴细胞为主，偶见间皮细胞	急性感染以中性粒细胞为主，慢性感染及恶性肿瘤以淋巴细胞为主
LDH	＜200U/L	＞200U/L，如＞500U/L提示癌性
ADA	阴性	感染、结核＞45U/L，肿瘤＜40U/L

226.　明确浆膜腔积液的类型需要进行的检查包括哪些？

一般检查（颜色、透明度、比重、凝固性），化学检查（pH值测定、李凡他试验、蛋白定量、葡萄糖测定、乳酸脱氢酶、腺苷脱氨酶、淀粉酶、溶菌酶、碱性磷酸酶、肿瘤标记物检测），显微镜检查（细胞计数及其分类、病原微生物检查），细胞学检查（脱落细胞学检查）。

第二节　循环系统急病

227. 什么是ACS?

急性冠状动脉综合征（acute coronary syndrome，ACS）是指冠状动脉内不稳定的粥样斑块破裂或糜烂引起血栓形成所导致的冠脉管腔完全或不完全闭塞引起的心肌急性缺血或坏死导致的一系列综合征。包括不稳性心绞痛、非ST段抬高型急性心肌梗死和ST段抬高型急性心肌梗死。

228. 急诊科对于疑诊ACS的患者初始评估时需要完善什么？

生命体征评估、病史/既往史/个人史等高危因素采集、10分钟内完善18导联心电图、20分钟内完善心肌酶（肌钙蛋白、CK）、联系专科会诊。

229. 急性心肌缺血的心电图表现？

连续两个导联新发的从J点开始的ST段抬高呈斜型向上或弓背向上型，或ST-T改变如ST段的下斜型压低以及水平型压低，T波可表现为高耸、平坦或者是倒置，也可表现为T波双向，很少单独出现，常与ST段改变伴随；判断T波是否倒置或双向有无意义，需要看以R波为主的导联，T波对称性倒置即所谓的冠状T波，强烈提示心肌缺血。多数患者发作急性心肌缺血时出现QT间期延长，少数患者会出现QT间期缩短。

230. ST段抬高的心肌梗死表现？

ST段抬高的反映发生阻塞的血管支配的心肌范围比较广泛。临床表现为典型胸痛症状（压榨性心前区/胸骨后闷痛，向左下颌角/左上肢放射），可伴憋气、恶心、呕吐、出汗，但需要注意的是23%的患者无症状或症状不典型，可合并心律失常。

231. ST段抬高一定是急性心肌梗死么？

ST段抬高还可见于以下情况：健康年轻人的正常变异、变异性心绞痛、急性心包炎、急性心肌炎、左室室壁瘤、左心室肥厚、Brugada综合征、左束支传导阻滞、高钾血症、急性肺栓塞、经胸电复律后。

232. 哪些非ST段抬高心梗需要考虑急诊PCI?

以下情况早期介入治疗更有利：治疗过程中反复发作或者进行性加重的胸痛、血流动力学不稳定或者心源性休克、恶性室性心律失常、心衰或左室功能异常（EF＜50%）、肌钙蛋白升高、ST段进行压低、曾接受PCI或冠脉搭桥术。

233. 左主干病变的心电图表现是什么？

冠状动脉左主干是指左冠状动脉起自左冠状窦至分成两支（左前降支和回旋支）之前的近段部分，为75%的左室心肌供血，当它发生急性闭塞时，心电图表现的特征为：广泛导联的ST段压低＞0.1mV、T波倒置，包括Ⅰ、Ⅱ、Ⅲ、avF、$V_{2\sim6}$（以$V_{4\sim6}$最明显），而V_1、avR导联ST段抬高，且前者幅度小于后者。

234. 肌钙蛋白升高一定是急性心梗吗？

引起cTn增高的病因分为心脏疾病和非心脏疾病两大类。

（1）心脏疾病 ACS，外伤所致心脏挫伤，心脏手术，心脏复律，心内膜心肌活检，急性/慢性心力衰竭，主动脉夹层，主动脉瓣病变，肥厚性心肌病，快速性心律失常，缓慢性心律失常，心脏传导阻滞，左心室心尖球囊综合征，经皮冠状动脉介入治疗术后，横纹肌溶解症伴心肌胞坏死，心肌炎，心内膜炎/心包炎。

（2）非心脏疾病 肺栓塞，重度肺动脉高压，肾衰竭，卒中，蛛网膜下腔出血，浸润性疾病（如淀粉样变性），心脏毒性药物，危重疾病，脓毒血症，大面积烧伤，过度劳累。

235. 急性心肌梗死可能有哪些并发症？

（1）乳头肌功能失调或断裂。

（2）心脏破裂。

（3）栓塞。

（4）心室壁瘤。

（5）心肌梗死后综合征。

236. 确诊STEMI患者的早期处理原则？

抢救室开通绿色通道，心电血氧监护、下病危、绝对卧床、吸氧、通便，心内科专科急会诊。立即予口服300mg阿司匹林，氯吡格雷300mg或替格瑞洛180mg，他汀类药物10mg。硝酸甘油适合持续胸痛或肺水肿患者，初始剂量10μg/min，最大剂量≤200μg/min，注意避免低血压。排除Ⅰ度以上AVB、严重心动过缓、低血压、充血性心衰等禁忌证，美托洛尔25～50mg q6h～q12h口服控制目标心率70次/分。排除低血压、肾功能恶化、高钾血症等禁忌证，ACEI宜早使用，在血压耐受的情况下逐渐增加剂量。吗啡5～10mg皮下注射缓解胸痛、交感兴奋症状。

237. 室上性心动过速的物理治疗？

室上性心动过速短暂发作，不影响血流动力学的可以暂观察，去除诱因，不需特殊治疗。中止发作的治疗可先试行刺激迷走神经的各种物理的机械方法：Valsava动作屏气后用力呼气；将面部浸没于冰水内做潜水动作；刺激咽喉诱导恶心；压迫一侧眼球（闭眼后用拇指压迫眼球）或颈动脉窦（用手指向颈椎方向压迫甲状软骨上缘水平颈动脉搏动最明显处），先压一侧10～30秒钟，如无效再试压对侧（同时压迫两侧有阻断脑部血供或引起心搏停顿危险），压迫时同时听诊心脏，一旦心动过速停止，立即停止压迫。改良Valsava动作成功率更好。

238. 改良瓦氏动作要点？

2015年LANCET发表了REVERT研究，提出了一种新的迷走刺激方法，该方法被称为改良瓦氏动作，其具有快速、安全、无创、成功率高达近50%。该方法具体实施要点如下：①患者取半卧位或坐位；②取一只10ml注射器（压力大约40mmHg）让患者吹15秒；③立即让患者仰卧位并抬高下肢45°～90°维持45秒。

239. 改良瓦氏试验改进及原理？

改良瓦氏试验改进及原理：首先半卧位/坐位可以减少回心血量，配合valsalva动作，使得动脉压降低，交感兴奋程度增加。而抬腿可以增加回心血量，使得动脉压增高，从而使反射性兴奋迷走神经程度增加，从而有效的使室上速复律。

240. 室上性心动过速的常用药物治疗？

迷走神经刺激无效时，窄QRS波群和宽QRS波群静息心电图无预激情况下均推荐快速静脉推注（静推）6～18mg腺苷或三磷酸腺苷10～20mg。在窄QRS波群心动过速急诊处理中，推荐使用维拉帕米和地尔硫草及β受体阻断剂。在宽QRS波群心动过速急诊处理中，推荐使用普鲁卡因胺和胺碘酮、利多卡因。

241. 何时选择室上性心动过速的电复律及射频消融治疗？

血流动力学不稳定推荐同步直流电复律。血流动力学稳定的，药物治疗无法转复或控制心动过速推荐同步直流电复律。对于频繁发作阵发性室上性心动过速的患者，推荐射频消融术。

242. 如何快速鉴别室上速及室性心动过速？

心电图中存在房室分离或夺获/融合是室速的重要诊断特征，难以鉴别的宽QRS心动过速从概率上讲应该首先怀疑室性心动过速。

243. 窄QRS波心动过速的鉴别诊断？

窄QRS波群（≤120ms）表明心律失常的起源在房室束之上或之内。而房室束的早期激活也可能发生在高间隔室性心动过速（室速）中，从而导致相对狭窄的QRS波群。不规则的室上性心律失常最常表现为房颤、多源性房速或局灶性房速/心房扑动（房扑）（图3-2）。

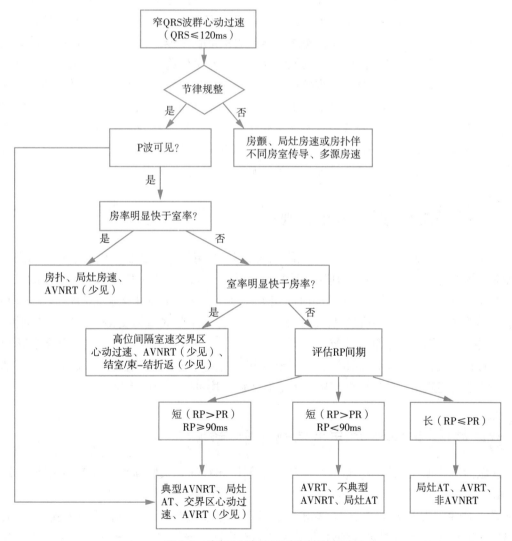

图 3-2　窄QRS波的鉴别诊断流程图

宽QRS波心动过速的鉴别诊断？

宽QRS波群（>120ms）心动过速可以是室速（80%）和室上速伴束支传导阻滞（15%），也可以是旁路的顺行传导（5%）。正确诊断室速至关重要，通常对于室上速误诊和用药可能会对室速患者有害，在证实其他情况前，默认宽QRS波群心动过速诊断应考虑室速。心电图中存在房室分离或夺获/融合是室速的重要诊断特征。不规则的室上性心律失常最常表现为房颤、多源性房速或局灶性房速/心房扑动（房扑）。

 什么是维拉帕米敏感性室速？

心室流出道以外部位起源的室性心律失常称为非流出道室性心律失常。大多数发生在无结构性心脏病的年轻患者。最常见的为左室特发性室速，可分为维拉帕米敏感性分支型室速、束支折返性室速、分支间折返性室速或浦肯野局灶性室速。分支型室速包括左后分支性室速、左前分支性室速和左上间隔分支性室速。血流动力学稳定的维拉帕米敏感的持续性左室特发性室速患者，推荐静脉应用维拉帕米终止室速。反复发作的维拉帕米敏感的持续性左室特发性室速患者若不愿接受导管消融治疗，可推荐长期口服维拉帕米预防室速发作。若抗心律失常药物无效或不能耐受或患者不愿接受药物治疗，推荐导管消融。儿童特发性左室分支折返性室速，若体重≥15kg、抗心律失常药物无效或不能耐受或患者不愿接受药物治疗，推荐导管消融。左室分支型局灶性室速患者，无论有无结构性心脏病，均推荐导管消融。

 缓慢性心律失常的处理原则？

心动过缓可分为两大类：窦房结功能障碍和房室传导阻滞。药物可以用于不同病因引起的心动过缓的急诊治疗。临时起搏用于药物难治性、血流动力学不稳定性心动过缓的急性治疗。准确识别症状与心动过缓之间的时间相关性是决定是否启动永久起搏治疗的总体原则。对于一过性或可逆性病因引起的房室传导阻滞，推荐给予临时起搏支持以待传导功能恢复。对于必须接受长期、稳定剂量的抗心律失常药物或β-受体阻断剂治疗的患者，如果急诊出现有症状的Ⅱ度或Ⅲ度房室传导阻滞，不需要观察药物或可逆性，应进行永久起搏治疗。如果传导异常相关疾病是一种进展性疾病，无论有无症状均可进行起搏治疗。

 急性二尖瓣关闭不全主要有哪两大类病因？

缺血性二尖瓣关闭不全-急性心肌梗死或创伤导致的乳头肌断裂，或者心肌梗死/缺血导致的乳头肌移位。

非缺血性二尖瓣关闭不全-由黏液瘤性病变（二尖瓣脱垂）、感染性心内膜炎、创伤、风湿性心脏病（急性风湿热或慢性风湿性二尖瓣疾病）导致的二尖瓣腱索断裂（连枷状瓣叶），或者二尖瓣腱索自发性断裂。急性二尖瓣关闭不全也可发生于左心室流出道动力性梗阻时，尤其是应激性心肌病患者。

 急性二尖瓣关闭不全的诊断需要注意什么？

急性二尖瓣关闭不全常被误诊为原发性肺部病变或左室功能障碍所致的心力衰竭。超声心动图具有诊断意义，但需要临床高度警觉。约50%的中至重度急性缺血性MR患者听不到杂音。

 急性二尖瓣关闭不全的即刻治疗包括什么？

急性MR的即刻治疗包括紧急外科会诊。大多数原发性急性重度二尖瓣关闭不全患者需接受紧急二尖瓣手术。尽管手术死亡率很高，但内科治疗的结局甚至更差。

 急性主动脉瓣关闭不全的原因有哪些？

急性自体瓣膜主动脉瓣关闭不全的原因包括心内膜炎、主动脉夹层、先天性穿孔性瓣尖破裂、创伤性瓣叶破裂及球囊主动脉瓣膜切开术中或手术修复瓣膜失败时发生的医源性瓣膜损伤。

251. **什么是急性心肌炎？**

急性心肌炎是一种心脏的炎症，可累及整个心脏或部分心脏组织。心肌炎常由病毒或自身免疫性疾病导致。发生自身免疫性疾病时，机体的抗炎症系统会攻击健康组织，自身免疫性疾病可造成心脏和身体其他部分的炎症。其他因素（如某些药物）也可造成心肌炎。心肌炎的严重程度可轻可重，有不同的类型，许多类型的心肌炎为轻度，能自行好转，其他一些则可造成严重的心脏问题，甚至死亡。

252. **何时怀疑急性心肌炎？**

如果患者出现心脏生物标志物升高、提示急性心肌损伤的心电图变化、心律失常或心室收缩功能异常，无论是否有心脏体征和症状，都应怀疑心肌炎，尤其是这些临床表现为新发且原因不明时。

 疑似心肌炎患者的鉴别诊断包括什么？

其他有类似症状和体征的疾病，具体有缺血性心脏病、应激性心肌病和其他类型心肌病，以及瓣膜性心脏病、先天性心脏病和肺疾病。超声心动图有助于鉴别多种此类疾病。

254. 什么是应激性心肌病？

应激性心肌病是一种综合征，其特征为无严重冠状动脉疾病情况下出现暂时性局部左心室功能障碍。

255. 应激性心肌病的发病机制是什么？

推测的致病机制包括儿茶酚胺过量、微血管功能障碍以及多支冠状动脉痉挛。

256. 什么情况下需要考虑应激性心肌病？

对表现为疑似急性冠脉综合征的成人，症状包括胸痛或呼吸困难，心电图改变和/或心脏肌钙蛋白升高；但临床表现和心电图异常、心肌生物标志物升高的程度不相称。常存在躯体或情绪触发因素（但也并非总是存在），无心肌炎等其他心肌损害的疾病证据时，就要怀疑应激性心肌病。

257. 应激性心肌病的诊断标准是什么？

存在暂时性的节段性室壁运动异常（通常并非仅限于单支冠状动脉供血范围），超声心动图上常有显著的"章鱼壶"样特异性改变，无急性冠脉综合征证据，心电图（ECG）上出现新发异常或肌钙蛋白轻度升高（也可显著升高）且无嗜铬细胞瘤或心肌炎等其他证据，可考虑诊断应激性心肌病。应激性心肌病有时较难诊断，大多是综合各种情况和病程转归进行临床诊断。

258. 应激性心肌病在诊断时需要注意什么？

对于临床特征符合急性冠脉综合征的患者，如ST段抬高型心肌梗死（MI）、非ST段抬高型MI或不稳定型心绞痛，临床怀疑可能为应激性心肌病不应改变对这些ACS疾病的评估和治疗。绝大多数此类病例是由冠状动脉闭塞所致，所以不应推迟恢复灌注的治疗。

259. 应激性心肌病的鉴别诊断有哪些？

应激性心肌病的鉴别诊断包括急性冠脉综合征、心肌炎及嗜铬细胞瘤。

260. 应激性心肌病的治疗方法有哪些？

应激性心肌病通常是一过性的，采取对症支持治疗。保守治疗和减轻身体或情感应激常可迅速缓解症状，但部分患者会出现急性并发症，如休克和急性心力衰竭（HF），需积极治疗。

261. 应激性心肌病的预后如何？

院内死亡率约为4%。急性发作后存活的患者通常在1～4周内恢复左室收缩功能。

262. 应激性心肌病会不会复发？

应激性心肌病发作后存活的患者，年复发率约为2%。药物治疗降低复发风险的效果不明。

263. 引起急性心包炎的病因有哪些？

特发性心包炎（大部分可能是病毒性病因所致）是急性心包炎最常见的类型。急性心包炎的其他病因包括：细菌感染、恶性肿瘤及自身免疫性疾病。病因分布随地理及临床环境的不同而异。

264. 对疑似急性心包炎患者的评估包括什么？

血液学检查（评估炎症或心肌损伤的标志物）、胸片检查、心电图及超声心动图检查。心电图检查常是评估疑似急性心包炎患者最常用的检查。超声心动图检查结果通常是正常的，但如果存在伴心包积液的证据和/或心包压塞的征象，超声心动图检查是评估的一个必不可少的部分。

265. 急性心包炎的诊断标准是什么？

存在至少以下两项标准时，可诊断急性心包炎：①典型的胸痛：锐痛和胸膜炎性疼痛，坐位且身体前倾时可缓解；②心包摩擦音：表浅性的抓刮样或高音调性声音，将听诊器膜片置于胸骨左缘时听诊效果最佳；③心电图上的提示性改变：通常为广泛导联ST段抬高；④新出现的或加重的心包积液。

266. 急性心包炎治疗过程中需要注意哪些方面？

常见病因导致的心包炎呈相对良性的病程，因此没有必要对所有患者都寻找病因。初始检查应重点集中于排除显著的积液或心包压塞，以及识别那些应接受更为综合性的评估以排除需要特定治疗的病因（如恶性肿瘤、结核或化脓性心包炎）的患者。

267. 什么是心包压塞？

心包疾病或其他病因累及心包可造成心包渗出和心包积液（pericardial effusion），当积液迅速或积液量达到一定程度时，可造成心输出量和回心血量明显下降而产生临床症状，即心脏压塞（cardiac tamponade），可引起梗阻性休克致死。

268. 心包压塞的发生机制是什么？

正常时心包腔平均压力接近于零或低于大气压，吸气时呈轻度负压，呼气时近于正压。心包内少量积液一般不影响血流动力学。但如果液体迅速增多，即使仅达200ml，也因为心包无法迅速伸展而使心包内压力急剧上升，即可引起心脏受压，导致心室舒张期充盈受阻，周围静脉压升高，最终使心排血量显著降低，血压下降，产生急性心脏压塞的临床表现。而慢性心包积液则由于心包逐渐伸展适应，积液量可达2000ml。部分老年人可出现右心室压塞综合征，即少量或中量心包积液就可出现严重心包压塞表现，常与体位变化有关。

269. 什么是Beck三联征？

心脏压塞的临床特征为Beck三联征，即低血压、心音低弱、颈静脉怒张。

270. 如何用超声心动图来评估心包积液量？

超声心动图可根据积液出现的部位和宽度粗略的估计心包积液量。

（1）少量心包积液：心包腔内液体量50～200ml。胸骨旁左心长轴切面，二维超声显示左室后壁心包腔内暗区宽度＜1.0cm，右室前壁前心包腔内多无液性暗区。

（2）中量心包积液：心包腔内液体量200～500ml。左心长轴切面，左室后壁心包腔内暗区宽1.0～2.0cm，右室前壁前心包腔内亦见液性暗区，宽0.5～1.0cm，左方后壁后方也可出现少量液性暗区。二维超声显示整个心包腔内出现弥散分布的液性暗区，于左室长轴、短轴、心尖四腔切面均显示包绕左右心室周围及心尖部的液性暗区，内径＜2.0cm。

（3）大量心包积液：心包腔内液体量大于500ml。左室后壁心包腔内暗区宽度＞2.0cm，右室前壁心包腔内暗区宽度＞1.5cm。二维超声显示的包绕心脏的暗区较宽，多＞2.0cm。

271. 如何治疗心包压塞？

（1）血流动力学不稳定的心包压塞：紧急行心包穿刺引流术或外科心包切除及引流术解除心包压塞，扩容治疗同时留取心包积液送检。

（2）血流动力学稳定的心包积液：密切监测生命体征，寻找病因并加强原发病治疗，如治疗后心包积液减少则无须心包穿刺；如不能明确病因或治疗后心包积液无减少趋势，应在纠正凝血功能、血小板减少等出血风险较高的情况后，择期行心包穿刺引流术并留取心包积液送检。

 血压升高显著就是高血压急症吗？

大多数血压显著升高（收缩压≥180mmHg和/或舒张压≥120mmHg）的患者不伴有急性终末器官损伤（因此称为重度无症状性高血压）。然而，有些血压显著升高患者伴有急性、进行性靶器官损害的症状或体征，此类患者即为高血压急症。

 高血压的急诊就诊患者需要评估哪些情况？

（1）详细病史采集血压升高幅度、速率、持续时间、有无临床症状体征及可能的诱因。

（2）短期内（数天或数小时）血压大幅度升高（通常SBP＞180和/或DBP＞120mmHg），需通过体格检查及辅助检查评估心、脑、肾和眼底等靶器官受累情况。

 高血压急症会有哪些靶器官受累？

（1）神经系统：颅内压升高、高血压脑病、颅内出血、急性脑梗死。

（2）心脏：急性心力衰竭、急性肺水肿、急性冠脉综合征、主动脉夹层。

（3）肾脏：急性肾衰竭、急性肾小球肾炎。

（4）眼底：新鲜火焰状出血、渗出（棉绒斑）或视盘水肿。

 高血压急症患者的降压原则和目标是什么？

（1）降压原则：

1）迅速降低血压，静脉降压治疗为主。

2）逐步控制性降压。

3）合理选择降压药。

4）个体化降压。

（2）目标：

1）开始降压治疗1小时内平均动脉压下降不超过25%，一般降压幅度为近期血压升高值的2/3左右。

2）随后的2～6小时内血压降至160/（100～110）mmHg。

3）若患者耐受可，临床情况稳定，在随后的24～48小时内逐步降压至正常水平。

4）急性脑血管病及主动脉夹层患者降压目标应个体化。

276. 急诊无症状高血压患者的降压原则？

（1）保持环境安静，休息，动态监测血压水平。

（2）口服降压药治疗，24～48小时内将血压逐渐降至160/100mmHg，口服长效降压制剂，数周内降压至正常。

（3）寻找病因及诱因，避免反复发作。

277. 什么时候可使用口服药物控制血压？

（1）高血压急症：静脉降压治疗血压达标后、靶器官损害恢复平稳后，可逐步过渡口服药物。口服药物用药时间应与静脉药物用药时间有重叠，更改剂型时需密切监测血压水平。

（2）高血压亚急症：口服降压药物治疗，动态监测血压水平。

278. 过度过快降低血压会有哪些潜在风险？

过度降低血压存在潜在危险，可能导致缺血性并发症，如脑卒中、心肌梗死或失明。

279. 高血压急症患者最常见的继发性病因有哪些？

（1）停用降压治疗。

（2）急性感染。

（3）急性尿潴留。

（4）急慢性疼痛。

（5）服用拟交感毒性药品（可卡因、麦角酸二乙酰胺、安非他命）。

（6）环境、作息、情绪、心理因素影响焦虑、惊恐发作。

（7）同服影响降压药物疗效的药物（非甾体抗炎药、胃黏膜保护剂）。

280. 什么是急性主动脉综合征？

急性主动脉综合征包括一系列危及生命的主动脉疾病，如最常见的急性主动脉夹层，还有主动脉壁间血肿、穿透性主动脉溃疡、不伴血肿的内膜撕裂和主动脉周围血肿。

281. 什么是主动脉夹层？

主动脉夹层定义为内膜撕裂导致的主动脉血管层分离。急性主动脉综合征大多都是急性主动脉夹层，后者可为自发性、医源性或创伤性。自发性升主动脉夹层的发生率几乎是降主动脉夹层的两倍。

 282. 什么是主动脉壁间血肿？

主动脉壁间血肿定义为局限于主动脉中膜层的积血，且无可以识别的内膜撕裂。可为急性主动脉夹层的前期病变，且可能与穿透性主动脉溃疡有关。主动脉壁间血肿也可由医源性（如主动脉内球囊反搏）或创伤性（如机动车事故）主动脉损伤导致。主动脉壁间血肿更常累及降主动脉。

283. 什么是穿透性主动脉溃疡？

穿透性主动脉溃疡是指主动脉内膜破损，病变在主动脉壁中扩张至不同深度。大多数穿透性主动脉溃疡都位于降主动脉。

284. 急性主动脉综合征如何分类？

急性主动脉综合征根据主动脉的受累部位和范围分类。Stanford分类系统应用更广泛，其将主动脉夹层分为A型和B型。A型累及升主动脉，不论初始内膜撕裂位置，B型为其他所有夹层。主动脉夹层的各种变异型均可用类似的方式分类，包括不伴血肿的内膜撕裂、穿透性主动脉溃疡、主动脉壁间血肿和主动脉周围血肿。

285. 急性主动脉综合征有何症状？

急性主动脉综合征最常见的主要症状是胸痛。升主动脉（A型）病变最常引起胸痛，降主动脉（B型）病变则更常引起背痛或腰痛。A型主动脉夹层的其他表现，如心肌梗死、脑卒中、主动脉瓣关闭不全、晕厥和截瘫，在其他急性动脉综合征中不太常见。

286. 急性主动脉综合征内科治疗应注意什么？

急性主动脉综合征内科治疗的一般原则类似，包括镇痛和心率控制，其目的是降低病变的进展速度。在没有低血压的情况下，所有患者都应开始内科治疗，但患者有立即行主动脉修复的指征时，不应为内科治疗而耽误手术。初始心率控制治疗通常是静脉输注β受体阻断剂（如艾司洛尔）。如果收缩压仍高于100mmHg，则可在患者精神状态和肾功能完好的情况下加用其它降压药物微量泵入。不应在没有使用β受体阻断剂的情况下使用扩血管药物如硝普钠，因为血管舒张可引起交感神经系统反射性激活，从而增强心室收缩和主动脉剪应力。

A型急性主动脉综合征治疗方案？

A型急性主动脉综合征的根治性治疗是外科手术。手术治疗可能不适用于高龄或有其他共存疾病的患者，此时应采用内科治疗。与接受内科治疗的典型升主动脉夹层患者相比，A型主动脉壁间血肿患者的预后较好。

 B型急性主动脉综合征的治疗方案？

B型急性主动脉综合征通常采用内科治疗，手术仅用于出现并发症或存在难治性或进展性症状的患者。对于大多数复杂B型主动脉夹层患者，我们建议在解剖条件适合行动脉腔内支架置入时以血管内修复作为初始治疗，而不是开放性手术。腔内修复术的围手术期并发症发生率和死亡率均低于开放性手术。但患者存在累及降主动脉的遗传性胸主动脉瘤/夹层伴发时，应采用开放性手术处理。

第三节　消化系统急病

 如何鉴别上消化道出血还是下消化道出血？

鉴别上消化道还是下消化道出血可根据病史、临床表现及辅助检查进行综合判断。

（1）病史方面：既往上消化道疾病病史，如消化性溃疡病、胃炎及肝病者可以提示出血来源与上消化道可能性大于下消化道，反之亦然。

（2）临床表现：

1）出血方式：以呕血为主要症状时，不管是否伴有黑便均提示为上消化道出血；单纯便血并缺乏上消化道症状者提示下消化道出血。

2）血便颜色：黑便、柏油样便及隐血便多提示上消化道出血；而暗红特别是鲜红色血便多为下消化道出血。

3）大便性状：血量多、粪质少、血与粪便均匀混合者，多为上消化道出血；而血液附在粪便表面或大便时滴血者为下消化道出血，主要为直肠、肛门疾病多见。

4）伴随症状：便血伴有急性上消化道症状，如腹痛或节律性上腹疼痛、胃灼热、反酸者，多为上消化道出血；便血伴有急性下消化道症状，如腹痛、脐周痛或里急后重者，多为下消化道出血。

对于大多数患者，最终出血位置的判定依赖于内镜、血管造影等检查技术，尤其对那些病史、症状不典型的患者。

食管静脉曲张破裂出血患者该不该置入鼻胃管？

由于患者发生食管静脉曲张破裂出血有致命的危险，且临床出血量较大、凶险。因此止血原则强调即刻止血，除内镜外可采用三腔二囊管压迫止血，这时不需要下鼻胃管，用三腔二囊管就可以。一部分患者没有下三腔二囊管或不耐受的患者考虑给予鼻胃管，主要目的用于出血观察、给药等。临床上恰当的操作不会加重或增加出血。

 食管静脉曲张破裂出血患者的药物治疗？

药物治疗是食管胃底静脉曲张破裂出血治疗的基础，目前认为最关键的药物有两类，一是生长抑素及其类似物，二是血管加压素及其类似物；此外，如果患者有凝血因子缺乏、血小板显著减低，输注凝血因子、血浆、血小板、维生素K_1也是有必要的；其他的各种止血药物如抗纤溶药物、凝血酶、抑酸剂、止血敏等，临床上虽有使用但实际上均无循证医学证据支持。生长抑素可收缩内脏血管，减少门脉血流，降低曲张静脉的压力，起到止血作用；用法是给予静脉推注负荷剂量后持续静脉泵入维持，连续应用3～5天；生长抑素思他宁用法是250μg负荷剂量续以250μg/h维持，奥曲肽善宁是50μg负荷剂量续以25～50μg/h维持。血管加压素也是通过收缩血管达到减少内脏血流和门脉压力的机制来止血的，止血作用明显，但有明显的增加外周血管阻力、降低心排、减少冠脉血流、尿少、低钠血症的副作用，冠心病患者易诱发心绞痛或心梗，常联合硝酸甘油使用来减少冠脉副作用；血管加压素可给予0.5～1U/（kg·min）持续静脉泵入给药，新一代的血管加压素合成类似物三甘氨酰基赖氨酸加压素止血效果类似而减少了副作用。药物治疗是基础，联合使用内镜、介入等治疗效果更佳。

 食管静脉曲张破裂出血患者止血过程中三腔二囊管的应用价值？

三腔二囊管通过充气的食管气囊、胃囊直接压迫对应的曲张破裂的静脉而达到止血目的，优点是止血迅速、确切，是危及生命的出血时临时急救可采用的手段。但是操作时风险大，有窒息、心律失常、操作失败风险，压迫时间不能长，易引起压迫部位缺血、糜烂、溃疡甚至穿孔，解除压迫后再出血率高，置管和压迫止血过程患者的痛苦程度高、耐受性差。该止血措施曾经是主流的治疗手段，在内镜和生长抑素等止血措施成熟后现已较少采用，目前主要用于无内镜止血措施可用的医疗单位，在严重危及生命的食管胃底静脉曲张出血中紧急抢救用，并需要尽快开始内镜等进一步措施以减少压迫止血时间，尽快撤除气囊压迫。

 上消化道出血患者应常规通过鼻胃管进行冰盐水，或肾上腺素盐水灌洗吗？

冰水、肾上腺素理论上可以通过热胀冷缩缩血管、α受体激动剂收缩血管的机制来达到收缩血管，从而达到止血的目的，但实际上通过胃管注入的盐水量有限，不可能达到局部降温、缩血管的功用，大量使用又会降低核心温度、强烈内脏血管收缩引起严重副作用，复温后还会血管扩张。因此，目前临床上不推荐常规采用该方法止血，该方法仅在内镜直视下，在出血血管局部，且主要的病变血管已经通过内镜进行有效治疗，仍有少许小血管出血或创面渗血时，采用内镜直视下局部喷洒的方式协助止血，是次要的辅助手段。

294. 质子泵抑制剂对应激性溃疡治疗有效吗？

质子泵抑制剂对应激性溃疡的疗效是确定的。应激性溃疡的原因很多，发生机制中胃腔内 H^+ 向黏膜内的反向弥散机制是形成应激性溃疡的必要条件。在治疗原发病的同时所有的应激性溃疡患者都应该给予抗酸治疗。

295. 上消化道出血需要常规预防性抗感染治疗吗？

在消化道出血住院的肝硬化患者中，多达20%的患者出现细菌感染，另有高达50%的患者在住院期间发生感染，这类患者的死亡率增高。最常见的感染是尿路感染、自发性细菌性腹膜炎、呼吸道感染，以及原发性菌血症。应当给予上消化道出血（因静脉曲张或其他原因）的肝硬化患者预防性抗生素治疗，并且最好是在内镜检查之前（虽然在内镜检查之后给药的有效性也得到了证实）。抗生素治疗对晚期肝病患者（Child Pugh分级为B级和C级）可能获益更大，但仍应认为所有肝硬化患者都适合预防性抗生素治疗。指南推荐对于任何有肝硬化和门脉性消化道出血的患者，应当给予短期（最多7日）抗生素预防性治疗。但对于其他的上消化道出血如胃溃疡、血管畸形等患者，则无需常规给予预防性抗感染治疗。

296. 急性胰腺炎的严重程度分类？

根据严重程度，急性胰腺炎（acute pancreatitis，AP）分为以下3类：

（1）轻症AP（mild acute pancreatitis，MAP）：特征为无器官衰竭且无局部或全身性并发症，通常在1～2周内恢复，病死率极低。

（2）中度重症AP（moderately severe acute pancreatitis，MSAP）：特征为一过性器官衰竭（48小时内恢复）和/或局部或全身性并发症。

（3）重症AP（severe acute pancreatitis，SAP）：特征为可能累及1个或多个器官的持续性器官衰竭。

297. 急性胰腺炎的局部并发症？

AP的局部并发症包括，急性液体积聚、急性坏死物积聚、胰腺假性囊肿、包裹性坏死，和感染性胰腺坏死。

298. **急性胰腺炎的全身并发症？**

急性胰腺炎的全身并发症包括：全身炎症反应综合征、器官衰竭、脓毒症、腹腔内高压或腹腔间隔室综合征和胰性脑病。

（1）全身炎症反应综合征（systemic inflammatory response syndrome，SIRS）：急性胰腺炎时符合以下2项及以上可诊断SIRS：①心率＞90次/分；②体温＜36℃或＞38℃；③WBC＜4×10⁹/L或＞12×10⁹/L；④呼吸频率＞20次/分或二氧化碳分压＜32mmHg。

（2）器官衰竭：器官衰竭可根据改良Marshall评分评估（表3-3），评分≥2分定义为器官衰竭。

表3-3 改良Marshall评分

	0	1	2	3	4
呼吸系统（PaO₂/FiO₂）	＞400	301～400	201～300	101～200	≤101
泌尿系统					
血Cr（umol/l）	＜134	134～169	170～310	311～439	＞439
血Cr（mg/dl）	＜1.4	1.4～1.8	1.9～3.6	3.6～4.9	＞4.9
心血管系统（收缩压，mmHg）	＞90	＜90，对补液有反应	＜90，对补液没有反应	＜90，pH＜7.3	＜90，pH＜7.2

（3）脓毒症：SAP合并脓毒症的病死率显著升高，主要以革兰阴性杆菌感染为主。

（4）腹腔内高压和腹腔间隔室综合征。

（5）胰性脑病：可表现为耳鸣、复视、谵妄、语言障碍、肢体僵硬、昏迷等。

299. **合并腹腔高压或腹腔间隔室综合征的重症急性胰腺炎如何处理？**

腹腔间隔室综合征（ACS）的死亡率极高。对于存在过度补液情况、合并肾衰竭以及CT可见腹腔大量渗出积液的AP患者，需持续监测腹腔高压（IAP）。当IAP持续或反复≥12mmHg时，推荐采取非手术治疗，包括胃肠减压、腹内减压（引流腹腔积液）、改善腹壁的顺应性、适量的补液以及控制循环容量、改善肠道功能，目标是将IAP维持在＜15mmHg。在经积极的非手术干预治疗后，IAP仍＞20mmHg的患者，如同时存在其他器官功能障碍和衰竭风险，应采取更积极的外科干预治疗，直至剖腹手术减压，此时死亡率极高。

300. **急性重症胰腺炎血液净化的应用指征？**

（1）比较明确的适应证：急性肾损伤，排除了肾前性可逆因素之后；容量负荷过重，利尿治疗效果不佳；脂源性胰腺炎为行血脂清除。

（2）相对适应证：严重电解质紊乱和酸碱失衡；腹腔高压综合症；存在ARDS时为行容量精确控制。

（3）有争议的适应证：炎症风暴时清除炎症因子，这时常采用高通量血滤。

急性重症胰腺炎的血液净化治疗如果有指征，尤其是明确指征时，应尽早采用；对于清除炎症因子，争议较大，有人认为效果显著应尽早采用，有人认为无明显效果不应采用。

301. 急性重症胰腺炎的外科介入治疗？

外科手术清除坏死组织和感染灶曾经是急性重症胰腺炎的重要治疗手段之一，但现在这个观点早已经被剔除，仅少数情况下需要考虑外科手术治疗，而且也尽可能延期手术至全身炎症反应控制之后，且尽可能微创；炎症急性期时因各种原因须行手术治疗常常提示病情极度危重、预后很差。

外科介入的情况有：

（1）发生肠穿孔、肠坏死等并发症时。

（2）胰腺炎侵蚀血管引起腹腔内大出血，微创介入栓塞等手段无效时。

（3）难以控制的腹腔内高压综合征，注意提前预防腹腔高压综合征发生是关键并积极采取非手术治疗手段控制，一旦非手术措施难以控制则需要考虑采取手术治疗。

（4）胆囊结石、胆囊炎引起的胆源性胰腺炎，应在病情好转、拟出院返家前，考虑行胆囊切除术以预防病情复发。

（5）通常的胰腺坏死、假性囊肿，无显著临床症状的无须干预，若有临床后果需要干预也建议在病情稳定、发病至少4周之后进行，3个月之后囊肿形成牢固的纤维囊壁时干预可能效果更好，即使手术，首选微创、介入、内镜的方式而不是首选普通的开腹手术方式。

302. 脂源性胰腺炎的降脂策略？

除了禁止脂肪类营养物质的摄入之外，高脂血症性胰腺炎的主要降脂策略有血浆置换和强化胰岛素降脂方案两个。

对于有严重低钙血症、乳酸酸中毒、MODS的重症患者可考虑做治疗性血浆置换，推荐采取枸橼酸抗凝，治疗目标是将三酰甘油水平降到5.6mmol/L以下，目前的研究主要是观察性研究，病例量也有限。

强化胰岛素降脂方案采取的是类似于典型DKA的胰岛素使用方案，0.1～0.3U/（kg·h）的速度持续静脉泵入胰岛素，同时监测血糖水平，当血糖下降时可以输注葡萄糖来预防由于胰岛素引起的低血糖而不是减低胰岛素泵入速度。治疗目标是将三酰甘油水平降到5.6mmol/L以下，通常2～3日即可达标。强化胰岛素降脂方案的使用大大降低了血浆置换的使用，但也缺乏大规模随机对照研究。

此外，还有小剂量肝素降脂、高通量血滤等方案，获益不明，不推荐。降脂药物，在急性期一般作用有限，不是急性期降脂的主要治疗措施。

降脂药物、膳食控制、运动、血糖控制、体重控制等措施，可用于高脂血症的长期治疗，将三酰甘油水平降到2.2mmol/L以下，来预防急性胰腺炎。

303. 如何治疗肝硬化所致难治性腹水？

难治性腹水又称顽固性腹水，是指对限制钠的摄入和大剂量的利尿剂（螺内酯400mg/d，呋塞米160mg/d）治疗无效，或者治疗性腹穿放腹水后腹水很快复发，此标准中，利尿治疗失败表现为：应用利尿剂但体重降低很少或无降低，同时尿钠的排出＜78mmol/d，或利尿剂导致有临床意义的并发症，如肝性脑病、血清肌酐＞2.0mg/dl、血钠＜120mmol/L或血清钾＞6.0mmol/L。门静脉高压、自发性细菌性腹膜炎与严重的低蛋白血症是导致难治性腹水的主要原因。

304. 肝性脑病形成的机制是什么？

肝性脑病的发病机制比较复杂，与病因密切相关，其病因不同而其发病机制也各异。主要机制为由于肝脏解毒代谢功能减退及病理性门体静脉分流而造成毒物积聚和机体代谢严重紊乱协同作用所致。一方面存在着肝细胞功能障碍及衰竭，另一方面由于门腔静脉之间有自然形成或手术造成的侧支分流，使来源于肠道的许多可影响神经活性的毒性产物，未被肝脏解毒和清除，经侧支进入体循环，透过血－脑屏障而至脑部，引起大脑功能紊乱。具体发病机制不详，主要有氨中毒学说、假性神经递质学说、氨基酸代谢不平衡学说、星形细胞功能异常学说等。

305. 血氨升高是否一定需要降氨治疗？

对于疑似肝性脑病的患者，是否测量其血清氨浓度仍存在争议。虽然静脉和动脉氨水平与肝性脑病的严重程度相关，但血氨水平并非一致升高。在某些情况下，测量血清氨水平可能有帮助（例如监测降氨治疗的效果），但这不是诊断肝性脑病的必要条件，也不是晚期肝病患者长期随访必需的。因此，在没有肝性脑病临床征象的情况下，血清氨水平升高并不是降氨治疗的指征。

306. 肝硬化的脐疝如何治疗？

肝硬化患者的脐疝会让治疗陷入两难，因为脐疝常发生于严重肝病及腹水的患者，而这些患者行修补手术的并发症风险很高。据报道，多种微创手术均已成功修补肝硬化患者的脐疝，但并发症及复发率较高。目前推荐的对肝硬化患者脐疝的治疗方案如下：

（1）大多数疝破裂或嵌顿性疝患者应立即行修补术。如果极早发现嵌顿疝，有时可以还纳。

（2）有症状的疝或疝囊上覆皮肤明显变薄（即将破裂的征兆）的患者，尤其是疝的顶端有破溃或液体外溢时，应行择期修补术。

（3）无症状的疝可以保守治疗，等到行肝移植时手术修补。积极治疗腹水是对无症状的脐疝给予保守治疗的基础。弹性/尼龙搭扣腹带也有助于减轻疼痛，并最大程度的减小疝的进一步扩大。

 肝硬化的低钠血症如何治疗？

肝硬化患者发生低钠血症的最重要因素是全身血管舒张，全身血管舒张导致包括抗利尿激素（ADH）在内的内源性血管收缩剂激活；ADH促进水潴留，水潴留导致血清钠降低。

升高晚期肝硬化患者的血清钠水平常常是困难的。对可能由低钠血症引起症状的患者，初始治疗常用高张盐溶液；然而，液量限制是实现血清钠持续升高的主要选择。如果存在低钾血症，应当予以纠正，因为这样也将趋向升高血清钠水平。

血管加压素受体拮抗剂也能升高肝硬化所致低钠血症患者的血清钠水平，但是由于潜在的肝毒性，肝硬化患者应慎重或避免给予托伐普坦（尤其避免长期给予），此外，通常不应该使用氯化钠片剂，因为会加重血容量过多的情况。

 自发性腹膜炎的病因是什么？

自发性腹膜炎指腹腔内无原发疾病或感染灶存在而发生的细菌性腹膜炎，多见于体质衰弱、营养不良和免疫功能低下的严重慢性病患者。

309. 自发性细菌性腹膜炎有哪些不典型表现？

自发性细菌性腹膜炎（spontaneous bacterial peritonitis，SBP）是指无明显外科可治性腹内感染源的情况下出现腹水感染，主要发生于晚期肝硬化患者。诊断依据是腹水细菌培养阳性、腹水多形核白细胞（polymorphonuclear leukocyte，PMN）绝对计数升高（$\geq 250/mm^3$）。

SBP有3种变异型也具有"自发性"，即，没有外科可治性感染源：

（1）细菌培养阴性的中性粒细胞性腹水（culture-negative neutrocytic ascites，CNNA）：诊断依据是腹水PMN绝对计数升高（$\geq 250/mm^3$）伴腹水培养阴性（在未用抗生素且无胰腺炎的情况下），且无明显外科可治性腹内感染源。最开始采用的PMN阈值是$500/mm^3$，后来修正为$250/mm^3$。

（2）单种微生物的非中性粒细胞性细菌性腹水（monomicrobial non-neutrocyticbacterascites，MNB）：MNB通常是腹水感染的定植期，MNB的菌群与SBP相似，MNB可能进展至

SBP，而62%～86%的病例可自行缓解。

（3）多种微生物的细菌性腹水：多种微生物的细菌性腹水是由创伤性穿刺术引起的，在这种情况下，穿刺针进入肠道而造成细菌从肠道进入腹水的一过性细菌漏。尝试腹腔穿刺术期间抽吸出气体或明显的大便时，或者在革兰染色时观察到多种细菌或在非中性粒细胞性腹水（即，PMN计数＜250/mm³）中培养出多种细菌时，表明存在这种并发症。

310. 自发性腹膜炎常见病原菌有哪些？

自发性腹膜炎又叫原发性腹膜炎，主要见于肝硬化腹水患者。致病菌多为肠道细菌引起，如大肠埃希菌、肺炎克雷伯菌，也可见链球菌、肺炎球菌或葡萄球菌。

细菌进入腹腔的途径一般为：

（1）肠道菌群移位感染：正常情况下，肠腔内细菌是不能通过肠壁的。但在某些情况下，如肝硬化并发腹水、肾病、猩红热或营养不良等机体抵抗力低下时，肠腔内细菌即有可能通过肠壁进入腹膜腔，引起腹膜炎。

（2）血行播散：致病菌如肺炎球菌和链球菌从呼吸道或泌尿系的感染灶，通过血行播散至腹膜。婴儿和儿童的原发性腹膜炎大多属于这一类。

（3）上行性感染：来自女性生殖道的细菌，通过输卵管直接向上扩散至腹腔，如淋菌性腹膜炎。

（4）直接扩散：如泌尿系感染时，细菌可通过腹膜层直接扩散至腹膜腔。

311. 自发性细菌性腹膜炎的抗生素治疗的指征？

具有下列1项或多项特征的腹水患者，应开始自发性细菌性腹膜炎的经验性治疗：

（1）体温超过37.8℃。

（2）腹痛和/或腹部压痛。

（3）精神状态改变。

（4）腹水PMN计数≥250/mm³。

312. 自发性细菌性腹膜炎的初始抗生素选择？

（1）自发性细菌性腹膜炎易并发肝肾综合征、脓毒症，后果严重。临床怀疑自发性细菌性腹膜炎，应立即抽取腹水送检，同时开始经验性广谱抗生素治疗，抗生素需覆盖革兰阴性杆菌，如头孢噻肟、头孢曲松等，待药敏结果回报后调整抗生素方案。

（2）抗感染治疗48小时后复查腹水检查，如中性粒细胞计数减少50%以上，初步认定抗生素治疗有效，可继续目前抗生素治疗方案，疗程5～10天。

313. 如何早期识别急性化脓性胆管炎？

（1）临床表现：Charcot三联征（上腹部剧痛、寒颤高热、黄疸），如合并低血压和神志改变，称为Reynolds五联征，需高度警惕急性化脓性梗阻性胆管炎。

（2）既往史：反复胆道感染和/或胆道手术、胆囊胆管结石病史。

（3）体格检查：高热、血压低、心率快、皮肤巩膜黄染、上腹轻压痛及肌紧张、肝区叩痛。

（4）辅助检查：血白细胞及中性粒细胞计数升高，PCT及CRP升高，血胆红素升高，以直接胆红素为主，尿胆红素阳性。腹部超声示胆管扩张，内有结石。

314. 急性化脓性胆管炎的治疗原则？

（1）解除胆道梗阻，通畅胆道引流　尽早经内镜逆行胆胰管造影（ERCP）行内镜下鼻胆管引流术（ENBD）或经皮肝穿刺胆道引流手术（PTCD）或胆总管切开减压T管引流以解除胆道梗阻。

（2）纠正休克。

（3）抗感染治疗。

315. 什么是ERCP?ERCP的适应证和禁忌证有哪些？

ERCP是指经内镜逆行胰胆管造影，其英文（endoscopic retrograde cholangiopancreatography，ERCP）四个首写字母组成。操作时由内镜下经十二指肠乳头插管注入照影剂，从而显示胰胆管的造影技术，主要用于诊断胰胆管疾病。在ERCP的基础上，根据不同情况采取相应的治疗，如十二指肠乳头括约肌切开术（EST）、内镜下鼻胆管引流术（ENBD）、内镜下胆汁内引流术（ERBD）等介入治疗。

（1）ERCP的适应证：

1）原因不明的阻塞性黄疸疑有肝外胆道梗阻者。

2）怀疑有各种胆道疾病如结石、肿瘤、硬化性胆管炎等诊断不明者。

3）怀疑有先天性胆道异常或胆囊术后症状再发者。

4）胰腺疾病：胰腺肿瘤、慢性胰腺炎、胰腺囊肿等。

（2）ERCP的禁忌证：

1）严重的心肺或肾功能不全者。

2）精神病无法配合。

3）严重出血倾向。

4）对碘造影剂过敏。

316. 易发生肠缺血的部位？

供应结肠主要血管之间的结合区域有缺血的风险。肠系膜上动脉的细小末端分支为脾曲部供血，而肠系膜下动脉的细小末端分支为直肠乙状结肠交界处供血。

（1）脾曲部：结肠缘动脉通常非常小，在11%的患者中，脾曲部大约有1～3cm缺乏直小血管。Griffiths点被定义为左结肠动脉升支与结肠缘动脉的交汇点，以及结肠脾曲部左结肠动脉升支左右末端分支之间的交汇区。这是脾曲部血供较弱的一个关键区域，易于发生缺血。

（2）直肠乙状结肠交界处：Sudeck点是左结肠动脉降支与直肠上动脉交汇点，是另一个血供较弱的关键区域。

317. 肠系膜缺血的主要病因？

肠系膜缺血的主要病因是肠系膜动脉栓塞（50%）、肠系膜动脉血栓形成（15%～25%）、肠系膜静脉血栓形成（5%）以及肠灌注不足引起的非阻塞性肠系膜缺血（20%～30%）。肠系膜动脉栓塞最常由左心房、左心室或心瓣膜或主动脉近端的血栓脱落所致。由动脉粥样硬化疾病引起慢性肠缺血病史的患者中，肠系膜循环的急性血栓形成通常为一种叠加现象。存在腹部创伤、感染、血栓性肠系膜动脉瘤和主动脉或肠系膜动脉夹层的情况下，可发生肠系膜循环的急性血栓形成。肠系膜静脉血栓形成可以是特发性的（如高凝状态），也可由继发性原因（如恶性肿瘤或之前的腹部手术）引起。肠系膜静脉血流阻力增加可导致肠壁水肿，缺血范围与静脉受累范围有关。肠系膜静脉血栓很少累及结肠。非阻塞性结肠缺血的发生被认为是内脏灌注不足和血管收缩的结果。非阻塞性结肠缺血或缺血性结肠炎最常累及侧支较少的结肠"分水岭"区域，如脾曲和直肠乙状结肠交界处。

318. 非阻塞性肠系膜缺血的危险因素？

非阻塞性肠系膜缺血属于危重症，患者通常伴有严重的心血管疾病，存在危及生命的并发症（脓毒症、心肌梗死和充血性心力衰竭），且通常接受已知可减少肠灌注的多种药物治疗以进行正性肌力支持。常见危险因素包括心力衰竭/心源性休克、外周动脉疾病、主动脉瓣关闭不全、脓毒性休克、心律失常、使用血管收缩药物（如α肾上腺素受体激动剂）、可卡因滥用/麦角碱中毒、近期体外循环、透析等。

319. 非阻塞性肠系膜缺血的治疗？

急性肠系膜缺血患者的治疗目标是尽可能快地恢复肠血流，消除诱发因素（血管收缩药物），治疗基础性病因（心力衰竭和脓毒症），给予血流动力学支持和监测，以及少见情况下采用动脉内输注血管扩张药物。

疑似非阻塞性肠系膜缺血（NOMI）的患者应进行复苏治疗，包括旨在改善心脏功能的措施，纠正低血容量和治疗心律失常，纠正代谢性酸中毒，启用广谱抗生素，以及放置鼻胃管进行胃肠减压。

血管收缩药物和洋地黄可加重肠系膜缺血，因此应尽可能避免使用。如果需要应用正性肌力的药物，则优选多巴酚丁胺、小剂量的多巴胺或米力农，因为相比于其他血管加压药，这些药物对肠系膜灌注的影响较小。心输出量、全身血管阻力和混合静脉血氧饱和度的测定对选择适当的治疗很重要。

关于抗凝，尚未对全身性抗凝作为动脉痉挛时一种改善黏膜灌注方法的疗效进行研究。

除了支持性治疗外，NOMI患者逆转内脏血管收缩的唯一可用干预方法是输注血管扩张药物（如罂粟碱、前列腺素类和硝酸甘油）。药物过量时，经导管输注血管扩张剂可能是最有帮助的。目前尚不清楚，如果NOMI相关的基础性疾病不能被逆转，血管扩张治疗本身是否足以阻止生理性血管收缩。

对于无腹膜征的患者，可于24小时复行动脉造影以证实血管收缩是否缓解。

有急性腹膜征的患者需要行腹部探查术和肠切除术。对于根据临床或放射影像学特征怀疑有肠梗死或穿孔的患者，不应推迟手术。对于需要节段性肠切除的患者，推迟完成肠吻合术以及积极地行再探查术可能提高生存率。

320. 急性肠系膜缺血的处理流程如何？

缺血性肠炎不论累及小肠或结肠，其治疗原则应根据病变的程度而定，明确诊断后，首先监测生命体征、建立输液通路、进行术前准备。禁食水，立即补充血容量，注意纠正水、电解质紊乱及酸中毒，应用广谱抗生素防止继发感染，可用α-受体阻断剂解除肠壁的血管痉挛，以增加肠管的血液供应，如有栓塞发生在无禁忌证的情况下给予手术取栓、溶栓治疗。如腹部体征严重表示肠管已有坏死或穿孔发生，或病变后期出现狭窄性肠梗阻者则急需外科手术治疗。

321. 肠系膜动脉血栓有何临床特征？

一般意义来讲，肠系膜血栓有以下两方面含义：肠系膜动脉栓塞和肠系膜动脉血栓形成。

（1）肠系膜动脉栓塞：房颤、风湿性心脏病、瓣膜置换术后、胸主动脉或上段腹主动脉粥样硬化斑块，黏液瘤、细菌性心内膜炎、心肌梗死等形成的栓子，一旦脱落造成肠系膜动脉缺血。

（2）肠系膜动脉血栓形成：动脉粥样硬化、主动脉夹层、主动脉手术后、口服避孕药、创伤、血管造影、高凝状态等疾病，可导致肠系膜动脉血栓的形成。

临床表现为由于肠系膜动脉急性栓塞而导致的以急性肠系膜血管缺血为主的临床综合征。本病男性较女性多见。年龄在40～60岁，大多数患者有风湿性心脏病、冠心病、心房纤颤或动脉硬化易栓病史。

其临床表现因栓塞的部位、程度和侧支循环状况而异。剧烈急腹痛、器质性心脏病和强烈的胃肠道排空症状（恶心、呕吐或腹泻）为急性肠系膜上动脉栓塞的主要三联征。早期有脐周或上腹绞痛，腹软，肠鸣音增强；随着病情进展后期可出现以下列情况：肠肌麻痹，持续性腹痛，肠鸣音减弱，肠黏膜可发生坏死或溃疡，导致便血或呕咖啡样物。此时如手术解除血管阻塞，肠缺血尚可恢复；12小时后可有腹膜刺激征或腹胀，肠鸣音消失，发热、脉速和中毒性表现：腹胀、脉速无力、唇绀、肢端青紫、皮肤湿凉等周围循环衰竭征象。如栓塞发生在分支，侧支循环较好，急性发病后可自行缓解。

血常规白细胞常明显升高，晚期患者由于消化道失血出现血色素下降，血栓栓塞波及胰腺血供时血清淀粉酶升高，可以有血液浓缩和代谢性酸中毒表现。腹部平片可见到随着病情加重演变出现的在早期可见小肠充气到肠麻痹时小肠、结肠胀气，肠壁水肿，增厚；肠坏死时肠腔气体漏入肠壁，积聚于浆膜下，平片可见透光带或透光环，有时门静脉内也可见气体阴影，晚期由于肠腔和腹腔内大量积液，腹部普遍密度增高。选择性动脉造影可明确诊断，造影可见到栓子的部位及栓塞程度、范围，栓塞近侧有造影剂充盈，而其远侧血管不显影。超声多普勒检查与CT有辅助诊断意义。

322. 疝的常见原因？

（1）腹内压力增高：慢性咳嗽、排尿困难、慢性便秘、腹水、妊娠、举重、婴儿啼哭等是引起腹内压力增高的常见原因。正常人虽然常有腹内压增高的情况，但腹壁强度正常，则不致发生疝。

（2）腹壁强度降低：引起腹壁强度降低的潜在因素很多，最常见的有：①某些组织穿过腹壁的部位，如精索或子宫圆韧带穿过腹股沟管、股动静脉穿过股管、脐血管穿过脐环等处；②腹白线因发育不全也可成为腹壁的薄弱点；③手术切口愈合不良、外伤、感染、腹壁神经损伤、老年、久病、肥胖所致肌萎缩等也常是腹壁强度降低的原因。研究发现，腹股沟疝患者体内胶原代谢紊乱，羟脯氨酸含量减少，腹直肌前鞘中的成纤维细胞增生异常，可影响腹壁的强度。

323. 腹股沟疝和股疝的鉴别？

腹股沟疝和股疝可能难以区分，尤其是肥胖患者，但疝的部位会影响治疗，因此加以鉴别具有临床意义。无症状或者症状极轻微的腹股沟疝患者可以选择等待观察，但股疝的并发症风险高，所以不推荐股疝患者采用该法。

体格检查可明确大多数疝的位置；股疝最常位于腹股沟韧带下方、股动脉内侧，但体格检查不能明确排除股疝时，我们建议加用影像学检查。如果不能确定疝的位置，那么腹股沟区超声检查可能特别有用。腹股沟区CT也有助于鉴别股疝和腹股沟疝。多排螺旋CT扫描或可定位疝囊。如果CT显示疝囊在耻骨结节内侧延伸，则可确诊为腹股沟疝，但疝囊位于耻骨结节外侧且伴有静脉压迫则提示股疝。

324. 肠梗阻的病理生理学改变？

梗阻导致阻塞近端肠进行性扩张，而在阻塞远端，随着肠内容物外排，肠内压力下降。吞咽的空气和细菌发酵产生的气体可蓄积，从而加剧肠扩张。随着此过程的继续，肠壁变得水肿，正常吸收功能丧失，液体滞留于肠腔内。还可能有液体从肠腔漏出性地丢失到腹膜腔。近端肠梗阻时，持续性呕吐导致含钠、钾、氢和氯的液体进一步丢失，引发代谢性碱中毒。这些液体丢失可导致低血容量。正常情况下几乎无菌的近端小肠也可能发生细菌过度生长，而呕吐物可呈粪便样。

如果肠扩张过度，小肠肠壁内血管会受累，肠壁灌注降低。如果某一肠段的灌注不足以满足组织代谢需要，将发生缺血，除非阻断该病理进程，否则其最终将导致肠坏死和穿孔。

325. 阑尾炎的发病机制？

阑尾梗阻被认为是引起阑尾炎的主要病因。阑尾炎常与阑尾梗阻有关，但并不总是能发现有阑尾梗阻。阑尾梗阻可能由粪石（质硬粪团）、结石、淋巴增生、感染以及良性或恶性肿瘤引起。

当阑尾梗阻是阑尾炎的病因时，梗阻会导致腔内和壁内压力增高，进而导致阑尾壁小血管内血栓形成和血管闭塞，以及淋巴回流淤滞。当阑尾变得充盈肿胀时，在$T_{8\sim10}$进入脊髓的内脏传入神经纤维受到刺激，因而产生定位不明的中腹部或脐周腹痛。随后当炎症累及邻近壁层腹膜时，则会出现定位明确的疼痛。

一旦发生梗阻，阑尾腔内会充满黏液并发生膨胀，从而导致腔内和壁内压力升高。这将导致小血管内血栓形成和血管闭塞，以及淋巴回流淤滞。随着淋巴和血管损害的发展，阑尾壁会发生缺血进而坏死。细菌会在病变的阑尾内过度生长。该过程初期需氧细菌占主要部分，而在阑尾炎病程后期混合型感染则更为常见。坏疽性和穿孔性阑尾炎中常见的病原菌有大肠埃希菌、消化链球菌、脆弱拟杆菌和假单胞菌属。腔内细菌随后侵犯阑尾壁，并进一步引起中性粒细胞性渗出。中性粒细胞聚集会导致浆膜面的纤维脓性反应，激惹周围的壁腹膜。

在症状出现后首个24小时内，大约90%的患者会出现阑尾炎症，并且可能有阑尾坏死，但无穿孔。管腔梗阻的类型可能是急性阑尾炎穿孔的预测因素。阑尾内粪石比真正的结石更常见，前者出现概率是后者的6倍，但结石（45%）比粪石（19%）更常导致穿孔性阑尾炎或阑尾周围脓肿。

一旦发生严重的炎症和坏死，阑尾即有发生穿孔的风险，而穿孔会导致局部脓肿形成或弥漫性腹膜炎。

326. 急性阑尾炎的初始抗生素治疗？

对于急性非穿孔性阑尾炎患者，术前给予单次抗生素预防手术伤口感染即可。单次予头孢西丁（静脉用1～2g）、氨苄西林舒巴坦（静脉用3g）或者是头孢唑林（体重＜120kg者2g，体重≥120kg者3g，静脉给予）加甲硝唑（静脉用500mg）；对青霉素类或头孢菌素类过敏的患者可选择克林霉素加环丙沙星、左氧氟沙星、庆大霉素或氨曲南中的一种。术后不必给予抗生素。

　　对于穿孔性阑尾炎患者，在等待培养结果期间，应使用具有抗革兰阴性杆菌和厌氧菌活性的经验性广谱抗生素方案。对于初始抗生素治疗，我们建议单用β内酰胺/β内酰胺酶抑制剂（哌拉西林－三唑巴坦或替卡西林－克拉维酸），或是用第三代头孢菌素加甲硝唑（如头孢曲松加甲硝唑）。

 327. 提示存在消化道穿孔/损伤的常见CT表现包括？

　　提示存在消化道损伤的常见CT表现包括：气腹（游离气体、腹膜后气体），肠系膜气体，空腔脏器壁不连续，肠腔外有肠造影剂，在无实体器官损伤的情况下腹腔内有游离液体，静脉造影剂外渗，肠壁增厚或水肿，肠系膜血肿等。

328. 消化道穿孔的临床表现及并发症？

　　（1）急性疼痛：由多种病因导致穿孔引起的胃肠道炎症，总是可导致某种程度的胸/腹部不适甚至颈部疼痛（或吞咽困难）。出现游离穿孔的患者经常可准确说出发生穿孔的时间。患者可能主诉疼痛突然发生或加重，随后因穿孔解除了炎症器官的压力而使疼痛缓解，但缓解通常是暂时性的。随着流出的胃肠道内容物刺激纵隔或腹膜，而出现更持久的疼痛。

　　（2）脓毒症：脓毒症是胃肠道穿孔的初期表现。对于年老、虚弱和免疫抑制的患者，其腹膜表面抵御穿孔的能力可能受损，从而导致胃肠内容物自由漏出至腹腔、全腹腔感染和脓毒症。反过来，脓毒症本身可通过减少肠壁灌注，促使穿孔发生和发展。这些患者的一般状况极差，伴或不伴发热，很可能伴有血流动力学不稳定及精神状态改变。部分患者进一步发展为多器官功能障碍，包括急性呼吸窘迫综合征、急性肾损伤及弥散性血管内凝血等。

　　（3）腹盆腔肿块或瘘管形成：胃肠穿孔导致脓肿或蜂窝织炎形成的情况并不少见，在检查中可发现存在腹腔肿块，或在腹腔探查时可发现。瘘管是两个上皮化表面之间的一个异常通道。最初胃肠道穿孔可被包裹在两段肠袢之间，随后炎症性变化可导致异常交通，这可使已形成的任何积液或脓肿自发解压。发生外瘘的患者会主诉从术后伤口突然流出引流物；在自发瘘的情况下，从腹壁或会阴部突然流出引流物。

 329. 肠梗阻的临床表现？

　　典型的肠梗阻有腹胀、腹痛、排气排便停止、恶心、呕吐等表现。腹胀是肠梗阻最为突出的症状和体征。当回盲瓣关闭致使形成闭袢型肠梗阻时，患者可表现为腹部高度膨胀且不对称。叩诊呈鼓音。腹痛的性质和程度差别较大，可以为隐痛、阵发性绞痛等。当患者出现持续性剧烈腹痛伴阵发性加重时，则提示可能并发了绞窄或穿孔，病情十分危急，需要紧急处理。完全性肠梗阻时，排便排气完全停止。呕吐出现时间晚，较少见。呕吐物可呈粪汁样。随着病程进展，患者可出现明显的脱水。如果出现发热、心动过速、休克倾向、腹膜刺激征等，均提示肠管发生坏疽或穿孔。直肠指检有可能触及直肠中的包块，有助于诊断。

330. 什么是闭袢性肠梗阻及其影像学表现？

闭袢性肠梗阻是一种特殊的完全性肠梗阻。某一肠段（通常是小肠）在两个部位发生梗阻，形成一个既无近端出口、亦无远端出口的肠段时，即出现闭袢性肠梗阻。由于腹部膨隆十分轻微，故可能仅一段较短的肠段发生扩张。闭袢性肠梗阻可快速导致并发症（缺血、坏死和穿孔）；因此，早期发现和治疗对恢复受累肠段的灌注很重要。在许多情况下，需行腹部探查以明确诊断。

影像学检查时，闭袢性肠梗阻常表现为有积液的、有时呈C形或U形的扩张肠段，伴明显的肠系膜血管汇聚于扭转点（CT漩涡征）或嵌顿点。其他征象包括三角形袢、鸟嘴征以及梗阻部位附近出现两个塌陷的肠袢。

331. 结直肠机械性梗阻常需要与哪些疾病鉴别诊断？

（1）小肠梗阻：相较于小肠梗阻，结直肠梗阻相关腹痛发生的时间间隔更长，且发生在腹部更下方的位置，在脐和耻骨结节之间。下腹痛和腹部膨胀是结直肠机械性梗阻的特征性表现。既往腹部手术史提示小肠梗阻，除非患者既往接受的是结肠切除术。同样地，存在疝气或有疝修补史也更多地提示小肠梗阻，而非大肠梗阻。

（2）中毒性巨结肠：中毒性巨结肠患者往往表现为全结肠扩张。此病通常与艰难梭菌感染有关；因此，患者常有抗生素使用史。此外，这类患者通常相当虚弱，在没有并发结肠穿孔的情况下也可能会出现全身性感染征象（脓毒症）。常见病因导致的结直肠机械性梗阻一般不会出现全身性征象，除非已经发生了结肠穿孔。

（3）Ogilvie综合征：此综合征也可能有下腹痛和腹部膨胀，但影像学检查无法识别明确的过渡点或机械性病因。

（4）麻痹性肠梗阻：表现全肠扩张，亦包括小肠。影像学检查无法显示任何明确的过渡点或机械性病因。麻痹性肠梗阻在某种程度上发生于几乎所有开腹手术后，也可由腹膜炎、创伤、肠缺血和药物（如阿片类和抗胆碱能药）引起。电解质紊乱（尤其是低钾血症）可加重麻痹性肠梗阻。随着肠开始扩张，患者会出现许多与机械性肠梗阻相同的症状。但影像学检查显示结肠和直肠内存在气体，腹部CT或全小肠造影并未证实有机械梗阻的因素存在。

332. 小肠梗阻非手术治疗的观察时间？

过去曾推荐对小肠梗阻患者（无急诊手术探查的指征）的观察时间不应超过12～24小时，之后如果患者的状况未见改善，应进行手术探查。然而，只要在系列临床评估中没有提示存在复杂性梗阻的发现，可对患者进行更长时间的观察。对于经过恰当筛选的患者，经非手术治疗后，通常可在2～5日内改善。然而需注意的是，对于最终需要手术的患者，现已确定手术延误时间超过1日是需行肠切除术的一个危险因素。对无并发症的粘连性肠梗阻进行非手术治疗超过3～5日可增加并发症发生率和死亡率。恶性肿瘤（已切除、未切除、转移）患者可能需尽早（而不是推迟）手术，但需仔细考虑肿瘤的分布和部位，并根据个体情况决定是否手术。

333. 小肠梗阻保守治疗期间临床评估需系列监测哪些？

除生命体征、腹部症状体征、血象、血气、炎症指标、定期复查腹部影像学外，有必要对患者进行频繁的临床再评估，以确保没有发生并发症。小肠梗阻的解除通常表现为腹胀减轻、经直肠排气和/或排便、鼻胃管的引流量减少。应仔细记录鼻胃管的引流量，这有助于对梗阻的进展或改善情况以及静脉内补液治疗的需求做出临床判断。经鼻胃管丢失的体液可用生理盐水加氯化钾进行补充。梗阻明确解除后可拔除鼻胃管，并根据患者的耐受情况开始并增加饮食。对于无法充分评估其尿量的患者，可放置导尿管，并进行补液治疗，直至患者可自行排尿或在临床上血容量正常。某些患者可能需接受更密切的血流动力学监测。

334. 小肠梗阻的手术探查指征？

对于所有根据临床和放射学检查怀疑存在复杂性肠梗阻（完全性梗阻、闭袢性梗阻、肠缺血、肠坏死或肠穿孔）的患者，均应进行剖腹探查术。如果在尝试非手术保守性治疗期间发生复杂性肠梗阻，也应及时进行手术探查。约1/4因小肠梗阻入院的患者需手术治疗。

335. 继发性腹膜炎的病因是什么？

腹腔内脏器的急性病变，若任其发展，最终均可导致局限性或弥漫性腹膜炎。胃肠内容物流入腹腔，最常见的是急性阑尾炎合并穿孔，其次是胃十二指肠溃疡急性穿孔，必然导致腹膜炎的发生。不少脏器的非穿孔性急性病变，若有大量炎性渗出，亦可引起腹膜炎症，如急性出血坏死性胰腺炎、急性蜂窝织炎性阑尾炎、急性附件炎等。此类炎症虽然没有脏器完整性的破坏，在早期是无菌性的，但如果病变持续发展，则有可能通过肠道内细菌移位而转变为细菌性感染。其他造成腹腔内损伤的原因，如腹腔内大量出血，手术后胃肠道吻合口漏、胆漏、胰漏，外伤造成的肠管、膀胱破裂均可导致腹膜炎的发生。

336. 急性弥漫性腹膜炎的临床表现是什么？

腹膜炎由于原发病不一，发病过程可不同。如空腔脏器破裂或急性穿孔引起的腹膜炎发病急骤，而阑尾炎引起的腹膜炎多先有原发病症状，以后逐渐出现腹膜炎表现。

（1）腹痛：是最主要的临床表现。疼痛一般都很剧烈，难以忍受，呈持续性。疼痛的程度与原发病、炎症的轻重、年龄、身体素质等有关。化学性腹膜炎所致腹痛最为剧烈，腹腔出血所致腹痛最轻。深呼吸、咳嗽、活动时腹痛加剧，故患者不敢深呼吸或翻身。腹痛最初从原发病灶开始，逐渐扩散至全腹，但仍以原发病灶处最为剧烈。年老衰弱的患者，因反应较差，腹痛也可不很严重。

（2）消化道症状：患者多有恶心、呕吐，开始为反射性，呕吐物多为胃内容物，并发麻痹性肠梗阻后呕吐加重，可吐出黄绿色胆汁，甚至棕褐色粪水样内容物。因肠蠕动减弱，患者多感腹胀，无排气或排便。盆腔腹膜炎或直肠受到渗出液或脓液的刺激时，可有里急后重感，便后仍不觉轻快。

（3）全身体征：患者呈急性病容，常有呻吟，静卧不敢活动，喜屈曲下肢。多数患者伴有发热。溃疡病急性穿孔、腹腔内出血、绞窄性肠梗阻起病时体温多正常，以后逐渐升高。原发病若为炎症性，如急性阑尾炎，发生腹膜炎前即有发热，并发腹膜炎后温度增高。年老体弱者体温可不升高。脉搏多加快，如脉搏加快体温反而下降，是病情恶化的征象之一。随着病情发展，还可出现呼吸浅快、大汗、口干，如出现面色苍白、虚弱、眼窝凹陷、皮肤干燥、四肢发凉、呼吸急促、口唇发绀、脉搏细微、体温骤升或下降、血压下降、神情恍惚或不清则表明有重度脱水、代谢性酸中毒及休克。

（4）腹部体征：患者往往腹胀明显，腹式呼吸减弱或消失，并发肠麻痹者腹部明显膨隆。腹胀加重是病情恶化的一项重要标志。腹部压痛、腹肌紧张和反跳痛是腹膜炎标志性体征，可波及全腹，以原发病部位最为显著。腹肌紧张程度与病因及患者全身情况有关。化学性腹膜炎引起强烈刺激，腹肌反射性高度紧张或强直，表现为"板状腹"。而幼儿、老人和极度虚弱者表现不明显，易被忽视。胃肠胀气时腹部叩诊呈鼓音。胃肠道穿孔时，膈下有游离气体，叩诊时肝浊音界缩小或消失。腹腔积液较多时可叩出移动性浊音。听诊肠鸣音减弱，合并麻痹性肠梗阻时肠鸣音消失。以下腹部表现为主的腹膜炎怀疑有盆腔脏器病变时应做直肠指诊，若发现直肠前壁饱满、触痛，提示已有感染或盆腔脓肿形成。已婚女性患者可行阴道检查，注意观察后穹窿是否饱满，宫颈有无举痛、摇摆痛等，以排除妇科疾患。

337. 腹腔穿刺在诊断急性弥漫性腹膜炎病因方面有何意义？

腹腔穿刺是重要的诊断方法，在B超引导下或者叩诊后定位后穿刺，根据抽出液的性质判断病因。抽出液体有透明、浑浊、脓性、血性、包含食物或粪便等多种情况。结核性腹膜炎发生时，腹水多为草绿色透明状；胃及十二指肠急性穿孔时，腹水多呈黄色浑浊状，含胆汁而无臭气；若饱食后穿孔，可含有食物残渣；急性重症胰腺炎时腹水为血性液，胰淀粉酶含量升高；急性阑尾炎合并穿孔可抽出稀脓性带臭气液体；绞窄性肠梗阻腹水为血性液，臭气较重或无臭气。如抽出液为全血，需排除穿刺针是否刺入血管或脏器。腹水除观察其性状，还可做涂片及培养，做进一步病原学检查。腹腔内液体体积小于100ml时，往往抽不出液体，可先注射少量生理盐水再行穿刺。

 急性弥漫性腹膜炎的非手术治疗措施有哪些？

对病情较轻，或病程较长超过24小时，且腹部体征已减轻或有减轻趋势者，或伴有心肺等脏器疾病而禁忌手术者，可行非手术治疗。非手术治疗也可作为手术前的准备工作。

（1）体位：一般取半卧位，使腹腔内渗出液流向盆腔，减少吸收，减轻中毒症状，有利于局限和引流；且可使腹腔内脏器官下移，腹肌松弛，减少因腹胀而致的膈肌上抬对心肺功能的影响。鼓励患者经常活动双腿，以防发生下肢深静脉血栓。

（2）禁食、胃肠减压：对于胃肠道穿孔者必须禁食，留置胃肠减压管可将胃肠内容物及时引出，减少其继续流入腹腔。胃肠减压还有助于减轻肠麻痹引起的腹胀，降低肠管内压力，恢复肠管血供，促进肠道蠕动功能恢复。

（3）纠正水、电解质紊乱：由于禁食、呕吐、腹腔内大量渗出及胃肠减压，易造成体内水、电解质紊乱。根据患者出入量及生理需要量来计算补充液体总量（晶体、胶体），以纠正脱水和酸碱失衡。病情严重者应多补充血浆、白蛋白以纠正因腹腔内大量渗出而导致的低蛋白血症，贫血者可输血。注意监测脉搏、血压、尿量、中心静脉压、血常规、血清电解质及血气分析等，以调整补液成分及速度，维持尿量大于0.5ml/（kg·h）。

（4）抗生素：应用抗生素可预防化学性腹膜炎继发感染，对已存在感染者更为必要。继发性腹膜炎大多为混合感染，致病菌主要为大肠杆菌、厌氧菌、链球菌等。在细菌培养结果报告前，应根据致病菌种类经验性应用抗生素。可以单一使用第三代头孢菌素或联合甲硝唑经验性抗感染。对于重症患者，可首先选用碳青霉烯类等抗菌谱更广、作用更强的药物，以快速控制感染，挽救患者生命，以后根据病情变化，降阶梯使用其他抗生素。在细菌培养及药物敏感试验报告后，应根据药敏结果选择恰当的抗生素。

需要强调的是，抗生素不能替代手术治疗，有些病例单是通过手术就可以获得痊愈。

（5）补充热量和营养支持：急性腹膜炎患者代谢率约为正常人的140%，热量供给不足时，体内蛋白质会大量消耗，使患者的抵抗力及愈合能力下降。但急性腹膜炎患者处于严重应激状态，如果供给过多热量，特别是使用大量高渗性葡萄糖作为热源，容易引起呼吸衰竭、淤胆、肝功能损害、高糖高渗性非酮症性昏迷等并发症。因此在这种情况下，应给予代谢支持，即增加氮的供给，减少热量，降低热氮比。每日蛋白质供给增至2～3g/kg，40%的非蛋白热量由脂肪乳提供，以减少葡萄糖负荷。长期不能进食者应及早行肠外营养，手术时已做空肠造口者可使用肠内营养。

（6）镇静、镇痛、吸氧：可减轻患者的痛苦与恐惧心理。诊断不清或要进行观察时，根据患者需要亦可进行止痛治疗，可以增加患者对诊治的配合度，并不会掩盖病情，以往所认为的"未明确诊断前不可止痛"的观点并不可取。

339. 直肠肛管周围脓肿形成的病因是什么？

直肠肛管周围脓肿的感染来源最常见的是肛腺感染。肛腺开口位于肛窦内，腺体位于内外括约肌之间，故肛腺感染后易发生括约肌间隙脓肿。直肠肛管周围软组织疏松，感染容易沿组织间隙扩散蔓延：向上可到达直肠周围形成高位肌间脓肿或骨盆直肠间隙脓肿，向下到达肛周皮下形成肛管周围脓肿，向外穿过外括约肌形成坐骨肛管间隙脓肿，向后到达肛管直肠后方，形成肛管后间隙脓肿或直肠后间隙脓肿。以肛提肌为界将直肠肛管周围脓肿分为肛提肌下部脓肿和肛提肌上部脓肿，前者包括肛门周围脓肿、坐骨肛管间隙脓肿，后者包括骨盆直肠间隙脓肿、直肠后间隙脓肿和高位肌间脓肿。直肠肛管周围脓肿也可来源于肛周皮肤感染的蔓延，常见于有基础疾病，尤其是周围皮肤损伤感染、免疫抑制人群。

340. 直肠肛管周围脓肿分类及表现是什么？

直肠肛管周围脓肿患者常以发热、肛周疼痛就诊，少数伴有里急后重、会阴坠胀，亦有以感染性休克为首发表现者，而无明显局部症状，容易忽视。

（1）肛管周围脓肿此类型最为常见：主要表现为肛周疼痛、肿胀，多为跳痛，坐下、排便、咳嗽时疼痛加重。查体可见局部红肿，多位于肛管后方或侧方皮下，压痛明显，早期可为硬结，液化坏死后有波动感，可破溃流脓，此型全身感染症状常不明显。

（2）坐骨肛管间隙脓肿：又称坐骨直肠窝脓肿，较为常见。此间隙较大，易形成较大且深的脓肿，容量为60～90ml。发病时患侧出现持续性胀痛、跳痛，进行性加重，排便、行走时加重，患者常常坐立不安，可有排尿困难和里急后重。全身感染表现明显，表现为发热。早期体征不明显，以后出现肛门患侧红肿，双臀不对称，局部触诊或肛门指诊有深压痛，晚期有波动感。如不及时处理，脓肿可破溃至皮下，形成肛瘘，或沿肛管直肠间隙侵入对侧形成马蹄形脓肿。

（3）骨盆直肠间隙脓肿：又称骨盆直肠窝脓肿，较为少见。此间隙位置较深且大，全身症状重而局部症状不明显。早期可有全身中毒症状，表现为高热、寒战、乏力，甚至出现感染性休克，局部症状有肛门坠胀，里急后重，常有排尿困难。局部视诊常无异常，直肠指检可在直肠壁触及肿块隆起，有压痛和波动感。

（4）其他：包括肛管括约肌间脓肿、直肠后间隙脓肿、高位肌间脓肿、直肠黏膜下脓肿等，由于位置较深，表现类似骨盆直肠间隙脓肿，具有不同程度的感染中毒表现，而局部症状不明显，最常见的局部表现为会阴坠胀，排便时疼痛，直肠指诊可触及疼痛性肿块甚至波动感。

341. 直肠肛管周围脓肿的常见病原体是什么？

直肠肛管周围脓肿常见的致病菌为大肠埃希菌、金黄色葡萄球菌、链球菌、铜绿假单胞菌、厌氧菌，偶见结核杆菌。来源于直肠的感染多为大肠埃希菌和厌氧菌，若为金黄色葡萄球菌则多来源于皮肤感染。

 直肠肛管周围脓肿如何处理？

（1）非手术治疗：

1）抗生素治疗：无病原学证据前，根据脓肿部位经验性选择相应抗生素。深在脓肿以革兰阴性杆菌为主，可选用第三代头孢菌素和抗厌氧菌抗生素，严重感染者可用碳青霉烯类；浅表脓肿，特别是靠近肛门皮肤者，革兰阳性球菌不能除外，严重感染者应在抗革兰阴性杆菌抗生素基础上加用万古霉素、利奈唑胺等针对性治疗。

2）局部治疗：大便后肛门局部应彻底清洁，如温水坐浴、抗生素软膏外涂都是保持局部清洁的方法。

3）缓解疼痛：此病常有明显疼痛，可予非甾体类抗炎药缓解疼痛，疼痛较重者可酌情予麻醉类镇痛药治疗；口服缓泻剂或石蜡油可以软化大便，减轻排便时的疼痛。

（2）手术治疗：肛门直肠周围脓肿往往需要外科手术治疗。

1）肛管周围脓肿：若为单纯性脓肿，可在局麻下压痛最明显处或有波动感处穿刺定位后作一放射状切口，放出脓液后伸入手指探查脓腔分开间隔，填入凡士林纱条利于引流。若脓肿与肛陷窝相通，可于切开脓肿后用探针仔细寻找内口，切开瘘管，若内口较深，瘘管通过内括约肌，可采用挂线疗法。

2）坐骨肛管间隙脓肿：宜早期引流，以防蔓延。在压痛最明显处穿刺定位抽得脓液，然后在此处做一前后方向的弧形切口，切口离肛缘超过5cm，以免损伤括约肌，且切口要足够大，伸入手指分开脓腔内间隔，排出脓液，放置引流。

3）骨盆直肠间隙脓肿：手术切口同坐骨肛管间隙脓肿，但切口应更大。将左手示指伸入直肠内探查脓肿位置并作引导，另一手持血管钳经皮肤切口，穿过肛提肌进入脓腔，再用手指伸入脓腔分开肛提肌纤维及脓腔间隙，扩大引流，冲洗脓腔后放入橡皮管或烟卷引流。对于此类位于肛提肌以上的深部脓肿，切开引流创伤大，术后疼痛明显，甚至因括约肌损伤导致肛门功能障碍。因此有时可以在超声引导下穿刺置管、冲洗引流。

第四节 泌尿系统急病

 肾绞痛的典型临床表现是什么？应与哪些疾病相鉴别？

肾绞痛的特点是突然发作剧烈疼痛，疼痛从患侧腰部开始沿输尿管向下腹部、腹股沟、大腿内侧、睾丸或阴唇放射，可持续几分钟或数十分钟，甚至数小时不等。发作时常伴有恶心呕吐、大汗淋漓、面色苍白、辗转不安等症状，严重者可导致休克。

输尿管结石是造成肾绞痛的主要原因，偶尔由于血块或输尿管狭窄急性梗阻也可引起急性肾绞痛。但由于肾绞痛可以伴有放射痛和胃肠道症状，临床常需和一些泌尿系统以外疾病进行鉴别诊断。

（1）神经肌肉原因：

1）肌肉疼。

2）带状疱疹。

（2）胸腔原因：

1）胸膜炎。

2）急性心肌梗死。

（3）腹腔和腹膜后的原因：

1）急性阑尾炎。

2）十二指肠溃疡。

3）急性胆囊炎。

4）腹腔动脉瘤。

（4）妇产科方面的原因：

1）急性盆腔炎。

2）宫外孕。

3）卵巢囊肿扭转。

 肾绞痛的急诊处理方案？

补充液体、镇痛和止吐。除了老年患者或肾衰竭、充血性心力衰竭患者外，静脉输入大剂量的等渗生理盐水保证患者排尿量每小时至少100ml。各种镇痛剂和止吐剂用来快速缓解症状，常用药物为吗啡及阿托品，用阿托品0.5mg及吗啡5～10mg皮下或肌内注射，口服颠茄片16mg，一天3次。

 不同部位的泌尿系结石临床表现有何区别？

（1）肾结石：典型的表现为肾绞痛，这是一种严重的疼痛，多在夜间发作，可使人从熟睡中痛醒，疼痛从腰部开始，沿输尿管向下放射到下腹甚至睾丸，疼痛可持续数分钟至数小时，发作时患者精神恐惧、面色苍白、坐卧不宁，可有恶心、呕吐。肾绞痛往往是患者急诊就诊的最主要原因。有些患者无肾绞痛发作，但有腰部深在钝痛，可能是由于结石引起肾脏集合系统梗阻，尿液聚集牵张所致。血尿是肾结石的症状之一，有时是唯一症状，也可在肾绞痛后发现，一般为镜下血尿，亦可为全程肉眼血尿。肾结石一般不发生排尿困难，若结石排石至膀胱、尿道可出现排尿困难，少数结石可自发排出体外，俗称尿砂，为尿石症有力证据。肾结石可阻塞集合系统、输尿管引起肾盂积水，长期积水可继发感染，引起肾盂肾炎，表现为高热、腰痛、血尿、脓尿、全身中毒症状。查体最常见的阳性体征是肾区叩击痛。

（2）输尿管结石：输尿管分为三段：上段起自输尿管肾盂连接处下至骶髂关节上缘，中段自骶髂关节上缘至其下缘，下段自骶髂关节下缘至膀胱，结石最易停留的部位是上段输尿管的第三腰椎水平及其附近。结石在输尿管内移动可引起剧烈疼痛，称为输尿管绞痛，临床上所谓的"肾绞痛"实际上大都是输尿管绞痛。上段输尿管结石绞痛部位位于胁腹部，向下腹部放射；中段输尿管结石疼痛位于中下腹部；下段输尿管结石引起的绞痛位于下腹部并向同侧腹股沟、阴囊或大阴唇放射；若结石位于输尿管膀胱连接处则表现为耻骨上绞痛伴膀胱刺激征。血尿是输尿管结石的常见症状，约90%的患者可出现血尿，多为镜下血尿，肉眼血尿占10%左右。腰腹部绞痛伴血尿是输尿管结石的特征性表现。上段结石有时可在患者出现肾区叩击痛，多数无明显腹部体征，或仅有输尿管区深压痛，无腹膜刺激征。个别患者可出现排石。

（3）膀胱结石：常见的症状是下腹部疼痛、排尿困难、膀胱刺激征和血尿。疼痛在排尿时明显，可向会阴部和阴茎头放射，血尿常出现在排尿终了。随体位变化的排尿困难是膀胱结石的特征，排尿时若结石落于膀胱颈会突然出现排尿中断，改变体位后，结石离开膀胱颈则又可以排出尿液。若结石嵌顿于膀胱颈可发生急性尿潴留。结石刺激膀胱壁尤其是三角区可引起明显的膀胱刺激征。查体可见下腹部轻压痛，无腹膜刺激征。

（4）尿道结石：主要症状是会阴部剧烈疼痛后出现急性排尿困难，不能完全排空膀胱内尿液，点滴状排尿，甚至发生急性尿潴留。查体可在男性阴茎和会阴部扪及前尿道结石，后尿道结石可经直肠触及，女性尿道结石可经阴道前壁触及。

 346. **输尿管结石的处理方案？**

输尿管结石的治疗包括对症治疗、中药治疗、体外震波碎石与经内窥镜摘石、手术取石等。

（1）对症治疗：主要是控制肾绞痛，在明确诊断后可用阿托品0.5mg、哌替啶50mg、吗啡10mg肌注，痛区亦可热敷或行针刺，腰部敏感区可作皮下普鲁卡因封闭（先做皮试）。亦可用硝苯地平或吲哚美辛栓剂塞肛。

（2）中药排石治疗：适于直径在1cm以内、形状椭圆、表面光滑的结石，肾盂造影无积水者。治则与用药：有清热利湿，如金钱草、海金砂等。清热解毒，如黄柏、银花、连翘等。活血化瘀、软坚化湿，如三棱、莪术等。补肾如肉桂、附子、肉苁蓉等。补气补血，如党参、黄芪等。还有各种排石冲剂，应用方便。

（3）体外震波碎石：采用X线定位的Dornier型机治疗，已由上段输尿管结石扩大到输尿管中、下段结石。上段输尿管结石宜采用斜侧半卧位，对于髂骨翼重叠部位的结石应采用俯卧位；下段可采用半坐位，提高电压，均可取得一定的成功率。虽然输尿管全长各部位的结石可用体外震波粉碎，但在结石较小、体胖患者有时存在定位困难、部位深、耗能多等问题，与粉碎肾结石比较，粉碎输尿管结石的难度相对较高，总的效果比肾结石差。因此，必须加强震波时的定位准确性，有困难者同时作排泄性尿路造影或做膀胱镜逆行插管与造影，以协助定位。如能将结石推入肾盂再行震波，则最为理想。造影剂能通过结石者常易震碎与排出。相反，即使结石不大，而上面积水明显，尤其伴有输尿管周围炎，或逆行插管不能到达结石下方，震波碎石效果常不佳。

对于输尿管下段较小的结石，可经膀胱镜进行输尿管扩张、套石、管口剪开。近年应用输尿管镜观测下取石或激光、超声碎石，虽然报告有40%～78%的成功率，但值得注意的是术中可引起穿孔、撕裂等严重并发症。

（4）手术切开取石：适应证：①输尿管存在狭窄者；②双侧或单侧输尿管结石嵌顿伴感染引起尿闭者；③结石较大，肾积水严重，肾功能很差者；④体外震波不能定位或震波失败者；⑤临床不能除外肿瘤或结核；⑥经济因素。手术前2小时须拍尿路平片定位。

如为女性输尿管下段较大结石，有时经阴道穹隆部检查触及结石，经按摩使结石排出。

 347. 开放手术治疗泌尿系结石的适应证是什么？

随着ESWL和腔内泌尿外科技术进步，特别是URS和PNL的应用，开放手术在治疗泌尿系结石中的运用已经显著减少。其适应证：①应用ESWL、URS和PNL进行治疗存在困难，如无相应器械、经济原因；②应用ESWL、URS和PNL治疗失败，或出现并发症需要开放手术处理；③存在同时需要开放手术处理的疾病；④伴行其他外科手术；⑤巨大的膀胱结石或儿童巨大的肾结石。

 348. 睾丸扭转的临床表现如何？

精索扭转起病突然。典型表现为突发一侧阴囊内睾丸疼痛，常在睡眠中发生，疼痛呈持续性并进行性加重，较为剧烈，可向腹股沟和下腹部放射，伴有恶心、呕吐。

发病早期患侧阴囊可无红肿，扭转超过12小时可见阴囊皮肤红肿。睾丸肿胀明显，触痛明显，患侧睾丸常比对侧位置偏高，呈横位，睾丸与附睾位置关系改变。扭转发生时间较长者，由于局部肿胀严重，睾丸与附睾的界限常不能触及。睾丸托举痛阳性。

 349. 如何治疗睾丸扭转？

（1）手术复位及睾丸精索固定：做出诊断后应争取时间立即手术复位，争取在症状出现6小时内完成手术。将扭转的睾丸复位后观察血运正常，应予以保留，并将睾丸、精索与阴囊内层鞘膜间断缝合固定，以免术后再次扭转。如术中发现睾丸血循环极差，复位后仍不能恢复，应切除睾丸。睾丸扭转的解剖缺陷常为双侧性，对侧睾丸亦有扭转危险，术中还需固定对侧睾丸，尤其是患侧睾丸已被切除者。

（2）手法复位：一般在病初可以试行。应先给予镇痛剂及解痉剂，半小时后再将横位并上提的睾丸进行轻柔的手法复位。复位成功后再用"丁"字带托起阴囊，让患侧睾丸充分休息。但手法复位后不能防止再次复发。术后可以冰敷，以减轻疼痛和水肿，同时还要用"丁"字带将阴囊支持固定一周，使正常功能逐渐恢复。

350. 阴茎异常勃起的病理生理学分类及病因是什么？

阴茎异常勃起根据发生机制可分为低流量（缺血性）和高流量（非缺血性）两类。

低流量阴茎异常勃起最常见，发生原因为静脉流出量减少导致静脉血液淤滞，若时间过长可引起阴茎海绵体组织细胞的低氧和酸中毒，甚至损伤和坏死。

低流量阴茎异常勃起的原因如下：

（1）血细胞性或血栓性因素：可由白血病、真性红细胞增多症等血细胞淤滞引起，可常见于镰刀状红细胞贫血的患者。

（2）药物：常见的药物有抗抑郁药、安定剂和抗高血压药，西地那非和大剂量睾酮引起阴茎异常勃起者亦有报道；阴茎海绵体内药物注射治疗阴茎勃起障碍可能导致阴茎异常勃起，神经性和心理性勃起功能障碍患者是诱发异常勃起的常见危险因素。

（3）阴茎转移癌：原发于盆腔的恶性肿瘤转移至阴茎可压迫血管阻断阴茎静脉回流引起异常勃起。

（4）神经性因素：脊髓损伤，特别是高位脊髓损伤患者容易发生阴茎异常勃起。

（5）特发性因素：约30%～50%的阴茎异常勃起为特发性，病因不明。低流量阴茎异常勃起24小时，阴茎海绵体血管内皮细胞和海绵体窦的组织结构可发生损伤性变化，48小时即可发送海绵体组织大面积坏死，如未能得到及时治疗将导致阴茎勃起功能障碍。

高流量阴茎异常勃起为会阴或阴茎外损伤引起海绵体动脉或海绵体组织充血所致，发生机制为阴茎动脉损伤使动脉-海绵体窦形成异常血管通道，动脉灌流和静脉阻断功能的调节障碍，引起海绵体内血液高灌流率和低流出率。

351. 如何治疗阴茎异常勃起？

（1）低流量阴茎异常勃起的治疗：

1）保守治疗：高流量输血可提高血红蛋白浓度，并可使镰刀状红细胞贫血患者的血红蛋白S降低至30%。常规使用镇痛、镇静、输液、碱性药物等，轻度阴茎异常勃起者也可使用冰袋或局部加压包扎。

2）海绵体内注射：保守治疗无效时，可试用海绵体内穿刺放血并使用肾上腺素制剂灌注或充血，首选脱羟肾上腺素100～200μg用生理盐水稀释后注入阴茎海绵体内，5min后可重复使用，总量不超过1000～2000μg。要注意监测全身情况，密切观察血压、心率变化。

3）手术治疗：上述治疗无效时，可选择手术治疗，可在阴茎海绵体与阴茎头、尿道海绵体或静脉之间行血管分流，建立静脉通路。常用的手术方法有Winter方法、AL-Ghorab方法、Quakles方法等。

（2）高流量阴茎异常勃起的治疗：对于持续时间过长或反复发作的高流量阴茎异常勃起，保守治疗的同时可试用α肾上腺素受体激动剂阴茎海绵体内注射冲洗，也可选用血管分流手术。对外伤或某些原因不清的患者可选用选择性动脉造影，发现动脉损伤者可同时行动脉栓塞术或海绵体动脉结扎术，但要考虑到术后阴茎勃起功能障碍以及其他手术并发症。如未发现动脉损伤，也可行阴茎海绵体-尿道海绵体分流术。

352. 如何能及时发现急性尿潴留？

当患者尿量减少，并出现下列特点时应警惕急性尿潴留：

（1）尿意窘迫，但不能自行排尿。

（2）下腹胀痛，拒按，患者辗转不安。

（3）耻骨上方隆起，压痛，叩浊，可触及胀大的膀胱。

（4）B超有助于证实尿潴留。

第五节　血液系统急病

353. 什么是ITP？

特发性血小板减少性紫癜（idiopathic thrombocytopenic purpura，ITP）是一组免疫介导的血小板过度破坏所致的出血性疾病。以广泛皮肤黏膜及内脏出血、血小板减少、骨髓巨核细胞发育成熟障碍、血小板生存时间缩短及血小板膜糖蛋白特异性自身抗体出现等为特征。ITP是最为常见的血小板减少性紫癜。

354. ITP的骨髓象表现？

（1）急性型骨髓巨核细胞数量轻度增加或正常，慢性型骨髓象中巨核细胞显著增加。

（2）巨核细胞发育成熟障碍，急性型者尤为明显，表现为巨核细胞体积变小，胞质内颗粒减少，幼稚巨核细胞增加。

（3）有血小板形成的巨核细胞显著减少（＜30%）。

（4）红系及粒、单核系正常。

355. ITP的鉴别诊断是什么？

继发性血小板减少症，如再生障碍性贫血、脾功能亢进、骨髓增生异常综合征、白血病、系统性红斑狼疮、药物性免疫性血小板减少等。

356. ITP的急诊常用药物？

（1）轻症患者可严密观察。

（2）严重血小板减少者短期给予泼尼松1～3mg/（kg·d），或大剂量甲泼尼龙

30mg/（kg·d），如无效可静脉给予大剂量丙种球蛋白。

（3）危及生命的严重出血或手术，可输注血小板。

357. 什么是TTP?

血栓性血小板减少性紫癜（thrombotic thrombocytopenic purpura，TTP）是一种较少见的弥散性微血管血栓－出血综合征。临床以血小板减少性紫癜、微血管病性溶血、神经精神症状、肾损害和发热典型五联征表现为特征，典型五联征只见于少部分患者。

358. TTP的常见病因是什么?

多数获得性TTP病因不明，少数继发于妊娠、药物、自身免疫性疾病、严重感染、肿瘤、造血干细胞移植等。

359. TTP的血象表现是什么?

TTP的血象表现 可见不同程度贫血，网织红细胞计数升高，破碎红细胞大于2%；血小板计数 $< 50 \times 10^9$/L。

360. TTP的急诊处理?

（1）血浆置换：为首选治疗，推荐以新鲜冷冻血浆置换为主，建议开始置换3天。

（2）血浆输注：不主张单独采用输注血浆；如无条件进行血浆置换时，在患者可以耐受大量液体负荷条件下，因进行大剂量的新鲜或FFP输注30ml/（kg·d），最常见的并发症为急性肺损伤。

（3）免疫疗法：糖皮质激素，抗CD20单抗。

361. 什么是HUS?

溶血尿毒综合征（hemolytic uremic syndrome，HUS）是多种病因引起血管内溶血的微血管病，临床上以溶血性贫血、血小板减少和急性肾衰竭为特点。HUS与TTP的临床表现极为相似，后者还伴有神经系统症状和发热；二者发病机制不甚相同，但患者表现均为血栓性微血管病。唯一的例外是儿童肠出血性大肠埃希菌感染后出现HUS。

362. HUS的临床表现?

小儿成人均可发病，性别分布差异明显。散发多见，少数地区呈爆发流行，国内以晚春及初夏为高峰。典型临床表现为：

（1）前驱症状：近90%的患者有前驱症状，多数为胃肠炎表现，腹痛、腹泻、呕吐及食欲缺乏，伴重度发热。腹泻可为严重血便，极似溃疡性结肠炎。少数患者以呼吸道感染症状为前驱症状。前驱期约持续数天至2周，其后常有一无症状间歇期。

（2）溶血行贫血：在前驱期后5～10天（可迟至数周）突然发病，以溶血性贫血和出血为突出变现。患儿突然面色苍白、黄疸（15%～30%）、头晕乏力、皮肤黏膜出血、呕血、便血或血尿，常有部分患者出现贫血性心力衰竭及水肿，可有肝脾大、皮肤淤斑及皮下血肿等。

（3）急性肾衰竭：与贫血几乎同时发生，少尿或无尿，水肿，血压增高，出现尿毒症症状、水电解质紊乱和酸中毒。

（4）其他：尚可有中枢神经系统症状，如头痛、嗜睡、性格异常、抽搐、昏迷、共济失调等。

363. HUS的急诊处理治疗？

本病无特殊治疗，主要是早期诊断，及时纠正水、电解质平衡紊乱，控制高血压，尽早行血浆置换和透析是治疗的关键。

（1）一般治疗：包括抗感染、补充营养、维持水电解质平衡。

（2）急性肾功能衰竭的治疗：治疗原则和方法与一般急性肾衰竭治疗相似，除强调严格控制入水量、积极治疗高血压及补充营养、维持水电解质酸碱平衡外，提倡尽早行血液透析或血液滤过治疗。

（3）纠正贫血：一般主张尽可能少输血，以免加重血管内凝血。当血红蛋白低于60g/L时，应输注新鲜洗涤红细胞2.5～5毫升/（千克·次），于2～4小时内缓慢输入。必要时可间隔6～12小时重复输入。但需注意，当血钾＞6mmol/L时，应在纠正高钾血症后方可输血。

（4）抗凝治疗：仅适用于早期有高凝状态的严重患者。常用药物如肝素、双嘧达莫、阿司匹林等。

（5）血浆置换疗法：同TTP类似，也推荐行血浆置换疗法，但效果较TTP差。

（6）输注新鲜冰冻血浆：无条件行血浆置换者可输注新鲜冷冻血浆，有助于恢复前列环素（PGI2）活性。开始剂量为每次30～40ml/kg，以后改为15～20ml/kg，直到血小板数升至正常或＞$150×10^9$/L，溶血停止。

364. HUS的鉴别诊断？

本病应与ITP、TTP、急性肾小球肾炎、过敏性紫癜性肾炎、免疫性溶血性贫血、阵发性睡眠性血红蛋白尿及其他原因引起的急性肾功能不全相鉴别。

365. 什么是过敏性紫癜？

过敏性紫癜是一种侵犯皮肤和其他器官细小动脉和毛细血管的变态反应性血管炎。临床表现除皮肤紫癜外，常有关节痛、腹痛、消化道出血及肾炎等症状。通常血小板计数及凝血功能等相关检查均正常。

366. 过敏性紫癜的临床分型有哪些？

过敏性紫癜有：单纯型、腹型、关节型、肾型、混合型。单纯皮肤型预后好，累及肾脏者可能预后较差。

367. 过敏性紫癜的鉴别诊断有哪些？

应与血小板减少性紫癜、风湿性关节炎、系统性红斑狼疮、急腹症、肾小球肾炎等相鉴别。

368. 过敏性紫癜的急诊常用药物有哪些？

（1）抗组胺药：如扑尔敏、氯雷他定等。
（2）改善血管通透药：如芦丁、维生素C等。
（3）糖皮质激素：如泼尼松、甲泼尼龙等。

369. 嗜酸性粒细胞增多症的常见原因？

（1）变态反应性疾病：哮喘、过敏性鼻炎、特应性皮炎、药物反应伴嗜酸性粒细胞增多和全身性症状综合征、嗜酸性粒细胞增多-肌痛综合征、间质性肾炎、嗜酸性肝炎。
（2）肿瘤性疾病：原发性（肿瘤性）嗜酸性粒细胞增多症、急/慢性嗜酸性粒细胞白血病、淋巴瘤、实体肿瘤（如胃肠癌、肺部和鳞状上皮的腺癌）。
（3）感染性疾病：蠕虫、真菌、病毒。
（4）风湿性疾病：变应性肉芽肿血管炎、嗜酸性粒细胞增多-肌痛综合征和毒油综合征、IgG4相关疾病、皮肌炎、重度类风湿关节炎、进行性系统性硬化症、干燥综合征、伴颞动脉嗜酸性粒细胞增多的血栓闭塞性脉管炎、系统性红斑狼疮、贝赫切特综合征。

370. 白血病的分类？

白血病是一类造血干细胞或祖细胞的恶性克隆性疾病，根据细胞分化程度和自然病程，分为急性白血病和慢性白血病；根据白血病细胞形态又可将急性白血病分为急性淋巴细胞白血病和急性髓系白血病，慢性白血病则主要分为慢性粒细胞性白血病、慢性淋巴细胞性白血病。

371. 急性白血病急诊就诊常见临床表现有哪些？

多数患者以发热、贫血、出血倾向、骨痛及胸骨下段压痛、体检发现肝脾淋巴结肿大等原因就诊。

372. 多发性骨髓瘤的诊断标准？

根据有无特征性临床表现及是否需要治疗分为活动性多发性骨髓瘤（有症状多发性骨髓瘤）和冒烟型多发性骨髓瘤（无症状MM）。多发性骨髓瘤诊断标准为：①骨髓克隆性浆细胞比例＞10%或活检证实为浆细胞瘤；②存在任何一项骨髓瘤相关靶器官损害或异常检测指标（高钙血、肾损害、贫血、溶骨性骨骼损害、骨髓克隆性浆细胞比例≥60%、血清受累/非受累游离轻链比≥100）；③血清M蛋白（IgG或IgA）＞30g/L（或尿本周蛋白＞500mg/24h）和/或骨髓克隆性浆细胞比例介于10%～60%；同时符合①和②时诊断为活动性多发性骨髓瘤，仅符合③时诊断为冒烟型多发性骨髓瘤。

373. 多发性骨髓瘤急诊就诊常见临床表现有哪些？

骨痛、贫血、肾功能损害、高钙血症、感染、高黏滞综合征、出血倾向等。

374. 临床应用的抗凝药分几类？

（1）肝素类似物：肝素、依诺肝素、达肝素、亭扎肝素。

（2）维生素K拮抗剂：华法林。

（3）血小板抑制剂：阿司匹林、氯吡格雷、替格瑞洛、双嘧达莫、依替巴肽、替罗非班、普拉格雷。

（4）直接凝血酶抑制剂：达比加群、来匹卢定、地西卢定、阿加曲班。

（5）直接Xa因子抑制剂：利伐沙班、阿哌沙班、依杜沙班。

（6）间接Xa因子抑制剂：磺达肝素。

375. 如何处理华法林过量诱发的出血问题？

华法林是香豆素类抗凝剂的一种，在体内有对抗维生素K的作用。可以抑制维生素K参与的凝血因子Ⅱ、Ⅶ、Ⅸ、Ⅹ的合成。对血液中已有的凝血因子Ⅱ、Ⅶ、Ⅸ、Ⅹ并无抵抗作用。因此，不能作为体外抗凝药使用，体内抗凝也须有活性的凝血因子消耗后才能有效，起效后作用和维持时间亦较长。华法林过量诱发的出血可以暂停华法林，维生素K静脉入壶（避免肌注）及输注新鲜血浆。

 376. 什么是输血反应？

输血反应是指在输血过程中或输血后受血者发生的，不能用原发病解释的不良反应或后果。

377. 常见急性输血反应有哪些？

（1）急性溶血反应。

（2）非溶血性发热。

（3）过敏反应。

（4）细菌污染。

（5）输血相关性肺损伤。

（6）输血相关性循环超负荷。

（7）枸橼酸盐中毒。

（8）肺微血管栓塞。

（9）出血倾向等。

378. 最严重的输血反应是什么？典型临床表现有哪些？急诊如何处理？

（1）最严重输血反应：急性溶血反应。

（2）输血反应典型临床表现：输血开始后10～30分钟出现寒战、高热、胸痛和腰背痛，恶心、呕吐及腹痛，烦躁不安。血红蛋白进行性下降、黄疸、酱油色尿（血红蛋白尿）、少尿或无尿，可发展为急性肾衰竭或DIC。

（3）输血反应急诊处理：应立即终止输血，应用大剂量糖皮质激素，碱化尿液、利尿，保证血容量和水电解质平衡，纠正低血压，防治肾衰竭和DIC，必要时行透析、血浆置换或换血疗法等。

第六节　内分泌急病

 379. 我国现行糖尿病诊断标准？

我国目前采用世界卫生组织（1999）制定糖尿病诊断标准：存在糖尿病症状者随机血

糖≥11.1mmol/L；或空腹血糖≥7.0mmol/L；或口服糖耐量实验2小时血糖≥11.1mmol/L即符合糖尿病诊断，而缺乏明确高血糖和急性代谢失代偿表现者需择日重复测定以明确诊断。空腹血糖6.1～6.9mmol/L者称空腹血糖受损（IFG），而口服糖耐量实验2小时血糖7.7～11.1mmol/L者符合糖耐量减低（IGT）诊断。

380. 糖尿病治疗目标及常用降糖手段包括哪些？

应以消除糖尿病相关症状、减轻或消除血管性并发症，并尽量保持患者正常生活方式作为糖尿病治疗目标。糖尿病健康教育、医学营养治疗、运动和药物治疗是控制病情的主要手段。1型糖尿病患者及胰岛功能衰竭的晚期2型糖尿病患者，需依赖外源性胰岛素治疗。2型糖尿病患者经3～4周医疗营养治疗血糖仍未达标时，应启动药物治疗。常用药物包括：胰岛素促泌药（磺脲类及非磺脲类）、双胍类、噻唑烷二酮类、α糖苷酶抑制药、二肽基肽酶-IV抑制药、钠－葡萄糖共转运蛋白2（SGLT-2）药。

381. 机体对低血糖的代偿机制有哪些？

生理状态下，胰岛素分泌减少为机体预防低血糖的首道防线。血糖水平低于生理范围后，胰岛素拮抗激素分泌增加，其中胰高血糖素分泌增加出现最早、肾上腺素次之、糖皮质激素及生长激素分泌增多最后出现。

382. 低血糖纠正后患者意识状态未改善者常见哪些原因？

低血糖昏迷者经及时静脉注射葡萄糖后神志多可转清，意识状态未能改善时，除应注意长时间低血糖致大脑皮层严重损伤外，尚需鉴别脑血管意外、癫痫性发作和药物过量等昏迷原因。

383. 如何诊断糖尿病酮症酸中毒？

对不明原因出现恶心呕吐、失水、酸中毒、休克和昏迷患者均应考虑到该病可能，高血糖、酮症和代谢性酸中毒为糖尿病酮症酸中毒三联征，血糖＞11mmol/L伴尿酮体阳性或血酮体＞1.0mmol/L、血pH＜7.3和/或血碳酸氢根＜15mmol/L时即可明确诊断。

384. 如何诊断高血糖性高渗性非酮症昏迷？

对无明显诱因逐渐出现意识障碍、严重失水且无明显深大呼吸患者，尤其是低血压伴多尿者，应高度怀疑高血糖性高渗性非酮症昏迷。

高血糖性高渗性非酮症昏迷诊断依据包括：血糖≥33.3mmol/L；有效血浆渗透压

≥320mOsm/（kg·H₂O）；血碳酸氢盐≥15mmol/L、血pH≥7.30；尿糖呈强阳性而血酮体阴性或弱阳性。有效血浆渗透压≥320mOsm/（kg·H₂O）为诊断高血糖性高渗性非酮症昏迷必备条件，而其他指标不符时不能作为否定诊断依据。

385. 高血糖性高渗性非酮症昏迷患者为何较少出现酮症酸中毒？

高血糖性高渗性非酮症昏迷患者胰岛素及升糖激素分泌异常程度相对轻，残存胰岛功能尚可抑制脂肪分解和酮体生成，加之严重高血糖和失水不利于酮体生成及可能存在肝内生酮障碍，患者很少发生酮症酸中毒。

386. 什么是高血糖状态下的假性低钠血症？

血糖较高时，由于高血糖的高渗状态，水向血管内转移，可出现稀释性低钠血症即假性低钠血症。

387. 如何诊断应激性高血糖？

急性应激状态下，无糖尿病病史者连续2次出现空腹血糖≥7.0mmol/L或随机血糖≥11.1mmol/L，即符合应激性高血糖诊断。糖化血红蛋白是唯一可用于鉴别应激性高血糖与合并糖尿病的诊断工具。糖化血红蛋白升高≥6.5%时，提示患者常存在糖尿病基础疾患。糖化血红蛋白正常者，不能排除糖尿病可能，需待应激状态解除后依据口服糖耐量实验或血糖监测重新评估。

388. 应如何设定应激性高血糖降糖目标？

应个体化设置降糖目标，以避免诱发低血糖事件为前提。危重患者需静脉胰岛素降糖，内科ICU患者血糖控制目标为7.8～10.0mmol/L，外科ICU患者血糖多应控制在6.1～7.8mmol/L。非危重患者则首选皮下注射胰岛素，使餐前与餐后血糖分别控制在7.8mmol/L和10.0mmol/L以下。对危重患者的应激性高血糖的降糖目标存在较多争议，也不断发生目标值改变。

389. 如何诊断甲亢危象？

甲亢危象为甲亢症状突然加重而产生的严重表现，死亡率极高，死亡原因常为心力衰竭、高热脱水、电解质紊乱。常见诱因有：感染，多由呼吸道、泌尿道等的急性感染所致。甲状腺手术前准备不充分，如术前甲亢症状未得到充分的控制、术中挤压甲状腺及手术应激均可诱发甲亢危象。此外，严重的精神刺激、放射性碘治疗、过度劳累均可诱发甲状腺危象。若甲亢一直未得到治疗，病情长期未得到控制也可出现甲亢危象。甲状腺危象以甲亢的症状和体征加重为特征，其临床表现有：高热或过高热，大汗，心动过速（＞140次/分），烦躁，焦虑不安，谵妄，恶心，呕吐，腹泻，严重患者可有心衰、休克及昏迷等。本症的诊断主要依靠临床表现综合判断。临床高度疑似本症及有危象前兆者应按甲亢危象处理。

390. 如何处理甲亢危象？

甲状腺危象需要紧急治疗：

（1）抑制激素的合成：硫咪唑类，包括丙基硫氧嘧啶和他巴唑。丙基硫氧嘧啶的初始剂量为600～1000mg，口服或经鼻胃管给药，随后每4～6小时给予200～250mg。在丙基硫氧嘧啶给予1小时后阻断碘的有机化，但是在甲亢控制的情况下，药物应该持续应用数周。

（2）阻断激素的释放：碘和锂均可抑制甲状腺激素的释放。锂的剂量难以控制，毒性反应常见，临床很少应用。卢戈式碘液每6小时5滴，口服或鼻胃管。也可给予碘化钾（饱和的碘化钾溶液），每6小时5滴，口服或鼻胃管应用。

（3）抑制外周激素的转化：循环中85%的T_3是由外周组织中T_4转化而来的，这可被丙基硫氧嘧啶、普萘洛尔或地塞米松阻断。丙基硫氧嘧啶和普萘洛尔的作用可能不是剂量相关的。地塞米松是与剂量有关的，应该每6小时给予2mg静推；如果给予氢化可的松，首次300mg静推，然后每6小时100mg静推。

（4）周围肾上腺能阻断：普萘洛尔1～2mg静脉慢点，可以每10～15分重复一次直到达到预期的效果。口服普萘洛尔通常以每次20～120mg或每天分次给予160～320mg。

（5）支持治疗高热患者可使用对乙酰氨基酚治疗，但是危象时可出现肝功能障碍，应谨慎使用。不应使用阿司匹林。可以使用冰块和低温毯等物理降温方法。慢性心衰应该用洋地黄、利尿剂和氧气治疗。脱水是常见并发症，需要适当的补充液体。皮质激素可以用于潜在的相对肾上腺激素的不足（应激时每天300mg氢化可的松静脉给予）。在丙基硫氧嘧啶或他巴唑禁忌的少数患者，如之前有严重的不良反应，可以考虑血浆置换、血浆过滤和腹膜透析。应该尽力去寻找和处理可能促进甲状腺危象的诱因。

391. 急性肾上腺危象有何临床特征？

急性肾上腺皮质功能不全可呈渐进性或突发性发生。多在各种应激的状态下出现。患者可出现烦躁、头痛、虚弱、乏力、恶心、呕吐、腹痛、腹泻、发热等。体格检查可见唇、指发绀，严重失水可出现皮肤松弛，眼球下陷，舌干，呼吸加速，血压下降等周围循环衰竭表现。严重者可出现昏迷或木僵、惊厥等，皮下或黏膜下可见广泛出血、淤点或淤斑，常并发弥散性血管内凝血。实验室检查常有低钠血症。

392. 如何处理急性肾上腺危象？

治疗肾上腺皮质功能不全的目标是：

（1）糖皮质激素替代治疗：首选药物为氢化可的松50～100mg/6～8h。另一个选择是首剂静推50～100mg氢化可的松，后续持续静点20mg/h。第2、3天可减至每日300mg，分次静滴。如病情好转，继续减至每日200mg，继而100mg。呕吐停止，可进食者，可改为口服。

（2）纠正电解质和代谢异常以及低血容量：静脉滴注葡萄糖及盐水，以纠正低血容量、低血压及低血糖。危象患者液体损失量可达细胞外液的20%。初治的24小时内可补充液体2000～3000ml，按患者失水、失钠程度及血压、尿量适当调节剂量。补液时应注意电解质平衡。存在酸中毒时可酌情补充碱性药物。随着低血容量和酸中毒的纠正，钾离子可转入细胞内液，有发生低血钾的倾向。

（3）去除诱因：积极治疗感染或其他引起突发肾上腺皮质功能不全的应激因素。应排除用药和精神病史。应注意心梗、哮喘或感染的症状。应做相应的病原学培养，如果怀疑感染，应该开始用抗生素。

393. 嗜铬细胞瘤危象有何临床特征？

嗜铬细胞瘤的临床表现与肿瘤所分泌的肾上腺素及去甲肾上腺素的量、比例及释放方式（阵发性或持续性）有关。症状常呈突发性、发作常难预料，嗜铬细胞瘤危象的表现形式各异：

（1）高血压危象：较常见。特点是发作时血压骤升，收缩压可达200～300mmHg，舒张压亦明显升高，可达130～180mmHg，伴剧烈头痛，面色苍白，大汗淋漓，心动过速，心前区及上腹部紧迫感，可有心前区疼痛、心律失常、焦虑、恐惧感、恶心、呕吐、视物模糊、复视。严重者可并发急性左心衰竭或脑血管意外。发作终止后，可出现面颊部及皮肤潮红、全身发热、流涎、瞳孔缩小等迷走神经兴奋症状，并可有尿量增多。

（2）高血压-低血压交替危象：少见，此型危象的临床特点为：血压在短时间内大幅度波动，病情凶险，患者常因频繁发作而处于极度衰竭状态。易导致脑血管意外、急性心力衰竭、休克、甚至频发心肌梗死等严重后果。

（3）低血压/休克危象：少见。这种患者还可发生急性腹痛、心前区痛、高热等，而被误诊为急腹症、急性心肌梗死或感染性休克。

（4）脑水肿危象：较常见。在血压骤升的同时可发生脑出血与蛛网膜下腔出血。由于脑小动脉对血压升高反应过度和视网膜动脉高度痉挛，可致单眼或双眼暂时性失明。

（5）心肌病危象和猝死：少见。主要表现为急性心力衰竭及严重心律失常，以左心衰竭为常见。严重心律失常包括频发室性期前收缩，阵发性心动过速，心室扑动，心室颤动伴阿-斯综合征发作等。

（6）胃肠道危象：较常见。主要表现为消化道大出血和急腹症。

（7）高血糖危象：常见。此类患者在嗜铬细胞瘤发作时常伴有轻度酮症酸中毒。发作终止后尿糖及尿酮体消失，血糖亦可降至正常，发作频繁、病程较长者以及合并原发性糖尿病者即使在不发作期间，血糖亦升高。

（8）低血糖危象：少见。个别患者发生低血糖症可能系儿茶酚胺引起高血糖后，胰岛素分泌过多所致，或与肿瘤释放大量IGF-2及胰岛素类似物质有关。低血糖严重者可出现癫痫样大发作。发作时四肢抽搐，意识丧失，伴尿失禁。

（9）高热危象：较常见。

394. 嗜铬细胞瘤患者血压和心率如何控制？

（1）当突发阵发性高血压等危象时，应立即进行抢救。主要措施为：

1）吸氧。

2）立即建立静脉输液通道，予酚妥拉明缓慢静脉输注，同时观察血压、心率及心律等变化。

3）对症治疗，心律失常者可选用利多卡因或普萘洛尔。

（2）有严重并发症不能耐受手术治疗或发生转移的恶性嗜铬细胞瘤患者，可用药物控制其症状。常用药物有：

1）酚苄明：为α-阻断药，半衰期长，持续时间可达24小时以上。剂量：10mg bid，以后逐渐加量至30～40mg/d。副作用有：直立性低血压、鼻塞、瞳孔缩小、恶心、射精受阻。

2）酚妥拉明：为α₁阻断药，主要用于静脉滴注，在1分钟内发挥作用，5～10分钟消失。口服作用时间短，每日需服3～4次。

3）哌唑嗪：为相对选择性α₁-阻断药，可避免全身α阻断药引起的不良反应，对嗜铬细胞瘤非常敏感。口服0.5～1mg，观察血压数小时，根据血压调整用量，每日6～10mg。

4）普萘洛尔：为β肾上腺素受体阻断剂，必须先用α受体阻断剂1～2天，因为β肾上腺素受体阻断剂消除了儿茶酚胺对β受体的扩张血管作用，α受体的收缩血管作用不再受到拮抗，单用β肾上腺素受体阻断剂，使血压水平更高。剂量10～20mg，每日3～4次。

5）儿茶酚胺合成阻断药：α甲基对位酪氨酸。用量0.25～1.00g，每日3～4次。副作用有：嗜睡、焦虑、震颤、溢乳、口干、语言障碍等。

6）硝苯地平：为钙离子拮抗药，因为儿茶酚胺释放有赖于钙离子流入瘤细胞，故认为是可能有价值的药物。

395. 什么是垂体危象？

垂体危象是指应激因素引起一种或多种垂体激素缺乏而出现的急危重临床症候群。

396. 垂体危象的常见临床类型有哪几种？

垂体危象的常见临床类型有：①低血糖昏迷；②休克昏迷；③低温昏迷；④低钠昏迷；⑤水中毒昏迷；⑥药物诱导昏迷；⑦垂体卒中型昏迷；⑧垂体切除后昏迷。

397. 急诊治疗垂体危象常用的紧急监测指标包含哪几方面？

（1）意识状态：意识状况的动态改变可作为治疗是否有效的重要参考依据。如低钠血症患者可出现嗜睡，甚至昏迷，补充血钠后意识可逐渐好转，但补钠速度过快可能引起渗透性脱髓鞘综合征，患者再次意识障碍。低血压、低血钠患者过度补液、补钠可诱发脑水肿，反而加重意识障碍。

（2）其他生命体征：生命体征不但是诊断和评价病情严重程度的指标，还是监测疗效的重要指标，特别是体温和血压。甲状腺功能减退危象可表现为低温（体温＜30℃）、心率减慢；感染诱发危象可表现为高热（体温＞40℃）；肾上腺皮质危象易出现低血压。

（3）实验室指标：血糖、血电解质和尿皮质醇可作为补充垂体激素的监测指标。

 如何诊断黏液水肿性昏迷？

（1）黏液性水肿昏迷多见于年老长期未得到诊断或治疗者，在受寒、感染、创伤或应用镇静剂之后，逐渐由嗜睡进入昏睡以致完全昏迷。

（2）甲状腺疾病或其治疗史，有助于诊断。此类患者常有典型的甲减临床特征，昏迷前常有乏力、畏寒、反应迟钝、食欲缺乏、手足肿胀感、嗜睡、记忆力减退、少汗、关节疼痛、体重增加、便秘、女性月经紊乱等表现；体检可发现表情呆滞、反应迟钝、声音嘶哑、听力障碍、面色苍白、颜面和/或眼睑水肿、唇厚舌大、常有齿痕，皮肤干燥、粗糙、脱皮屑、皮肤温度低、水肿、手（脚）掌皮肤可呈姜黄色，毛发稀疏干燥，脉率缓慢。少数患者出现胫前黏液性水肿。累及心脏可以出现心包积液和心力衰竭。

（3）确诊有赖于 TSH、T_4、T_3 的测定。

 如何处理黏液水肿性昏迷？

甲状腺激素替代是治疗甲减的基础。黏液水肿昏迷是多因素的，特别是不适当的通气。在治疗时需注意4个方面：

（1）甲状腺激素替代治疗：黏液水肿昏迷应该根据临床表现立即治疗，可不等待实验室检查结果。L-T_4首次静脉注射300～500μg，以后每日50～100μg，至患者清醒后改为口服。如无注射剂可给予片剂鼻饲。如果患者在24小时无改善，可以给予T_3 10μg，每4小时1次，或者25μg，每8小时1次。

（2）去除诱因：多有暴露寒冷环境史。此外，慢性心衰和感染特别是肺部感染，是两个最常见的诱因。应予保暖，完善相关检查积极寻找诱因并给予治疗。

（3）代谢异常：低通气和低血糖是黏液水肿两个急性严重的代谢异常，1/3黏液水肿昏迷患者中$PaCO_2$分压的升高，机械通气支持可能迅速逆转这个昏迷的诱因。如果存在低血糖应该给予患者50%葡萄糖40～50ml静脉推注，继而10%葡萄糖溶液维持，监测血糖。低血钠通常是轻度的，限水可纠正。

（4）支持治疗：

1）维持血压：补液、甲状腺激素替代治疗后给予血管活性药物。

2）通气支持：避免镇静剂、麻醉剂的使用。必要时给予机械通气。

3）低体温的处理：积极复温，常规使用毛毯并预防进一步的热量丧失。

4）糖皮质激素治疗：大多数患者因应激和激素清除增加而出现相对肾上腺功能不全，可使用氢化可的松（50～100）mg/（6～8）小时。

400. 什么是尿崩症？

尿崩症是指精氨酸加压素（AVP），亦称抗利尿激素缺乏或敏感性下降导致肾小管的重吸收水功能异常，从而引起烦渴多饮、多尿、低比重尿和低渗尿等特征的一组综合征。

401. 尿崩症患者急诊常见临床表现是什么？

急诊所见尿崩症患者多表现为严重脱水、高渗、电解质紊乱，严重者出现精神症状，甚至死亡。

402. 尿崩症常用实验室检测方法有哪些？

（1）一般检查：血常规示血红蛋白升高；肾功能检查示尿素氮升高；血电解质浓度示低血钾、高血钠、高血钙。

（2）尿液检测：尿比重＜1.005，尿渗透压＜300mOsm/L，血浆渗透压升高，血钠升高可达160mmol/L以上。

（3）血浆AVP与尿渗透压相关性：可用于鉴别尿崩症原因。禁水前、禁水实验和高渗盐水输注实验时，同时测定血浆AVP水平和尿渗透压，可鉴别诊断中枢性尿崩症、肾性尿崩症和精神性烦渴。

（4）禁水加压试验：比较禁水前后与使用血管加压素前后的尿渗透压变化。

第七节 风湿免疫急病

403. 系统性红斑狼疮的诊断标准？

（1）诊断SLE标准为：肾活检诊断为狼疮肾炎且ANA阳性或抗dsDNA阳性；或满足下列4条标准，包括至少1条临床标准和至少1条免疫学标准。

（2）临床标准11条为：①急性或亚急性皮肤狼疮；②慢性皮肤瘢痕；③口腔或鼻咽部溃疡；④非瘢痕形成引起的脱发；⑤炎性滑膜炎，医生观察到的2个或2个以上肿胀关节或伴有晨僵的压痛关节；⑥浆膜炎；⑦肾脏病变，尿蛋白/肌酐异常（或24小时尿蛋白＞500mg或红细胞管型）；⑧神经系统，癫痫发作，精神异常，多发性单神经炎、脊髓炎、外周或脑神经病及脑炎（急性精神错乱状态）；⑨溶血性贫血；⑩白细胞计数减少（＜4×10^9/L，至少1次）或淋巴细胞计数减少（＜1×10⁹/L，至少1次）；⑪血小板计数减少（＜100×10⁹/L，至少1次）。

（3）免疫学标准6条为：①ANA增高；②抗dsDNA抗体增高（ELISA方法需2次）；③抗Sm抗体；④抗磷脂抗体，包括狼疮抗凝物、梅毒试验假阳性、抗心磷脂抗体至少2次异常或中高滴度及抗-β₂GP1抗体；⑤低补体：低C3、C4，低CH50；⑥非溶血性贫血状态下，直接Coombs实验阳性。

404. 系统性红斑狼疮免疫学检查的内容及意义？

（1）抗核抗体谱：

1）抗核抗体（ANA）：几乎所有SLE患者均可出现，是筛选SLE最佳指标，但特异性低，不能用于SLE与其他结缔组织病的鉴别。

2）抗双链DNA（dsDNA）抗体：是SLE的标志性抗体之一，特异性为95%，敏感性为70%，与SLE的活动密切相关，在SLE的活动期出现。

3）抗Sm抗体：是SLE的特异抗体，特异性达99%，敏感性仅有25%，与疾病活动无明显关系，用于早期和不典型病例的诊断。

4）抗SSA（Ro）抗体和抗SSB（La）抗体：与光过敏、血管炎、皮损、白细胞减少、新生儿狼疮及继发性干燥综合征相关，特异性低。

5）抗RNP抗体：阳性率40%，特异性不高，多与雷诺现象和肌炎相关。

6）抗rRNP抗体：阳性率15%，特异性高，阳性者常与神经损害有关。

（2）其他抗体：抗红细胞膜抗体（Coomb实验阳性与溶血有关）、抗血小板膜抗体、抗淋巴细胞膜抗体、抗神经元（与狼疮脑损害有关）抗体均可阳性。抗磷脂抗体阳性率约40%（包括抗心磷脂抗体、狼疮抗凝物及梅毒试验假阳性），有此抗体易发生抗磷脂综合征。约15%患者类风湿因子阳性。

（3）补体：C3、CH50下降。当经典途径激活，使C3、C1q、C4下降；经旁路途径激活，使C3、备解素及B因子下降。

（4）肾病理改变：肾脏病理对狼疮肾炎的诊断、治疗和预后评估均有价值。

405. 什么是硬皮病？

硬皮病是一种以皮肤炎性、变性、增厚和纤维化进而硬化和萎缩为特征的结缔组织病，此病可以引起多系统损害。其中系统性硬化除皮肤、滑膜、指（趾）动脉出现退行性病变外，消化道、肺、心脏和肾等内脏器官也可受累。

406. 硬皮病的诊断标准是什么？

（1）主要标准：近端硬皮病，即指（趾）端至掌指（趾）关节近端皮肤对称性增厚，发紧和硬化。这类变化可累及整个肢体，面部，颈及躯干（胸和腹部）。

（2）次要标准：

1）手指硬皮病，以上皮肤病变仅限于手指。

2）指尖凹陷性瘢痕或指腹组织消失。

3）双侧肺间质纤维化。胸片显示双侧肺基底部网状的线形或结节状阴影，可呈"蜂窝肺"外观。

符合主要标准或两项以上（含两项）次要标准者，可诊断为硬皮病。

 407. 硬皮病的治疗原则是什么？

早期诊断、早期治疗，有利于防止疾病进展，原则是扩血管、抗纤维化、免疫抑制与免疫调节，但无特效药物。

 408. 血管性水肿的病因有哪些？

食物及食物添加剂；吸入物；感染；药物；物理因素如机械刺激、冷热、日光等；昆虫叮咬；精神因素和内分泌改变；遗传因素等。

 409. 血管性水肿的主要鉴别诊断有哪些？

虫咬症、面肿型皮肤恶性网状细胞增生症、上腔静脉梗阻综合征、melkersson-rosenthal综合征、丘疹性荨麻疹、多形性红斑。

 410. 血管性水肿的主要临床表现有哪些？

为急性局限性水肿，多发生于组织疏松处，如眼睑、口唇、包皮和肢端、头皮、耳郭，口腔黏膜、舌、喉亦可发生。皮损皮肤处紧张发亮，境界不明显，呈淡红色或苍白色，质地柔软，为不可凹性水肿。患者自觉不痒或较轻，或有麻木胀感。肿胀经2～3天后消退，或持续更长时间，消退后不留痕迹。单发或在同一部位反复发生，常合并有荨麻疹。当喉头黏膜发生血管性水肿时，有气闷、喉部不适，声音嘶哑、呼吸困难，甚至有窒息的可能。一般无全身症状。

 411. 血管炎的分类有哪些？

（1）变应性白细胞破碎性（坏死性）血管炎。

（2）结节性多动脉炎。

（3）血栓形成性血管炎。

（4）肉芽肿性血管炎。

（5）淋巴细胞性血管炎。

（6）结节性血管炎。

（7）血液成分异常性血管炎。

412. 血管炎的主要临床表现有哪些？

（1）多系统损害。

（2）活动性肾小球肾炎。

（3）缺血性或淤血性症状和体征，多见于年轻人。

（4）隆起性紫癜及其他结节性坏死性皮疹。

（5）多发性单神经炎及不明原因的发热。

413. 血管炎的治疗原则是什么？

（1）去除病因，消除变应原。

（2）治疗基础疾病，如结缔组织病、肿瘤。

（3）局限于皮肤的血管炎，常用抗组胺类药如氯苯那敏，非甾体类抗炎药吲哚美辛、布洛芬。

（4）全身性血管炎可用泼尼松，或加用环磷酰胺。

（5）抗血小板聚集剂可用阿司匹林，血管扩张药用硝苯地平或硝酸异山梨酯。

414. 什么是痛风？什么是痛风发作及原因？

痛风（gout）是单钠尿酸盐晶体沉积于骨关节、肾脏和皮下等部位，引发的急、慢性炎症和组织损伤。痛风发作实为痛风性关节炎急性发作，与嘌呤代谢紊乱及/或尿酸排泄减少所致的高尿酸血症（hyperuricemia）相关，多由尿酸盐结晶沉积于骨关节引起的炎症反应。

415. 痛风发作的主要鉴别诊断有哪些？

痛风发作的主要鉴别诊断：①类风湿关节炎；②风湿性关节炎；③丹毒；④蜂窝织炎。

416. 急诊治疗痛风的常用药物及注意事项？

（1）可选用非甾体抗炎药（nonsteroidal antiinflammatory drugs，NSAIDs）、秋水仙碱、肾上腺皮质激素和IL-1阻断剂等药物。

（2）发病12～24小时内作用最佳，见效后逐渐减停。

（3）首选NSAIDs缓解症状，对NSAIDs有禁忌者，建议单独使用低剂量秋水仙碱。

（4）短期单用肾上腺皮质激素的疗效和安全性与NSAIDs类似。

（5）急性发作期不建议降尿酸治疗，但已服用降尿酸药物者不需停药。

（6）急性痛风关节炎频繁发作（＞2次/年），或有慢性痛风关节炎或痛风石患者，建议降尿酸治疗。

 抗磷脂综合征的常用诊断标准？

（1）临床表现：①静脉血栓；②动脉血栓；③习惯性流产；④血小板减少。

（2）实验室指标：①抗磷脂抗体（APL）IgG和IgM阳性；②抗β_2-GPI抗体阳性；③LA阳性。

（3）诊断条件：①满足1条临床表现指标加1条高滴度阳性的实验室指标；②APL高滴度阳性2次及以上，间隔大于3个月；③随访5年以排除SLE或其他自身免疫性疾病。

 灾难性抗磷脂综合征与抗磷脂综合征的区别？

（1）快速进展的小血管栓塞（50%的患者有明确的诱因）。

（2）独特的器官受累（如卵巢、子宫、睾丸、骨髓）。

（3）肺部并发症发生率高（如ARDS或弥漫性肺泡出血）。

（4）腹痛（如小肠、胆囊、胰腺、肾上腺或脾脏血管受累表现）。

（5）合并ARDS时意识丧失发生较早。

（6）血清学证实为DIC（20%的患者无出血表现）。

（7）严重的血小板减少（易引起脑出血）。

（8）在妊娠异常的患者中，HELLP综合征发生率高。

（9）预后差。

 灾难性抗磷脂综合征的鉴别诊断？

（1）溶血性尿毒症综合征：起病较急，多见于儿童，在夏季多发，一般与产生志贺毒素的大肠埃希菌感染有关，在数日内出现贫血、黄疸、皮肤和黏膜出血、血小板减少及急性肾衰竭。

（2）血栓性血小板减少性紫癜：起病较隐匿，常见于成人，在短时间内出现贫血、黄疸、皮肤和黏膜出血，严重者可出现颅内出血，血小板减少，多数伴有发热和神经系统受累症状，可表现为精神异常，严重者可出现癫痫样发作、抽搐、瘫痪及昏迷等，肾损伤较溶血性尿毒症综合征轻。

（3）HELLP综合征：以溶血、肝酶水平升高和血小板减少为特点，是妊娠期高血压疾病的严重并发症，多数发生在产前。临床表现为乏力、右上腹疼痛及恶心呕吐，体重骤增，脉压增宽。

第八节 皮肤科急病

 红皮病的病因有哪些？

（1）继发性红皮病：多继发于其他皮肤病，如银屑病、湿疹、特应性皮炎、接触性皮炎、静脉淤滞、毛发红糠疹、慢性光化性皮炎、天疱疮、脂溢性皮炎、皮肌炎、系统性红斑狼疮、结节病、移植物抗宿主反应、输血等。

（2）药物反应：所有药物都可以引起药物反应性红皮病，如青霉素、磺胺、头孢西丁、异烟肼、链霉素、诺氟沙星、四环素等抗生素以及抗疟药、苯妥英钠、巴比妥类、卡马西平；阿司匹林、保泰松、双氯芬酸钠、对氨基水杨酸；别嘌呤醇、西咪替丁、卡托普利、地尔硫䓬、胺碘酮、噻嗪类利尿药等；内用或外用均可致病。

（3）恶性肿瘤：网状内皮系统肿瘤以及内脏系统恶性肿瘤，如结肠癌、肺癌、鼻咽癌、甲状腺癌、前列腺癌、输卵管癌、肝癌、黑色素瘤等。

（4）特发性红皮病：大约有30%患者无明确病因，称为特发性红皮病。

（5）Netherton综合征；CHLD综合征，又称单侧鱼鳞病样红皮病伴同侧畸形；先天性鱼鳞病样红皮病。

 有哪些临床表现应考虑急性红皮病？

发病急骤，皮肤炎症迅速发展，甚至几小时内就变得很严重。皮损初为泛发的细小密集斑片、斑丘疹，呈猩红热样或麻疹样，迅速增多、融合成全身弥漫潮红、水肿，以面部、肢端显著。常伴有剧烈瘙痒，在瘙痒-搔抓的恶性循环下，皮肤增厚，可有苔藓样变。通常在红斑2～6天出现大量脱屑，呈大片或细糠状，有痂皮，掌跖可呈手套或袜套样脱屑，手、足、四肢关节面出现皲裂。约过1～2月后皮肤逐渐恢复正常，遗留色素沉着。指甲变厚、变干、出现横沟或纵谷，甲下肥厚，甲板变脆，甚者出现脱发，口腔、外阴及皱褶部位可糜烂、渗出，胫前和足部水肿。眼部受累，表现为睑外翻或内翻、溢泪、结膜炎。

 红皮病患者是否有体温变化，如果有体温变化现象，机理是什么？

红皮病患者可以表现为体温升高或降低。体温调节变化的原因是由于毒素吸收和皮肤散热功能异常，可有发热，多为低中度发热，以药源性最多见，如有高热，应考虑是否有感染。皮肤血管扩张，血流量增加，体内热量散发过多可导致低体温。

 急性荨麻疹的临床表现？

在接触变应原数分钟到数小时起病，出现皮肤发痒，甚至剧痒，局部皮温增高，呈风团样，形态、大小不一，开始孤立存在，可逐渐扩大融合成片，不遗留瘀斑或痕迹，除非抓伤。少数患者可出现烧灼感或刺痛感，症状一般超过 24 小时，但风团可反复发生。胃肠黏膜水肿出现恶心、呕吐、腹痛、黏液稀便等消化道症状。累及呼吸道时出现呼吸困难、窒息样感觉。病情较重者出现头晕、心悸、血压下降等休克表现。寒战、高热、脉速等全身表现时应考虑重症感染。过敏反应的症状轻重不一，可单一症状，也可出现多样症状，如皮肤黏膜、呼吸道、心血管系统、神经系统症状等。首发症状多数表现为皮肤黏膜瘙痒、呈风团样，其次是呼吸系统，如声音嘶哑、咽喉部异物感等呼吸道梗阻，甚至喉头水肿。个别严重者可有意识丧失，休克等表现，甚至数分钟内死亡。

424. 急性荨麻疹的鉴别诊断？

（1）荨麻疹性血管炎：通常风团持续 24 小时以上，可有疼痛感，皮损恢复后留有色素沉着，病理提示有血管炎性改变。

（2）表现为风团或血管性水肿形成的其他疾病：如荨麻疹型药疹、血清病样反应、丘疹性荨麻疹、败血症、成人 Still 病、遗传性血管性水肿、大疱性类天疱疮、肥大细胞增生症、全身炎症反应综合征、严重过敏反应等。可依据临床表现、实验室检查或组织病理学检查明确诊断。

425. 什么是急性全身过敏反应？

急性全身过敏反应（acute systemic anaphylaxis）是指严重的迅速发生的累及 2 个及以上脏器的即刻过敏反应，严重者可能出现气道阻塞、呼吸衰竭、循环衰竭等，危及生命。主要是由 IgE 介导的肥大细胞和嗜碱性粒细胞脱颗粒释放的活性介质和炎性细胞募集所致。

426. 急性全身过敏反应的诊断？

符合以下 3 项指标之一：

（1）数分钟至数小时内急性发作的皮肤/黏膜症状（如全身荨麻疹、瘙痒或潮红、唇-舌-腭垂水肿），并伴以下至少 1 种症状：①呼吸道症状，如呼吸困难、喘息-支气管痉挛、喘鸣、最大呼气流量（PEF）下降和低氧血症；②血压下降或伴终末器官功能不全，如张力低下、晕厥、失禁。

（2）接触可能的变应原后数分钟至数小时内出现以下症状 2 项以上：①皮肤/黏膜症状；②呼吸道症状；③血压下降或伴随症状；④持续消化道症状（如腹绞痛、呕吐）。

（3）接触已知变应原后数分钟至数小时出现血压降低：①婴儿和儿童：收缩压低于年龄正常值或自基础值下降 > 30%；②成人：收缩压低于 90mmHg 或自基础值下降 > 30%。

华法林引起皮肤坏死的机制如何？

华法林导致皮肤坏死（warfarin-induced skin necrosis，WISN），在服用华法林抗凝患者中的发病率为0.01%～0.10%，是由于蛋白C和蛋白S水平迅速下降而引起短暂的促凝血作用，机体处于高凝状态而发病。

 什么是钙化防御，为什么可以引起皮肤坏死？

钙化防御是一种少见的、严重的以系统性小动脉钙化和组织缺血坏死为特征的疾病，严重者可出现坏疽。该病主要发生于接受透析治疗的终末期肾病、甲状旁腺功能亢进患者中。钙化防御发病机制目前尚不清楚，主要认为是钙及磷酸盐代谢障碍、异常沉积、炎症反应和动脉粥样硬化、血栓等有关。本病主要累及微动脉和小动脉的中膜层，内膜层和皮下脂肪间质，相应区域皮肤组织缺血坏死。

 临床上如何预防和治疗压迫性溃疡？

压迫性溃疡（又名压疮）是由于营养血供与机体组织发生血流障碍的末期结果。预防与治疗方法主要有：

（1）减少压迫，如使用枕桥、气垫床；正确卧姿，如侧卧倾斜体位，在肩胛下用枕头支撑保护患者，另放一枕头于两膝之间。

（2）保持创面清洁，避免感染，如有感染及时清创，应用抗生素。

（3）过氧苯甲酰，5%～20%局部湿敷促进愈合。

（4）改善全身状况，加强营养，控制原发病，如糖尿病。

430. **药疹如何诊断？**

药疹根据明确的用药史、潜伏期和典型皮损的临床特点，诊断一般不难，下述规律有助于诊断：①有明确服药史；②初次接触有一定潜伏期；③皮疹发生突然，多数为对称性分布，进展快，1～2日即可遍及全身，皮疹色鲜红，伴瘙痒。皮疹与发热间无传染性规律；④对服用多种药物的复杂患者，主要根据服药与发疹两者在时间上的关联，并参考疹型与诱发药物间的规律进行分析，常能找出致敏药物。对初次使用之药物，一般将分析重点限在两周之内；对再次使用者，可限在3天之内。

431. **重症药疹包括哪些？**

Stevens-Johnson综合征（SJS）、中毒性表皮坏死松解症（TEN）、急性泛发性发疹性脓疱病（AGEP）、伴有嗜酸性细胞增多及系统症状的药疹（DRESS）、剥脱性皮炎型药疹、药物超敏反应综合征（DHS）。

 432. **重症药疹患者急诊的处理流程是什么？**

重型药疹应及时抢救，防止病情加重，减少并发症及后遗症，加强护理，缩短病程，降低死亡率。

（1）及早足量使用糖皮质激素是降低死亡率的前提。一般可予氢化可的松300～400mg/d静脉滴注，或用地塞米松10～20mg/d，分2次静脉滴注；重症大疱性表皮松解症药疹可加大糖皮质激素的用量，尽量在24小时内均衡给药。

（2）防治合并和继发的感染。加强消毒隔离，选用广谱的不易致敏的抗生素，同时应重视伴随的病毒感染。

（3）注意控制原发病。

（4）过敏性休克的抢救：立即皮下或肌内注射1：1000肾上腺素0.3～0.5ml。呼吸困难者予以吸氧，喉头水肿已堵塞呼吸道时，可考虑气管切开。

第九节　神经科急病

433. **诊断颅内静脉窦血栓形成的临床检查包括什么？如何治疗？**

（1）影像学检查：

1）头颅CT/CT静脉成像（CTV）：CTV典型表现为血栓形成的静脉窦呈充盈缺损、窦壁增强，异常静脉的侧枝循环和小脑幕强化等，可作为急诊一线检查。

2）头颅MRI/磁共振静脉成像（MRV）可直接显示颅内静脉窦血栓和各种继发性脑实质损害，且无X线辐射和对比剂安全性好，是诊断颅内静脉窦血栓的主要影像学方法。

3）DSA是诊断脑内静脉系血栓形成的金标准。在DSA静脉相时可见病变静脉窦部分或完全充盈缺损。

（2）其他辅助检查：

1）D-二聚体：D-二聚体升高可作为颅内静脉窦血栓辅助诊断的重要指标之一。

2）腰椎穿刺脑脊液检查：患者脑脊液压力大多增高，感染性因素导致的可伴有不同程度的细胞数和蛋白量增高，但无特异性。

3）其他相关检查：可能发现血栓形成倾向的易患因素（血常规、血生化、凝血机制等）

（3）治疗：颅内静脉窦血栓形成根据病因、病情严重程度及血栓部位不同，采取不同的治疗方法。

1）首先治疗原发病，如中耳炎、乳突炎等化脓性感染疾病引起者，应积极控制感染。

2）脑静脉及静脉窦血栓形成患者，如无抗凝禁忌证应予抗凝治疗，可皮下注射低分子肝素或静脉内注射肝素。静脉窦血栓形成伴颅内出血不是肝素治疗的禁忌证，皮下注射低分子肝素是有效和安全的。

3）溶栓治疗，目前尚缺乏有力的证据，对重症、病情不断恶化及抗凝治疗无效的患者可考虑用rt-PA或尿激酶溶栓治疗。

4）对症治疗，包括抗癫痫治疗，处理颅内压增高、控制精神症状及镇痛等。

 短暂性脑缺血发作的诊断及鉴别诊断？

（1）诊断：TIA的诊断主要依据发病时的临床表现，患者突然出现局灶性脑功能障碍，症状符合血管分布，且在短时间内完全消失，应高度怀疑TIA，一般持续几分钟至1小时，多数持续2～15分钟。

（2）鉴别诊断：癫痫的部分发作特别是单纯部分性发作，梅尼埃病发作性眩晕、恶心、呕吐，心脏疾病阿-斯综合征。

435. 临床上如何对TIA患者进行卒中风险评估和治疗？

TIA是缺血性脑卒中的重要危险因素，近年来大规模队列和人群研究显示，10%～15%的TIA患者在90天内发生缺血性脑卒中，约半数发生在TIA后48小时内。因此，TIA应被视为内科的急症，应按照急性脑卒中标准对TIA患者进行紧急评估和干预。

TIA患者卒中风险评估有许多量表工具，目前临床上广泛应用ABCD2评分（表3-4），根据危险因素对TIA患者进行卒中风险分层和评估预后。

表3-4　预测TIA近期风险卒中的ABCD2评分

	危险因素	评分
年龄	≥60岁	1
血压	收缩压≥140mmHg和/或舒张压≥90mmHg	1
临床特征	一侧肢体无力	2
	言语不清但不伴四肢无力	1
症状持续时间	10～59分钟	1
	≥60分钟	2
糖尿病	有	1
ABCD2总分		0～7

注：分级：0～3分为低卒中风险，4～5分中风险，6～7分高风险。高、中风险（评分≥4分）患者需接受卒中单元或专科门诊早期诊治，低风险患者也应在7～10天内接受诊治。ABCD2评分的高、中及低风险患者在TTA后48小时内发生卒中比率分别8.1%，4.1%和1.0%。

目前推荐的 TIA 治疗包括：

（1）药物治疗：罹患持续性或阵发性心房颤动伴或不伴瓣膜病患者，如发生 TIA 建议长期口服抗凝药治疗，将 INR 目标值控制到 2.5 左右（范围为 2.0～3.0）；如有口服抗凝药禁忌者可用阿司匹林。对非心源性栓塞性 TIA 患者，应立即开始进行长期的抗血小板治疗。低血流动力型 TIA 患者宜采用扩容治疗。

（2）如 TIA 患者颈动脉有严重狭窄，可考虑行颈动脉内膜剥脱术或颈动脉支架置入术治疗。

 436. 脑梗死的 TOAST 分型标准是怎样的？

TOAST 分型是目前国际公认的缺血性脑卒中病因学分类标准，源于类肝素药物急性脑卒中治疗试验（trial of org 10172 in acute stroke treatment），发表于 1993 年，包括以下内容。

（1）大动脉粥样硬化性卒中（LAA）：通过颈动脉超声检查、MRA 或血管造影检查，发现由于动脉粥样硬化导致颈动脉、大脑前动脉、大脑中动脉、大脑后动脉、椎基底动脉狭窄程度≥50%。患者病史中多次出现同一动脉供血区 TIA；出现失语、运动功能缺失或小脑、脑干受损症状；脑 CT 或 MRI 检查发现大脑皮质或小脑病变，皮质下、脑干病灶直径＞1.5cm；颈动脉彩超、MRA 或 DSA 显示颅内、外动脉及分支狭窄＞50% 或闭塞可诊断为 LAA。

（2）心源性栓塞（CE）：多种可产生心源性栓子的心脏疾病引起脑栓塞，临床表现及影像学表现与 LAA 相似，病史中有多次及多个脑血管供应区 TIA 或卒中，或有其他部位的栓塞。

（3）小动脉闭塞性或腔隙性卒中（SAA）：临床及影像学表现有以下 3 项标准之一：有典型腔隙性梗死临床表现，影像学可见与临床症状对应的卒中病灶的最大直径＜1.5cm；有非典型腔隙性梗死症状，但影像学未发现对应的病灶；有非典型腔隙性梗死表现，影像学发现与临床症状符合＜1.5cm 的病灶。

（4）其他原因所致的缺血性卒中（SOE）：较少见，如感染性、免疫性、非免疫血管病、高凝状态、血液病、遗传性血管病及药物滥用等所致的急性脑梗死。应排除大、小动脉病变及心源性所致的卒中。

（5）不明原因的缺血性卒中（SUE）：是经多方面检查未能发现病因的患者。

 437. 什么是缺血半暗带？有何临床意义？

脑缺血最严重区和正常灌注区之间的中间区为半暗带区，其血流已减少到神经元功能及相应的电活动中断，但尚能维持细胞膜泵和离子梯度水平，其特征为：

（1）缺血性脑组织，位于严重缺血中心区周围的低灌注区。

（2）可逆性及可变性，随着时间的推移，半暗带可转化为正常灌注区（时限性可逆），在不利条件下转化为梗死区（不可逆）。缺血中心区由于脑血流量严重不足或完全缺血导致脑细胞死亡，而缺血半暗影区内，由于侧支循环的存在，仍可获得部分血液供给，神经细胞功能虽受损但短期内尚存活，处于可逆状态，如在有效时间内及时恢复血液供应，则脑代谢障碍得以恢复，神经细胞可以存活并可恢复功能。

脑梗死患者静脉溶栓治疗的时间窗及用药？

（1）对缺血性脑卒中发病3小时内和3～4.5小时的患者，应按照适应证、禁忌证和相对禁忌证严格筛选患者，尽快静脉给予rt-PA溶栓治疗。使用方法：rt-PA 0.9mg/kg（最大剂量为90mg）静脉滴注，其中10%在最初1分钟内静脉推注，其余持续滴注1小时，用药期间及用药24小时内应严密监护患者。

（2）发病在6小时内，可根据适应证和禁忌证标准严格选择患者给予尿激酶静脉溶栓。使用方法：尿激酶100万～150万U，溶于生理盐水100～200ml，持续静脉滴注30分钟，用药期间应严密监护患者。

（3）小剂量阿替普酶静脉溶栓（0.6mg/kg）出血风险低于标准剂量，可以减少病死率，但并不降低残疾率，可结合患者病情严重程度、出血风险等因素个体化确定决策。

（4）对发病时间未明或超过静脉溶栓时间窗的急性缺血性脑卒中患者，如果符合血管内取栓治疗适应证，应尽快启动血管内取栓治疗；如果不能实施血管内取栓治疗，可结合多模影像学评估是否进行静脉溶栓治疗。

（5）静脉注替奈普酶（0.4mg/kg）治疗轻型卒中的安全性及有效性与阿替普酶相似，但不优于阿替普酶。对于轻度神经功能缺损且不伴有颅内大血管闭塞的患者，可以考虑应用替奈普酶。

（6）不推荐在临床试验以外使用其他溶栓药物。

（7）静脉溶栓治疗是实现血管再通的重要方法，静脉溶栓应尽快进行，尽可能减少时间延误，在DNT 60分钟的时间内，尽可能缩短时间。

（8）静脉溶栓治疗过程中，医师应充分准备应对紧急的不良反应，包括出血并发症和可能引起气道梗阻的血管源性水肿。

（9）患者在接受静脉溶栓治疗后尚需抗血小板或抗凝治疗，应推迟到溶栓24小时后开始，如果患者接受了血管内取栓治疗，应评估获益与风险后决定是否使用。

 脑梗死患者介入治疗的时间窗？

脑梗死介入治疗的时间窗非常重要，目前对于发病6小时以内的患者，符合治疗标准的无介入诊疗禁忌证都强烈推荐先机械取栓治疗。对于超过6小时的患者，目前有两个重要研究，具体如下：

（1）DAWN研究，对于发病6～24小时CTA或者MRA证实存在颈内动脉颅内段和大脑中动脉M1段闭塞，年龄＞80岁，NIHSS评分＞10分，梗死体积＜21ml；或者年龄＜80岁，NIHSS评分＞10分，梗死体积＜31ml；或者年龄＜80岁，NIHSS评分＞20分，梗死体积在31～51ml之间的患者推荐机械取栓。

（2）DEFUSE3研究，对于发病在6～16小时CTA或者MRA证实存在颈内动脉颅内段和大脑中动脉M1段闭塞，年龄＜90岁，NIHSS评分＞6分，核心梗死体积＜70ml，Mismatch体积比＞1.8，Mismatch＞15ml的患者也推荐机械取栓。

脑出血的手术治疗指征？

（1）出血部位：浅部出血要优先考虑手术，如皮层下、壳核及小脑出血。急性脑干出血手术很少成功。

（2）出血量：通常大脑半球出血量大于30ml，小脑出血量大于10ml，即有手术指征。

（3）病情的演变：出血后病情进展迅猛，短时内即陷入深昏迷，多不考虑手术。

（4）意识障碍：神志清醒多不需要手术，发病后意识障碍轻微，其后缓慢加深，以及来院时意识中度障碍者，应积极进行手术。

（5）其他：年龄不应作为考虑手术的因素。发病后血压过高，>26.6/16kPa（200/120mmHg）、眼底出血、病前有心、肺、肾等严重疾患者，多不适于手术。

对条件适合的病例，应该早期或超早期（出血后7小时内）手术，及早减轻血肿对脑组织的压迫，打破出血后一系列继发性改变所致的恶性循环，以提高治愈率及生存质量。通常皮质下、壳核外侧出血者，手术疗效满意。丘脑出血则较差，脑干出血更差。小脑出血如诊断治疗及时，外科疗效明显由于内科。出血量多少和脑组织破坏及受压成正比，因此，出血量越多，预后也越差。但是从治疗角度看，出血部位更重要。

 蛛网膜下腔出血的临床表现？

蛛网膜下腔出血患者最突出的临床表现是头痛，无论在重体力活动时或情绪激动状态下，还是正常活动期间均可发病，发病时还可伴有恶心、呕吐、意识障碍、局灶性神经功能缺损、癫痫发作和脑膜刺激症。

 蛛网膜下腔出血的治疗方案？

（1）一般处理及对症处理：监测生命体征和神经系统体征变化，保持气道通畅，维持呼吸、循环稳定。安静卧床，避免激动及用力，保持大便通畅，可对症应用镇静、镇咳及抗癫痫类药物。

（2）降低颅内压：适当限制液体入量，防治低钠血症。临床常用甘露醇、呋塞米等脱水剂降低颅内压，也可酌情选用白蛋白。当伴有较大的脑内血肿时，可手术清除血肿以降低颅内压抢救生命。

（3）防治再出血：

1）安静休息，绝对卧床4～6周。

2）控制血压，患者可能因为剧痛导致血压升高，注意去除疼痛等诱因。

3）应用抗纤溶药物，以防动脉瘤周围血块溶解引起再出血，常用药物有氨基己酸。

4）外科手术消除动脉瘤是防止动脉瘤性SAH再出血最好的办法。

（4）防治脑血管痉挛：

1）维持血容量和血压，必要时予胶体液扩容、多巴胺静滴，3H疗法（高血容量、升高血压、血液稀释）在国外较多用于治疗SAH后脑血管痉挛。

2）早期使用尼莫地平等钙离子拮抗剂。

3）早期手术去除动脉瘤、移除血凝块。

（5）防治脑积水：

1）予乙酰唑胺抑制脑脊液分泌，或应用甘露醇、呋塞米等脱水药。

2）内科治疗无效时可行脑脊液分流术：脑室–心房或脑室–腹腔分流术，以免加重脑损害。

 重症肌无力的发病机制及临床表现？

重症肌无力的发病与神经肌肉接头处突触后膜上乙酰胆碱受体抗体的产生有关。一方面，补体介导乙酰胆碱受体破坏，导致总体神经肌肉接头处可用的乙酰胆碱受体数目减少。另一方面，自身抗体进一步和乙酰胆碱递质及保留的受体竞争结合，降低了有效的递质传递。因此，同一块肌肉受到重复刺激时，可用的受体结合位点越来越少，从而产生肌无力及疲劳。

临床表现主要为骨骼肌的易疲劳，眼肌麻痹往往是重症肌无力患者的首发症状，典型的表现为眼睑下垂、复视和视物模糊。症状具有波动性，如眼睑下垂和复视有晨轻暮重的特点。病变也可累及四肢、咀嚼、吞咽和呼吸等肌群。患者可在各种诱因下出现肌无力危象，表现为吞咽困难、呼吸衰竭等表现。

 重症肌无力如何分型？各型特点是什么？

根据改良的Osserman分型分为：

（1）Ⅰ型：眼肌型，病变仅局限于眼外肌，2年之内其他肌群不受累。

（2）Ⅱ型：全身型，有一组以上肌群受累。包括：

Ⅱ A型：轻度全身型，四肢肌群轻度受累，伴或不伴眼外肌受累，通常无咀嚼、吞咽和构音障碍，生活能自理；

Ⅱ B型：中度全身型，四肢肌群中度受累，伴或不伴眼外肌受累，通常有咀嚼、吞咽和构音障碍，生活自理困难。

（3）Ⅲ型：重度激进型，起病急、进展快，发病数周或数月内累及咽喉肌；半年内累及呼吸肌，伴或不伴眼外肌受累，生活不能自理。

（4）Ⅳ型：迟发重度型，隐袭起病，缓慢进展。2年内逐渐进展，由Ⅰ、Ⅱ A、Ⅱ B型进展而来，累及呼吸肌。

（5）Ⅴ型：肌萎缩型，起病半年内可出现骨骼肌萎缩、无力。

 重症肌无力危象如何治疗？

重症肌无力危象的治疗。自主呼吸不能维持通气者，应尽早气管插管和人工辅助呼吸。足量抗生素有效控制感染。如病情危重，在经良好医患沟通并做好充分机械通气准备下，可用糖皮质激素冲击治疗，其使用方法为：甲泼尼龙1000mg/d，连续静脉滴注3天，然后改为500mg/d，静脉滴注2天；或者地塞米松10～20mg/d，静脉滴注1周。为预防激素导致肌无力一过性加重，在开始激素治疗前宜使用血浆置换或大剂量丙种球蛋白数日。静脉注射用丙种球蛋白主要用于病情急性进展、手术术前准备的重症肌无力患者，可与起效较慢的免疫抑制药物或可能诱发肌无力危象的大剂量糖皮质激素联合使用，使用方法为：每日400mg/kg，静脉注射5天，多于使用后5～10天起效，作用可持续2个月左右。血浆置换主要用于病情急性进展期、出现肌无力危象患者、胸腺切除术前和围术期处理以及免疫抑制治疗初始阶段。血浆置换第1周隔日1次，共3次，若改善不明显则其后每周1次，常规进行5～7次。多于首次或第2次血浆置换后2天左右起效，作用可持续1～2个月。

446. 什么是吉兰-巴雷综合征？

吉兰-巴雷综合征（guillain-barre syndrome，GBS）是一类免疫介导的急性炎性周围神经病。临床特征为急性起病，临床症状多在2周左右达到高峰，表现为多发神经根及周围神经损害，常有脑脊液蛋白-细胞分离现象，多呈单时相自限性病程。其主要临床特点是双下肢无力，表现为进行性上升性肌无力，逐渐向上发展累及上肢和脑神经，两侧基本对称。可有感觉障碍，可呈手套袜子样分布，起始于足趾，向上向中心发展。可出现呼吸肌麻痹，需要呼吸支持。

447. 什么是视神经脊髓炎？有何临床特点？

视神经脊髓炎（neuromyelitis optica，NMO）是一种免疫介导的以视神经和脊髓受累为主的中枢神经系统（CNS）炎性脱髓鞘疾病。

（1）视神经症候：眼痛、视力下降或失明、视野缺损，可单眼、双眼间隔或同时发病。

（2）脊髓症候：以横惯性脊髓损害较为多见，包括有脊髓相应病变平面以下传导束型深浅感觉、运动障碍及膀胱直肠功能障碍，神经根性疼痛、痛性痉挛，Lhermitte征，高颈段受累者可出现呼吸肌麻痹症候。

（3）脑干症候包括：①顽固性呃逆、恶心、呕吐等延髓颈髓交界区受累症状，此表现在NMO中相对特异，有些病例为唯一首发表现。②间脑病变可出现嗜睡、困倦、低钠血症等。

448. 脊髓中央综合征的临床表现？

双侧运动麻痹，上肢较下肢重，远端较近端重，伴或不伴感觉和膀胱功能障碍。中央索损害影响中央灰质和皮质脊髓束及脊丘束的中央部分，常有上肢烧灼感。

449. 急性横贯性脊髓炎神经损害的特点？

（1）运动障碍：截瘫或四肢瘫，早期即可出现脊髓休克，休克期后多出现双下肢屈曲，或刺激瘫痪部位引起屈曲反射、自动排便等脊髓总体反射，提示脊髓功能预后差。

（2）感觉障碍：病损平面以下所有感觉减退或消失，平面上多有感觉过敏带或束带感。随病情好转，感觉平面可逐步下降，但恢复速度比运动功能慢。

（3）自主神经功能障碍：可表现为无张力性神经源性膀胱、充盈性尿失禁及反射性神经源性膀胱、便秘、大便失禁等。休克期尚有有损害平面以下皮肤干燥、少汗或无汗、苍白、发寒等自主神经功能障碍的表现。

 髓内、髓外脊髓压迫症的鉴别要点？

见表3-5。

表3-5　髓内、髓外脊髓压迫症的鉴别

鉴别点	髓内	髓外
起病与病程	快，病程短	慢，病程长
症状波动	少见	常有
根性疼痛	少，晚期偶见	明显，较早出现
运动障碍	离心性	向心性，常见脊髓半切综合征
感觉障碍	离心性扩展，可出现感觉分离	向心性扩展
棘突压痛	无	常有
括约肌障碍	较早出现	较晚出现
蛛网膜下腔阻塞	较晚，常不完全	较早，较完全
脑脊液动力试验	无阻塞或部分阻塞	多为部分或完全阻塞
脑脊液生化	蛋白增高不显著	蛋白增高显著
脊柱X线摄片	常无变化	后期多有变化
脊髓造影	脊髓肿大	杯口状阻塞
脊髓MRI	髓内占位	髓外占位

 急性面神经麻痹的常见病因及处理思路？

病因尚未完全阐明。一般认为骨质的面神经管刚能容纳面神经，一旦有缺血、水肿，则有水肿与压迫性缺血的恶性循环。诱发的因素有：①病毒感染；②各种方式的寒冷和自主神经不稳致神经营养血管收缩而毛细血管扩张，组织水肿压迫。病理改变为面神经的早期改变如水肿和脱髓鞘，严重者则有轴突变性。

（1）药物治疗：

1）糖皮质激素：对于所有无禁忌证的16岁以上患者，急性期尽早口服使用糖皮质激素治疗，可以促进神经损伤的尽快恢复，改善预后。通常选择泼尼松或泼尼松龙口服，30～60mg/d，连用5天，之后于5天内逐步减量至停用。发病3天后使用糖皮质激素口服是否能够获益尚不明确。儿童特发性面神经麻痹恢复通常较好，使用糖皮质激素是否能够获益尚不明确；对于面肌瘫痪严重者，可以根据情况选择。

2）抗病毒治疗：对于急性期的患者，可以根据情况尽早联合使用抗病毒药物和糖皮质激素，可能会有获益，特别是对于面肌无力严重或完全瘫痪者；但不建议单用抗病毒药物治疗。抗病毒药物可以选择阿昔洛韦或伐昔洛韦，如阿昔洛韦口服每次0.2～0.4g，每日3～5次，或伐昔洛韦口服每次0.5～1.0g，每日2～3次；疗程7～10天。

3）神经营养剂：临床上通常给予B族维生素，如甲钴胺和维生素B_1等。

（2）高压氧治疗。

（3）眼部保护。

（4）外科手术减压。

（5）神经康复治疗。

452. 如何鉴别中枢性面神经麻痹和周围性面神经麻痹？

中枢性面神经麻痹多由脑血管病诱发，表现为病灶对侧眼裂以下面肌瘫痪，如鼻唇沟变浅，口角偏向健侧，但患者闭眼、扬眉、皱眉、味觉均正常，多同时合并面瘫同侧肢体运动障碍。周围性面神经麻痹多由受凉、感染等因素诱发，症状累及病灶同侧面神经分布区，可表现为睑裂闭合不全，额纹变浅或消失、口角下垂、鼻唇沟变浅，鼓腮漏气，部分患者可同时出现同侧味觉障碍、听觉过敏、耳部疼痛及乳突后压痛等症状，苦笑时面肌瘫痪表现的更明显。

453. 临床常用的脱水、降颅压药物有哪些？如何使用？

临床常用的脱水、降颅压药物有以下四种：

（1）渗透性脱水药物：

1）20%甘露醇：静脉注射后10分钟起效，2～3小时达高峰，可维持6～8小时。初始静脉输注1.0g/kg，以后每次0.25～0.50g/kg，每4～6小时1次，经研究发现用20%甘露醇250ml和125ml的脱水效果一样，而后者副作用更小。脑疝时每次1.0g/kg，用药间隔时间缩短到2小时。

2）10%甘油果糖：起效缓慢，维持时间长，并可提供一定能量。静脉输注250ml每12～24小时1次。药物减量视颅内压和病情变化而定。

（2）利尿脱水药物：

1）呋塞米（速尿）：10～40mg，静脉注射，每日2～4次。依他尼酸钠：25～50mg加入5%～10%葡萄糖液20ml内缓慢静脉注射，每日2次。

2）乙酰唑胺（醋氮酰胺）：250mg，口服，每日3次。乙酰唑胺除利尿作用外，还可抑制脑室脉络丛碳酸酐酶，通过抑制脑脊液生长率达到降低颅内压的作用，适用于脑脊液分泌过多的慢性颅内高压患者。

（3）肾上腺皮质激素：肾上腺皮质激素具有减轻组织水肿、渗出，稳定细胞膜、血-脑脊液屏障，降低毛细血管通透性等作用，对于脑水肿，尤其是血管炎性脑水肿有效。地塞米松20～40mg，每日1～2次，静脉滴注。甲泼尼龙：250～500mg，每日1～2次，静脉滴注，连续3～5日。

（4）人血白蛋白：人血白蛋白具有维持血浆胶体渗透压和高渗脱水作用，与脱水药物交替使用，可以在减轻脑水肿、脱水降颅压的同时维持恒定血容量，保证脑灌注。静脉滴注，每日10g，连续5～7次。由于费用较高，不作为常规治疗。

 454. 何时需要考虑给予患者进行脑室内引流？

（1）因脑积水引起严重颅内压增高的患者，病情危重甚至发生脑疝或昏迷时，先采用脑室穿刺和引流，作为紧急减压抢救措施，为进一步检查治疗创造条件。

（2）脑室内有出血的患者，穿刺引流血性脑脊液可减轻脑室反应及防止脑室系统阻塞。

（3）开颅术中为降低颅内压，有利于改善手术区的显露，常穿刺侧脑室，引流脑脊液。术后尤其在颅后窝术后为解除反应性颅内高压，也常用侧脑室外引流。

（4）向脑室内注入阳性对比剂或气体做脑室造影。

（5）引流炎性脑脊液，或向脑室内注入抗生素治疗室管膜炎。

（6）向脑室内注入靛胭脂1ml或酚磺肽1ml，鉴别是交通性抑或梗阻性脑积水。

（7）做脑脊液分流手术，放置各种分流管。

（8）抽取脑室液做生化和细胞学检查等。

 455. 脑室内引流的禁忌证有哪些？

（1）硬脑膜下积脓或脑脓肿患者，脑室穿刺可使感染向脑内扩散，且有脓肿破入脑室的危险。

（2）脑血管畸形，特别是巨大或高流量型或位于侧脑室附近的血管畸形患者，脑室穿刺可引起出血。

（3）弥散性脑肿胀或脑水肿，脑室受压缩小者，穿刺困难，引流也很难奏效。

（4）严重颅内高压，视力低于0.1者，穿刺需谨慎，因突然减压有失明危险。

456. 脑室内引流的主要并发症有哪些？

（1）脑室内、硬脑膜下或硬脑膜外出血。

（2）急性脑水肿及颅内压突然增高。

（3）视力突然减退甚至失明。

（4）局部或颅内感染。

 脑室内引流患者的冲洗原则是什么？

冲洗应遵循"等量交换冲洗"和出多于入的原则。

 神经肌肉疾病根据运动单位受累部位如何简单分类？

（1）前角细胞损伤疾病。
（2）周围神经疾病。
（3）神经肌肉接头疾病。
（4）肌肉疾病。

 上运动神经元和下运动神经元损伤的鉴别要点？

见表3-6。

表3-6　上运动神经元和下运动神经元损伤的鉴别

运动神经元	腱反射	肌张力	萎缩	肌束颤动	巴氏征
上运动神经元	活跃	增高	无	无	阳性
下运动神经元	减弱	减低	有	有	阴性

 急性炎症脱髓鞘性多发性神经病的发病机制？

本病是一种自身免疫性疾病，其发生与感染密切相关，较常见的有空肠弯曲菌、巨细胞病毒感染、肺炎支原体等病原体。病原体的某些成分结构与周围神经的组分相似，当机体发生错误的免疫识别时，自身免疫性的T细胞及自身抗体对周围神经组分进行免疫攻击，从而导致周围神经脱髓鞘病变。

461. **急性炎症脱髓鞘性多发性神经病的临床表现？**

（1）运动障碍：本病的核心症状为弛缓性肢体肌肉无力，肌无力多从双下肢向上肢发展，可于数日内逐渐加重；肌张力正常或降低；腱反射减低或消失，并且较肌无力出现早，无病理反射。

（2）脑神经受损：1/3～1/2的患者出现脑神经麻痹，成人以双侧面神经麻痹多见，儿童以舌咽、迷走神经麻痹多见，有时为本病的首发症状，严重者可出现颈部肌肉及呼吸肌无力。

（3）感觉障碍：约4/5的患者出现感觉障碍，主要表现为四肢麻木、肌肉疼痛等的主观感觉异常和手套、袜套样感觉减退或过敏的客观感觉障碍，以主观感觉异常重于客观检查异常为特点。

（4）自主神经系统功能障碍：约2/3的患者可有自主神经功能不全的症状，如心动过速、面部潮红、体位性低血压等，但括约肌功能多正常。

 急性炎症脱髓鞘性多发性神经病的鉴别诊断？

（1）脊髓灰质炎：其瘫痪多为不对称性，或仅侵犯某一肢或某一肌群；无感觉异常的症状及体征，无脑脊液的蛋白-细胞分离现象；神经电生理检查无周围神经损害的表现。

（2）急性横贯性脊髓炎：发病前有发热病史，起病急；1～2日可出现截瘫，病变平面以下运动障碍伴传导束性感觉障碍，早期就可出现二便障碍；脑神经无损害；磁共振检查可发现脊髓病变。

（3）周期性瘫痪：四肢肌肉的发作性、弛缓性瘫痪，无脑神经损害及感觉障碍，发作时伴血钾的改变及其相应的心电图异常。

（4）重症肌无力：可呈弛缓性瘫痪，具有晨轻暮重的特点，无感觉障碍，脑脊液检查正常，新斯的明试验等有助于鉴别。

 什么是中枢神经系统感染？

中枢神经系统感染是生物病原体感染引起的脑和脊髓实质、被膜及血管的急、慢性炎症（或非炎症）性疾病。

 中枢神经系统感染的典型症状有哪些？

中枢神经系统感染的常见临床表现有发热、头痛、呕吐、颈强直、痫样发作、意识障碍及谵妄、幻觉等精神症状，因其损伤神经部位不同还可出现局部神经功能缺损的表现，如神经支配区的感觉障碍、运动障碍等。

 中枢神经系统感染的诊断标准？

（1）患者起病前有上感病史，伴有头痛、呕吐、颈强直、意识改变、精神症状、癫痫样发作等表现。

（2）血常规白细胞计数等可提示有无感染。脑脊液检查有助于诊断，发生中枢神经系统感染时脑脊液外观、压力、白细胞计数、红细胞计数及蛋白、糖含量等生化指标均可发生改变，进行脑脊液检测对诊断有提示意义。

（3）病原体培养对明确诊断有重要意义，可通过脑脊液等体液培养明确病原体，为治疗提供参考。此外，脑脊液涂片、特异性抗体检测、病毒DNA检测等检查结果均可作为明确病原体的依据。

（4）CT、MRI可发现脑组织破坏性改变，有助于了解感染损伤的部位，发现钙化等，还可进行肿瘤的排查。

（5）脑电图改变提示有脑损伤，对诊断有提示意义。

第四篇

创 伤 篇

 创伤早期并发症定义？

创伤并发症是指创伤后发生的并与创伤和/或创伤救治存在内在联系的疾病或症状，而在创伤发生之后到第三个死亡高峰期间（伤后1周内）发生的相关并发症，我们可以称之为创伤早期并发症。

 创伤早期并发症主要包括？

休克相关并发症、栓塞相关并发症、感染并发症、应激性溃疡及多器官功能障碍综合征。

 创伤性休克的诊断标准是什么？

创伤性休克是指机体遭受严重创伤后所表现出的休克症候群，总体分为失血性休克和非失血性休克。其诊断标准为：

（1）病史：创伤性休克病人均有较严重的外伤或出血史；

（2）临床特点"5P"征：皮肤苍白（pallor）、冷汗（perspiration）、意识淡漠（prostration）、脉搏微弱（pulselessness）、呼吸急促（pulmonary deficiency）；

（3）血压及脉搏的监测：收缩压＜90mmHg（1mmHg＝0.133kPa），脉压差＜30mmHg；

（4）特殊监测：尿量＜25ml/h；中心静脉压降低；代谢性酸中毒。

 创伤早期首次评估主要内容？

（1）气道管理与颈椎保护：确保创伤患者气道通畅是第一优先。建立确定性气道的指征包括：①呼吸暂停；②意识状态改变，丧失气道保护功能；③颈部穿透伤、进行性增大的颈部血肿、颈部广泛性皮下气肿、颌面部损伤等即将出现气道阻塞或不能维持正常氧合等情况。所有严重钝挫伤患者必须固定颈椎直到排除颈椎损伤。

（2）呼吸与通气：由于可能存在气道压迫、胸部创伤、脑伤和低血容量等因素，所有创伤患者均应给予供氧，并监测脉搏血氧饱和度。初期评估识别并处理下列可能导致通气不足而立即威胁生命的创伤：①张力性气胸；②开放性气胸；③当3根以上相邻肋骨至少两处部位骨折时，可形成连枷胸。若出现肺通气不足和低氧血症，需行气管插管给予机械通气。

（3）循环与控制出血：快速识别出血部位并控制出血是评估和处理的关键。初期评估中必须识别5种导致循环不稳定危及生命的损伤：①大量血胸；②心包压塞；③大量腹腔内积血；④不稳定性骨盆骨折；⑤闭合性股骨骨折。

对于持续低血压者，需全面检查评估和及时治疗干预，首先应考虑失血性休克，再次重点评估胸部、腹部、骨盆及四肢损伤情况。应注意头皮撕裂伤常导致大量出血外，骨折可导致不同程度的失血。其他可能的休克类型包括心源性、神经源性、脓毒性等，受损后12小时以内到达医院几乎可以避免脓毒性休克。

（4）神经功能评估（disability）对神经功能进行快速评估可以根据患者的意识水平、瞳孔大小和对光反应，同时评估脊髓是否损伤及损伤程度。格拉斯哥昏迷评分（glasgow coma scale，GCS）评分是一种快速、简单、客观评定意识水平的方法。

（5）暴露与环境控制（exposure and environment control）在创伤早期首次评估时，需将患者完全暴露，以发现隐匿性可能致命的损伤。在评估过程中及完成后，要注意维持患者的正常体温，防止患者在创伤评估时发展为低体温。可以采取加温静脉输液、提高室温、主动升温等措施。

470. 如何对于不同部位创伤患者出血量进行预估？

对于创伤骨科的患者，可以根据受伤部位判断出血量，如骨盆骨折的出血量为500～5000ml，股骨骨折为300～2000ml，胫腓骨骨折为100～1000ml，肱骨骨折为100～800ml，桡尺骨骨折为50～400ml，胸椎或腰椎骨折为500～1000ml。该方法可以相对准确判断创伤骨科患者的出血量。

471. 如何针对创伤性休克患者补液初始反应做出下一步决策？

（1）对于初始剂量液体复苏治疗可能的反应可以分为三种：快速反应，短暂反应，轻微或无反应。在初始评估和治疗过程中，外科会诊和评估是必要的，因为可能需要手术治疗。

（2）对于初始液体复苏的反应（表4-1）。

（3）再考虑失血创伤性休克的五大可能因素：①胸腔积血：立即行胸腔闭式引流，动态监测血红蛋白变化，根据胸腔引流量评估为活动性血胸，需立即做好剖胸准备；②心脏压塞：可能来源于心包积血，也可能来源于张力性气胸。心包积血导致休克立即给予心包穿刺，张力性气胸则给予氧疗，若胸壁是闭合的，同时行胸腔闭式引流放气，若为开放性胸壁创伤，变开放为闭合，再在创口附近安置引流管；③肺栓塞：创伤所致栓塞多见于脂肪栓塞，少量可发生气体栓塞，部分可伴有血栓栓塞，脂肪栓塞及气体栓塞早期仅能通过氧疗，

表4-1 初始液体复苏的反应

	快速反应	短暂反应	轻微/无反应
生命体征	恢复正常	暂时改善，再次出现血压下降及心率增快	仍然不稳定
估计失血量	少量（10%～20%）	中量持续（20%～40%）	严重出血（>40%）
需要晶体量	低	低度－中度	中度，并过渡到输血
输血必要性	低	中度－高度	立即
备血	血型及交叉配血	同型血	急诊输血
手术干预	可能	可能性大	高度可能
外科医师早期参与	是	是	是

甚至机械通气，血栓栓塞在创伤早期多合并出血性症状也无法进行抗栓治疗，必要时可取栓治疗；④腹腔积血：多见于腹腔实质脏器损伤，部分为空腔脏器挫裂伤伴穿孔，只要出现休克症状，伴有血红蛋白进行性下降，积极输血仍不能纠正时给予抗休克止血等内科治疗同时做好剖腹探查准备；⑤骨盆或股骨骨折导致失血。

472. 主要的腹膜腔内及腹膜间位器官有哪些？

肝脏、肝外胆道、胃、脾脏、十二指肠上段，空肠、回肠、盲肠、阑尾、升结肠、横结肠、降结肠和乙状结肠。

473. 腹部钝性伤最常见受累的是哪两个器官？

肝脏，脾脏。

474. 什么是FAST筛查以及临床意义？

FAST（focused assessment with sonography for trauma）即创伤重点超声评估，是指在床旁对创伤患者进行快速的重点部位的超声检查，适用于急诊医生或外科医生等非超声专业人员在第一时间进行，尤其针对血流动力学不稳定或其他病情危重情况，难以转运行超声或其他影像学检查的患者。主要检查目标是探查腹腔内是否存在游离液体，以主要判断是否存在腹腔出血。

475. 腹部创伤患者的FAST筛查的如何进行？

腹部创伤患者的FAST筛查是依次检查剑突下、左右肋间、肋下和耻骨联合上方以快速筛查心包、肝肾间隙、脾肾间隙和盆腔是否存在游离液性暗区。

 腹部创伤患者的剖腹探查指征？

（1）血流动力学不稳定：①腹部穿透伤；②伴明显腹膜刺激征；③伴FAST筛查阳性；④伴诊断性穿刺或影像学检查提示腹腔出血。

（2）腹部穿透伤：①火器伤；②伴内脏脱出或明显腹膜刺激征。

（3）辅助检查阳性：①提示消化道穿孔，或膈肌破裂；②提示腹腔出血，伴血红蛋白进行性下降。

（4）经适宜复苏治疗后，仍存在休克，排除腹部创伤以外原因。

 何为诊断性腹腔穿刺及诊断性腹腔灌洗？

对于怀疑腹腔内出血的患者，如果FAST结果为阴性或存在可疑，需进一步行诊断性腹腔穿刺（diagnostic peritoneal aspirate，DPA）。在肚脐下方作一小的切口，用大口径的针刺入腹腔，有血液吸出为需要进行手术探查的阳性指标，如果没有血液吸出，使用Seldinger技术插入多通路软塑料导管，导管通气，如果有血液回流，也应立即行剖腹探查术。如果仍然没有血液回流，可以考虑行诊断性腹腔灌洗（diagnostic peritoneal lavage，DPL），即将1L盐水或儿童患者10ml/kg的盐水通过导管灌入腹腔，然后使其通过导管返回到一个袋子中。如果有血液或黏液流出，这也是立即剖腹探查的指标。如果输注液的75%已流出，但未见到血液、胆汁或黏液，可以进行显微镜检查。如果冲洗液红细胞大于100000/mm^3、穿刺红细胞＞1000/mm^{3}或白细胞＞500/mm^{3}或发现食物残渣同样需要剖腹探查。在血流动力学稳定的创伤患者中，超声和腹部CT已在很大程度上取代了DPL的应用。

 什么是限制性复苏？腹部创伤患者进行限制性复苏的主要目标值有哪些？

限制性液体复苏亦称延迟液体复苏，是指机体处于有尚未控制的活动性出血所引起的失血性休克时，通过控制液体输注的速度，使机体血压维持在一个较低水平的范围内，直至彻底止血。其目的是寻求一个复苏平衡点，既可通过液体复苏适当地恢复组织器官的血流灌注，又不至于过度扰乱机体的代偿机制、内环境和凝血功能。

腹部创伤患者进行限制性复苏的主要目标值包括：①收缩压控制在70～90mmHg；②乳酸＜2mmol/L；③碱剩余＞-6mmol/L。

 什么是挤压综合征？

挤压综合征是指四肢或躯干肌肉丰富部位，受外部重物长时间压榨所造成的损伤，挤压后不但出现受压部位的肿胀，且有肌红蛋白尿及高血钾为特点的急性肾衰竭。

 挤压综合征临床分级是什么？

可按伤情的轻重、肌群受累的容量和相应的化验检查结果的不同，分为三级：一级：肌红蛋白尿试验阳性，CPK大于1万单位（正常值130单位），而无急性肾衰等全身反应者。若伤后早期不做筋膜切开减张，则可能发生全身反应。二级：肌红蛋白尿试验阳性，CPK大于2万单位，血肌酐和尿素氮增高而无少尿，但有明显血浆渗入组织间，有效血容量丢失，出现低血压者。三级：肌红蛋白尿试验阳性，CPK明显增高，少尿或闭尿，休克，代谢性酸中毒以及高血钾者。

 挤压综合征的伤情判断？

（1）骨筋膜室综合征：诊断标准：①外伤后肢体肿胀严重，剧烈疼痛；②被动牵拉试验阳性；③血管搏动减弱或消失；④骨筋膜室内压明显升高。

（2）急性肾损伤：诊断标准：①48小时内血清肌酐（SCr）升高绝对值≥26.4μmol/L（0.3mg/dl），或SCr较基础值升高≥50%；②或尿量<0.5ml/（kg·h），持续6小时以上。

（3）脑、肺脏等脏器及躯体的外伤：地震等突发事件导致的挤压综合征伤员，常合并颅脑损伤、胸腹部脏器损伤以及躯体多处外伤。应进行系统检查，以正确判断伤员的病情。

（4）水、电解质和酸碱平衡的紊乱：挤压综合征伤员经常合并脱水、高钾血症、低钙血症及代谢性酸中毒等，合并肺部损伤可出现混合型酸碱平衡失调，补液不当可出现低钠血症。

 挤压综合征的现场急救处理？

（1）抢救人员应迅速进入现场，力争及早解除重物压力，减少本病发生机会。

（2）伤肢制动，以减少组织分解毒素的吸收及减轻疼痛，尤其对尚能行动的伤员要说明活动的危险性。

（3）伤肢用凉水降温或暴露在凉爽的空气中。禁止按摩与热敷，以免加重组织缺氧。

（4）伤肢不应抬高，以免降低局部血压，影响血液循环。

（5）伤肢有开放伤口和活动出血者应止血，但避免应用加压包扎和止血压带。

（6）凡受压伤员一律饮用碱性饮料，既可利尿，又可碱化尿液，避免肌红蛋白在肾小管中沉积。如不能进食者，可用5%碳酸氢钠150ml静脉点滴。

 骨筋膜室综合征诊断依据？如何急诊评估和处理？

（1）骨筋膜室综合征诊断依据：

1）创伤后肢体持续性剧烈疼痛，且进行性加剧。

2）指或趾呈屈曲状态，肌力减弱肿胀；触诊可感到室内张力增高。

3）组织内压测量是最直接的诊断方法。

4）血清肌酸激酶水平升高。

（2）急诊处理：一旦作出骨筋膜室综合征的诊断或临床怀疑该病，应去除受累肢体的所有束缚，包括加压包扎、石膏、夹板等。在随后的30～60分钟内严密观察患者的状态。如果没有明确的临床改善，应积极行筋膜切开。骨筋膜室综合征的后果与时间密切相关，腔室内压力越高、持续时间越长，所造成的神经肌肉损伤就越大，肢体功能丧失越严重。延迟进行筋膜切开术，可以导致肌红蛋白尿，进一步造成肾脏损伤。骨筋膜室综合征诊断明确后应强调早期治疗，一旦确诊就要及时切开深筋膜，彻底减压，切口要足够大方能彻底解除骨筋膜室内的压力，手术要保持无菌，防止感染，如有肌肉坏死应及时清除干净。

（3）骨筋膜室综合征急诊评估方面需要注意：

1）骨筋膜室综合征可以起病比较隐匿。

2）挤压伤可导致骨筋膜室综合征，甚至可在没有明显外伤和骨折情况下发生。

3）经常检查患肢的情况非常重要。

4）低血压或意识不清的患者发生骨筋膜室综合征的危险性增加。

5）意识不清和气管插管的患者无法主诉早期肢体缺血症状。

6）疼痛，尤其是在患肢肌肉被动伸展时出现的疼痛，是发生骨筋膜室综合征的先兆，往往最早出现。

7）动脉搏动消失及其他缺血的典型表现出现的比较晚。此时往往已经出现不可逆损伤。

8）触诊肢体的骨筋膜室，比较患侧和健侧的张力，双侧不对称是非常有意义的体征。

9）经常检查骨筋膜室的张力非常重要。

10）骨筋膜室测压有助于判断。

11）如果可疑骨筋膜室综合征，及时请外科会诊。

 484. 简述颅脑损伤的机制分类？

按照上皮的完整性分为开放性颅脑损伤和闭合性颅脑损伤。按照损伤部位可分为：

（1）头皮损伤：具体可分为打击与冲撞所致头皮损伤、切割与穿戳所致头皮损伤。

（2）颅骨骨折。

（3）脑损伤可分为颅脑变形所致颅脑损伤、脑在颅腔内移动所致脑损伤、间接暴力和弥漫性脑损伤。

（4）继发性脑损伤：脑水肿、脑肿胀，硬脑膜外血肿、硬膜下血肿、脑内血肿、脑缺血。

 485. 颅脑创伤初始评估方法？

考虑颅脑外伤患者就诊后首先完成气道、呼吸、循环、神经损伤程度和全身合并损伤检查（即所谓创伤ABCDE），其次需要固定颈椎，保持颈椎的稳定性，最后完成简要的神经系统检查，如瞳孔对光反射、GCS评分及是否有偏瘫征象。

 486. 简述轻度脑外伤患者急诊处理流程？

见表4-2。

表4-2 轻度颅脑外伤患者的急诊处理

定义：患者清醒，并且有定向力（GCS 14～15分）

病史

● 姓名、年龄、性别、民族、职业	● 意识状态
● 损伤机制	● 失忆：逆行性，进行性
● 受伤时间	● 头痛：轻度、中度、重度
● 伤后短暂意识丧失	● 癫痫发作

体格检查除外其他系统损伤

神经系统检查

颈椎平片和其他X线检查

血酒精浓度和尿毒物检测

除了完全无症状和神经功能正常的患者外，建议对所有患者都进行头颅CT检查

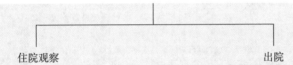

住院观察	出院
不能立即进行CT检查	没有达到住院观察标准
CT检查异常	向患者交代"警惕事项表"，若症状加重，需及时返回医院
所有穿透性颅脑外伤患者	
有意识丧失史	预约门诊随访时间，通常在1周内
意识状态恶化	
中度至重度颅脑外伤	
明显酒精或药物中毒	
颅骨骨折	
脑脊液鼻漏或耳漏	
伴随其他系统明显的损伤	
没有可靠的陪同	
无法及时返回医院	
失忆	

简述重度颅脑外伤患者急诊处理流程?

见表4-3。

表4-3 重度颅脑外伤患者的急诊处理

定义：患者有意识障碍，不能服从简单指令（GCS 3 ~ 8分）

评价和处理

- ABCDEs
- 基本抢救和复苏
- 进一步询问以获得充足的病史
- 再次评估神经系统

● 睁眼	● 瞳孔对光反射
● 运动反应	● 动眼脑反射（Doll's征）±
● 语言反应	● 动眼前庭反射（热反射）±

- 药物治疗

● 甘露醇	● 抗惊厥药

- 轻度过度通气
- 诊断检查（按次序）
- CT检查（所有患者）
- 气脑造影
- 血管造影

 什么是胸部创伤初始评估和复苏?

胸部创伤患者的初始评估应该按照气道（airway）、呼吸（breathing）、循环（circulation）的顺序评估，对于发现的严重问题应立即处理。在初始检查期间识别下列损伤并开始治疗：气道阻塞、张力性气胸、开放性气胸、连枷胸和肺挫伤、大量血胸、心包填塞、气管支气管损伤。

 什么是胸部创伤二次评估?

胸部创伤二次评估包括更进一步，更深层次的体格检查，如果患者情况允许，应进行直立位的胸片检查，动脉血气监测，脉搏、血氧饱和度和心电图监测。除了肺膨胀和胸腔积液的情况，胸片检查还应注意纵隔增宽，中线移位以及解剖细节的丢失。多发肋骨骨折和第一或第二肋骨骨折提示胸部和其内组织遭受强烈的暴力打击。超声被用来检查气胸和血胸。

490. 胸部创伤患者急诊处理流程如何？

胸部创伤患者急诊处理流程见图4-1所示。

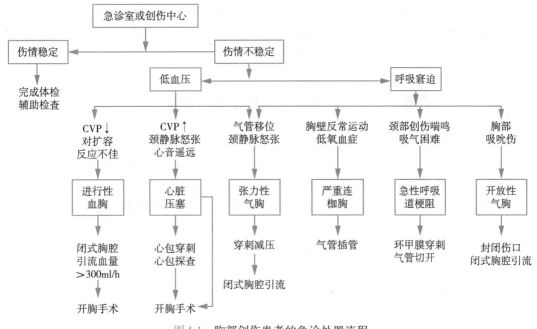

图4-1 胸部创伤患者的急诊处置流程

491. 胸部创伤监测指标是什么？

胸部创伤主要的监测指标：①呼吸道监测；②失血量估计；③呼吸功能监测；④循环功能监测；⑤出凝血功能监测。

492. 胸部创伤急诊手术指征是什么？

胸部创伤急诊手术指征：①进行性血胸；②心脏大血管损伤；③严重肺裂伤或气管、支气管损伤；④食管破裂；⑤胸腹或腹胸联合伤；⑥胸壁大块缺损；⑦胸内存留较大的异物。

493. 何为脊髓休克？

脊髓休克是指脊髓损伤后所出现的弛缓性瘫痪和脊髓反射的丧失。此时脊髓并未受到完全的器质性损害，但"休克"的脊髓可完全丧失神经功能，随后神经功能逐步恢复，但整个休克期持续时间并不固定。

494. 何为脊髓半切综合征？

脊髓半切综合征是指同侧运动神经元瘫痪（皮质脊髓束）和位置觉（后索）丧失，伴对侧低于损伤节段1～2个平面的感觉分离障碍（脊髓丘脑束），如不是由于脊髓的直接穿透性损伤，脊髓半切综合征通常可以有部分功能恢复。

495. 完全性脊髓损伤和不完全性脊髓损伤鉴别要点？

（1）不完全性损伤脊髓：脊髓损伤平面以下感觉或运动或括约肌功能不完全丧失，脊髓最低位即骶段脊髓支配区感觉和运动功能部分保留，包括骶段感觉、肛门黏膜和皮肤连接处的感觉及肛门外括约肌的自主收缩部分保留。

（2）完全性脊髓损伤：脊髓损伤平面以下感觉或运动或括约肌功能完全丧失。

496. 急诊严重骨盆创伤处置要点？

（1）伤情评估：根据病史、心率、呼吸、血压等生命体征及血常规、动脉血气等必要的实验室检测评估伤情。

（2）积极止血复苏，稳定骨盆：可予骨盆带、外支架对骨盆环进行临时固定制动，以减少盆腔内部容积。建立高效静脉通道，液体复苏。若检查存在血管损伤，急诊介入血管栓塞。条件及经验许可根据伤情可行复苏性主动脉球囊阻断术。

（3）骨盆外损伤的鉴别和处理：①若伤情允许可行急诊CT以了解有无胸腹部出血及脏器损伤以及是否存在腹部实质、空腔脏器损伤症状、体征或影像学检查证据，根据情况行腹腔镜探查/剖腹探查；②合并会阴/阴囊血肿、尿道口出血，提示尿道损伤可能性大；③会阴、阴道、直肠或臀部的撕裂伤、肿胀或均提示骨盆开放性骨折可能性大。

497. 骨盆骨折管理的原则和基础？

骨盆骨折同其他多发伤患者一样，其管理需要重点关注治疗及其生理机能。结合损伤的解剖学评估，损伤的机械后果及其生理效应时，做出的决策可能更有效。在日常临床实践中，首先的决定主要是基于临床状况和相关的损伤，而骨盆环损伤则是次要的。

创伤管理实际上是为了恢复生理的改变。正确的骨盆创伤管理的主要目的是控制和维持血流动力学的稳定，纠正凝血障碍和恢复骨盆环的机械完整性和稳定性，并防止并发症（如败血症、泌尿生殖道问题、肠道问题、血管问题、性功能问题、行走问题），然后固定受损的骨盆。

血流动力学不稳定的骨盆损伤检查原则？

应尽量减少创伤患者到达急诊和最终控制出血之间的时间，以改善血流动力学不稳定的骨盆骨折患者的结局。

推荐血流动力学不稳定创伤患者行急诊床旁X线、超声检查，以便发现需要早期骨盆固定、血管造影、开腹手术的骨盆骨折。血流动力学正常或稳定的骨盆创伤患者应进行进一步的诊断和增强CT扫描、静脉造影以排除盆腔出血。如果高度可疑会阴和直肠损伤，首先应该进行会阴和直肠指诊来检查直肠壁薄弱程度和体表触诊不到的前列腺。在积极的直肠检查情况下，推荐直肠镜检查。乳酸和碱缺乏是可用来估计创伤性出血性休克程度的敏感指标，并监测患者对复苏的反应。

 骨盆固定带在血流动力学不稳定骨盆骨折中的作用？

（1）推荐应用非侵入性外骨盆压迫作为稳定骨盆环的早期策略，以减少早期复苏阶段的盆腔出血量。

（2）骨盆固定带在盆腔出血控制的有效性方面优于捆绑包扎。

（3）非侵入性外骨盆压迫装置在病情允许的情况应尽快移除，并由骨盆外固定或确定性骨盆固定术取代，以减少长期压迫引起的软组织并发症等潜在风险。

（4）对于孕妇和老年患者骨盆固定带应谨慎使用。孕妇骨盆可以通过下肢内收和骨盆固定带的固定而收紧。老年伤者由于骨骼脆弱等因素，即使是轻微的创伤可以导致骨盆骨折或出血。横向压迫性骨折更为常见，骨折通常不移位，因此，血管造可能比骨盆固定带具有更好的止血作用。

（5）对于有骨盆带固定的患者，早期翻身能显著减少皮肤压力损伤。

 骨盆外固定在血流动力学不稳定骨盆环损伤中的作用？

骨盆环损伤的生物力学和基础创伤机制决定了外固定的需要。血流动力学不稳定患者的骨盆环骨折应临时进行固定，以防止、减少进一步出血，继而进行出血控制措施，包括血管造影和骨盆填塞。

（1）骨盆外固定提供临时骨盆环稳定，并作为血流动力学不稳定骨盆环骨折早期出血控制的辅助治疗。减少"翻书"式等损伤中的骨盆内体积以减少腹膜后出血空间。

（2）骨盆外固定术是腹膜外盆腔包扎所需的辅助装置，为"填塞"物提供稳定的反压力，即为有效包扎提供了稳定的反作用力。

501. 锁骨骨折手术指征？

（1）绝对手术指征：①短缩≥20mm；②开放性骨折；③不可复原的骨折伴皮肤损毁；④血管或神经的进行性损伤；⑤肩胛胸廓关节分离。

（2）相对手术指征：①骨折移位＞20mm；②神经系统紊乱；③帕金森病；④癫痫；⑤头部损伤；⑥多发伤；⑦漂浮肩；⑧锁骨双侧骨折；⑨美容术。

502. 肱骨骨折的Neer分型？

Neer分型：一部分骨折是指一条或多条骨折线，但无骨折移位；两部分骨折是包括肱骨外科颈骨折、大结节或小结节撕脱骨折及肱骨解剖颈骨折；三部分骨折分为大结节同肱骨头相连或小结节同肱骨头相连两种骨折；四部分骨折，指大、小结节、肱骨头、肱骨干移位的骨折。

503. 何为肘关节"恐怖三联征"？

肘关节三联征是指肘关节脱位合并桡骨头与冠状突骨折，是一类较为严重的肘关节急性创伤。因为治疗难度大、预后较差，又被称为"恐怖三联征"（terrible triad injuries）。

504. 肌红蛋白血症及常见原因？

肌红蛋白血症又称横纹肌溶解症，是因肌细胞产生毒性物质而导致肾损害的一种疾病，俗称肌肉溶解。通常发生于肌肉受到大力撞击、长时间压迫或是过度使用之后，但也见于各种原因导致的肌肉缺氧坏死，以及特殊体质的患者服用某些药物。

物理性原因主要包括挤压与创伤、运动及肌肉过度活动、电击、高热等。

非物理性原因主要包括药物、毒物、感染、电解质紊乱、自身免疫性疾病、内分泌及遗传代谢性疾病等。他汀类药物、有机磷农药、重金属、昆虫的毒液及蛇毒，某些细菌和病毒感染均可引起"肌红蛋白血症"。

505. 简述颌面部及颈部软组织损伤处理流程？

（1）颈部制动：对所有颈部严重创伤都要考虑到颈椎骨折的可能。颈部两侧置沙袋固定，防止伤员头部向两侧摆动，以免加重颈椎脊髓损伤。

（2）保持呼吸道通畅：在处理颈部严重创伤时，保持呼吸道通畅必须放在最优先的地位。其原则如下，①气管内插管：对伤员神志不清或伴有颅脑外伤而昏迷者，及时清除口腔呕吐物、痰、分泌物及异物，即刻行气管内插管，给予人工呼吸。②气管切开术：对颈部刺伤涉及喉外伤或伴有颌面部外伤引起咽部水肿、血肿等不能作气管插管者，应早期作环甲膜切开术或气管切开术。

在气道评估与处理中应尽可能保护颈椎，避免颈椎的过度活动。如在颈椎损伤明确诊断前因操作（如气管插管等）需要暂时移除颈托，在操作过程中应予以手法保护、稳定伤员颈椎。

 手指被人咬伤急诊处置原则？

（1）早期严格有效的外科处理：对早期无临床感染指征患者，伤指应彻底清创，完全清除受伤失活组织，闭合伤口。对已表现出感染指征患者的外科处理，应以通畅引流、限局感染、尽早闭合创口为原则。较长时间的开放损伤也应积极清创，所有暴露创面全部予以切除，使之成为新鲜创面。

（2）有效的抗感染治疗、手指被人咬伤感染致病菌绝大多数为混合感染，包括革兰阳性菌及革兰阴性菌，革兰阴性菌感染常在革兰阳性菌感染之后发生，极少革兰阴性菌感染单独发生。目前预防及治疗手指被人咬伤最常选择的抗生素用药方式为青霉素加头孢菌素静脉输注。

病毒性肝炎在普通人群中有较高的发病率。乙型病毒性肝炎在唾液中及对受伤者的传染力高于丙型，而丙型又高于甲型。唾液中乙肝病毒的传染力比甲肝高100倍，任何可致伤或出血的人咬伤均被认为是病毒性肝炎的易感因素。主张除非有明确的病毒性肝炎免疫接种史，伤者应予以肌注乙肝免疫球蛋白和/或接种乙肝疫苗。

 简述肢体离断伤的分类？

（1）按照是否完全离断可分为：完全离断伤与不完全离断伤。

（2）按照损伤暴力性质可分为：切割性离断、碾压性离断、挤压性离断、撕裂性离断和毁损性离断。

 简述完全离断伤残肢保存方式？

对完全断离的肢体，在转运前应先用无菌敷料或清洁的布料包好，防止继发性污染。现场离医院较远需长途运送者或在炎热季节，为了减缓伤口的细菌繁殖和断离肢体的细胞代谢，需对断肢冷藏保存。方法是将断肢用无菌敷料或清洁布料包好后，外套塑料袋（以防止冰水渗入），然后在其周围放些冰块冷藏。但要注意，严禁将断肢直接放在冰水中保存。

 简述不完全离断伤残肢的处理原则？

对于部分离断性损伤，残肢可能尚有部分血供维持，应在有效控制出血的情况下判断残肢血供情况。最为简便而快捷的方法是触诊残肢脉搏，苍白、冰冷、无脉的残肢常提示动脉血供的中断。有条件的情况下也可以通过超声多普勒检查，更为客观准确的了解残肢血供情况。用无菌敷料或干净布料覆盖，然后用小夹板或替代品进行临时固定，在固定过程中对连接断肢与躯体的组织不要过度牵拉和扭曲，以避免影响断肢的血液供应而发生继发性损伤。

510. 简述妊娠期血容量变化的特点，血流动力学变化特点及其对于创伤的意义？

（1）妊娠期血容量变化特点：妊娠过程中血浆容量逐渐增加，在34周时达到高峰。而红细胞容积增加的较少，导致红细胞压积的下降（妊娠生理性贫血）；在妊娠末期，红细胞压积的正常范围为31%～35%，低于非孕期妇女。对于健康的孕期妇女而言，由于循环容量的增加，使其对失血具有较好的耐受性，在失血超过1200～1500ml时才会出现明显的临床表现；但是胎儿对母体失血的耐受性较差，常在早于母体出现胎心增快等缺血、缺氧（胎儿窘迫）的临床表现。

（2）妊娠期血流动力学变化特点：

1）心输出量的变化：妊娠10周后，由于血浆容量的增加以及子宫、胎盘血管的阻力下降，心输出量可增加1.0～1.5L/min，在妊娠晚期，子宫与胎盘的血液流量约占孕妇心输出量的20%。在孕期的后半程，母体的心输出量还与其体位密切相关，当孕妇平卧时，增大的子宫可能对下腔静脉产生压迫，导致回心血量明显下降，此时母体心输出量可减少约30%。

2）心率的变化：孕妇的心率随着孕龄的增加而逐渐增快，在妊娠晚期可高于孕前基础心率10～15次/分。

3）血压的变化：在妊娠中期，收缩压和舒张压可下降5～15mmHg；到妊娠晚期时，血压逐渐恢复至接近成人正常水平。部分妇女可能出现平卧时低血压（体位性低血压），此状态可被左侧卧位（缓解子宫对下腔静脉的压迫）所纠正。

4）中心静脉压的变化：妊娠时的中心静脉压会随着孕周而发生变化，但其对容量的反应与未孕患者是相同的。在妊娠晚期下肢静脉压力可能因子宫的压迫而升高。

511. 简述子宫破裂的诊断思路？

子宫破裂是一种罕见的损伤，表现为腹部压痛，腹肌紧张以及反跳痛，以及难以解释的严重休克。应注意：随着孕龄的增加，由于腹部膨胀和腹壁肌肉组织的减弱，腹膜刺激征可能难以辨别。其他提示子宫破裂的征象有：腹部胎儿横卧（如斜位或横位）、子宫外触及胎儿、子宫底难以触及等。子宫破裂的放射影像学证据包括：胎儿四肢延长、胎位异常及腹腔内游离气体。有时可能需要手术探查确定子宫破裂的诊断。

512. 什么是胎母输血综合征，如何在妊娠期创伤中预防该病的发生？

胎母输血综合征(fetomaternal hemorrhage,FMH)是指一定量胎儿血液通过破损的胎盘绒毛间隙进入母体血液循环,引起胎儿不同程度的失血及母亲溶血性输血反应的临床征候群。

对于RH阴性的孕妇而言，胎儿的血液通过胎盘进入母体循环，导致RH阴性的母体发生溶血反应。

在创伤条件下，发生该病的概率会明显增高。RH阴性孕妇在受到创伤打击后，除非创伤暴力明显远离子宫（如孤立的远端肢体损伤），均应在伤后72小时内接受免疫蛋白治疗，以封闭进入母体循环内胎儿血细胞表面的RH抗原。

513. 妊娠期创伤二次评估时需要注意哪些特殊情况？

（1）如需行诊断性腹腔灌洗（DPL），穿刺点应选择在脐上，避免对子宫造成误损伤。

（2）应密切关注胎盘早剥的征象。

（3）腹部检查应包括正规的盆腔检查及阴道检查，这些检查最好由有经验的产科医生或护士来完成，且应避免反复的阴道内操作。如阴道内发现有可疑羊水流出，且pH＞4.5，提示羊膜腔破裂。此时应密切关注宫颈扩张或消失，评价胎儿先露及其与坐骨棘的关系。妊娠晚期的阴道流血往往提示胎盘受损或胎儿濒死，因此要警惕阴道流血的出现。

（4）尽管放射影像学检查可能对胎儿存在伤害，但是在孕妇遭受严重创伤时，合理的放射影像学检查有助于创伤诊断的早期确立、创伤部位及类型的早期定位，且有助于确定性治疗的早期开展。在决定是否采取放射影像学检查前，应充分评估利弊，取得家属同意与理解，并尽量避免不必要的重复或多次检查；投照部位不是腹部或盆腔时，也应尽量采取对胎儿的屏蔽与保护措施。

514. 简述儿童气道的解剖特点？

患儿年龄越小，其头颅的相对比例就越大，仰卧时患儿的颈部往往会呈过屈位，这样的体位不利于气道的自然开放，也会对高级气道的建立造成困难。可以将患儿躯干整体抬高，以获得颈椎中立位，便于气道的开放或高级气道的建立。婴儿口咽的软组织（如舌和扁桃体）相对较大，在插管时可能会影响声门的显露。儿童喉部呈漏斗状，可能会造成分泌物的堆积，应做好吸引清除的准备。儿童的喉与成人相比靠前，位置较高。处在自然体位时，插管者很难看到声带。新生儿的气管长约5cm，到18个月时长到7cm。插管医生应牢记这些数字，避免把气管插管插入右主支气管，导致气压伤、缺氧、肺不张等情况。

简述儿童各脏器对血容量丢失的不同反应？

见表4-4。

表4-4 儿童各脏器对血容量丢失的反应

系统	血容量丢失＜25%	血容量丢失25%～45%	血容量丢失＞45%
循环系统	心率增快，脉搏细弱	心率增快	低血压，心率增快或减慢
中枢神经系统	嗜睡、易激惹、意识蒙眬	疼痛刺激反应迟钝、神志改变	昏迷
皮肤	皮肤湿冷	毛细血管充盈时间延长、四肢厥冷、皮肤花斑	苍白、温度降低
肾脏	尿量减少、比重增加	尿量减少	无尿

简述儿童正常体重、生命体征、每小时尿量的参考值？

见表4-5。

表4-5 儿童正常生命参数

年龄	体重（kg）	心率（次/分）	血压（mmHg）	呼吸频率（次/分）	尿量 [ml/（kg·h）]
＜6月	3～6	180～160	60～80	60	2
婴幼儿	12	160	80	40	1.5
3～7岁	16	120	90	30	1
7～14岁	35	100	100	20	0.5

简述对小于4岁的儿童行GCS评分时，语言反应应作何调整？

见表4-6。

表4-6 儿童（＜4岁）对语言反应的评分

对语言反应	评分
能清晰说话、微笑、凝视、追随移动的物体	5
哭闹，但可以安抚	4
处于易激惹状态	3
躁动、不安	2
无反应	1

518. 简述儿童诊断性腹腔灌洗术的要点?

具体方法与成年人相同,用温 Ringer 氏溶液 10ml/kg(不超过1000ml)10分钟注入腹腔。在操作过程中应注意儿童腹壁较薄,尽量避免医源性腹内脏器的损伤。DPL 只能用来诊断腹腔内脏器的损伤,对于腹膜后脏器的损伤,DPL 是没有帮助的。腹腔灌洗液的结果分析与成人相同,即超过$100000RBC/mm^3$为阳性结果。腹腔内出血并不一定马上要进行开腹探查,但是在腹腔灌洗液内发现有胆汁、粪便、白细胞增多或植物纤维素时,则是手术探查的绝对指征。

519. 简述儿童脊柱的解剖特点?

儿童脊柱解剖特点:①脊柱间韧带和关节囊的韧性较高;②椎体楔压靠前,屈曲时椎体前向与向前滑脱;③椎间小关节面相对处于水平位;④儿童头颅体积相对较大,因此颈部承担了较大的重量。

520. 何为高级创伤生命支持?

高级创伤生命支持(advanced trauma life support,ATLS)是一门由美国外科医师学会教授的课程,开设该课程的目的在于培训临床医生对各类创伤患者进行评估、分类及转运的技能。ATLS课程是在对国际上的文献进行综合的回顾性分析后制定的。是创伤患者评估和处理的金标准。在ATLS中,对创伤患者的初次评估被分为许多部分,其中包括检伤分类、入院前的准备、初步及二次评估及其影像学辅助检查、持续复苏及转至院内救治。

521. 什么是严重创伤的初期评估与二次评估?

初步评估由ABCDEs(呼吸道、呼吸、循环、功能障碍和暴露/环境)组成。初步评估的辅助检查包括胸部和骨盆的平片、重点部位的超声评估(FAST)。二次评估是快速全面的体格检查,目的是快速识别严重的损伤部位,并确定这些损伤是否需要进一步的影像学检查或有无必要转移到另一个医疗机构作确定性的治疗。二次评估大致包括简单或高级的影像学检查,如四肢平片或计算计断层(CT)扫描。

522. 严重创伤患者初期评估中,若为气道损伤,有哪些处理要点?

如果诊断为气道损伤,临床医生应进行简单的操作比如双手托颌或抬高下巴等,将舌头和软腭与口咽的后壁分开,并通过氧气面罩给予高流量吸氧。口咽部位应通过吸痰来清除污物,但应注意避免深吸以免引起咽反射导致呕吐及误吸。可以考虑使用鼻咽通气管(nasal trumpet)

使气道通畅。口咽通气管仅在完全反应迟钝的成年患者进行，放置需借助压舌板，对于成年患者，采取颠倒插入的方法，末端沿着腭滑入，然后旋转180°到舌头底部的合适位置。这是为了避免口咽通气管在插入过程中推动舌头向后加重阻塞。这种操作不适用于儿童，因为可能引起腭部损伤。清醒或半清醒的患者通常可以耐受鼻腔导气管，且长度应等于鼻孔到下颌角的距离。鼻咽导气管应该先润滑，然后放入鼻孔。然而，当患者存在明显的面中部损伤或面部骨折时，不应使用该方法，以免骨头碎片移位或设备本身进入颅内。

523. 连枷胸的定义及紧急处置？

连枷胸是指当相邻3根或3根以上肋骨多处骨折，造成断裂的肋骨和肌肉部分不依赖于胸壁而独立移动。这些游离的肋骨运动方向与自主呼吸时相反，吸气时因为胸腔内负压肋骨游离部分移向胸腔内部。这种矛盾运动使断裂的肋骨互相摩擦，造成患者剧烈的疼痛，呼吸变快变浅，导致肺不张和缺氧。连枷胸也可导致肺挫伤，进一步加重缺氧，或导致血胸和气胸，这些情况的治疗需要置入胸腔引流管。连枷胸的治疗方法很多，根据患者的病情来决定。如果患者病情稳定，可给予吸氧、积极的肺部清创及足够的镇痛。缓解疼痛可通过口服药物、静脉给药、患者自控性镇痛、局部麻醉、局部持续麻醉或硬膜外麻醉。对于不稳定或半稳定患者，气管插管和呼吸机正压通气是最好的治疗方法。此外，无创正压通气可稳定胸壁，纠正矛盾运动，使整个胸壁运动同步，减轻疼痛，有助于损伤的软组织和断裂的肋骨愈合。老年患者胸部外伤后更容易恶化，因此需要更积极的疼痛管理和密切监测呼吸功能，并反复评估，是否需要更早期的气管插管和机械通气。连枷胸伴严重肺挫伤的患者应避免液体过量。

524. 严重创伤再次评估中病史采集中都有哪些要点？

创伤患者二次评估中的病史询问可以通过AMPLE法采集必要的信息，其包含：①过敏史（allergies，A）；②当前所服用的药物（medications currently use，M）；③过去疾病史/妊娠史（past illness/Pregnancy，P）；④最后进食时间（last meal，L）；⑤与受伤有关的事故/环境（events/Environment related to the injury，E）。病史询问的目的在于了解患者基本情况，以及可能会改变治疗进程的药物。体格检查应包括从头部到脚趾简短的检查，并确保在评估过程中全脊柱的保护措施到位。

525. 常用院前创伤评分有那些，分别需评估哪些指标？

（1）创伤指数（trauma index，TI）：根据受伤部位、损伤类型、循环、呼吸、意识五个参数，按照他们的异常程度分别评1、3、5、6分，相加求得积分即为TI值。

（2）创伤记分（trauma score，TS）：作为一种现场分类法，从呼吸、循环、意识等生理指标作为参照，其主要参数分别为呼吸频率、呼吸幅度、收缩压、毛细血管充盈、glasgow

昏迷指数。

（3）改良的创伤记分（revised trauma score，RTS）：由于上述TS评分法的不足，Champion 等人在1989年提出修正的创伤记分法（RTS），改进并简化了检测指标，增加了glasgow昏迷分值。作为生理性评分系统，有着简单、直观、便捷的特点，能快速判断伤员的伤情。

（4）院前指数（pre-hospital index，PHI）：PHI评分法由呼吸、神志、收缩压、脉率4个评分项目，每项评分为0～5分，将各评分相加即为PHI总分值，胸或腹穿透伤再加4分，0～3分为轻伤，4～20分为重伤。

（5）CRAMS评分法：以循环（circulation）、呼吸（respiration）、腹部（abdomen）、活动（motor）和语言（speech）5个评分项目，每项评分为0～2分，各评分值相加即为CRAMS 总分值，9～10分为轻伤，7～8分为重伤，≤6分为极重度伤。

526. 简述快速SOFA评分及临床意义？

通过多元回归分析，发现呼吸频率≥22次/分、glasgow昏迷评分≤13分及收缩压≤100mmHg，这三项危险因素对脓毒症发生的预测价值较高，由此提出了床旁快速SOFA（quick sequential organ failure assessment，qSOFA）的概念。当qSOFA评分≥2为阳性，则提示临床医生应进一步评估患者状态，是否存在感染或器官功能障碍、开始调整治疗方案或考虑是否转入ICU治疗。

527. 什么是多发伤？与多处伤有什么区别？

多发伤（multiple injury）是单一创伤因素造成2个或2个以上解剖部位损伤且至少1个部位威胁生命，多发伤不是各部位创伤的简单叠加，而是伤情彼此掩盖、有互相作用的症候群。多发伤与多处伤（multiple wound）的区别是，前者是两个以上的解剖或脏器部位遭受较严重的损伤，如脑挫伤同时有股骨干骨折，腹部枪伤同时有肝、胃破裂等；后者是指同一解剖部位或脏器有两处以上的损伤，如股骨多部位骨折，腹部小肠多处穿孔等。

528. 多发伤临床特点有哪些？

多发伤的临床特点：①发生率高；②早期死亡率高；③休克发生率高；④低氧血症发生率高；⑤早期误诊率高；⑥处理矛盾多；⑦感染发生率高，并发症多。

529. 如何诊断多发伤？

凡具有以下两条或两条以上的均可诊断多发伤：

（1）颅脑外伤：颅骨骨折、颅内血肿、脑挫伤或裂伤、颌面部骨折。

（2）颈部损伤：大血管损伤或颈椎损伤。

（3）胸部损伤：多发肋骨骨折、血气胸、心、肺、气管、纵隔、横膈和大血管损伤。

（4）腹部损伤：腹腔内实质、空腔脏器损伤、出血、后腹膜血肿。

（5）脊柱骨折伴有神经损伤。

（6）骨盆骨折伴有休克。

（7）上肢长骨干、肩胛骨骨折。

（8）下肢长骨干骨折。

（9）四肢广泛撕脱伤。

（10）泌尿、生殖系损伤。

（11）肾、膀胱、子宫、尿道、阴道破裂。

530. 颅脑损伤患者在何种情况下应疑有多发伤存在？

（1）颅脑外伤出现休克，尤其在外伤后6小时再逐渐出现休克，都应怀疑多发伤的存在。

（2）肢体出现肿胀、畸形、假关节、骨擦音及功能障碍。

（3）急性颅脑损伤可有短暂呼吸变慢，如有持续呼吸时间延长，出现呼吸窘迫或呼吸困难时应考虑有胸腔脏器或呼吸器官的损伤。

（4）伤后很快出现腹部膨胀，腹部肌肉紧张或伴有呼吸困难时应疑有腹内脏器出血可能。

（5）颅脑损伤后，同时有四肢运动功能障碍，要考虑脊柱或脊髓损伤可能。

531. 多发伤急诊处理原则？

首先考虑挽救生命、积极救治、不放弃任何救治可能、先处理威胁生命的窒息、严重出血和胸部开放伤，后处理休克和骨折，急救时必须操作轻柔、细致正确、避免增加创伤。

VIPCO（ventilation infusion pulsation control bleeding operation）是适用于严重多发伤伤员的快速、易记、不遗漏的急救内容。ventilation：保持呼吸道的通畅、给氧和支持通气，在颅脑损伤、昏迷、颌面、颈部、颈椎损伤、胸部张力性气胸时，显得尤为重要。infusion：补液、输血扩充血容量补偿细胞外液，严重多发伤的失血性休克，在充分估计失血量的前提下，给予快速大量的补充液体和血。pulsation：心脏监护，心脏功能支持。严重多发伤患者，除可能发生失血性休克外，也应考虑心源性休克可能，如心包压塞、张力性气胸等。control bleeding：控制出血。operation：手术。

532. 多发伤需紧急处理的情况有哪些？

（1）大动脉搏动消失的创伤患者。

（2）伴有与原发缺氧相关并有生命危险的意识障碍，包括呼吸衰竭，心源性、循环性和低血容量性休克，中枢神经系统损伤。

（3）有生命危险但无原发意识障碍，包括过敏反应，严重损伤和粉碎性损伤，体腔严重创伤，大血管附近的损伤。

533. 多发伤急诊接诊要点？

（1）第一时间必须寻找和解除危及生命的损伤：①解除窒息，疏通气道；②制止大出血；③解除心包压塞；④封闭开放性气胸和引流张力性气胸；⑤解除过高的颅内压。

（2）危重者优先：伤情涉及几个领域需紧急处理时，以对生命构成威胁最大的学科优先处理；若危险程度相似，则相关学科分组同台处理。四肢开放性骨折需在剖胸、剖腹结束时再进行清创固定，闭合性骨折可择期进行。

（3）改变诊疗模式：由平时的诊断→治疗，变为抢救→诊断→治疗，在创伤患者的救治过程中，应遵循初次评估，再二次评估的原则。伤后1小时处理是决定伤员生命的关键时刻，称之为"黄金1小时"，故要集中精力做抢救。做特殊检查的必备条件：危及生命的原因暂时得到控制，抢救工作获得一定成效，伤情相对稳定，搬动不会加剧伤情恶化，检查很有必要性又具有可行性。切忌把时间花费在繁琐的可做可不做的检查上，过多的辅助检查必然浪费伤后宝贵的抢救时间，特别是搬动伤员到特殊场所更要慎重，如果伤情虽不稳定，但辅助检查对诊疗特别有意义，可创造条件立即做，如行气管插管机械通气做头颅螺旋CT等，但应做好意外抢救准备，并向伤员亲属讲清检查的必要性和风险。

（4）手术处理中遇到对脏器取舍的选择时，遵循"救命第一，保存器官、肢体第二，维护功能第三"的原则。

534. 什么是复合伤？

复合伤（combined injury）是指由于2种或2种以上致伤因素（如核武器、化学武器、各种意外事故等）所造成的损伤。

535. 复合伤的伤情分级？

为了针对不同的伤情进行合理而有效地救治，通常将复合伤伤情分为轻、中、重和极重度四级。划分的原则是以单一伤为基础，以两种以上损伤复合后的实际的相互加重作用为依据，暂订出以下标准作为诊断与治疗的参考：①轻度复合伤：2种或3种单一损伤均为轻度。②中度复合伤：几种损伤中有1种达中者。③重度复合伤：几种损伤中有1种损伤达重度。以上三种损伤均为中度，中度放射损伤复合中度烧伤。④极重度复合伤：几种损伤中有1种达极重度；几种损伤中有2种达重度；1种重度复合2种中度损伤；重度放射损伤复合中度烧伤。

536. 放射复合伤的临床病理特点？

放射复合伤的临床特点：

（1）死亡率增加：放射损伤复合冲击伤或烧伤时，如伤情在中度以上，其死亡率超过各单一损伤死亡率之和。

（2）休克的发生率增加：机体在受到很大剂量照射后，由于中枢神经系统和心血管系统的功能严重障碍，可出现休克。根据日本广岛、长崎伤员的调查资料，复合伤休克发生率为20%左右。

（3）感染发生率高：放射复合伤既有烧伤创面的外源性感染，同时合并呼吸道、肠道的内源性感染，因此感染发生更早、更多、更重。

（4）造血系统破坏严重：粒系、红系均可受损，且红系重于粒系。粒系主要伤及具有分裂能力的中幼粒细胞以前的幼稚细胞。红系受损而致的贫血发生多、持续久，除红系增殖受损外，成熟红细胞加速破坏也是重要原因。

（5）创伤愈合延迟：烧伤、创伤和骨折的愈合时间推迟，肉芽组织形成不良，脆弱、苍白、易出血。骨折时骨痂形成慢，容易发生假关节。

537. 什么是烧冲复合伤？其临床病理特点？

（1）烧冲复合伤是百万吨级当量核爆炸所引起的主要伤类；另外，在常规战争和平时的瓦斯、雷管、锅炉等爆炸事故中也有发生。烧冲复合伤基本是烧伤的病程特征，即经历休克期、感染期和恢复期。

（2）烧冲复合伤临床病理特点　①死亡率较高：对于重度以上的烧冲复合伤伤员而言，其临床征象的严重性常难以单纯用体表烧伤来解释，一旦合并严重内脏冲击伤，则其死亡率将显著增加。②休克多见且较重：烧冲复合伤伤员，较易发生休克，且伤员即使渡过了休克期，其临床经过亦显得不很平稳，从而增加了后期治疗的困难。③心肺损伤较重：烧冲复合伤时，常发生肺出血和肺水肿甚至引起呼吸窘迫综合征。心脏损伤主要表现为心肌断裂、变性坏死和出血。④感染发生早、程度重：烧伤合并冲击伤，患者常常发生严重的全身感染，而肺部受冲击伤后，血管通透性增加，所发生的肺出血、肺水肿较易并发肺部感染。⑤易发生肾衰竭：严重烧冲复合伤时，肾功能障碍十分突出。常出现少尿、血尿、无尿、血中非蛋白氮增高，发生肾衰。⑥血液和造血组织变化显著：烧冲复合伤时，可见骨髓幼稚细胞肿胀、局灶性溶解。外周血白细胞变化随伤情而不同。中、重度烧冲复合伤常先升高、后下降，尔后再升高。但严重伤情时，伤后白细胞可一直处于低下状态。烧冲复合伤时，血红蛋白值在休克期一般均有所升高，而且比单纯冲击伤或单纯烧伤更为显著。随着病程发展，血红蛋白值持续下降，贫血也比较严重。

复合伤初期救治原则?

（1）先救命，后救伤。

（2）准确判断伤情，迅速明确损伤累及部位是否会直接危及生命。

（3）须兼顾并治每种致伤因素造成的损伤。

（4）急救技术选择合理：创伤控制手术、限制性液体复苏。

 复合伤患者的应急预案及流程？

（1）应迅速而正确地按轻重缓急，优先处理危急患者情况，对于心脏呼吸骤停的，立即行心肺复苏术，昏迷患者头偏向一侧，清除口腔及咽部的血块和分泌物，保持呼吸道通畅。

（2）密切监测患者的血压、呼吸、神志、瞳孔的变化，发现异常情况及时处理。

（3）控制外出血，出血处加压包扎，疑有内脏出血者要进行胸腹腔穿刺，采取有效的治疗措施。

（4）对于开放性骨折，用无菌敷料加压包扎止血，并用夹板外固定，以免增加损伤。

（5）对于张力性气胸给予立即胸腔穿刺，开放性气胸应用大块敷料封闭胸壁创口，闭合性气胸或血胸行胸腔闭式引流术。

（6）个体化原则给予抗休克等治疗原则。

 什么是损伤控制性复苏？

损伤控制性复苏（damage control resuscitation，DCR）由 Holcomb 在 2006 年首次提出，是由"损伤控制外科"的理论延伸发展而来，内容包括容许性低血压、止血复苏和损伤控制外科。DCR 是处理严重创伤的综合治疗策略，其核心是首先恢复严重创伤患者的内环境稳定，再根据患者的实际情况分期手术以达到创伤部位的解剖修复和功能恢复，是损伤控制理论的进一步发展。

541. **什么是时间允许性限制性液体复苏？**

限制性液体复苏亦称低血压性液体复苏或延迟液体复苏，是指机体处于有活动性出血的创伤失血性休克时，通过控制液体输注的速度，使机体血压维持在一个较低水平的范围内，直至彻底止血。其目的是寻求一个复苏平衡点，在此既可通过液体复苏适当地恢复组织器官的血流灌注，又不至于过多地扰乱机体的代偿机制和内环境，但该原则受时间界限，切忌无时间限制的使用该复苏原则。

严重创伤性休克患者致死三联征是什么？

死亡三联征（the deadly triad of hypothermia, metabolic acidosis and coagulopathy）包括：

（1）低体温：由于失血、大量液体复苏，体腔暴露使热量丢失增加，加之产热功能损害，严重创伤患者中心温度明显降低。

（2）凝血机制紊乱：低体温引起凝血酶、血小板计数减少和功能损害，凝血因子Ⅴ、Ⅷ合成减少；纤溶系统激活，纤维蛋白原裂解产物（FDP）大量增加；大量液体复苏引起的血液稀释又进一步加重了凝血障碍。

（3）代谢性酸中毒：持续低灌注状态下细胞能量代谢由需氧代谢转换为乏氧代谢，导致体内乳酸堆积；升压药物及低温所致心功能不全进一步加重酸中毒；而酸中毒又进而损害凝血功能。

 创伤失血性休克代偿期有哪些表现？

创伤失血性休克代偿期主要以液体丢失、容量血管收缩代偿为主要表现，包括：早期有皮肤和面色苍白、手足发冷、口渴、心动过速、精神紧张、焦虑、注意力不集中、烦躁、呼吸加快、尿量正常或减少等。此时期，血压可能正常甚至偏高。创伤失血性休克失代偿期组织缺血进一步加重，可能出现神志淡漠、反应迟钝甚至昏迷；口唇、黏膜发绀，四肢湿冷，脉搏细数，血压下降，脉压明显缩小，少尿、无尿，皮肤花斑。此时期可以出现脏器功能障碍，特别是急性呼吸窘迫综合征（ARDS），甚至多脏器功能不全综合征（MODS）。

 什么是休克指数？休克指数与失血量和休克程度的关系？

休克指数（shock index，SI）是脉搏（次/分）与收缩压（mmHg）的比值，是反映血流动力学的临床指标之一，可用于失血量粗略评估及休克程度分级。SI的正常值为0.5～0.8，SI增大的程度与失血量呈正相关性（表4-7）。

表4-7　失血量与休克程度

SI	失血量（％）	休克程度
≥1.0	20～30	血容量减少
≥1.5	30～50	中度休克
≥2.0	50～70	重度休克

 限制性液体复苏，复苏液如何选择？

存在活动性出血的患者，使用限制性的容量复苏策略，直至已确定完成早期出血控制。

一般以维持收缩压80mmHg或者可触及桡动脉搏动为目标。如果达不到，可降至触及颈动脉搏动或者维持伤者基础意识。针对失血性休克和创伤性脑损伤并存患者，如失血性休克为主要问题，应持续进行限制性容量复苏；如创伤性脑损伤为主要问题，则进行相对宽松的限制性容量复苏以维持脑血流灌注。具体控制目对于无脑损伤的患者，在大出血控制之前实施可允许性低血压，应将收缩压维持在80～90mmHg；对于合并严重颅脑损伤（GCS≤8分）的患者，应维持平均动脉压在80mmHg以上。

美国最新临床实践指南建议，需要DCR的伤员早期输注全血最符合病理生理的需求，如成分输血时红细胞、新鲜冷冻血浆和血小板按1∶1∶1输注，可明显纠正急性创伤性凝血病（acute traumatic coagulopathy，ATC）的发生。

 限制液体复苏的优点有哪些？

限制性液体复苏可减少出血量，提高抢救成功率。减少创伤后期并发症，从而减少了后期病死率。机理可能与限制性液体复苏较少的扰乱机体内环境有关，改善组织器官的灌注和氧供。创伤失血性休克的患者，快速输液势必造成血液再度稀释，导致携氧功能降低、凝血功能障碍、组织水肿等。

 失血性休克"5P"征？

皮肤苍白（pallor）、四肢湿冷（prespiration）、虚脱（prostration）、脉搏细速（pulselessness）、呼吸困难（pulmonary deficiency）。

 重度休克评判标准及临床表现？

失血量达全身血量的40%～50%，意识模糊，定向力丧失，甚至昏迷，瞳孔大小正常或扩大，对光反射迟钝；脉搏快而弱（>120次/分），收缩压<60mmHg或测不到，脉压进一步缩小，休克指数>2.0；颈静脉不充盈，前额及胸骨皮肤压迫后始终苍白，肢端厥冷，范围向近端扩大，冷汗，尿量<18ml/h甚至无尿；重要生命器官如心、脑的血液供应严重不足，患者可发生昏迷甚至出现心搏骤停。

 低体温防治措施是什么？

低体温防治措施包括去除湿冷衣服、增加环境温度、覆盖身体防止体温散发、输注温热液体等。对于体温32～35℃的患者，建议通过提高环境温度、加温毯或者增加主动活动（如果病情允许）来提高核心温度；对于体温低于32℃的患者可以考虑加温输液，如仍无效可考虑通过体外膜肺（ECMO）治疗。

550. 酸中毒防治措施是什么？

临床上使用碳酸氢钠能短暂改善休克时的酸中毒，但是不主张常规使用。代谢性酸中毒的处理应着眼于容量复苏、纠正休克、病因处理等干预治疗，在组织灌注恢复过程中酸中毒状态可逐步纠正，过度的血液碱化使氧解离曲线左移，不利于组织供氧。

551. 休克时凝血功能障碍如何处置？

根据实验室检查结果可选用新鲜全血、浓缩红细胞（PRBC），新鲜冰冻血浆（FFP）和血小板（PLT），以及重组人凝血因子Ⅷa（rhVⅡa）等防治凝血功能障碍。

552. 创伤性失血性休克何时考虑介入治疗？

对盆腔动脉活动性出血，建议考虑介入治疗，除非需要立即进行开放性手术控制其他部位出血。对实质脏器（脾脏、肝脏或肾脏）动脉出血，也可考虑使用介入治疗的可行性。对于动脉出血的治疗，外科手术与介入治疗相结合的策略，可将治疗拓展至外科手术难以达到的区域，一般患者行介入治疗后可直接收入ICU，而不必要再让患者回到急诊。

第五篇
中 毒 篇

553. 洗胃在中毒急救中的现代地位是什么？洗胃的注意事项主要是什么？

洗胃是清除胃肠道毒（药）物的方法之一。洗胃的原则为愈早愈好，一般建议在服毒后1小时内洗胃，但对某些毒物或有胃排空障碍的中毒患者也可延长至4～6小时；对无特效解毒治疗的急性重度中毒，如患者就诊时即已超过6小时，酌情仍可考虑洗胃。

但有机磷类、百草枯等农药，可嵌入胃黏膜皱襞的小颗粒毒物，由胃排出的毒物及酚和带肠衣的药物中毒，只要入院时胃内仍可能存在毒物，无论时间多长都应洗胃，可最大限度地减少毒物吸收。而对于药物过量者，洗胃则要趋于保守。

洗胃要严格掌握禁忌证。对于吞服强酸、强碱及其他强腐蚀性毒物，严重心脏病，主动脉瘤，食管与胃出血穿孔者通常不考虑洗胃。惊厥患者插管时可能诱发惊厥发作，昏迷患者插胃管易致吸入性肺炎，因此洗胃前要充分评估洗胃的获益和风险。

洗胃时患者通常取左侧卧位，头低偏向一侧，以免洗液误入气管内。洗胃全程对患者实行生命体征监护，如患者感觉腹痛、吸引出血性灌洗液或出现休克、呼吸困难等现象，应立即停止洗胃。一般选用粗大胃管，头部涂石蜡油，由口腔向下插进50cm左右（经鼻插管长度为鼻尖、耳垂、剑突三者间距离和），确定胃管在胃内，将胃内容物吸净以备做毒理学筛查用。洗胃液一般可用温开水（35℃左右），儿童洗胃宜用生理盐水，已知毒物种类，也可选用适当的洗胃液。每次注入量300～500ml，不宜过多，以免引起胃扩张，使胃压上升，增加毒物吸收，反复灌洗直到回收液澄清，洗胃液总量一般2～5L，必要时10L以上。拔胃管时，要先将胃管前部夹住，以免管内液反流进入气管，洗胃时应注意"先出后入、快入快出、出入相当"的原则，防止出现"只入不出"发生胃穿孔等严重并发症。

554. 如何正确应用活性炭救治中毒？

活性炭是一种安全有效的胃肠道清除剂，可用于经口摄入药（毒）物中毒患者。活性炭的吸附速度是由其表面积所决定的，大约在1分钟内起效，在10～25分钟后失效。活性炭并不适用于所有药（毒）物中毒患者，其主要对溶解的、非离子状态下的药（毒）物起作用，如百草枯、敌草快等。而对于不溶解的、高度电离状态或分解状态的药（毒）物是不吸附的，如酒精、强酸、强碱、铁锂镁金属等，对于此类中毒患者可口服鸡蛋清保护胃黏膜，减少或延缓毒物吸收。

《急性中毒诊治与治疗专家共识》中建议当患者在短时间吞服了有潜在毒性、过量的药物或毒物后，应考虑立即予活性炭，成人一般可用50g（儿童1g/kg）活性炭加水300～500ml，由胃管注入或自行摄入，但肠梗阻是活性炭治疗的禁忌证。

555. 在急性中毒的救治中，全胃肠道灌洗应选择什么药物，如何进行？

全胃肠灌洗是一种相对较新的胃肠道净化方法，20世纪70年代开始应用于临床，当时多用于直肠、结肠手术或肠镜检查前准备，后逐渐应用于急性中毒的救治。全胃肠灌洗主要原理是在短时间内大量的电解质溶液进入胃肠道，超过了小肠的吸收能力，过多的液体滞留于肠管中，刺激肠壁蠕动增加，从而引起水样泻并达到冲洗肠管的作用。

聚乙二醇电解质是临床常用一种泻药，具有渗透性和非吸收性。其氢键能与水分相结合，从而促进肠道体液成分增加，加快肠蠕动，且不易引起机体电解质紊乱，因此常被用于全肠灌洗。一般经口或胃管快速大量注入，促进机体产生液性粪便，达到快速、有效清除毒物作用，可多次注入直至大便流出物变清为止。全胃肠道灌洗多用于吸收不良或吸收缓慢的毒（药）物中毒，但对于腹泻（包括可能有腹泻的倾向）、容量不足、严重的胃肠功能不全（如肠梗阻、中毒性巨结肠、穿孔、出血）、气道保护功能受损或血流动力学不稳定者禁忌使用。

556. 如何理解导泻在中毒救治中的地位和注意事项？

对于口服中毒的患者来说，清除肠内未吸收的毒物是中毒治疗原则之一。除了洗胃以外，导泻在口服中毒患者中的救治过程中的地位是不容忽视的。

洗胃后灌入泻药，有利于清除肠道内毒物，一般不建议用油类泻药，以免促进脂溶性毒物的吸收，我们建议使用盐类泻药，例如硫酸钠或者硫酸镁15g溶于200ml的水中口服，或者是经胃管注入。全胃肠道灌洗是一种快速地清除肠道毒物的方法。可在4～6小时内清空肠道，因效果显著，已经逐步取代了以前的温肥皂水连续灌洗法，主要用于中毒时间超过6小时以上，或者使用盐类导泻剂无效的，一般建议使用高分子聚乙二醇等渗电解质溶液连续灌洗，速度为2L/h。

557. 中毒在什么情况下考虑进行血液净化，如何选择血液净化的方式？

血液净化是指把患者血液引出体外并通过一种净化装置，清除某些致病物或毒物，达到治疗目的的一种医疗技术，血液透析和血液灌流是临床上常用血液净化方式。对于急性中毒患者，临床医生首先需评估患者是否需要进行血液净化，然后评估患者适用哪种模式。

血液净化适应证是评估患者是否进行血液净化治疗的重要依据。血液净化适应证包括：
（1）毒（药）物或其代谢产物能被血液透析、血液滤过、血液灌流、血浆置换排出体外者。
（2）中毒剂量大，毒（药）物毒性强。

（3）摄入未知成分和数量的药物或毒物，病情迅速进展，危及生命。

（4）中毒后合并内环境紊乱或急性肾障碍或多个器官功能不全或衰竭。

（5）毒物进入体内有延迟效应，较长时间滞留体内引起损伤。除此之外还要结合中毒严重程度、并发症和治疗费用，决定是否进行血液净化治疗。

血液净化模式选择需要考虑毒（药）物分子量大小、溶解度、半衰期、分布容积、蛋白结合率、内源性清除率（包括肾、肝等）、药（毒）代动力学及临床经验等因素。血液灌流：通过吸附作用清除外源性药物或毒物，达到净化血液目的。主要用于高蛋白结合率、高脂溶性、大中相对分子质量的毒物，如巴比妥类、丙嗪类、酚噻嗪类、毒鼠强、百草枯等。但不能纠正水、电解质、酸碱平衡紊乱，而且血液的正常成份如血小板、凝血因子、二价阳离子也能被吸附，引起血小板、白细胞、凝血因子、葡萄糖、二价阳离子等减少，因而应予监测并及时补充。血液透析：基于扩散原理，利用半透膜两侧浓度差，将高水溶性、小分子（相对分子质量＜500）和部分中分子、低蛋白结合率和（或）伴酸中毒的毒物清除，如锂、铊、甲醇、二甲双胍、卡马西平、对乙酰氨基酚、巴比妥类药物、茶碱、苯妥英、水杨酸、丙戊酸中毒等；透析效果与毒物的分布容积及脂溶性有重要关系，同时还与毒物从组织到血液的转移有关。一般在中毒12小时内进行人工透析效果较好，如中毒时间过长，毒物与血浆蛋白结合，则不易透出。脂溶性毒物透析效果差。有机磷杀虫药具有脂溶性，故透析效果差。与此同时血液透析还能纠正水、电解质、酸碱平衡紊乱。

什么情况下考虑对患者进行毒物学筛查？如何进行？毒物学筛查有哪些局限性？

毒物学筛查是急性中毒的客观诊断方法，是确诊的重要依据，也可帮助评估病情和判断预后。对于毒物接触史不明确且临床症状不典型的患者，及时留取残余物及可能含毒的标本进行毒物检测，是明确诊断的有效办法。但目前不同机构检测仪器或检测方法的灵敏度和特异度存在差异，且可供检测的毒（药）物范围参差不齐，而且所留取标本检测结果与患者接触毒物方式、剂量及标本采集时间有很大关系，因此，毒物检测结果要结合毒物检测实验室条件、患者毒物接触史、临床表现等多方面综合诊断。

毒物筛查时注意事项：①留取的残余物或可能含毒的标本（如洗胃液、血、尿、粪），需在合适的条件下保存送检；②送检前，临床医生需要与实验人员提前沟通，确保该实验室正常运转；③毒理学筛查申请单上要详细标明毒物接触史和检测目的；④要知道哪些药物或化学制品不在该实验室筛查范围；⑤要知道该实验室所检测药物或化学制品的检测方法的检测限。

临床常用的有效解毒剂有哪些？

见表5-1。

（1）胆碱酯酶复能剂：氯解磷定、碘解磷定和双复磷，其中氯磷定为首选复能剂，而碘解磷临床最常用。

（2）抗胆碱药：阿托品、盐酸戊乙奎醚，其中阿托品最常用。杀鼠剂中毒解毒剂包括：维生素K_1和解氟灵。中枢神经抑制剂解毒剂包括：纳洛酮和氟马西尼。

临床常用金属中毒的解毒剂有依地酸钙钠（铅的解毒剂）、二巯基丙醇（砷和汞的解毒剂）、二巯基丙磺酸钠（汞、砷、铜等的解毒剂）、二巯基丁二酸钠（砷、贡、铅、锑、银、钡、铜、镍的解毒剂）等。

表5-1　临床常见的特效解毒药

毒　　物	解毒剂
有机磷农药	解磷定
	阿托品
敌鼠及其钠盐	维生素K_1
氟乙酰胺、氟乙酸钠	乙酰胺（解氟灵）
氰化物	亚硝酸异戊酯
	3%亚硝酸钠溶液
	25%硫代硫酸钠
亚硝酸盐、苯胺、硝基苯	1%亚甲蓝（美蓝）
铅中毒	依地酸二钠钙
汞、砷、锑、铜及其他化合物	二巯丙醇
	5%二巯基磺酸钠
	二巯基丁二酸
铊中毒	普鲁士蓝
钡盐中毒	硫酸盐
苯二氮䓬类	氟马西尼
阿片类药物	纳洛酮
异烟肼	维生素B_6
对乙酰氨基酚	N-乙酰半胱氨酸
磺脲类药物	奥曲肽
肝素过量	鱼精蛋白
异烟肼	吡哆辛
β受体阻断剂、钙通道阻断剂	胰高血糖素
甲醇乙二醇	乙醇
	甲吡唑
毒蛇咬伤	抗蛇毒血清及蛇药

560. 如何识别有机磷农药中毒？

有机磷农药是一种神经毒剂，主要抑制乙酰胆碱酯酶活性，造成乙酰胆碱蓄积，引起一系列神经毒性表现。其临床表现具有一定的时程分布特点，在中毒早期主要表现为胆碱能危象（cholinergic crisis），包括毒蕈碱样症状（muscarinic signs，又称M样症状）、烟碱样症状（nicotinic signs，又称N样症状）和中枢神经系统症状。M样症状是指某些副交感神经和某些交感神经节后纤维的胆碱能受体兴奋，出现平滑肌收缩、腺体分泌增加、瞳孔收缩、恶心、呕吐、腹痛、腹泻等毒蕈碱样症状；N样症状是指运动神经和肌肉连接点胆碱能烟碱型受体兴奋，发生肌肉纤维震颤或抽搐；重度中毒或中毒晚期，转为肌力减弱或肌麻痹等烟碱样症状；中枢神经系统细胞触突间胆碱能受体兴奋，引起功能失调，开始有头痛、头晕、烦躁不安、谵语等兴奋症状，严重时出现言语障碍、昏迷和呼吸中枢麻痹等症状。

随着病程延长，可出现中期神经损伤表现，患者常在中毒后24～96小时内出现以屈颈肌、四肢近端肌无力、第Ⅲ～Ⅶ和Ⅸ、Ⅹ颅神经麻痹以及呼吸肌麻痹为特征表现的中间期肌无力综合征（intermediate syndrome，IMS），引起呼吸衰竭，严重时导致死亡。

晚期神经损伤表现通常出现在中毒后2～3周，表现为感觉、运动型多发性神经病变，主要累及肢体末端，发生进行性肢体麻木、无力，呈迟缓性麻痹，多伴有肢体远端手套型感觉障碍，肢体肌肉萎缩，跟腱反射消失等，成为迟发性多发性神经病（delayed polyneuropathy）。认识不足或处理不当可造成严重后果，是急性有机磷中毒患者重要的迟发死亡因素。

561. 如何判断急性有机磷农药中毒的病情程度？

急性有机磷农药中毒的病情判断主要依据临床症状和胆碱酯酶（CHE）活力，分为轻、中、重度。即：

（1）轻度中毒：仅有M样症状，CHE活力50%～70%。

（2）中度中毒：M样症状加重，出现N样症状，CHE活力30%～50%。

（3）重度中毒：具有M、N样症状，伴有肺水肿、抽搐、昏迷、呼吸肌麻痹和脑水肿，CHE活力30%以下。然而，我们在临床实践过程中，经常会碰到一些患者，其临床症状程度与CHE活力下降程度不一致，这对我们判断病情造成了干扰。比如毒死蜱中毒，其胆碱酯酶活性持续维持在较低水平，但患者无相应临床表现。对于这种情况，有机磷农药中毒的病情判断更应基于患者临床表现的综合判断，而非仅仅看胆碱酯酶活力水平。

562. 如何理解胆碱酯酶测定的意义与局限性？

有机磷农药不可逆的抑制神经末梢乙酰胆碱酯活力，造成神经末梢乙酰胆碱因水解减少而堆积，从而出现M、N及中枢神经系统的症状。因此，理论上神经末梢的胆碱酯酶活力是反应病情的严重程度的金指标。但遗憾的是，神经末梢的胆碱酯酶活力目前我们无法检测，临床上目前靠检测血液胆碱酯酶活力来间接反应病情。而各种血液胆碱酯酶活力与神经末梢胆碱酯酶活力并不完全一致，其临床意义也不尽相同。

（1）丁酰胆碱酯酶（BuCHE）活力：血浆或假性胆碱酯酶，反应有机磷暴露的敏感指标，但不能反应严重程度。恢复期BuCHE回升，提示血液中的有机磷得以清除。

（2）红细胞乙酰胆碱酯酶活力：为真性胆碱酯酶，能反应神经系统胆碱酯酶抑制程度，恢复期不能反应神经系统胆碱酯酶活力。

（3）全血胆碱酯酶活力：包含假性和真性胆碱酯酶，下降程度对病情评估有一定作用，动态检测具有指导意义。

563. 急性有机磷农药中毒患者该如何使用胆碱能拮抗剂？

阿托品是目前应用最广泛的抗胆碱药，能够阻断乙酰胆碱对副交感神经和中枢神经系统毒蕈碱受体的作用。迄今没有随机对照的临床研究来评价阿托品的有效性，因为伦理上不允许对急性有机磷农药中毒患者使用安慰剂替代阿托品。尽管如此，目前国内外公认尽早使用阿托品是急性有机磷农药中毒患者救治的关键。现在临床常见的主要问题是，在急性有机磷农药中毒治疗过程中过度强调"阿托品化"导致阿托品中毒，或因害怕阿托品过量或其副作用导致阿托品用量不足。要避免上述两种极端的关键处理好几个问题。

（1）阿托品应用时机：尽早应用。原先有关阿托品应在给氧后给予的建议并没有循证证据支持。

（2）初始"阿托品化"的用药策略：阿托品应用主张个体化原则，一般轻度中毒首剂2～4mg，中度中毒4～10mg，重度中毒10～20mg，静脉注射，5～10分钟后重新评估心率、血压、瞳孔、出汗及呼吸情况。如果无改善，可重复给药，直到患者出现"阿托品化"。

（3）"阿托品化"的标准及判断："阿托品化"的表现为：瞳孔较前扩大（对光反射存在），颜面潮红、口干、皮肤干燥，心率增快90～100次/分，两肺湿啰音消失等。

（4）初始"阿托品化"后的维持治疗：患者达到"阿托品化"后，则以小剂量阿托品［如0.005～0.006mg/（h·kg）］维持直至临床症状消失，疗程一般为2～3天。维持用药应坚持宁少勿多的原则，避免由于阿托品过量所导致中毒。

（5）阿托品的停药指征及疗程：急性有机磷农药中毒患者阿托品应用疗程尚不确定，主张个体化治疗。一般维持低剂量阿托品直至全血胆碱酯酶活性稳定在50%～60%及以上或者红细胞胆碱酯酶活性稳定48小时。

（6）阿托品过量的判断及处理：患者出现烦躁，谵妄，发热，肠鸣音消失，尿潴留等，应停用阿托品30～60分钟，待这些症状缓解后采用更低剂量的阿托品维持。症状严重时可首选苯二氮䓬类药物（如地西泮）对症处理。

564. 急性有机磷农药中毒中如何使用肟类复能剂？

复能剂可复活使被有机磷农药抑制的胆碱酯酶，直接与有机磷化合物结合使其失去毒性，是急性有机磷农药中毒治疗之"本"。然而，关于肟类复能剂的临床疗效迄今没有统一认识，几项RCT结果相互矛盾，系统评价也表明目前没有足够的证据表明肟类复能剂对急性有机磷农药中毒患者是有害还是有益。要充分理解这一结果，首先应该了解影响肟类复能剂疗效的因素。

（1）解磷定对胆碱酯酶活性的复活作用可因为有机磷农药种类不同差异很大。不同种类有机磷农药引起胆碱酯酶老化速度不同，半衰期可有数小时到数十小时之差，而胆碱酯酶老化速度对肟类复能剂的疗效具有显著的影响。简单的理解是胆碱酯酶老化慢，复能剂能有更长的作用时间窗，疗效好。因此在解释肟类复能剂是否有效时需要考虑有机磷农药的种类。

（2）同时，还需考虑血浆中有机磷农药的浓度，因为高浓度的有机磷农药可以抑制由肟类复能剂复活的乙酰胆碱酯酶活性。由此可见，临床研究只有考虑上述重要的影响因素，进一步细化研究，考察肟类复能剂对急性有机磷农药中毒的疗效。

 565. 血液净化治疗在急性有机磷农药中毒中的地位如何？

目前尚无循证医学证据直接支持血液净化治疗对急性有机磷农药中毒患者有效。动物实验研究表明血液灌流对非脂溶性有机磷农药的清除作用明显，能减轻毒物对脏器的损害。一些临床病例观察研究表明血液净化能显著减少阿托品及肟类复能剂的用量，降低急性有机磷农药中毒患者死亡率。因此，目前认为对于重度急性有机磷农药中毒患者可以尽早辅以血液净化治疗。

（1）时机：根据有机磷农药在体内的毒物代谢动力学特点，血液净化应在6～12小时内进行，超过24小时后血液灌流意义不大。

（2）方式：一般采用血液灌流，对于合并肾功能不全者应考虑联合血液透析治疗，合并肝功能衰竭者需要开展血浆置换及人工肝治疗，严重急性有机磷农药中毒合并血流动力学不稳定者可试用CRRT。

（3）疗程：一般单次灌流即可，除非有证据表明血液毒物残留浓度较高者，可进行重复治疗。

（4）并发症：消化道出血、血小板减少、血流动力学不稳定等。

 566. 有机磷农药迟发性多发性神经病如何治疗？

目前没有特效的治疗药物，以支持对症治疗为主。早期、及时应用糖皮质激素、维生素B族，以及神经生长因子，中药调理，并配合针灸、理疗及肢体功能训练，可有助于神经功能恢复。

（1）应用糖皮质激素：激素具有抗炎、抗过敏和免疫抑制作用，改善神经传导、促进再生等功能。

（2）维生素B族：维生素B族（B_1、B_6、B_{12}）在维持正常神经和脑组织功能方面发挥着重要作用，可以维持神经组织内稳态，促进核酸和蛋白质合成与损伤修复。

（3）其他：神经营养因子，如神经节苷脂，可以加速轴索生长，改善神经传导速度，促进神经系统损伤后修复。

（4）中医中药治疗：黄芪桂枝五物汤或八珍汤加味，通过活血化瘀，改善微循环和组织缺血、缺氧，促进末梢神经的功能恢复，结合针灸、理疗及肢体功能训练促进神经功能恢复。

567. 如何早期评估与预测百草枯中毒患者的病情严重程度？

百草枯中毒发病具有"起病隐匿、进展凶猛"的特点，即中毒初期（1～2天）患者可能仅表现为咽喉烧灼等局部不适感，各项脏器功能指标可无明显异常；但是一旦出现脏器损害的临床表现（中毒后3～7天），患者病情可迅速恶化，急转直下，各种治疗效果差，救治困难。因此，要在早期准确地判断百草枯中毒患者病情及预后，是相当困难的，但也不是毫无章法。以下几个方面的指标可以供参考。

（1）百草枯浓度：目前，血浆浓度被认为反应病情严重程度的金指标。既往认为只要患者血百草枯浓度超过3.0mg/L，死亡几乎已成定局，无论如何治疗均不能改变患者预后。北京协和医院临床资料表明，初始血浆浓度＞5mg/L的患者全部死亡。血浆百草枯浓度能较好的预测患者的结局。除了血浆浓度，尿百草枯浓度也能较好地预测患者的预后。一项研究表明尿百草枯浓度在1mg/L死亡的可能性很大。以血尿百草枯浓度判断病情的局限性，例如目前没有根据浓度进行病情分度的标准；百草枯在血浆内停留的时间相对较短，其高低受时间因素影响；血浆浓度随时间消减，与器官损伤没有同步性；精确的浓度检测对设备人员要求较高。

（2）生化指标：没有百草枯浓度，我们还有其他什么办法可以判断百草枯中毒病情。其实，一些生化指标容易获得，且非常有用。如白细胞计数升高（＞15×10^9/L）、低钾血症（＜3.0mmol/L）、代谢性酸中毒、急性肾功能损害、肝功能不全均是患者病情危重的表现，应给予足够的重视。

（3）肺部影像学：肺部病变的特征也可以反应病情轻重。一般来说，肺内病变范围越大（病变范围＞40%）、病变出现的越早（1～3天内出现）或者出现气胸、纵隔气肿、皮下气肿等特殊病变，往往提示患者病情危重，死亡率极高。

568. 百草枯中毒最主要累及的器官有哪些，为什么？

肺组织对百草枯的主动摄取、蓄积是造成百草枯肺损伤的重要原因之一。无论百草枯以何种方式（消化道、皮肤、呼吸道等）吸收，肺组织内的百草枯浓度可远高于同期血清中百草枯浓度，甚至可达血清浓度的6～10倍，并且在血清中百草枯浓度下降时，肺内百草枯浓度仍维持较高水平，不断激活肺组织氧化损伤、炎症刺激、细胞凋亡等，这些损害可以持续到中毒后数月甚至更久，这一特点使得肺脏区别于其他脏器，成为百草枯中毒损伤最主要的靶器官。

大量的研究表明，百草枯在肺内的蓄积主要依赖于多胺转运体主动运输。但遗憾的是，迄今为止哺乳动物体内的多胺转运体尚未被成功分离，其蛋白分子结构及功能还不清楚，这使得试图调控多胺转运体，尝试从源头阻断百草枯在肺内蓄积的研究一直没有突破。

569. 急性百草枯中毒救治的措施包括哪些？

急性百草枯中毒救治缺乏特效解毒药物，应遵循急性中毒救治原则进行早期综合救治。

（1）阻止毒物进一步吸收：主要的措施包括清洗、洗胃与导泻等，这些措施必须尽早进行。皮肤接触者，立即应用清水和肥皂水彻底清洁。眼接触者需要用大量的温水或者生理盐水冲洗至少15～20分钟。经消化道中毒，尽快彻底洗胃。洗胃液首选清水，也可以用肥皂水或1%～2%碳酸氢钠溶液。洗胃尽可能彻底，一般洗胃液不少于5L，直到无色无味。上消化道出血不是洗胃禁忌，可用去甲肾上腺素冰盐水洗胃。洗胃完毕应立即注入吸附剂15%漂白土溶液或活性炭。同时，使用20%甘露醇或硫酸镁等进行导泻，促进肠道毒物的排出，减少吸收。

（2）促进毒物排出：血液灌流对百草枯的具有良好的清除作用，在毒物摄入4小时内开始血液灌流治疗，并根据血药浓度间断重复治疗，能改善患者预后。建议血液透析只用于合并肾功能损伤的百草枯中毒患者。不建议将血浆置换应用于血中百草枯清除。

（3）药物治疗：无特效解毒药物。免疫抑制剂对急性百草枯中毒的疗效仍不确定。一些临床研究及荟萃分析显示，早期联合应用糖皮质激素及环磷酰胺冲击治疗对中重度急性百草枯中毒患者可能有益。抗氧化剂理论上可以清除氧自由基，减轻肺损伤，但在临床研究中未被证实。

（4）支持对症治疗：对频繁呕吐、局部腐蚀疼痛明显者，可用止吐、镇痛剂。使用胃黏膜保护剂、制酸剂等。对急性中毒患者应避免给氧。$PaO_2 < 40mmHg$（5.3kPa）或出现ARDS是给予>21%浓度氧气指征。

 百草枯、敌草快、草甘膦三种除草剂中毒有哪些不同差异？

见表5-2。

表5-2 百草枯、敌草快、草甘膦中毒临床特点的比较

种类	毒物代谢	毒理机制	靶器官损伤	预后
百草枯	吸收：消化道、呼吸道、皮肤等；分布：2小时血药浓度达高峰，迅速分布全身，以肺、肾含量最高，肝脏次之；代谢：不被代谢；排泄：主要经肾脏排出，肠道排出10%左右	过氧化损伤、炎症、细胞凋亡、细胞外基质代谢失衡、肺组织主动蓄积	肺、肝、肾、中枢神经系统等受累，呼吸衰竭是主要死因	病死率50%～70%及以上
敌草快	吸收：口、呼吸道、眼、皮肤途径均可吸收；消化道吸收<10%；分布：口服2小时血浆浓度达高峰，在肺内的半衰期比百草枯短5倍；代谢：少部分通过吡啶环氧化成毒性较小的单和二吡啶酮；排泄：绝大部分24小时内从肠道排泄	过氧化损伤炎症反应等	肾是毒性最主要靶器官；不会引起肺纤维化；难以透过血脑屏障	病死率约40%
草甘膦	吸收：口服（吸收率30%～36%）、皮肤（2%）均可吸收；分布：1～2小时血药浓度达高峰，迅速下降，组织持续时间短，2～6小时达高峰主要分布于小肠、结肠、肾、骨骼；代谢：不发生转化；排泄：90%经粪便排出，10%经肾脏排出	草甘膦仅抑制磷酸盐（EPSP）合成酶的活性	大剂量可导致胃肠道腐蚀、穿孔等；肝、肾、心、肺、意识等损害，呼吸衰竭、休克是主要死亡原因	病死率12.5%

571. 杀鼠剂中毒的分类？

杀鼠剂按其作用快慢可分为两类：急性杀鼠剂与慢性杀鼠剂。前者指老鼠进食毒饵后在数小时至一天内毒性发作而死亡的杀鼠剂，如毒鼠强、氟乙酰胺；后者指老鼠进食毒饵数天后毒性才发作，如抗凝血类杀鼠剂：敌鼠钠、溴敌隆。按毒理作用分抗凝血类杀鼠剂、兴奋中枢神经系统类杀鼠剂、有机磷酸酯类、无机磷类杀鼠剂等。

572. 抗凝血类杀鼠药的药物代谢？

抗凝血类杀鼠药经口服摄入后，绝大部分与血浆蛋白结合，可以经肠肝循环后长时间在肝脏蓄积，代谢缓慢。大部分通过肾脏排泄，小部分通过肠道排泄。体内半衰期长，可达16～69天，有研究显示其抗凝作用导致的出血可持续51天至13个月不等。

573. 溴鼠隆的中毒机制及急诊处理原则？

（1）溴鼠隆属于双香豆素类抗凝血杀鼠剂。通过干扰肝脏对维生素K的作用，使凝血酶原和凝血因子Ⅱ、Ⅶ、Ⅸ、Ⅹ等合成受阻，导致凝血时间与凝血酶原时间延长，可直接损伤毛细血管壁，使其通透性增加而加重出血。

（2）处理原则：

1）清除毒物：口服中毒者催吐、洗胃、导泻；皮肤污染者用清水彻底冲洗。

2）特效解毒剂维生素K_1：无出血倾向、凝血酶时间与凝血酶原活动度正常者，可不用维生素K_1治疗，但应密切观察；轻度出血者，用10～20mg肌注每日3～4次；严重出血者，首剂10～20mg静注，后以60～80mg静滴；出血症状好转后逐渐减量，一般连用10～14天，出血现象消失，凝血酶原时间与活动度正常后停药。

3）输新鲜血：对出血严重者，可输新鲜血液、新鲜冷冻血浆或凝血酶原复合物，以迅速止血。

4）予大剂量维生素C对症支持治疗。

574. 毒鼠强的中毒机制及急诊处理原则？

（1）毒鼠强通过拮抗γ-氨基丁酸（GABA）使中枢神经系统呈过度兴奋致惊厥。GABA是脊柱动物中枢神经系统抑制物质，对中枢神经系统有强有力而广泛的抑制作用。

（2）处理原则：

1）清除毒物：口服中毒者应及早采取催吐、洗胃和导泻。早期彻底洗胃，同时从胃管灌入活性炭50～100g，以吸附残存在胃黏膜皱襞上的毒物。导泻用20%甘露醇。因毒鼠强能通过黏膜迅速吸收，故应以生理盐水彻底清洗口腔、鼻腔及有创面的皮肤等可能沾染毒物的部位。

2）控制抽搐：尽快控制抽搐是挽救患者生命、提高抢救成功率的关键。控制抽搐宜联用苯巴比妥钠和地西泮。中毒后早期使用苯巴比妥钠对毒鼠强致惊厥有拮抗作用。应用苯巴比妥钠的原则是尽早、慢减量、持续时间长（一般1～2周，重型病例可长达1月以上）。其用法一般为0.1～0.2g肌内注射，6～12小时1次。对于抽搐频繁发作者，必须联用地西泮静脉注射。地西泮每次10～20mg静注，10～20分钟1次，或用50～100mg加入生理盐水250ml中持续静滴，滴速以刚好能控制抽搐为宜。其他控制顽固性抽搐的药物可选用丙泊酚（异丙酚）2～12mg/（kg·h）静滴，或硫喷妥钠50～100mg/次静推，直至抽搐停止。

3）血液净化疗法：血液净化疗法能清除部分毒物，主张尽早使用。首选血液灌流，可联合血液透析。

4）解毒剂的应用：常用的有：①二巯丙磺钠（Na-DMPS）：每次0.125～0.250g肌内注射，每日2～4次，连用7～10d；②大剂量维生素B_6：首剂用维生素B_6 0.5～1.0g加入25%葡萄糖液20～40ml中静脉注射，后以1～2g加入生理盐水250ml中静滴，每日2～4次。该两种药物治疗毒鼠强的效果尚有争议，有报道认为两药联用能控制抽搐，患者神志清醒早、恢复快。

5）加强支持疗法与保护脏器功能。

575. 阿片类药物代谢及中毒机制？

（1）不同的阿片类药进入体内途径不同，其毒性作用起始时间也不同：口服1～2小时后吸收发生作用，鼻腔黏膜吸入10～15分钟，静注10分钟，肌注30分钟，皮下注射约90分钟发生作用。阿片类药作用时间也取决于肝脏代谢速度，约90%以无活性代谢物由尿中排出，小部分以原形经尿和通过胆汁、胃液经粪便排泄。一次用药后，绝大部分24小时排出体外，48小时后尿中几乎测不出。脂溶性阿片类药（如吗啡、海洛因、丙氧芬、芬太尼和丁丙诺啡）进入血液后很快分布于体内组织，包括胎盘组织，可贮存于脂肪组织，多次给药可延长作用时间。

（2）不同阿片类药物中毒机制亦不相同：吗啡进入体内后在肝脏主要与葡萄糖醛酸结合或脱甲基形成去甲基吗啡；海洛因较吗啡脂溶性强，易通过血脑屏障，血中半衰期3～9分钟，经体内酯酶水解成6-单乙酰吗啡，45分钟在脑内分解为吗啡起作用；哌替啶活性代谢产物为去甲哌替啶，神经毒性强，易致抽搐。体内阿片受体主要有μ（μ1、μ2）、κ和δ三类，集中在痛觉传导通路及相关区域（导水管周围灰质、蓝斑、边缘系统和中缝大核）。此外，还分布于感觉神经末梢、肥大细胞和胃肠道。阿片类受体的遗传变异能解释个体间对内源或外源性阿片类物质（opioids）反应的某些差异。阿片受体介导阿片类药的药理效应。成年人与儿童体内阿片受体数目相似。阿片类药分为阿片受体激动药（agonists）和部分激动药（agonists/antagonists）激动药主要激动μ受体，包括吗啡、哌替啶、美沙酮、芬太尼和可待因等部分激动药主要激动受体，对μ受体有不同程度拮抗作用，此类药有喷他佐辛、丁丙诺啡和布托啡诺等。进入体内的阿片类药通过激活中枢神经系统内阿片受体起作用产生镇痛、镇静、抑制呼吸、致幻或欣快等作用。长期应用者易产生药物依赖性。阿片依赖性或戒断综合征可能具有共同发病机制，主要是摄入的阿片类药与阿片受体结合，使内源性阿片样物质（内啡肽）生成受抑制，停用阿片类药后，内啡肽不能很快生成补充，即会出现戒断现象。

 什么是阿片类物质中毒三联征？

昏迷、针尖样瞳孔和呼吸抑制为阿片类物质中毒三联征。

 阿片类药物中毒的临床表现有哪些？

（1）前驱期：此期较为短暂，可有面色潮红、头晕、心动过速、有欣快感。

（2）中毒期：表现为面色苍白、发红，皮肤温暖，肌肉无力，昏睡，呼吸深而慢（8～10次/分），可有瞳孔缩小、似针尖样，但对光反射一般存在。口干、恶心、呕吐，有时剧烈呕吐。此期尚能唤醒，醒后呼吸可稍增快，发绀也可略减轻。

（3）麻痹期：昏迷状态，呼吸较中毒期更为缓慢，甚至出现潮式呼吸；脉搏细弱，血压下降；皮肤湿冷，排尿困难；深浅反射消失，瞳孔对光反射消失，锥体束征阳性；部分可发生呼吸衰竭。

（4）恢复期：经治疗后恢复阶段，可遗留顽固性便秘及尿潴留。

 阿片类中毒的鉴别诊断？

阿片中毒的鉴别诊断包括可产生类似中毒特征的其他毒理学暴露。如可乐定、有机磷酸盐和氨基甲酸酯、吩噻嗪和非典型抗精神病药物、镇静催眠药物和一氧化碳。可乐定过量可造成昏迷、心动过缓、低血压、瞳孔缩小，患者可出现间歇性呼吸暂停但对触觉或听觉刺激有响应。有机磷和氨基甲酸酯过量会引起胆碱能中毒综合征：瞳孔缩小、肌肉肌束震颤、大量呕吐、腹泻及盗汗等。吩噻嗪、奥氮平和利培酮过量可出现由于肾上腺素张力下降造成的神经抑制和瞳孔缩小。γ-羟丁酸中毒可导致广泛的中枢神经系统抑制、呼吸过慢和偶尔产生瞳孔缩小。镇静催眠剂和一氧化碳可造成显著的精神抑制，但通常不与瞳孔缩小相关联。其他鉴别诊断考虑包括低血糖、缺氧、中枢神经系统感染、发作后状态以及脑桥和颅内出血。

导致针尖样瞳孔的疾病常见的有哪些？

瞳孔大小受动眼神经、副交感纤维与颈上交感神经节的交感神经纤维调节，副交感纤维支配瞳孔括约肌使瞳孔缩小，交感纤维支配瞳孔散大肌，使瞳孔散大。瞳孔的大小变化是许多疾病的重要指征。正常情况下瞳孔两侧对称等大，直径约2～5mm，＜1mm称之为针尖样瞳孔。常见于脑桥病变、有机磷中毒、吗啡中毒、巴比妥类中毒等。

 导致瞳孔散大的常见疾病有哪些？

瞳孔变化是判断颅内疾病和药物中毒病情变化的主要方式。瞳孔直径＞5mm称为瞳孔散大。常见疾病：①阿托品、颠茄类药物中毒；②颅内肿瘤、颈动脉瘤、小脑幕裂孔疝、视神经病变、脑外伤以及黄斑病变所引起的；③瞳孔括约肌受损；④青光眼；⑤动眼神经麻痹。

 阿片类物质中毒的抢救包括哪些措施？

（1）一般治疗：经消化道摄入中毒的患者，早期立即用0.02%～0.05%高锰酸钾溶液或药用炭混悬液洗胃；如为注射中毒，在注射局部近心端扎止血带，并冷敷。

（2）解毒治疗：首选纳洛酮，一般采用肌内注射和静脉给药。阿片类中毒伴呼吸衰竭者立即静脉注射2.0mg。

（3）血液净化治疗：重度阿片类中毒患者，可行血液灌流治疗。

（4）对症支持治疗：呼吸和循环支持等。

 阿片类物质导致呼吸抑制的机制是什么？

阿片类药物主要通过激动前包钦复合体和Kolliker-Fuse核（KF核）等处的μ阿片受体产生呼吸抑制作用。

 简述阿片类受体拮抗剂的用法和用量？

（1）纳洛酮：为阿片受体阻断剂，一般采用肌内注射和静脉给药。阿片类中毒伴呼吸衰竭者立即静脉注射2.0mg，可3～10分钟给药一次，若总量已达10mg仍无效，需考虑存在其他病因，如脑血管意外、其他药物中毒等。

（2）纳洛芬（丙烯吗啡）：也有拮抗阿片类中毒的作用。肌内注射或静脉注射5～10mg，一般1～2分钟内起效，必要时重复给药，但总量不得超过40mg。

 一氧化碳中毒的病理生理机制及临床表现？

一氧化碳（CO）进入人体后，立即与血中血红蛋白（Hb）结合形成稳定的碳氧血红蛋白（HbCO），二者的亲和力比氧与血红蛋白的亲和力高200～300倍；并且HbCO形成后不易解离，使Hb失去携氧能力；HbCO还能使氧解离曲线左移，减少氧气向组织释放，上述机制共同导致组织器官缺氧，产生CO中毒。

CO中毒可以分为轻、中、重三种类型。轻度CO中毒表现为头晕、头痛、乏力、恶心、呕吐、胸闷、心悸等症状，少数可有短暂的轻度意识障碍；中度CO中毒表现为上述症状的加重，皮肤、黏膜出现樱桃红色，并出现神志昏迷，瞳孔对光反射等减弱，血压等生命体征亦可出现改变；重度CO中毒表现为中度至深度昏迷，反射消失，肌张力增高，大/小便失禁或去大脑皮层状态，常并发休克、肺水肿等，甚至出现心搏、呼吸骤停等临床表现。

585. 一氧化碳中毒高压氧治疗的指征及机制是什么？

高压氧治疗是急性CO中毒的重要方法，其指征为各种血流动力学稳定的CO中毒患者，尤其是中、重度CO中毒患者表现为神志障碍，并发脑水肿，继发癫痫，以及迟发性脑病患者。其机制是，PaO_2与体内CO的清除时间呈负相关，高压氧可以提供2～3大气压水平的氧气，因此可以迅速使HbCO解离，促进CO排出，从而恢复Hb的携氧能力，改善组织缺氧。

586. 硫化氢气体中毒的相关机制是什么？

硫化氢H_2S进入人体后，可迅速解离为HS^-，与细胞线粒体内的细胞色素C氧化酶中的高价铁（Fe^{3+}）结合，阻碍其还原为含Fe^{2+}的还原型，从而抑制细胞呼吸链的电子传递，使细胞失去利用氧进行氧化磷酸化的能力，ATP耗竭，最终造成细胞内窒息，机制与氰化物中毒相似。极高浓度的硫化氢可强烈刺激颈动脉窦，反射性引起呼吸停止，或直接麻痹呼吸中枢，引起窒息，产生"闪电样死亡"。此外，H_2S还能抑制体内单胺氧化酶，使呼吸功能丧失；还能诱发大量氧自由基产生，从而对组织、器官产生损害。

587. 刺激性气体中毒早期治疗方案？

（1）立即脱离有毒环境，转移至空气新鲜处，并保持呼吸道通畅。
（2）给氧，合并ARDS者需使用机械通气。
（3）常规使用糖皮质激素。
（4）有眼部或皮肤污染立即用清水或生理盐水彻底冲洗。
（5）防治感染。
（6）出入量管理，合并ARDS的患者，需保持出入量负平衡。
（7）维持电解质、酸碱平衡。
（8）器官功能保护，防治各种并发症。

588. 刺激性气体中毒需要常规使用糖皮质激素吗？

刺激性气体中毒需常规使用糖皮质激素。使用原则是早期、足量、短程。根据肺部渗出情况可选择不同激素剂量，以甲强龙为例，轻、中度患者40～240mg/d；肺水肿合并重度

ARDS者，可0.5～1.0g短期冲击治疗。激素一般使用3～5天，根据患者病情，可快速减量或停用激素。另外，使用糖皮质激素时，尤其是大剂量激素时，需与质子泵抑制剂（如奥美拉唑等）合用，预防应激性溃疡。

 急诊如何辨别毒蛇咬伤还是无毒蛇咬伤？

毒蛇与无毒蛇的区别在于是否有毒腺和毒牙，急诊辨别是毒蛇咬伤还是无毒蛇咬伤，可根据以下几个要点：

（1）根据蛇的外形和动态特征：如果患者提供了毒蛇的数码相片、视频或者蛇体，或看到并能准确描述蛇的外形或动态，那么可以两者的不同特点来分辨是否毒蛇：毒蛇颜色较鲜艳或有特殊花纹，头部多呈三角形，体型粗而短、不均匀，尾部短钝或呈侧扁形，栖息时常盘成团，爬行动作迟缓，性情凶猛，有的会主动攻击人。无毒蛇颜色多不鲜艳，头部一般呈椭圆形多，体型一般细长、匀称，尾部长而尖细，爬行迅速，胆小怕人，不会主动攻击人。

（2）牙痕：毒蛇咬伤伤口一般可见较粗大而深的毒牙痕，为1个或并列的2个或3～4个，牙痕间有一定的间距，大牙痕后或可有锯齿状细牙痕；无毒蛇咬伤的牙痕较浅而细小，个数较多，间距较密，常为两行或四行，排列整齐。

（3）局部症状：毒蛇咬伤伤口很快出现剧烈疼痛（神经毒除外），并逐渐加重；伤口少许出血或出血不止，部分伤口周围出现水疱、血疱、淤点，甚至变黑坏死；局部肿胀严重且发展迅速；附近淋巴结触痛明显。神经毒类毒蛇咬伤局部不痛、不肿、不出血，仅有微痒或麻木感，因此很容易被忽略而贻误治疗，应提高警惕。无毒蛇咬伤伤口疼痛不明显或为外伤样的少许疼痛，数分钟后疼痛很快减轻或彻底消失。肢体无麻木感，伤口不出血或出血很少并很快止血结痂；局部无肿胀或仅有轻微肿胀，无发黑坏死；附近淋巴结无触痛。

（4）全身症状：毒蛇咬伤有明显的全身中毒反应，病情发展快并逐渐加重，出现头晕、视物模糊、胸闷、心悸、发热、恶寒、腹痛、恶心、呕吐等症状。神经毒中毒者可出现上睑下垂、口角流涎、语言不清等症状；严重者可出现烦躁不安、血压下降、脉搏细速、呼吸困难、神志不清、休克等，可并发急性肾功能不全（无尿）、急性心力衰竭、呼吸衰竭等危重之症。无毒蛇咬伤则无全身中毒性反应。个别患者可因精神紧张、恐惧而发生昏倒，或出现头晕、心悸、胸闷等，但经解释后很快会好转。

（5）实验室检查：毒蛇咬伤者血常规、CK等酶学指标、凝血纤溶系统指标多有明显异常，无毒蛇咬伤者血液检查多正常。

有时毒蛇与无毒蛇咬伤不易鉴别，一旦发生蛇咬伤，均应分秒必争地按毒蛇咬伤抢救或观察。

 如何正确使用抗蛇毒血清？

临床运用的抗蛇毒血清大都是用马匹进行免疫、采血、提纯后制备而成的。目前中国大陆使用的有如下品种：精制抗银环蛇毒血清、精制抗眼镜蛇毒血清、精制抗五步蛇毒血清、精制抗蝮蛇毒血清四种，抗蝰蛇毒血清正在申报生产。以上血清均由上海赛伦生物技术股份有限公司生产。该公司提供全天候咨询服务，24小时服务电话4000169995接待患者咨询，该公司还可提供各地医疗机构储备抗蛇毒血清的信息。中国香港则设有专门的中毒咨询中心，并储备有采购自我国台湾和泰国等地的多种抗蛇毒血清，中国香港各医疗机构有需要者可向该中心咨询、调配抗蛇毒血清。根据文献资料，我国澳门的毒蛇咬伤多在公立医院急诊科救治，其中仁伯爵综合医院储备有泰国生产的金环蛇、眼镜蛇、竹叶青蛇、蝰蛇抗蛇毒血清，大陆生产的抗银环蛇毒血清、抗蝮蛇毒血清等多个种类的抗蛇毒血清，是澳门的抗蛇毒血清储存中心；台湾生产的抗蛇毒血清有4种：抗雨伞节及饭匙倩蛇毒混合血清、抗龟壳花（蝰蛇、烙铁头）及赤尾鲐蛇毒混合血清、抗百步蛇毒血清、抗锁炼蛇蛇毒血清，荣民总医院设有毒物科、毒药物防治咨询中心，提供蛇伤救治服务。

抗蛇毒血清现有单价、双价、多价三种类型。只含有一种蛇毒抗体称为单价抗蛇毒血清，含有同属两种蛇毒抗体的叫双价抗蛇毒血清，含有多属多种蛇毒抗体的叫多价抗蛇毒血清。单价抗蛇毒血清的特异性强，但只能中和同种毒蛇的毒素，对其他的毒蛇不起作用或只起部分作用。双价抗蛇毒血清主要针对同属两种或多种蛇毒起中和作用。多价抗蛇毒血清含有多种蛇毒抗体，但每种抗体的含量相对较低，疗效不如单价抗蛇毒血清好，并且易发生血清反应，制备工艺也比单价抗蛇毒血清繁琐、造价高。但高效价的多价抗蛇毒血清却是一个"广谱"的蛇毒中和制剂，在蛇种诊断不明的情况下可以立即使用地区性的多价抗蛇毒血清，以赢得治疗时机，避免病情的进展和严重并发症的发生，降低死亡率；特别是对于蛇伤较少的地区，具有相当的使用价值。而双价抗蛇毒血清的优点居单价和多价之间。

毒蛇有多种，在使用抗毒血清治疗蛇伤之前，必须正确选用适当种类的抗蛇毒血清，才能获得理想的疗效。原则上，当蛇伤在蛇种诊断明确的情况下，应立即使用相应的单价精制抗蛇毒血清进行治疗，才会收到最佳效果。如果没有相应的抗蛇毒血清，也可使用相同亚科蛇种的抗蛇毒血清。因为各种蛇毒（特别是同科）之间有共同抗原的存在，不同蛇毒和抗蛇毒血清之间存在交叉中和效应。例如，我国尚未产生出抗竹叶青蛇毒血清和抗烙铁头蛇毒血清，但是我国已有精制抗五步蛇毒血清和精制抗蝮蛇毒血清，这四种毒蛇均属蝰科蝮亚科，因此可用精制抗五步蛇毒血清或精制抗蝮蛇毒血清治疗竹叶青蛇咬伤和烙铁头蛇咬伤。同样地，也可用抗银环蛇血清治疗金环蛇咬伤。眼镜王蛇与眼镜蛇、银环蛇均属眼镜蛇科，但其以神经毒中毒表现为主，与银环蛇毒性相似，因此临床多以抗眼镜蛇毒血清加抗银环蛇毒血清治疗眼镜王蛇咬伤。在致伤蛇种不明确时，有条件的也可使用双价或多价血清。如本地区较大范围内仅有2种毒蛇，又无法确定蛇种的情况下，则应用当地蛇种的双价抗蛇毒血清为宜。如果本地区有多种毒蛇，在蛇种无法确定的情况下，应立即使用针对当地蛇种的多价抗蛇毒血清。如果没看到毒蛇，又没有双价或多价抗蛇毒血清，可根据当地毒蛇咬伤的流行病学资料，首先考虑最常见的毒蛇，再结合临床表现，基本上可以确定致伤蛇种。如深圳地区近几年的毒蛇咬伤大部分为竹叶青蛇咬伤，约占70%左右，其次较多的有眼镜蛇咬伤。因此，当地的毒蛇咬伤直接按竹叶青咬伤选用抗蛇毒血清，其准确率达70%左右；如果再结合临床表现、辅助检查，基本能准确判断蛇种，选用有效抗蛇毒血清。

抗蛇毒血清只能中和未与靶器官结合的游离蛇毒，其疗效取决于伤后用药时间。因此，使用血清的时间愈早愈好，伤后2小时内用药效果较佳。一般伤后24小时内，抗蛇毒血清应列为常规用药。伤后24小时以上而有明显中毒表现者，血清仍有必要使用。延迟给予抗蛇毒血清会减低有效性，但个案表明，某些毒蛇咬伤数日后才给予血清仍有一定效果。

抗蛇毒血清通常采用静脉注射，也可做肌内注射或皮下注射。静脉注射比肌内注射效用快、效果好，一般情况下采用静脉滴注，这样易控制和处理过敏反应。但在非常紧急的情况下，如被眼镜王蛇或银环蛇咬伤，且已经出现神经毒中毒的表现者，可以用5%葡萄糖或生理盐水稀释后缓慢推注，在10～15分钟内注完为宜。

注射抗蛇毒血清常易出现过敏反应，可先注射盐酸异丙嗪，并加地塞米松等激素同时使用，既有抗毒抗炎作用，又能为注射抗蛇毒血清"保驾护航"。

毒蛇咬伤成人与儿童注入的毒素量是一样的，但儿童的体表面积更小、体重更轻，被毒蛇咬伤后中毒程度往往比成人更严重，因此，儿童蛇伤患者的抗蛇毒血清用量应与成人一致。

孕妇并非使用抗蛇毒血清的禁忌证，孕妇被毒蛇咬伤后，有可能导致胎儿死亡、孕妇流产或孕妇死亡，因此虽然抗蛇毒血清的胎儿的影响尚缺乏权威的资料，但一般还是认为抗蛇毒血清是抢救孕妇生命、减少流产和胎儿死亡的最有效药物，有限的临床病例未发现抗蛇毒血清对胎儿的不良影响。

 急性水杨酸盐中毒有哪些临床征象？如何评估其严重程度？

水杨酸过量在临床工作常可遇见，不经正确治疗，其死亡率高。主要存在于阿司匹林、冬青、红花油等跌打损伤外用药中。

水杨酸中毒的早期症状是恶心、呕吐，伴有呼吸增快，躁动，高热甚至抽搐，并很快转为抑制，出现嗜睡，呼吸衰竭和虚脱。也可出现耳鸣、耳聋。

病情危重的表现为代谢性酸中毒、焦燥不安、昏迷、肾衰、高热、肺水肿、脑水肿等。其中以代谢性酸中毒及神志的变化最应得到关注，出现这两种情况提示应该早期进行血液透析治疗。患者的最终死亡多因循环功能和神经系统衰竭。

 急性水杨酸盐中毒有哪些治疗手段？

（1）促进胃排空：若服药后不能马上就医，应立即采用吐根碱糖浆或刺激咽部的方法催吐，出现神志异常的患者除外。如果患者被发现得太晚，还可口服或鼻胃管给予活性炭。活性炭可以起到在水杨酸摄入几小时后阻止其吸收的作用。水杨酸盐可在胃中形成结石，并降低幽门的排空，因此给予活性炭十分必要。若为缓释制剂或肠溶片，可应用全胃肠道灌洗。

（2）碱化尿液：碳酸氢盐起到两个作用：改善代谢性酸中毒，并碱化尿液，因而增加尿排泄。应监测动脉血气，因为给予碳酸氢盐后，有发生低钾的危险，所以也要监测血钾的浓度。监测尿pH值，pH＞8以上则表明碱化尿液有效。避免使用提高尿碳酸氢盐浓度的物质，如利尿剂乙酰唑胺，因为他们能加重代谢性酸中毒，提高水杨酸的潴留和组织的吸收。需要注意的是呼吸性碱中毒不是碱化尿液的禁忌证。

（3）血液净化治疗：发生抗碳酸氢盐的酸中毒，pH＜7.2；严重的神经系统损害；急性肾衰竭；急性中毒浓度＞800mg/L，老人及儿童＞700mg/L等；慢性中毒者浓度＞600mg/L，尤其是老人。

593. 对乙酰氨基酚中毒的肝损害机制？如何预防和治疗急性肝损伤？

对乙酰氨基酚所引起的原发性肝细胞毒性主要是因为在药物的生物转化过程中产生了毒性较大的自由基代谢产物N-乙酰-对-苯醌亚胺（NAPQI）。在体内还原型谷胱甘肽等保护因子含量充足的情况下，NAPQI与还原型谷胱甘肽结合而起到解毒作用，但是在还原型谷胱甘肽被耗竭时，NAPQI会与细胞内其他生物大分子结合，进而导致肝损害发生。因此，对乙酰氨基酚的肝损害发生与否，与患者服用剂量有关。因此，治疗对乙酰氨基酚过量的原理是补充还原型谷胱甘肽储备，促进NAPQI以无毒性方式清除。即使发病后48小时，给此类患者服用乙酰半胱氨酸，仍可减少死亡率。

预防：如患者服药后发生过敏反应须立即停止用药；不得与其他含对乙酰氨基酚的药物同时服用；服药期间应避免饮用含酒精的饮料；肝肾功能不全者慎用。3岁以下儿童及新生儿因肝肾功能发育不全，应避免使用。

若已经出现急性肝损伤，应该尽早给予N-乙酰半胱氨酸治疗。用法：首剂140mg/kg；继之70mg/kg，每4小时1次，共17剂。

594. 哪些药物可能会加重对乙酰氨基酚的毒性？

酒精对对乙酰氨基酚中毒为负面影响。因为酒精进入人体后，可使人体内的谷胱甘肽迅速减少，致使对乙酰氨基酚生成的代谢物N-乙酰对苯醌无法与谷胱甘肽结合，而转向与肝、肾细胞结合，从而造成肝、肾组织的损伤，严重时可导致肝坏死。另外，乙醇还可增加对乙酰氨基酚对胃肠道的刺激作用，严重时可引起消化道出血、溃疡。

595. 吲哚美辛的药理特性？

吲哚美辛作用机制为通过对环氧酶的抑制而减少前列腺素的合成，以及制止炎症组织痛觉神经冲动的形成，抑制炎性反应，包括抑制白细胞的趋化作用及溶酶体酶的释放等。吲哚美辛还作用于下视丘体温调节中枢，引起外周血管扩张及出汗，使散热增加，而产生退热作用。这种中枢性退热作用也可能与在下视丘的前列腺素合成受到抑制有关。

596. 吲哚美辛中毒的临床表现，如何治疗？

（1）吲哚美辛中毒的临床表现：

1）有毒物接触史或误服史。

2）临床表现 恶心、呕吐、胃烧灼感，腹泻、困倦、头痛、头晕、失眠，另外可见视神经炎、视网膜病变，耳鸣、耳聋等。粒细胞缺乏症、谵妄、癫痫、晕厥、精神错乱，最终可引起呼吸和循环衰竭。由于对一些器官的急性损害，可呈现各种症状，如肾衰竭出现少尿、血尿及蛋白尿；肝损害引起中毒性肝炎，出现黄疸；急性骨髓受抑制，致粒细胞计数减少和血小板计数减少；此外，还可诱发消化道溃疡，甚至发生穿孔。

3）毒物检测吲哚美辛阳性。

（2）吲哚美辛中毒主要的损害表现在胃肠道、神经系统及心血管系统和血液系统。治疗：①口服大剂量吲哚美辛应立即进行催吐洗胃和导泻处理。②如果出现胃黏膜损伤，消化道出血，可给予质子泵抑制剂、生长抑素、胃黏膜保护剂和止血药物，必要时进行成分输血。③适当补液，可给予葡萄糖溶液或者生理盐水静滴，促进药物排泄。吲哚美辛通过双通道排泄，通过肾脏、胆道和肠道排泄，必要时可以行血液透析或者血浆置换。④出现严重的过敏反应时可以给予抗组胺药和糖皮质激素治疗。

597. 有哪些常见的、能够导致昏迷的中毒药物？

镇静催眠药物通常分为：巴比妥类、苯二氮草类、吩噻嗪类及其他类。所有的镇静催眠药物均具有中枢神经系统抑制作用，在过量的情况下均能导致患者出现嗜睡、昏睡甚至昏迷。临床上最常见的致人昏迷的镇静催眠药物有：地西泮、氯硝西泮、艾司唑仑、咪达唑仑、阿普唑仑、苯巴比妥、异戊巴比妥、硫喷妥钠等。

598. 镇静催眠药物中毒所致昏迷应与哪些疾病相鉴别？

应与其他可导致昏迷的药物，如吗啡、水合氯醛、丙泊酚等过量相鉴别。同时应与其他导致昏迷的疾病，如肺性脑病、肝性脑病、糖尿病急症（低血糖昏迷、高血糖高渗状态）、急性脑血管病等相鉴别。

599. 镇静催眠药物中毒中主要的致死机制是什么？

镇静催眠药是中枢神经系统抑制药，主要分为苯二氮草类、巴比妥类、吩噻嗪类、其他类。苯二氮草类和巴比妥类对中枢神经系统的抑制有剂量效应关系。急性大剂量服用导致麻醉，以至延髓麻痹致死。吩噻嗪类药物既抑制中枢神经系统多巴胺受体又能抑制脑干血管运动中枢导致死亡。长期滥用催眠药可引起耐药性和依赖性而导致慢性中毒。突然停药或减量可引起戒断综合征导致死亡。

600. 苯二氮䓬类中毒有何特效解毒剂？应如何应用？

氟马西尼为苯二氮䓬类药物的特效解毒剂。具体用药方法：先用0.2～0.3mg静注，继之以0.2mg/min静脉泵入，直至有反应或达2mg。因本品半衰期短（0.7～1.3小时），故对有效者每小时应重复给药0.1～0.4mg，以防症状复发。如遇长期应用本品的患者，用药时应务必缓慢，避免出现心悸、焦虑、恐惧等戒断症状，必要时可给予地西泮对症治疗。

601. 什么是抗精神病药的恶性综合征？

抗精神病药的恶性综合征（neuroleptic malignant syndrome，NMS）是一种罕见但严重的问题，见于使用某些药物的患者，是一种医疗急症，如不迅速治疗可致死，但大多数NMS患者经过治疗会完全康复。NMS主要发生于应用多巴胺受体阻断剂等抗精神病药物的治疗中，也可由于多巴胺受体激动剂的停药而致（不典型）。目前认为的危险因素为：年轻人、男性、细胞外液少、应用高效的抗精神病药、孕激素制剂、合用锂剂、多药合用以及快速减药等。NMS发病机制尚不明了，但似乎与丘脑的中枢性多巴胺神经传递突然下降有关。这一改变使得中心体温的调节点发生变化，引起体温调节发生变化及其他的自主神经功能异常。多巴胺D_2受体阻断后可引起肌肉僵硬及震颤。NMS患者通常在开始用药2周内出现症状，但有时仅用1剂便可出现，也可能在用药数年后才出现。防治呕吐的药物有时也可造成NMS，但不太常见。NMS还可发生于帕金森病患者中，此时常与停用某些药物速度过快或降低剂量有关。

（1）NMS的临床表现主要为：

1）思维和行为改变：患者可能意识模糊或激越，还可能停止活动或说话。可以出现谵妄、倦怠、昏迷、紧张、木僵等。

2）肌肉非常僵硬：部分患者还会出现震颤，即部分身体发生颤动。还可发生其他肌肉问题，发音困难、运动不能、震颤、帕金森病、缄默症、张力障碍的姿势、吞咽困难、舞蹈病样运动。

3）发热：即体温超过38℃，有时非常高，可达40℃。

4）自主神经功能异常：心动过速、出汗、大小便失禁、呼吸节律紊乱、心律失常、高血压或低血压、流涎。

5）NMS患者病情非常严重，还可能发生严重问题，包括心脏问题、肾衰竭、危险的血栓和感染等。

6）实验室检查：肌酶升高、白细胞升高、肾功能不全、肌红蛋白尿、低氧、低钠、凝血时间延长。

上述表现不一定均有，可能以各种组合出现。最常见的是高温和一定程度的肌肉僵硬。

（2）NMS治疗的核心是良好的支持治疗：基本点是认识到NMS是一种急症状态，并立即停用可能相关的药物。若NMS发生于多巴胺受体激动剂如左旋多巴的停药，则应马上重新服药。多数患者应该进入ICU治疗，如吸氧。若出现中枢性低通气状态、气道保护反射丧失、胸廓肌肉僵硬等所致的呼吸衰竭，则应该进行机械通气。

若患者有危及生命的高温，进行全身冰浴是最快、最有效的办法。基本的降温方法如脱去衣服、用温水擦浴、持续风扇降温。低血压则应该用静脉滴注生理盐水，必要时应用血管活性药物。对于肌酸激酶升高者，应该用碳酸氢钠碱化尿液、保证血容量，从而防止肾功能衰竭。静脉血栓是NMS的一个主要死因，因此对于可能不能活动12～24小时以上者，应该进行抗凝治疗。

安定是NMS治疗的一线药物。应该逐渐加量以松弛肌肉并镇静。丹曲林、溴隐亭的疗效虽不确定，但是可作为辅助治疗。见效后逐渐减量，以防NMS复发。

 三环类抗抑郁药主要有哪些？

三环类抗抑郁药常见的有米帕明、氯米帕明、阿米替林、多塞平、马普替林等。适用于治疗各类以抑郁症状为主的精神障碍，如内因性抑郁、恶劣心境障碍、反应性抑郁及器质性抑郁等。对精神分裂症患者伴有的抑郁症状，治疗宜谨慎，三环类抗抑郁药可能使精神病性症状加重或明显化。还可以用于治疗焦虑症、惊恐发作和恐惧症。

603. 三环类抗抑郁药中毒的机制？

三环类抗抑郁药除有抗抑郁作用外，还有明显的抗胆碱能作用、肾上腺素作用、膜稳定作用和a受体阻断作用，甚至还有钙离子通道阻滞作用，过量服可产生昏迷、抽搐、心动过速、发热、肠鸣音减弱、呼吸抑制、低血压和各种心律失常。文献报告三环类抗抑郁药中毒患者大多死于低血压、室内传导阻滞和心动过速。

604. 三环类抗抑郁药中毒的临床表现？

（1）不同程度的意识障碍，可表现为意识模糊、嗜睡、伴有共济失调或激越兴奋、谵妄状态、或昏迷。

（2）肌肉阵挛，腱反射亢进，癫痫发作。

（3）抗胆碱能作用，包括瞳孔散大，心动过速，尿失禁或尿潴留，肠麻痹等。

（4）三环类药物的心脏毒性，可以导致不同类型和不同严重程度的传导阻滞、心律失常，甚至引起心搏骤停。三环类药物的心脏毒性是引起死亡的主要原因。

 如何治疗三环类抗抑郁药物中毒患者的心血管系统损害？

三环类抗抑郁药物干扰心率、心律及心肌收缩力，是通过不同的机理，包括抗胆碱能作用，干扰突触前神经元对NA的再摄取，直接抑制心肌及由于药物的亲脂性及表面活性而改变细胞膜的通透性。最常见的改变是窦性心动过速。心电图改变为PR、QRS、及QT间期延长，T波平坦或倒置。这些所见颇似奎尼丁及普鲁卡因酰胺的作用，并可导致房室或束支传导阻滞，也易诱发室性异位搏动如心动过速或颤动。应用适当剂量的三环抗抑郁药治疗的患者中，20%发生明显的体位性低血压，这种作用与药物在血浆中的浓度并不一致。

治疗无特殊解毒药。通过催吐和/或洗胃的方式尽量清除药物，将患者转送医院，细心护理以保证生命安全。对低血压和循环容量不足的患者，应给予扩容。如有酸中毒，应给予碳酸氢钠。在心功能下降者，可考虑静脉输注多巴胺或多巴酚丁胺治疗。已经证明，通过静脉注射碳酸氢盐和补充钾盐来纠正代谢性酸中毒和低血压是治疗心律失常的有效方法。如有心动过速或房室传导阻滞，应考虑临时安置起搏器。如发生惊厥，给予安定是有效的。应监测生命功能（包括心电图）数天。

606. 如何治疗三环类抗抑郁药物中毒患者的中枢神经系统损害？

有时可出现精神病性或精神性反应，如共济失调、静坐不能、语言及活动能力低下、梦态及记忆紊乱。治疗无特殊解毒药。通过催吐和/或洗胃的方式尽量清除药物，将患者转送医院，细心护理以保证生命安全。如有酸中毒，应给予碳酸氢钠。如发生惊厥，给予安定是有效的。由于有报告显示毒扁豆碱有增加发生抽搐的危险，本药过量时忌用。监测生命功能（包括心电图）数天。

607. 急性酒精中毒如何分期？

摄入酒精之后出现情绪异常或程度不等的意识障碍。症状与饮酒量和血乙醇浓度以及个人耐受性有关，临床上分为三期。

（1）兴奋期：血乙醇浓度达到11mmol/L（50mg/dl）即感觉头痛、欣快、兴奋，血乙醇浓度超过16mmol/L（75mg/dl），健谈、饶舌、情绪不稳定、自负、易激惹、可有粗鲁行为或攻击行动，也可能沉默、孤僻，浓度达到22mmol/L（100mg/dl）时，驾车易发生车祸。

（2）共济失调期：血乙醇浓度达到33mmol/L（150mg/dl），肌肉运动不协调，行动笨拙，言语含糊不清，眼球震颤、视物模糊、复视、步态不稳，出现明显共济失调，浓度达到43mmol/L（200mg/dl），出现恶心、呕吐、困倦。

（3）昏迷期：血乙醇浓度升至54mmol/L（250mg/dl），患者进入昏迷期，表现昏睡、瞳孔散大、体温降低、血乙醇超过87mmol/L（400mg/dl），患者陷入深昏迷，心率快，血压下降，呼吸慢而有鼾音，可出现呼吸、循环麻痹而有生命危险。

608. 纳洛酮是急性酒精中毒的特效解毒剂吗？

急性酒精中毒是由于服用多量的乙醇或酒类饮料引起的中枢神经系统兴奋及抑制状态。酒精自消化道吸收后，随血液循环进入各内脏和组织，尤其是作用于中枢神经系统，能抑制大脑皮层的机能，出现一系列精神及神经系统表现。对延髓呼吸中枢和心血管运动中枢有直接抑制作用，重者呼吸浅而不规则，也可发生虚脱和昏迷。酒精还能使周围小血管扩张，容易散发机体的热量。

纳洛酮为阿片受体拮抗药，本身无内在活性。但能竞争性拮抗各类阿片受体，对 μ 受体有很强的亲和力。纳洛酮起效迅速，拮抗作用强。纳洛酮能完全或者部分纠正阿片类物质的中枢抑制效应，如呼吸抑制、镇静和低血压。另外，对动物急性乙醇中毒有促醒作用，但是纳洛酮解除急性乙醇中毒时 β-内啡肽对中枢神经系统抑制作用机制尚不明确，也就是说并不是酒精中毒的特效解毒剂。并可能引起患者躁狂，临床应用上要注意。

609. 什么是病理性醉酒？

病理性醉酒指摄入一定量酒后，产生严重的精神病理学异常表现。多发生在无习惯性饮酒的人，表现为少量饮酒后焦虑不安，出现暴怒状态，引起偏执狂或攻击行为，常受幻觉和妄想的支配，与当时的环境及客观现实极不协调，一般几个小时内终止，常以深睡而结束，发作后对经过全部遗忘，归入中度中毒。

610. 双硫仑样反应的表现？有哪些常见的药物可能引起双硫仑样反应？

双硫仑反应，又称戒酒硫样反应，是在应用某些药物治疗期间，饮酒或应用含乙醇药物引起的反应，其中以 β-内酰胺类中头孢菌素多见，又以头孢哌酮最常见，其他尚有甲硝唑、呋喃唑酮等。主要表现为面部潮红、头痛、胸闷、气短、心率增快、四肢乏力、多汗、失眠、恶心、呕吐、视物模糊、严重者血压下降及呼吸困难，可出现意识丧失及惊厥，极个别引起死亡，用药期间宜留院观察。

611. 酒精中毒的患者出现狂躁不安怎么处理？

急性酒精中毒主要表现不同程度的中枢神经系统功能紊乱表现，随着摄入量的增加，可由兴奋转为抑制。根据临床表现，酒精中毒可以分为：兴奋期、共济失调期和昏迷期，因此，处于前两期的轻度酒精中毒患者的表现主要为：多言、群聚、失去自控能力、脾气暴躁，甚至反社会行为等。当中毒程度加深后，才逐渐出现神志昏迷、呼吸抑制、无气道保护能力等。所以对轻度中毒表现的患者同样要积极控制，以免病情加重。

（1）轻症患者，一般不需要治疗，静卧，保温，可以请随行亲友进行肢体约束。不主张应用约束带等器械进行约束，容易导致肢体受伤。

（2）应慎重使用镇静剂，烦躁不安或过度兴奋特别有攻击行为可用地西泮；躁狂者首选第一代抗精神病药物如氟哌啶醇，避免用氯丙嗪、吗啡、苯巴比妥类镇静剂，以免加重抑制呼吸。

（3）对较重患者加强补液，补充维生素 B_1、B_6、C 有利于酒精氧化代谢。

（4）注意除外低血糖、脑部外伤等致躁狂的情况。

（5）必要时透析治疗，迅速降低血中酒精浓度。

612. 酒精中毒的瞳孔表现是怎样的？

酒精中毒可分为急性中毒和慢性中毒，在慢性中毒患者中，如果患者没有其他疾病影响因素存在，一般不会影响瞳孔变化。在急性酒精中毒的患者中，应视患者中毒程度的不同来区别。在中毒兴奋期，患者瞳孔多表现为一定程度的扩大，但是随着中毒的情况加深，中枢神经系统受抑制的程度也逐渐加深，患者可出现瞳孔缩小，甚至出现针尖样瞳孔。

613. 什么是酒精戒断综合征？

长期酗酒者突然停止饮酒或减少酒量后多见4种类型戒断综合征反应，多在停止饮酒12～48小时内出现症状。

（1）单纯性戒断反应：在减少饮酒后6～24小时发病，出现震颤、焦虑不安、兴奋、失眠、心动过速、血压升高、大量出汗、恶心、呕吐，多在2～5天内缓解自愈。

（2）酒精性幻觉反应：患者意识清醒，定向力完整。幻觉以幻听为主，也可见幻视、错觉及视物变形，多为迫害妄想，一般可持续3～4周后缓解。

（3）戒断性惊厥反应：往往与单纯性戒断反应同时发生，也可在其后发生癫痫大发作，多数只发作1～2次，每次数分钟，也可数日内多次发作，可发展成震颤谵妄状态。

（4）震颤谵妄反应：多在停止饮酒24～72小时后，也可在7～10小时后发生，是在慢性酒精中毒基础上出现的一种急性脑病综合征，主要表现为严重的意识模糊、定向力丧失、幻觉，伴有震颤、焦虑不安、失眠和交感神经活动亢进，如瞳孔扩大、发热，呼吸和心跳增快，血压增高或降低，以及大汗淋漓等。急性中毒治疗过程中多由于乙醇的摄入停止，也可由外伤、感染等因素所促发，经及时处理病死率较低，一旦发生并发症则病死率会明显升高，常死于高热、肺炎或心力衰竭等，或突然死亡而不能确定其病因。

614. 甲醇中毒时血液透析的指征如何？

血液透析可以清除血液中的甲醇和毒性代谢产物甲酸，纠正代谢性酸中毒和电解质紊乱，应当尽早实施。

出现以下指征之一者需进行血液透析：①口服甲醇量＞30ml；②血液甲醇浓度＞15.6mmol/L（500mg/L），或血液甲酸浓度＞4.34mmol/L（200mg/L）；③出现代谢性酸中毒；④出现视神经障碍；⑤出现意识障碍。由于甲醇中毒有一定潜伏期，当经消化道吸收而难于估测服毒量，无论患者有无症状，亦应尽早积极血液透析加以清除。腹膜透析也具有清除甲醇作用，不具备血液透析条件时可以应用。

615. 甲醇中毒的解毒药物有哪些？如何应用？

甲醇中毒的解毒药物主要有乙醇、甲吡唑、叶酸。

（1）甲吡唑：静脉负荷量按15mg/kg加入100ml以上生理盐水或5%葡萄糖注射液中输入30分钟以上，维持量10mg/kg，12小时1次，连用4次，后剂量增加为15mg/kg，12小时1次，直至血中检测不出甲醇为止。

（2）酒精：方法为95%酒精按1ml/kg稀释于5%葡萄糖或生理盐水中，配成10%的酒精溶液，30分钟内滴完，然后按0.166ml/kg同样稀释后静滴维持。神志清醒者可用50%酒精按1.5ml/kg稀释至不大于5%的浓度，首次口服或经胃管滴入，其后按0.5～1.0ml/kg口服，每2小时1次维持。也可口服白酒30ml，以后每4小时口服15ml。其间应当经常测定血液酒精浓度，宜维持在21.7～32.6mmol/L（1000～1500mg/L），当血中甲醇浓度降至6.24mmol/L（200mg/L）以下时，且停止使用酒精后不再发生酸中毒为止，一般约需4～7天或更长。

（3）叶酸：可促进已形成的甲酸分解成二氧化碳。每日30～45mg，分2～3次肌内注射，或口服。

616. 美沙酮中毒的急诊紧急处理有哪些？

（1）紧急处理：误服中毒立即用1∶2000高锰酸钾液洗胃，用硫酸钠15g导泻，吸氧，适当应用呼吸兴奋剂，必要时进行人工呼吸。

（2）进一步处理：注意保暖，静脉补液以促进毒物排泄，维持水、电解质酸碱平衡，血液净化治疗。

（3）特殊处理：重症患者应用丙烯吗啡或纳洛酮，对双目失明者可用维生素B_1、维生素B_{12}、烟酸及静滴能量合剂治疗。

617. 美沙酮中毒的常见临床表现有哪些？

超剂量用药，出现头晕、头痛、嗜睡、欣快、便秘，严重者呼吸表浅、频繁的阵发性抽搐、四肢厥冷、昏迷。在恢复过程中可能发生下肢运动障碍，双下肢瘫痪及双目视皮质盲。其他与吗啡类相同，表现为呼吸衰竭。

618. 有哪些毒物可引起癫痫发作？

临床上很多药物中毒都可以引起癫痫发作。

（1）哌替啶、可卡因中毒可引起心律失常或癫痫发作。

（2）阿米替林中毒症状：烦燥不安、谵妄、昏迷、可出现严重的抗胆碱能反应或癫痫发作。

（3）氯普噻吨中毒为硫杂蒽类抗精神病药急性过量中毒时主要产生神经、心脏毒性，大剂量时可引起癫痫大发作。

（4）氯氮平每日用量超过500mg时，即可引起癫痫发作。氯丙嗪中毒可诱发冠心病猝死或癫痫病发作。

（5）茶碱重度中毒：可有室性心动过速、精神失常、惊厥、癫痫发作、昏迷，甚至呼吸和心脏骤停。

（6）大剂量使用纳洛酮可出现癫痫样发作，可能与其抑制r-氨基丁酸的活性有关。

（7）严重的一氧化碳中毒可引起昏迷和大脑的不可逆损害，癫痫发作。

（8）毒鼠强简称为四亚甲基二砜四胺或四二四，人口服LD_{50}为0.1ml/kg，能通过口腔及咽部黏膜迅速吸收，进入机体后很快进入中枢神经系统，与r-氨基丁酸（GABA）受体结合，阻止GABA与其受体结合，使兴奋在脑和脊髓内广泛传播，产生抽搐与惊厥。还有刺激脑干的作用，临床表现和脑电图似癫痫样发作。少数严重中毒者，有可能在中枢留下引起皮质放电的兴奋灶，因而出现后续性癫痫大发作样抽搐，脑电图出现棘波，此类兴奋灶属可逆性；也可涉及精神异常；更严重者可因呼吸衰竭而死亡。由于阻滞GABA受体的作用是可逆的，因而抽搐惊厥可自行缓解，反复发作。

（9）铅中毒：铅是一种具有神经毒性的重金属元素，儿童更容易发生铅中毒。幼儿急性铅中毒严重的还可出现谵妄、抽搐甚至昏迷。无先兆症状而突然出现突发性癫痫发作的急性中毒患儿，如治疗不及时，可迅速死亡或留下严重后遗症。

（10）苯酚别名丙醇，羟基苯，苯酚，羟基苯；严重接触时能引起呼吸停止、室性心律障碍、癫痫发作和代谢性酸中毒。

（11）氰化物中毒后遗症为头痛、失语症、癫痫发作等。

（12）能引起低血糖的药物也可引起癫痫发作。

（13）另外酒精、镇静催眠药物戒断可引起发作。

619. 什么是成瘾综合征？

（1）成瘾综合征：反复使用某种精神活性物质导致躯体或心理方面对某种物质的强烈渴求与耐受性，这种渴求导致的行为已极大地优先于其他重要活动。

（2）症状标准：反复使用某种精神活性物质，并至少有下列2项：①有使用某种物质的强烈欲望；②对使用物质的开始、结束或剂量的自控能力下降；③明知该物质有害，但仍应用，主观希望停用或减少使用，但总是失败；④对该物质的耐受性增高；⑤使用时体验到快感或必须用同一物质消除停止应用导致的戒断反应；⑥减少或停用后出现戒断症状；⑦使用该物质导致放弃其他活动或爱好。

（3）严重标准：社会功能受损。

（4）病程标准：在最近1年的某段时间内符合症状标准和严重标准。

620. 什么是戒断综合征？

（1）戒断综合征：指因停用或减少精神活性物质的使用后所致的综合征，临床表现为精神症状、躯体症状或社会功能受损。

精神活性物质指来自体外、影响大脑精神活动并导致成瘾的物质，包括酒精、阿片类、大麻、镇静催眠药、抗焦虑药、中枢兴奋剂、致幻剂等。其中，以阿片类物质的成瘾性最大，致幻剂的成瘾性最小。

（2）症状标准：

1）因停用或减少所用物质，至少有下列3项精神症状：①意识障碍；②注意不集中；③内感性不适；④幻觉或错觉；⑤妄想；⑥记忆减退；⑦判断力减退；⑧情绪改变，如坐立不安、焦虑、抑郁、易激怒、情感脆弱；⑨精神运动性兴奋或抑制；⑩不能忍受挫折或打击；⑪睡眠障碍，如失眠；⑫人格改变。

2）因停用或减少所用物质，至少有下列2项躯体症状或体征：①寒颤、体温升高；②出汗、心动过速或过缓；③手颤加重；④流泪、流涕、打哈欠；⑤瞳孔放大或缩小；⑥全身疼痛；⑦恶心、呕吐、畏食或食欲增加；⑧腹痛、腹泻；⑨粗大震颤或抽搐。

（3）严重标准：症状及严重程度与所用物质和剂量有关，再次使用可缓解症状。

（4）排除标准：

1）排除单纯的后遗效应。

2）其他精神障碍（如焦虑、抑郁障碍）也可引起与本综合征相似的症状，需注意排除。

（5）说明：应注意最近停用药物时，戒断症状也可由条件性刺激诱发，对这类患者只有在症状符合症状标准时才可做出诊断。

621. 可产生戒断综合征的依赖性药物有哪些种类？

（1）苯二氮䓬类类：乙醇、巴比妥类及其他催眠药和镇静药。

（2）苯丙胺类：苯丙胺、右旋苯丙胺、甲基苯丙胺、哌醋甲酯（利他灵）与苯甲吗啉。

（3）大麻：大麻制剂，如大麻和印度大麻。

（4）阿片类：阿片、吗啡、海洛因、美沙酮、哌替啶等。

（5）可卡因：可卡因和古柯叶。

（6）致幻剂：LSD、麦司卡林（墨仙碱）和裸盖菇素（西洛斯宾）。

（7）挥发性化合物：丙酮、四氯化碳和其他溶媒，如"嗅胶"。

（8）烟碱：烟草、鼻烟。

在以上八大类可产生依赖性的药物中，阿片类药物依赖流行最广，危害最大，它不但对患者身体造成极大损害，还导致了许多社会问题，包括犯罪。在与毒品斗争的各项工作中，禁毒是公安、司法部门的工作，而治疗阿片类药物依赖患者则是我们医生的职责。

622. 芬太尼中毒有哪些临床表现？

可出现心动过缓、呼吸抑制、呼吸暂停，偶有眩晕、恶心、呕吐、胆道括约肌痉挛。大剂量芬太尼可引起运动亢进和支气管痉挛，出现谵妄、抽搐。

623. 芬太尼中毒引起的血压下降在处理时有什么注意事项？

立即输液扩容，严密监测患者血压，无效时应用升压药，但不得应用肾上腺素，芬太尼与钙离子通道拮抗药及肾上腺素β受体阻断药合用，可引起严重的低血压，其机制尚不清楚，包括芬太尼与氟哌利多合用产生的低血压。而应该使用去甲肾上腺素升压治疗。

624. 芬太尼中毒导致的肌肉强直有什么拮抗方法？

阿片类药物引起肌肉强直的确切机制还不完全清楚，有人认为阿片类药物引起的全身性肌肉强直可能是由于激活了中枢μ受体，而脊髓μ和κ受体则可减弱这种作用。研究发现这种僵直状态与大脑纹状体中的多巴胺浓度改变有关。其肌肉强直的发生是剂量依赖型的，出现肌肉强直的患者，可用肌松药或吗啡拮抗药（如纳洛酮、烯丙吗啡等）对抗。

625. 芬太尼中毒有什么特效解毒剂？

纳洛酮为阿片类拮抗剂，是芬太尼的特效解毒剂，其化学结构与吗啡相似，作用机制是具有阻断外源性阿片受体激动剂和内源性吗啡样物质的作用，阻止或逆转阿片类药物引起的呼吸衰竭。

626. 重金属中毒有何临床特征？

重金属指比重大于5的金属，约有45种，如铜、铅、锌、铁、钴、镍、锰、镉、汞、钨、钼、金、银等。尽管锰、铜、锌等重金属是生命活动所需要的微量元素，但是大部分重金属如汞、铅、镉等并非生命活动所必须，而且所有重金属超过一定浓度都对人体有毒。大部分重金属不能被生物降解，相反却能在食物链的生物放大作用下，成千百倍地富集，最后进入人体。重金属在人体内能和蛋白质及酶等发生强烈的相互作用，使他们失去活性，也可能在人体的某些器官中累积，造成慢性中毒。

（1）重金属中对人体毒害最大的有5种：铅、汞、铬、砷、镉。这些重金属在水中不能被分解，人饮用后毒性放大，与水中的其他毒素结合生成毒性更大的有机物。

（2）重金属对人体的伤害常见的有：

1）铅：伤害人的脑细胞，致癌致突变等。

2）汞：食入后直接沉入肝脏，对大脑、神经及视觉细胞破坏及大。天然水每升水中含0.01mg，就会强烈中毒。

3）铬：会造成四肢麻木，精神异常。

4）镉：导致高血压，引起心脑血管疾病；破坏骨钙，引起肾功能失调。

5）铅：是重金属污染中毒性较大的一种，一旦进入人体很难排除。直接伤害人的脑细胞，特别是胎儿的神经板，可造成先天大脑沟回浅，智力低下；造成老年人痴呆、脑死亡等。

6）铝：积累多时，造成儿童智力低下；造成中年人记忆力减退；造成老年人痴呆等。

7）钴：对皮肤有放射性损伤。

8）钒：伤人的心、肺，导致胆固醇代谢异常。

9）锑：能使银手饰变成砖红色，对皮肤有放射性损伤。

10）铊：会使人患多发性神精炎。

11）锰：超量时会使人甲状腺功能亢进。

12）锡：锡与铅是古代巨毒药'鸩'中的重要成分，入腹后凝固成块，坠人至死。

13）锌：过量时会得锌热病。

14）铁：在人体内对氧化有催化作用，但铁过量时会损伤细胞的基本成分，如脂肪酸、蛋白质、核酸等；导致其他微量元素失衡，特别是钙、镁的需求量。

这些重金属中任何一种都能引起人的头痛、头晕、失眠、健忘、精神错乱、关节疼痛、结石、癌症（如肝癌、胃癌、肠癌、膀胱癌、乳腺癌、前列腺癌）及乌脚病和畸形儿等；尤其对消化系统、泌尿系统的细胞、脏器、皮肤、骨骼、精神破坏极为严重。

627. 汞中毒主要是通过什么途径摄入？

元素汞为银白色的液态金属，常温中即有蒸发。汞中毒以慢性为多见，主要发生在生产活动中，长期吸入汞蒸气和汞化合物粉尘所致。

628. 元素汞、无机汞、有机汞中毒有何表现？

元素汞为银白色的液态金属，常温中即有蒸发。汞中毒以慢性为多见，主要发生在生产活动中，长期吸入汞蒸气和汞化合物粉尘所致。以精神-神经异常、齿龈炎、震颤为主要症状。大剂量汞蒸气吸入或汞化合物摄入即发生急性汞中毒。对汞过敏者，即使局部涂抹汞油基质制剂，亦可发生中毒。接触汞机会较多的有汞矿开采，汞合金冶炼，金和银提取，汞整流器，以及真空泵、照明灯、仪表、温度计、补牙汞合金、雷汞、颜料、制药、核反应堆冷却剂和防原子辐射材料等的生产工人。有机汞化合物以往主要用作农业杀菌剂，但毒性大，我国已不再生产和使用。

吸入高浓度汞蒸气可引起发热、化学性气管支气管炎和肺炎，出现呼吸衰竭，亦可发生急性肾衰竭。

皮肤接触汞及其化合物可引起接触性皮炎，具有变态反应性质。皮疹为红斑丘疹，可融合成片或形成水疱，愈后遗有色素沉着。

慢性中毒中职业性吸入汞蒸气或应用汞制剂可引起精神－神经症状，可先有头晕、头痛、失眠、多梦，随后有情绪激动或抑郁、焦虑和胆怯以及自主神经功能紊乱的表现如脸红、多汗、皮肤划痕征等。肌肉震颤先见于手指、眼睑和舌，以后累及手臂、下肢和头部，甚至全身；在被人注意和激动时更为明显。口腔症状主要表现为黏膜充血、溃疡、齿龈肿胀和出血，牙齿松动和脱落。口腔卫生欠佳者齿龈可见蓝黑色的硫化汞细小颗粒排列成行的汞线，是汞吸收的一种标记。肾脏方面，初为亚临床的肾小管功能损害，出现低分子蛋白尿等，亦可出现肾炎和肾病综合征。肾脏损害在脱离汞接触后有望恢复。慢性中毒患者尚可有体重减轻、性功能减退，妇女月经失调或流产以及有甲状腺功能亢进、周围神经病变。眼晶体前房的棕色光反射，认为是汞沉着引起的"汞晶状体炎"，在中毒症状消失或脱离汞接触后，这种棕色光反射仍可持久存在，是汞吸收的另一标记。

口服汞化合物引起的急性中毒，应立即洗胃。也可先口服生蛋清、牛奶或活性炭；导泻用50%硫酸镁。在洗胃过程中要警惕腐蚀消化道致穿孔可能性。常用汞的解毒剂有以下几种：

在急性汞中毒治疗过程中除应用解毒剂外还应注意水、电解质和酸碱平衡并纠正休克。出现有肾功能损害和急性肾衰竭时应避免应用驱汞药物，并应及早进行血液透析或血液灌洗，此时可同时应用驱汞药物，以减少汞对人体的毒性。

慢性汞中毒的驱汞治疗：5%二巯丙磺钠2.5～5.0ml，肌内注射，每日1次，连续3天，停药4天，为一疗程。一般用药2～3疗程。此外，二巯丁二钠和青霉胺亦为常用驱汞药物。硫胺-8-6-乙酰双氢硫辛酸甲酯硫化物，每日口服400mg，可使尿汞排泄量增加2～6倍。间－二巯基琥珀酸0.5g，每日3次，连服5天，可使尿汞排泄比治疗前增加8倍。

无机汞包括单价亚汞及二价汞。高毒性的无机汞包括氯化汞（升汞）、氯化亚汞、硝酸汞、氰化汞、雷汞等。无机汞对胃肠道除造成直接之伤害外，7%～15%会吸收进入体内。排出主要经由尿液及粪便，体内半衰期一般为40～60天。

主要临床表现为：急性口服无机汞中毒，主要以胃肠道腐蚀性伤害及肾毒性为主，可出现金属味觉、喉咙痛、恶心、呕吐、口腔及消化道溃疡、出血、腹痛、腹泻（严重者甚至并发血便）、牙龈炎、牙龈汞线、蛋白尿、血尿、急性肾衰竭。更严重者可造成低容量休克，昏迷及死亡等。

对于无机汞中毒的病患，治疗与有机汞中毒治疗原则相同，应首先给予各种急救支持治疗。治疗原则为停止暴露、肠道排毒（口服中毒时）、解毒剂及支持性治疗。严重中毒病患应转至重症监护病房（ICU）接受进一步治疗。

有机汞的来源包括环境残留（海产类产品常蓄积较大量有机汞）、饮食（如含甲基汞的鱼、被含汞杀菌剂污染的谷物等）、医药品（消毒剂、杀菌剂、防腐剂），以及职业暴露。有机汞种类多，常为烷基汞、苯基汞或烷氧基汞化合物。以毒理可分为两类：长链有机汞（如苯基汞、甲乙基汞）或烷氧基汞化合物在体内，易分解成无机汞化合物；而短链烷基汞（如甲基汞、乙基汞）键结稳定，在体内不易分解，毒性较大。

有机汞可经由肠胃、呼吸道及皮肤吸收。有机汞的肠胃吸收极佳，可达90%～95%。急性口服有机汞中毒，不常见。

主要临床表现为：①短链有机汞易穿过血脑屏障进入中枢神经，造成中枢神经损害。典型急性口服有机汞中毒初期可能于数小时出现胃肠道症状（恶心、呕吐、腹痛、食欲减退）、呼吸困难、胸闷及神经衰弱症状，持续约2～3日缓解，有些中毒患者于数星期后病情又加重，产生四肢麻木、无力、心律不齐、肝肾损害等。严重者可能产生精神异常、瘫痪、呼吸衰竭、昏迷、中枢性高热及死亡。②长链有机汞或烷氧基汞化合物毒性作用类似无机汞。中毒表现主要以胃肠道腐蚀性伤害及肾毒性为主，常见症状包括金属味觉、喉咙痛、恶心、呕吐、口腔及消化道溃疡、出血、腹痛、腹泻（严重者甚至并发血便）、蛋白尿、血尿、急性肾衰竭等。

对于有机汞中毒的病患，若已有上消化道大量出血、休克或昏迷的情形，应首先给予各种急救支持治疗。治疗原则为停止暴露、肠道排毒（口服中毒时）、解毒剂及支持性治疗。严重中毒病患应转至重症监护病房（ICU）接受进一步治疗。胃肠道排毒方法包括早期洗胃（食入2小时内），然后给予蛋清或牛奶以延缓吸收，必要时也可给泻剂（尤其在X线显示金属影像时）。其中洗胃及使用泻剂可以减少肠道毒素，但对于已有胃肠道腐蚀伤害的患者有危险性，所以其必要性应依情况而决定。若患者产生肾衰竭，必要时应安排血液透析治疗。汞中毒的解毒剂为金属螯合剂，目前主要使用于有机汞中毒的药物为DMPS或DMSA，其作用为排除体内过度蓄积的汞。由于汞中毒症状差异大，可能出现轻微中毒至死亡，因此使用时机、途径、剂量及时间应依情况而决定。DMPS、DMSA为新型药物，使用方法为静脉注射或口服，可能的副作用包括发热、皮疹、肝功能异常、头晕、低血压、胃肠道不适等，但并不常见。这些药物引起药物过敏的反应稍高，如病患在使用药物后，有任何不适，应及时调整用药。

629. 如何治疗砷中毒？

（1）急性中毒：经口急性中毒，立即进行催吐，用微温水或生理盐水、1%硫代硫酸钠溶液等洗胃（虽已口服超过6小时或已呕吐，仍应小心地洗胃）。以后给服新鲜配制的氢氧化铁解毒剂（12%硫酸亚铁溶液与20%氧化镁混悬液，在用前等量混合配制，用时摇匀），使之与砷结合成不溶性的砷酸铁，每5～10分钟服一匙，直至呕吐，停止给药。如无此药，可给活性炭悬液、牛乳或蛋清水等，再用硫酸钠或硫酸镁导泻。必要时应用血液透析。同时迅速选用特效解毒剂，如二巯基丁二酸钠、二巯基丙磺酸钠、二疏基丙醇及青霉胺等（剂量及用法同汞中毒）。静脉补液促进毒物排泄并纠正水和电解质失衡。对胃肠道症状，神经炎，惊厥以及肝、肾损害等，都应给予对症治疗。如有严重溶血，可以换血。腹部及肌肉剧烈疼痛时，可用葡萄糖酸钙静脉缓注。

（2）慢性中毒：可给青霉胺治疗。用药前收集24小时尿作尿砷定量，若＞66.5μmol（50μg），可连续用药5日，10日后依尿砷下降＜66.5μmol/24小时（50μg/24小时）的快慢，再给1～2个5日疗程。也可给予10%硫代硫酸钠静脉注射，每日1次，每次10～20mg/kg。其他为对症治疗。

如何诊断和治疗铊中毒？

（1）症状：

1）消化系统症状：经口服接触摄入铊化合物的患者会较早地出现消化系统症状，这些症状包括恶心、呕吐、食欲减退以及腹痛腹泻。此外患者还常会出现便秘。一些患者可见口腔炎、舌炎、牙龈糜烂、消化道出血等症状。一些严重的病例还可能发生中毒性肝炎。与其他重金属中毒不同，腹痛是最常见的消化道症状。

2）脱发和皮肤损伤：脱发是铊中毒的特异性症状，所有铊中毒患者都会在中毒反应发生后脱发，不仅头发脱落，胡须、腋毛和阴毛也会脱落，但是眉毛通常不会脱落。据报道，脱发症状一般发生在急性铊中毒后1～3周，最短者4天内即出现脱发。铊中毒导致的脱发，头发会成束脱落，产生斑秃。这种脱发通常是可逆的，毛发一般会在铊中毒治愈后4周左右开始再生，3个月完全恢复，但有报道称，严重的铊中毒可以导致永久性脱发。

3）神经系统症状：铊中毒最为致命的是其神经系统的毒性。早期及时治疗神经系统的损害是可逆的，但是若治疗不及时，则会遗留严重的后遗症。

铊能够引起周围神经炎，患者在中毒后12小时到1周时间内开始出现双侧下肢麻木，随即从足端部开始产生疼痛感，并随着病程进展向上蔓延，轻触患者皮肤即产生难忍的灼痛感。随后，患者将产生运动障碍，感觉下肢无力，最终发展成肌肉萎缩。

铊还会影响视神经，导致球后视神经炎、视神经萎缩以及黄斑区光反射消失。铊还会造成眼肌麻痹，上眼睑下垂，此外，由于铊的作用，患者通常会出现晶状体白色浑浊。这些因素最终导致铊中毒患者视力下降乃至完全丧失光感。

铊对中枢神经系统也有影响，患者会出现头痛、睡眠障碍、焦虑不安乃至人格改变等症状，一些患者还会出现癫病样表现，有伤人或者自伤行为出现。

（2）诊断：询问患者的病史也是诊断铊中毒的重要依据，有铊接触史，或有可能接触到铊，且具有铊中毒特征症状的患者，都有可能发生了铊中毒。但是若是故意投毒，则难以获得准确的病史，从而使诊断不易。

脱发、周围神经炎引起的下肢麻木和疼痛敏感，以及恶心、呕吐、腹部隐痛等症状同时出现，是认定铊中毒的重要线索。此外，铊中毒患者的指甲上还会出现白色横纹，称为米氏线，这是确诊铊中毒的重要依据。

上述症状多不特异，并可在相当一段时间内呈潜伏状态。但当出现不明原因的神经系统损害时，应怀疑铊中毒的可能。其中秃头和上行性外周神经病是最有特征的表现。

依靠特征症状可以诊断铊中毒，对血液、尿液、毛发、指甲、粪便、唾液等生物样本的检测是最终确诊铊中毒的依据。其中尿液的检测最为经典。由于铊在体内几乎完全经肾代谢，故而尿液中铊的浓度直接反映了患者与铊接触的状况和中毒状况。留取24小时尿液，正常情况下尿铊浓度低于5ug/L。

（3）治疗：对于铊中毒至今没有非常理想的治疗药物，临床上常用的是金属络合剂、含硫化合物、利尿药等。对铊中毒基本的治疗原则是脱离接触，阻断吸收，加速排泄。

急性铊中毒的患者，需要尽快移出污染场所，用清水清洗受到污染的皮肤，经口服接触的患者需催吐，服用4小时内的可以洗胃。因为活性炭不与金属结合，所以不主张应用。国际上较为统一的意见是应用聚乙二醇口服进行全胃肠道灌洗，以帮助消化道内的铊尽快排出。

对于慢性铊中毒患者，首先需要询问患者接触史，找到铊污染源，尽快移除铊源，解除患者与铊的解除。二巯基丙酸钠、双硫腙、硫代硫酸钠等药物可以与体内的铊发生络合，含硫化合物则会与之发生共价结合，结合后的铊能够更快速地经肾排出体外。

传统的螯合剂二巯基丙醇、依地酸钙二钠等均无效，普鲁士蓝是目前治疗铊中毒的首选药物。作用机理是可增加铊的排泄。用法为250mg/（kg·d）口服，于胃管内分2～4次给予。若患者便秘，可将药物溶解于20%甘露醇50ml内口服。

由于铊的分布容积大，血液净化治疗是不建议使用的。

 631. **常见的日用化工品中毒包括哪些？如何治疗？**

随着现代科学的发展，越来越多的化学制剂进入家庭日常生活。日用化工品一般包括家用清洁洗涤剂、消毒剂、洁厕剂、化妆品等。1990年美国毒物控制中心协会的统计表明，每年大约有6%的中毒事件由肥皂、清洁剂等引起；2%～3%由家用清洁剂引起；1%～2%由各种酸、碱（如氨和管道清洁剂）引起。这些事故以儿童为多见，大约有60%发生于5岁以下。使用及储存时发生的中毒事件较少，由于产品成分配方不当引起的中毒事件更少。如发生日用化工品中毒，诊治要点如下：

（1）家用洗涤剂：

1）皮肤刺激：用大量清水进行清洗。

2）口服中毒：保护胃黏膜。洗衣粉毒性低，无特殊解毒剂，可按上消化道碱灼伤处理，可立即饮用食醋中和并服用少量蛋清、牛奶或植物油保护胃肠黏膜。

3）防止继发呼吸道感染：保持空气洁净，做好呼吸道管理，防治ARDS发生。

4）心肝肾功能监测：密切监测心、肝、肾功能情况，预防并发症发生。

5）对症治疗：严重者酌情止痛、防治休克，及时对症处理，

（2）洁厕剂：皮肤接触者应立即用清水冲洗皮肤至少15分钟。衣服污染时要立即脱去衣服，并用水冲洗污染部位。溅入眼睛者要及时用流动水冲洗至少15分钟，冲洗时须将眼睑分开。自服者若在10分钟内，可一次口服清水1000ml或大量饮用牛奶，但如口服时间已超过10分钟，不可饮用任何液体。对于腐蚀类化学用品中毒，是否洗胃观点不一致。口服较多者，可插鼻胃管引流出胃内容物，对治疗有好处，应根据情况考虑是否洗胃。不主张使用中和剂，以防产热过量诱发呕吐。应禁食，给予H_2受体阻断剂减少胃酸分泌。蒙脱石散（思密达）对消化道黏膜有很强的覆盖保护能力，修复、提高黏膜屏障对攻击因子的防御作用，保护黏膜，减少出血。根据患者情况可给予对症支持治疗。

（3）消毒剂：各类消毒剂中毒均无特效解毒剂，发生中毒后应将中毒患者立即移离现场，脱去污染衣物，注意休息、保暖，加强监护。

1）皮肤接触有较强腐蚀性的消毒剂后，立即用大量清水反复冲洗。如环氧乙烷液体沾

染皮肤，可使用3%硼酸溶液反复冲洗。来苏尔污染皮肤后用清水反复冲洗干净，再使用硫酸钠饱和溶液湿敷4～6小时，出现红肿、水疱并伴有糜烂渗出者应按皮肤科常规处理。

2）入眼睛时，立即以大量流动清水冲洗15分钟，眼内涂抹四环素可的松眼膏、红霉素眼药膏或氯霉素眼药水。如果症状持续加重，立即请眼科医师会诊。

3）吸入中毒后，如出现咳嗽、呼吸困难等呼吸道刺激症状，及时给出道灼伤分泌物多而致呼吸困难或窒息者，应及时做气管切开，积极防治呼吸道感染。出现肺损伤，应早期足量应用糖皮质激素，必要时使用呼吸机治疗，积极防治肺水肿和呼吸道感染，保护各脏器功能。

4）口服中毒后，立即给予口服100～200ml的牛奶、生蛋清、蒙脱石散（思密达）或氢氧化铝凝胶保护消化道黏膜。一般情况下不主张洗胃、催吐、导泻及使用酸碱中和剂。如果服用了大量高浓度腐蚀性强的消毒剂，应早期细心下胃管并予以保留，避免因操作不当引起消化道穿孔。使用牛奶或氧化铝凝胶洗胃，可较好地减轻消毒剂对消化道的损害作用。每次灌入量小于100ml，最后保留胃管，防止食管狭窄。来苏尔中毒后立即口服植物油30～60ml，然后口服牛奶或氧化铝凝胶，口服含碘消毒剂后应服用大量淀粉、米汤，甲醛中毒后服用3%碳酸铵或15%乙酸铵（醋酸铵）100ml，使甲醛变为毒性较小的六亚甲基四胺。可静注高渗葡萄糖液促进毒物由尿排泄。如有脱水，酸中毒和电解质失衡时，可根据具体情况补充液体。

5）解毒剂，消毒剂中多无特效解毒剂，重金属类消毒剂中毒的解毒剂如硫基化合物：二巯基丙醇、二巯基丙磺酸钠或二巯基丁二酸钠应尽早使用。若出现明显的肾功能损害时，则疗效欠佳。在无上述解毒剂时。也可用青霉胺治疗，此药有类似二巯基丙醇的作用，疗效虽不及上述解毒剂，但可口服，毒性很小。

6）对症治疗，保护脏器功能，消毒剂中毒后可引起多脏器损害，应密切观察各脏器的功能变化，纠正水、电解质紊乱及酸碱失衡，保护内环境稳定，改善各脏器功能，防止发生循环衰竭和肾衰竭，发生过敏反应时给抗过敏药物。醇类消毒剂重度中毒时使用血液透析。

（4）化妆品中毒：

1）皮肤污染要及时用大量清水冲洗，进入眼睛后，立即用清水冲洗干净。皮肤、黏膜沾染了高浓度的护发素后彻底清洗，可先用肥皂水清洗，再用清水冲去残留的肥皂。发生过敏反应时立即停用。

2）口服：误食不含溴酸盐、硼砂的冷霜类化妆品无须处理。若摄入含有溴酸盐、硼砂的化妆品、染发剂、烫发剂、脱毛剂，应口服催吐药物或手法催吐，催吐后给患者活性炭。护发素、洗发香波中毒无须催吐。误服护发素者可服活性炭或牛奶，误服洗发香波者可给服牛奶或温开水。

3）出现中毒表现者要及时到医院就诊，无特效解毒剂。给予对症支持治疗。

 632. 氰化物中毒的病理生理机制如何？

氰化物进入体内后析出氰离子（CN^-），为细胞原浆毒，对细胞内数十种氧化酶、脱氢酶、脱羧酶有抑制作用。但主要是与细胞线粒体内氧化型细胞色素氧化酶的三价铁结合，阻止了氧化酶中三价铁的还原，也就阻断了氧化过程中的电子传递，使组织细胞不能利用氧，形成了细胞内窒息。此时，血液中虽有足够的氧，但不能为组织细胞所利用。故氰化物中毒时，静脉血呈鲜红色，动静脉血氧差从正常的4%～6%降至1%～1.5%。由于中枢神经系统对缺氧最为敏感，故首先受累，尤以呼吸及血管运动中枢为甚。氢氰酸本身还可损害延脑呼吸中枢及血管运动中枢。由于组织缺氧和中枢神经系统的损害，中毒开始时，延脑的呕吐中枢和呼吸中枢、迷走神经、扩瞳肌及血管运动神经均呈兴奋，其后转为抑制、麻痹。呼吸麻痹是氰化物中毒最严重的表现。某些腈类化合物在体内不释放CN，但其本身具有对中枢神经系统的直接抑制作用，或具有强烈的呼吸道刺激作用或致敏作用（如异氰酸酯类、硫氰酸酯类等）。氰酸盐对消化道有腐蚀性。口服致死量氢氰酸为0.06g，氰酸盐0.1～0.3g。成人服苦杏仁40～60粒，小儿服10～20粒可引起中毒，甚至死亡。

633. 氰化物中毒的临床表现有哪些？如何诊断？

一般吸入中等浓度氰化物中毒表现可分为四期：

（1）前驱期（刺激期）：吸入者可感觉眼、咽喉及上呼吸道刺激性不适，呼吸增快，呼出气有苦杏仁味，头晕、恶心。很快出现口腔、咽喉感觉障碍及麻木，尤以舌尖部更为显著，并有流泪、流涎、恶心、呕吐、头痛、乏力、耳鸣、胸闷及便意。一般此期短暂，不超过10分钟，如将患者迅速转移至新鲜空气处，上述症状可以消失。

（2）呼吸困难期：紧接上期出现胸部紧迫感、呼吸困难、心悸、血压升高、脉快、心律不齐，瞳孔先缩小后散大。眼球突出，视、听力减退，有恐怖感，意识模糊至昏迷，时有肢体痉挛，皮肤黏膜呈鲜红色。

（3）惊厥期：患者出现强直性或阵发性痉挛，甚至角弓反张，大小便失禁，大汗，血压下降，呼吸有暂停现象，常并发肺水肿和呼吸衰竭。

（4）麻痹期：全身肌肉松弛，感觉和反射消失，呼吸浅慢，甚至呼吸停止；但心跳减慢常可维持一段时间，随后心搏停止而死亡；若能抢救及时，可制止病情进展。

急性氰化物中毒，在工业生产中极少见。多由于意外事故或误服而发生。口服大量氰化物，如口服50～100mg氰化钾（钠），或短期内吸入高浓度的氰化氢气体（浓度＞200mg/m³），可在数秒钟内突然昏迷，造成"闪电样"中毒，甚至在2～3分钟内有死亡的危险。因此，诊断要迅速果断，应先立即进行急救处理，然后再进行检查。根据职业史和临床表现不难做出诊断。此外，患者口唇、皮肤及静脉血呈鲜红色，呼出气体有苦杏仁味，尿中硫氰酸盐含量增加（正常人不吸烟者平均值为3.09mg/L，吸烟者平均值为6.29mg/L），可供诊断参考。

634. 氰化物中毒需要进行高压氧治疗吗？

既往认为窒息性气体中毒机制是细胞呼吸酶失活，输氧无助于缺氧状态的改善。近来的研究证明，高流量吸氧可使氰化物与细胞色素氧化酶的结合逆传，并促进硫代硫酸钠与氰化物结合生成硫氰酸盐。有条件应尽早使用高压氧疗法。高压氧治疗对氰化物中毒有肯定疗效和预防作用。其治疗机制为：加速氰化物解毒；迅速纠正机体缺氧状态。如氰化物中毒起病急剧、病情危重，一经发现应立即进行常规治疗，同时进行开舱准备。对病情危重，缺氧改善不满意，肺水肿、脑水肿控制不理想者，可每日进行2次高压氧治疗，直至病情稳定再改为每日1次。

635. 氰化物中毒的解毒剂是如何起效的？临床上如何应用？

氰化物中毒最有效的解毒剂为亚硝酸盐。

（1）解毒机理：高铁血红蛋白形成剂如亚硝酸盐可使血红蛋白迅速形成高铁血红蛋白，后者三价铁离子能与体内游离的或已与细胞色素氧化酶结合的氰基结合形成不稳定的氰化高铁血红蛋白，而使酶免受抑制。氰化高铁血红蛋白在数分钟又可解离出氰离子，故需迅速给予供硫剂如硫代硫酸钠，使氰离子转变为低毒硫氰酸盐而排出体外。

（2）使用方法：

1）立即将亚硝酸异戊酯1～2支（0.2～0.4ml）包在清洁的布内压碎，给予吸入15～30秒，5分钟后可重复1次，总量不超过3支。小儿每次剂量为1支。本药用后在体内只形成少量变性血红蛋白，故仅作为应急措施。

2）3%亚硝酸钠10～15ml静注，每分钟注入2～3ml。小儿给予6～10mg/kg。以上两药均能降低血压，有循环障碍者慎用。

3）用同一针头以同一速度注入25%～50%硫代硫酸钠20～50ml。小儿给予0.25～0.5g/kg。必要时1小时后重复半量或全量，以后酌情重复使用。轻度中毒者单用此药即可。

636. 食物中毒常见病因有哪些？

食物中毒又称食源性疾病，泛指所有因为进食了受污染食物、致病细菌、病毒，又或被寄生虫、化学品或天然毒素感染了的食物而引起的疾病。

食物中毒发病为非传染性的急性、亚急性疾病，可区别于其他食源性疾患。1994年中国卫生部颁发的《食物中毒诊断标准及技术处理总则》从技术上和法律上明确了食物中毒的定义。食物中毒既不包括因暴饮暴食而引起的急性胃肠炎、食源性肠道传染病和寄生虫病，也不包括因一次大量或者长期少量摄入某些有毒有害物质而引起的以慢性毒性为主要特征（如致畸、致癌、致突变）的疾病。

637. 各种细菌性食物中毒的临床特点是什么？

见表5-3。

表5-3　各种细菌性食物中毒的临床特点

细菌类别	潜伏期	污染食物	临床表现	发热	腹痛	腹泻	呕吐	脱水
沙门菌属	一般4～24小时，最长可达2～3天	肉类、禽蛋类	先有腹痛呕吐，继而腹泻	多有	轻	水样便，很少带脓血，量多	多数有	轻、中度
副溶血弧菌	6～20小时	海产品、腌渍品	先有腹痛发热，继而有腹泻，部分患者伴有呕吐	有	重	水样便，带脓血或血水	较轻	轻、中度
变形杆菌属	胃肠型3～20小时，过敏型0.5～2小时	隔夜剩饭菜、肉类、鱼类	胃肠型：腹痛、呕吐、腹泻；过敏型：皮肤潮红、头痛、头晕、荨麻疹	低热	轻	黄色水样便，可带黏液	较轻	轻、中度
蜡样芽孢杆菌	肠毒素1～2小时，细菌8～16小时	隔夜剩饭菜、肉类、乳类	呕吐、腹痛及腹泻	无	轻	水样便	较重	无
大肠埃希菌	2～20小时，多数患者为4～6小时	隔夜剩饭菜、肉类、乳类	先有食欲缺乏，继而腹痛及腹泻	低热	轻	水样便或黏液样便	罕见	轻度
金黄色葡萄球菌	0.5～5小时	淀粉食物、肉类、乳类	先有恶心头痛，继而腹痛及呕吐	无	轻	黄色水样便，量少	剧烈	轻度
肉毒杆菌	1～2天，最长可达一周左右	罐头食品、密封食品、豆制品、蜂蜜	突然发病，主要为中枢神经系统症状，如乏力、头痛、眼睑下垂、吞咽困难、尿潴留等	无	无	无	无	无

638. **食物中毒的诊断要点有哪些？**

食物中毒的诊断标准有5条：

（1）中毒患者在相近的时间内均食用过某种共同的中毒食品，未食用者不中毒，停止食用中毒食品后，发病很快停止。

（2）潜伏期较短，发病急剧，病程也较短。

（3）所有中毒患者的临床表现基本相似。

（4）一般无人与人之间的直接传染。

（5）食物中毒的确定应尽可能有实验室诊断资料，未能取得实验室诊断资料时，可判定为原因不明食物中毒。

639. **集体食物中毒发生后的法定报告人、报告方式、时限要求和报告内容分别是什么？**

一旦出现食物中毒患者，为及时控制食物中毒的蔓延和事态的扩大，确定中毒原因，分析发生的规律，采取防治措施及调查取证和追究肇事者的法律责任，《中华人民共和国食品卫生法》和卫生部颁布的《食物中毒调查报告办法》对食物中毒报告做出明确要求。

法定报告人是发生食物中毒的单位（包括造成食物中毒的单位和中毒患者发生的单位）和接收患者进行治疗的单位（各级各类医疗卫生机构）。受害者（中毒患者）及其知情人的举报，虽然不是法定的报告人，但也是报告的一个重要途径。

报告人应当在出现疑似食物中毒病例后立即向所在地的卫生行政部门报告，最常用的报告方式是电话和电子邮件，要求在4小时内报告。对100人以上集体性食物中毒或有死亡病例的重大食物中毒要求逐级上报，在48小时内报至卫健委。

报告内容包括中毒单位、地址、中毒发生的时间、中毒人数、可疑中毒食品、主要的临床症状和患者所在的医疗机构名称、地址等。要求报告的内容尽量详细，为开展调查提供线索。

 肉毒中毒常见中毒途径有哪些？

肉毒中毒又称肉毒毒素中毒，肉毒中毒有5种中毒途径：食源性、肠道感染、伤口途径、医源性、呼吸道吸收。其中，食源性途径中毒是常见的中毒方式，食品在制作过程中被肉毒梭菌芽胞污染，制成后未彻底灭菌，芽胞在厌氧环境中发芽繁殖，产生毒素，食用前未加热烹调，食入已产生的毒素而发生肉毒中毒。而其他类型相对少见。

 肉毒中毒的诊断标准？

（1）临床诊断标准：

1）患者可疑食物进食史，群体发病。

2）典型的眼部症状，口咽肌、四肢肌受累，呼吸肌无力，特别是序贯发生，无感觉神经障碍。

3）排除其他神经系统疾病如格林-巴利综合征，重症肌无力，脑血管病等。

（2）进一步确诊标准：

1）血清学证据，有条件时做毒素分型。

2）微生物学检查方法，如免疫学检测可以直接从食物、呕吐物、粪便及血清中检测到肉毒毒素；或分子生物学方法，如PCR技术，可快速、灵敏检测出肉毒杆菌。

3）具备条件，无搬动禁忌证者应行肌电图检查，肌电图特点肌肉动作电位波幅减低，高频重复刺激波幅递增至少100%，低频重复刺激波幅递减至少10%。

 肉毒抗毒素在中毒患者中如何使用？

与肉毒中毒患者同食者，或所进食物中检出肉毒梭菌外毒素尚未发病时，应皮下或肌内注射多价肉毒抗毒素0.5万～1万U作为预防。对已知型的可注射同型肉毒抗毒素

1000～2000U。

（1）轻度：A、B型抗毒素各1万单位肌注或静滴，每12小时1次；潜伏期短，估计病情有可能进展者，A、B型抗毒素各2万单位肌注或静滴，每12小时1次；一般连用3～5天，明显好转减半继续应用2天。病情无好转，逐渐减量，通常应用不少于5～7天。

（2）中度：A、B型抗毒素各2万单位肌注或静滴，每12小时1次；潜伏期短，估计病情有可能进展者，A、B型抗毒素可适当加量，一般连用5天以上，病情无恶化，逐渐减量，通常应用不少于7～10天。明显好转者减半应用2天。

（3）重度：A、B型抗毒素各2万单位肌注或静滴，每12小时1次；极重型者A、B型抗毒素可适当加量，一般连用5天以上，明显好转减半后继续应用5天。病情无好转，逐渐减量，通常应用不少于21天。

643. 肉毒中毒的病情分级？

肉毒中毒分为轻度、中度、重度及极重度四级。

（1）轻度：仅有眼肌受累症状，如视力减退、视物不清、远视或近视，闭目无力，畏光，上眼睑下垂、复视、斜视、瞳孔扩大及对光反应迟钝等，可伴有头痛、眩晕、全身乏力等一般症状，个别患者有恶心、腹痛、腹泻等消化道症状。

（2）中度：除了眼肌受累外，口咽部肌肉受累，出现张口、咀嚼、吞咽困难、不能示齿、鼓腮、鼻唇沟变浅、构音障碍、言语不清、失声、咽干、咽喉部紧缩感、流涎等。

（3）重度：在以上症状基础上有呼吸肌受累表现，出现胸闷、憋气、发绀以至周围性呼吸衰竭，危及生命。

以上所有患者均可有骨骼肌不同程度的受累，当骨骼肌和呼吸肌完全受累者称之为极重度。

644. 霉变甘蔗中毒的临床表现有哪些？

口服霉变甘蔗后可出现胃肠道症状及中枢神经系统症状体征，轻重不一，多以胃肠道为首发症状。中毒潜伏期为10分钟至48小时，一般2～5小时，潜伏期越短，病情越重。轻者仅有胃肠道症状或轻微的头痛、头晕等，为一过性改变，重则可出现抽搐、昏迷甚至死亡。其症状轻重与毒素含量及个体差异有关，年龄越小，发病越急，病死率越高。

根据其中毒程度做如下分类：

（1）轻度中毒：进食霉变甘蔗量小，主要以恶心、呕吐、腹痛、腹泻等胃肠道症状为主。也可出现头痛、头晕、视物模糊等轻度神经系统症状，一般恢复较快。

（2）中度中毒：胃肠道症状及中枢神经系统病变症状均加重，如抽搐，意识不清、运动性失语，双目凝视或上翻、眼球震颤、幻视、瞳孔改变，肌张力增高、四肢瘫痪等。脑脊液常规及生化检查无异常。眼底正常或有视网膜水肿，眼底静脉充盈。此型中毒患者可于1～2周逐渐恢复，常留有语言、意识及运动障碍等后遗症。

（3）重度中毒：症状体征进一步加重，患者主要表现为深昏迷和癫痫持续状态。体温早期正常，以后可升高。病程中常发生血尿、柏油样便、肺水肿、呼吸衰竭等，1～3日内死亡。生存者多遗留严重的神经系统后遗症。

 645. **毒蕈中毒根据临床表现可分为哪几种类型？**

毒蕈（毒蘑菇）中毒的临床表现复杂多样，根据其损害主要脏器的不同，过去将毒蘑菇中毒分为4型：胃肠炎型、神经精神型、溶血型和急性肝损型（多脏器损害型）。随着研究的深入和病例观察的积累，目前多数医学界认可，毒蘑菇中毒常见有7型，增加急性肾衰竭型、横纹肌溶解型和光过敏性皮炎型。但蘑菇所含毒素复杂，几乎可对所有组织器官造成伤害，器官损伤常交叉存在，有待不断总结与补充。

（1）胃肠炎型：几乎所有的毒蕈中毒首先表现为轻重不一的胃肠炎，为临床上最常见的类型。引起此型中毒的毒蘑菇很多，如红菇、乳菇、牛肝菌、青褶伞属等。潜伏期比较短，一般小于2小时，少数可达6小时。临床表现表现为恶心、呕吐、腹痛、剧烈腹泻呈水样泻，有时带血，如及时抢救治疗，多数恢复迅速，预后较好。严重者可因失水过多导致水、电解质紊乱和循环衰竭。

（2）神经精神型：多由食用鹅膏菌属、丝盖伞属、小菇属、裸盖菇属、裸伞属等中一些毒蘑菇等引起。发病快，潜伏期一般小于2小时。临床表现早期可有无力、恶心、呕吐、腹痛、腹泻等，随后出现瞳孔缩小、多汗、流涎、心率缓慢等毒蕈碱样症状；重症患者出现兴奋、谵妄、精神错乱、幻觉、抽搐、昏迷等表现。误食花褶伞、橘黄裸伞、小美牛肝菌或华丽牛肝菌等中毒者，多出现幻觉、狂笑、手舞足蹈、共济失调，形如醉汉，"小人国幻觉"（满视野可见小人在空中飞翔、舞蹈）是其典型表现，闭眼时幻觉更鲜明。部分患者有迫害妄想等类似精神分裂症表现。精神症状也可单独出现。也有发生类似多发性神经炎的中毒性轴索病。此型一般预后良好。

（3）溶血型：多见于误食桩菇属、红角肉棒菌等引起。潜伏期多在30分钟至3小时，临床表现除胃肠炎症状外，还有溶血表现，如腰部疼痛、无力、黄疸、血红蛋白尿、贫血、肝大、脾大、急性肾损害等，严重者发生急性肾衰竭，甚至死亡。

（4）中毒性肝损型：多为误食鹅膏菌属、盔孢菌属、环柄菇属等中一些毒蘑菇所引起。潜伏期数小时至30小时。通常大于6小时，一般10～14小时。临床表现最初表现为胃肠炎症状，多数持续1～2天后缓解。患者一般情况好转，症状缓解可持续1～2天，称为假愈期。此时患者几乎没有症状，或者仅有乏力、饮食差等，而此时血清转氨酶已经升高。随后约36～48小时后出现典型表现：恶心、呕吐、腹部不适、食欲缺乏、肝区疼痛、肝脏增大和压痛，出现黄疸和出血倾向，凝血酶原时间延长。重症患者可出现"胆酶分离"，提示预后不良。少数患者病情迅速恶化，初为胃肠道症状，继则出现休克、抽搐、呼吸衰竭、全身广泛性出血、昏迷等症状，称暴发型，常于1～2天内突然死亡。轻症患者一般在2～3周后进入恢复期，中毒症状逐渐消失。本型是毒蕈中毒中最严重的一型，常常导致肝、肾、心、脑等多器官功能损伤或衰竭，病死率很高，可达50%～90%，故又称"多脏器损伤型"。

（5）急性肾衰竭型：引起此型的为鹅膏菌属、丝膜菌属的部分毒蘑菇。此型潜伏期通常大于6小时，早期出现消化道症状，随后表现为少尿或无尿，血肌酐、尿素氮升高，急性肾功能衰竭，严重者可致死。

（6）横纹肌溶解型：此型由进食亚稀褶红菇和油黄口蘑等引起，潜伏期10分钟至2小时不等，表现为恶心呕吐，乏力，四肢酸痛，肌肉压痛，尿色深（肌红蛋白尿），肌酸激酶急剧增加等，后期可致急性肾衰竭，可因呼吸循环衰竭而死亡。

（7）光过敏性皮炎型：引起此型的为污胶鼓菌，叶状耳盘菌等。本型潜伏期较长，最短3小时，通常为1～2天，表现为日晒后在颜面，四肢出现突发皮疹，自觉瘙痒等光敏性皮炎症状，此型一般预后良好。

 毒蕈中毒有特效解毒剂吗？临床上常可以应用哪些药物？

毒蕈中毒目前尚无特效解毒剂，但以下药物对毒蕈中毒，尤其是急性鹅膏毒肽相关中毒患者应该有一定效果，共识建议可以据病情需要合理联合应用。

（1）巯基络合剂：作用机制可能是此类药可与某些毒素结合，使毒素活力减弱。共识推荐用法：①二巯丙磺钠注射液0.125～0.250g肌内注射，每6小时1次，症状缓解后改为每12小时注射1次，5～7天为一疗程；②二巯丁二钠注射液0.125～0.250g肌内注射，3～4次/天，连续5～7天。

（2）水飞蓟素：可与肝细胞运输蛋白结合，阻断毒素经肝细胞再摄取，降低肝肠循环，拮抗鹅膏毒肽对RNA聚合酶Ⅱ的抑制作用，还有抗炎、抗氧化及抗凋亡作用。推荐用于出现肝功能损害的蘑菇中毒，特别是鹅膏毒肽相关中毒患者，用法：水飞蓟素注射液20～50mg/（kg·d），连续应用2～4d。水飞蓟素胶囊：35mg/（kg·d），分3次口服。

（3）N-乙酰半胱氨酸（NAC）：能降低α鹅膏毒肽诱导的人肝脏细胞氧化应激和细胞凋亡水平，并能清除活性氧及恢复肝内谷胱甘肽活性，推荐用法：先以150mg/kg剂量NAC加入5%葡萄糖200ml，静脉滴注大于15分钟。随后，50mg/kg剂量NAC加入5%葡萄糖500ml，静脉滴注大于4小时。然后，100mg/kg剂量NAC加入5%葡萄糖1000ml，静脉滴注大于16小时。亦可应用口服制剂：2克/次，每8小时口服1次，直至症状消失。

（4）大剂量青霉素G：认为青霉素G可通过抑制DATP1B3受体，阻止毒素转运。青霉素G还可与血浆蛋白结合，置换已结合的毒素，加速毒素排出。共识推荐用法：青霉素G每天每千克体重30万～100万单位，连续应用2～3d。

（5）灵芝煎剂（GGD）：灵芝中含有三萜类化合物，有护肝、减轻氧化应激及细胞凋亡作用，共识推荐用法：200g灵芝加水煎至600ml，200毫升/次，3次/天，连续7～14天。

（6）阿托品等抗胆碱药物：可拮抗毒蕈碱的毒性作用，对主要为含毒蕈碱的毒蕈中毒（如捕蝇蕈、斑毒蕈等）有较好疗效，凡出现胆碱能神经兴奋症状者均应及早使用。如病情轻重，给予阿托品0.5～1mg皮下注射或肌内注射，每半小时至6小时1次，必要时可加大剂量或静脉注射。

647. 如何对毒蕈中毒患者进行病情评估？

建议结合HOPE6评分（表5-4）和TALK评分（表5-5）对拟诊蘑菇中毒患者进行初步评估和再评估，将蘑菇中毒病情分为致死性和非致死性两类。

表5-4 蘑菇中毒初次评估——HOPE6评分表

项 目	描 述	得分
病史 （history，H）	明确有蘑菇食用史	1
器官功能损害 （organ damage，O）	生命体征不稳定或出现肝、肾、凝血等 器官功能损害的一项或多项	1
识图及形态辨别 （picture identification，P）	实物或图片对比，鉴定为致死性蘑菇种类	1
症状出现时间 （eruption of system＞6小时）	进食蘑菇后发病潜伏期超过6小时	1

表5-5 蘑菇中毒再评估——TALK评分表

项 目	描 述	得分
毒物检测（toxicant identification，T）	毒物检测明确为致死性毒素类型，如鹅膏毒肽	1
出凝血障碍（APTT extension，A）	出凝血障碍，尤其APTT、PT、TT延长	1
肝功能损害（liver dysfunction，L）	肝功能损害，AST、ALT升高，PTA下降	1
肾功能损害（kindey dysfunction，K）	血肌酐、尿素氮进行性升高	1

存在下列情形，应考虑致死性蘑菇中毒：①初次评估HOPE6评分≥2分；②初次评估HOPE6评分＜2分，而后续再评估TALK评分≥1分；③蘑菇样本经实验室鉴定明确为致死性蘑菇种类，或送检样本中检测到鹅膏毒肽等致死性毒素。

若初次评估HOPE6评分＜2分且后续再评估TALK评分持续＜1分，考虑非致死性蘑菇中毒。

648. 河豚毒素中毒的主要致病机制是什么？

河豚毒素（tetrodotoxin，TTX）主要中毒机制是阻遏神经和肌肉的传导。TTX除直接作用于胃肠道引起局部刺激症状外，TTX是典型的钠离子通道阻断剂，它能选择性与肌肉、神经细胞的细胞膜表面的钠离子通道受体结合，阻断电压依赖性钠离子通道，继而导致与之相关的生理活动障碍，主要是神经肌肉麻痹：毒素作用于脑干、运动神经、感觉神经和自主神经系统，引起中枢神经、肌肉神经、心血管和胃肠道功能障碍等临床表现。先引起感觉障碍，后导致运动神经麻痹、呼吸肌麻痹，最终导致周围性呼吸衰竭。严重者可出现脑干麻痹，导致中枢性呼吸、循环衰竭。

此外，TTX尚可阻断心脏的快速钠通道，使细胞失去兴奋性，引起心律失常，毒素亦可作用于胃肠黏膜和血管神经中枢，引起胃肠炎。

 649. 进食河豚肉后，患者自觉不适来诊，如何处理？

河豚鱼有毒成分主要为河豚毒素（TTX），一般是进食或误食含TTX的鱼类后出现的食物中毒。一般潜伏期短，食用后10分钟至3小时内发病，潜伏期越短，中毒越重，预后也越差。

（1）主要临床表现：

1）胃肠道症状：首先出现胃部不适，恶心，呕吐，腹痛及腹泻，便血等症状。

2）神经麻痹症状：早期出现局部症状如口唇、舌尖、指端麻木；继而全身麻木，四肢无力，眼睑下垂，行走困难，肌肉软瘫，痛觉及腱反射减低或消失，呼吸浅而不规则；严重者呼吸困难，言语障碍，血压下降，瞳孔先缩小后散大；最后呼吸麻痹，呼吸循环衰竭，往往在数小时内死亡。从发病到死亡，多数患者神志清醒。

（2）诊断依据：主要靠进食河豚史和上述临床表现，同时进食者有相似症状可以佐证。有条件者可行毒物分析。

（3）治疗方法：

1）首先需要评估患者呼吸、循环、意识及神经肌肉麻痹情况，言语困难、吞咽困难、血压下降患者急送抢救室，心电、血氧监护，注意保持气道通畅，出现呼吸困难者应进行气管插管建立人工气道。循环不稳定者积极补液、稳定生命体征。

2）清除体内尚未吸收的毒物，包括催吐、洗胃、导泻、灌肠等。

3）促进已吸收毒物排出：补液、利尿促进毒物代谢，必要时行血液净化治疗。

4）解毒治疗：尚无特效解毒剂，但可应用相应药物以拮抗毒素对人体的毒性作用。如应用阿托品（1～2mg）、东莨菪碱（0.3～0.6mg）等，可拮抗毒素对心脏的毒性作用及对抗毒素对横纹肌的抑制作用；肌注1%盐酸士的宁2～3mg，可拮抗毒素对运动麻痹的作用等。重症患者可适当应用糖皮质激素。

5）对症支持治疗：血压下降者适当补液或应用升压药，出现呼吸衰竭者可予吸氧、呼吸兴奋剂，必要时机械通气辅助呼吸。针对消化道出血、吸入性肺炎、肝肾功能异常等并发症进行相应处理。

 650. 河豚毒素中毒临床严重程度如何分度？

福田氏将河豚毒素中毒按临床表现分为四度：Ⅰ度：感觉麻痹（口唇及口周、舌尖），恶心呕吐；Ⅱ度：感觉迟钝（皮肤知觉、本体感消失），共济失调，味觉消失，腱反射正常；Ⅲ度：运动障碍（骨骼肌麻痹），言语障碍（声带麻痹），吞咽困难，紫绀，血压下降，意识尚清楚；Ⅳ度：意识不清，血压明显下降，呼吸、心搏骤停而死亡。

 四季豆中毒的病理生理机制是什么？

四季豆，又称豆角、菜豆、芸扁豆，梅豆角，菜豆角，泥鳅豆等。作为菜肴营养丰富，味道可口，但若烹炒不熟，难以去掉其所含的亚硝酸盐、皂甙和胰蛋白酶抑制物质，这些成分具有毒性，所以食用未炒熟透的四季豆可发生四季豆中毒（bean of four seasons poisoning）。

四季豆含的毒性物质包括：

（1）豆素：为一种毒蛋白，含于各种食用豆类中，具有凝血作用，须经长时间煮沸才可破坏；

（2）皂素：对黏膜有强烈的刺激性，并含有能破坏红细胞的溶血素，此种毒素常含于豆荚（外面的皮）中。此外，四季豆若放置24小时或更久，其亚硝酸盐的含量大为增加，后者使血液中的血红蛋白形成大量的高铁血红蛋白，不能与氧结合而失去携氧能力，导致全身缺氧、发绀等。

 四季豆中毒的临床表现及诊断要点？

（1）四季豆中毒的临床表现：四季豆中毒潜伏期1～5小时。中毒者可有恶心、呕吐、腹痛、腹泻、腹胀、头痛、头晕，部分患者有出冷汗、肢体麻木、畏寒等临床症状，严重者可伴有脱水、电解质紊乱、甚至并发消化道出血，也有患者出现口唇发绀，呼吸困难，心悸气短，疲乏无力等表现。由于四季豆所含的皂素须在100℃以上才能破坏，故在食用前未经充分烧煮，进入胃肠道后，即对胃肠黏膜发生强烈的刺激作用，呕吐、腹泻明显，减少了毒素吸收，故中毒表现为发病急骤、病程较短、预后较好，很少出现溶血或凝血现象。

（2）诊断要点：①病史：急性中毒大多发生在秋季，有食入烹制未熟透的四季豆史。②临床表现：见上述"临床表现"部分。③毒物检测：食物、呕吐物中检出豆素和/或皂素成分。④以上几点可以确诊四季豆中毒并与其他食物中毒相鉴别。

 亚硝酸盐中毒常见吗？什么情况下容易亚硝酸盐中毒？

亚硝酸盐中毒（nitrite poisoning）既往多是由进食较多含有硝酸盐的蔬菜和苦井水、蒸锅水等引起的肠源性发绀，近年来则多见因误将亚硝酸钠当作食盐使用而致中毒，且常为群体性中毒。

主要为亚硝酸钠（钾），多为白色结晶性粉末，味微咸或稍带苦味，易溶于水。工业上用亚硝酸钠作金属表面处理或用作某些有机物（如染料）合成的原料，罕有发生中毒者。亚硝酸钠（钾）也用于食品加工及防腐，可因误用误食而致急性中毒。某些蔬菜如青菜、小白菜、韭菜、卷心菜、莴苣、甜菜、萝卜叶等，野菜如灰菜、荠菜均含有丰富的硝酸盐（50～150mg/dl）和微量的亚硝酸盐（0.2～0.5mg/dl），新鲜腌渍的咸菜和变质熟剩菜，由于硝酸盐还原菌的作用，使其所含的无毒的硝酸盐还原为有毒的亚硝酸盐（其含量可高达5mg/dl以上），食用此类蔬菜后可引起中毒；其次当肠道功能紊乱、胃酸减少等原因，使肠内硝酸盐还原菌（其中大肠埃希菌和沙门菌还原硝酸盐为亚硝酸盐的能力最大）大量繁殖，能使大量硝酸盐还原为亚硝酸盐，因此更易引起中毒；大量饮用硝酸盐含量过高的井水（尤其是苦井水）、笼锅水，或是腌咸肉或烧煮卤味时加亚硝酸盐过多（硝肉），食后也可引起中毒。此外，营养不良、贫血、寄生虫感染等与硝酸盐类的还原均有密切关系。

 亚硝酸盐中毒的中毒机制和临床表现是什么？

（1）亚硝酸盐中毒的病理生理毒理学特点：亚硝酸盐毒性较大，摄入量达0.2～0.5g时即可引起中毒，最小致死量为1.0～5.0g。由于亚硝酸盐与血红蛋白的作用，使正常的Fe^{2+}氧化成Fe^{3+}，形成高铁血红蛋白而失去携氧能力；同时还阻止正常氧合血红蛋白释放氧，因而造成了各种组织的缺氧。临床上突出表现为皮肤、黏膜呈青紫色及其他缺氧症状，且与肠源性有关，故又名肠源性青紫症。口服亚硝酸钠部分于胃中转化为亚硝酸，后者再分解出一氧化氮，引起胃肠道刺激症状。亚硝酸钠对中枢神经系统，尤其对血管舒缩中枢有麻痹作用，其还能直接作用于血管平滑肌，有较强的松弛作用而致血压降低。

（2）亚硝酸盐中毒的临床表现：发病常急骤，多在食后0.5～3小时发病（短者仅10～15分钟，长者可达20小时）。主要中毒症状为缺氧表现，如头晕、头痛、乏力、心悸、气促、恶心、呕吐及发绀（尤以口唇、指端更明显）；继而可出现烦躁、嗜睡、呼吸困难、血压降低、肺水肿、心律失常、惊厥、昏迷、呼吸与循环衰竭。静脉注射亚硝酸钠过量中毒几乎立即发病，血管松弛、血压下降和高铁血红蛋白血症所致的缺氧表现均甚明显，但此类病例十分罕见。临床表现与高铁血红蛋白浓度有关：高铁血红蛋白达血红蛋白总量的10%～15%时，口唇、指甲及全身皮肤黏膜呈紫黑色、蓝灰或蓝褐色，与呼吸困难不成比例；高铁血红蛋白达30%以上时，主要表现为头痛、头晕、耳鸣、心动过速、反应迟钝，精神萎靡、乏力等；升至50%时，患者可有心悸、气急、恶心、呕吐、腹痛腹泻、心动过速、出冷汗等；如进一步增加，患者可发生休克、心律失常、肺水肿、惊厥甚至昏迷，如不及时抢救，可危及生命。

 亚硝酸盐中毒的诊断和鉴别诊断？

（1）病史：有误食误用亚硝酸盐制剂如亚硝酸钠史，或进食大量上诉蔬菜和饮用含亚硝酸盐的井水史。多见于儿童及胃肠功能不全者，春季发病较多。同食者多人出现相似中毒症状。

（2）临床表现：发病常急骤，多在食后0.5～3小时发病（短者仅10～15分钟，长者可达20小时）。主要中毒症状为缺氧表现，如头晕、头痛、乏力、心悸、气促、恶心、呕吐及发绀（尤以口唇、指端更明显）；继而可出现烦躁、嗜睡、呼吸困难、血压降低、肺水肿、心律失常、惊厥、昏迷、呼吸与循环衰竭。静脉注射亚硝酸钠过量中毒几乎立即发病，血管松弛、血压下降和高铁血红蛋白血症所致的缺氧表现均甚明显，但此类病例十分罕见。临床表现与高铁血红蛋白浓度有关：高铁血红蛋白达血红蛋白总量的10%～15%时，口唇、指甲及全身皮肤黏膜呈紫黑色、蓝灰或蓝褐色，与呼吸困难不成比例；高铁血红蛋白达30%以上时，主要表现为头痛、头晕、耳鸣、心动过速、反应迟钝，精神萎靡、乏力等；升至50%时，患者可有心悸、气急、恶心、呕吐、腹痛腹泻、心动过速、出冷汗等；如进一步增加，患者可发生休克、心律失常、肺水肿、惊厥甚至昏迷，如不及时抢救，可危及生命。

（3）其他：若患者同时有沙门菌和致病性大肠埃希菌感染，则可合并存在亚硝酸盐食物中毒和细菌性食物中毒，诊断时应予注意。还应注意排除苯的氨基和硝基化合物，农药杀虫脒、氯酸钠、除草醚等能引起高铁血红蛋白血症的化合物中毒。血高铁血红蛋白的测定有助于急性亚硝酸盐中毒的诊断，确诊有赖呕吐物或食物中亚硝酸盐的检测。

656. 亚硝酸盐中毒时如何使用亚甲蓝？

亚硝酸盐中毒的突出临床表现为发绀、呼吸困难；其病情程度与测定的高铁血红蛋白水平成正比。高铁血红蛋白是血红蛋白的氧化状态，是不能携带氧气的，因此可以导致缺氧。高铁血红蛋白血症还可见于应用硝酸酯类、局部麻醉药等过程中。亚甲蓝是其特效解毒剂。

（1）适应证：用于亚硝酸盐、苯的硝基化合物，杀虫脒、伯氨喹啉、非那西汀等药物中毒引起的重症高铁血红蛋白症。当症状轻微或高铁血红蛋白水平低于30%，仅需停止毒物接触和吸氧治疗。但若出现严重的表现，如昏迷、抽搐、呼吸抑制、低血压、代谢性酸中毒等，或高铁血红蛋白水平高于30%，此时要应用亚甲蓝。

（2）用法与用量：亚甲蓝宜小剂量应用，具体治疗方法为1～2mg/kg（50～100mg），加入5%葡萄糖20～40ml中于10～15分钟内缓慢静注。如症状不缓解，必要时1～2小时后可重复1次。亚甲蓝一般只在重症患者中使用。使用亚甲蓝时需要小剂量，因为小剂量亚甲蓝进入机体后即被组织内的还原型辅酶Ⅰ脱氢酶还原为还原型亚甲蓝，起到还原剂的作用，使高铁血红蛋白还原为血红蛋白，从而改善缺氧状态；当大量亚甲蓝（尤其是＞15mg/kg）快速进入人体后，还原型辅酶Ⅰ脱氢酶不能使其全部还原为还原型亚甲蓝，此时亚甲蓝则为氧化剂，可直接将血红蛋白氧化为高铁血红蛋白，还可引起溶血，故应特别注意。

657. 什么是高铁血红蛋白血症？

高铁血红蛋白血症（methemoglobinemia）是一组比较少见的代谢性疾病，其特点为红细胞中高铁血红蛋白的含量超过正常以致发生发绀。正常氧合与脱氧血红蛋白含二价铁，才能起到转运氧的作用，若血红蛋白中的二价铁氧化成三价铁，则失去转运氧的作用，血液呈巧克力颜色。正常健康人的红细胞中有很小部分血红蛋白经氧化成高铁血红蛋白，但不超过血红蛋白总量的2%。若高铁血红蛋白含量超过15%以上，临床即出现青紫，高铁血红蛋白在分光镜波长632nm处可见黑色吸收光带，加2～3滴5%氰化钾后，光带即消失。本症可分以下几种类型。

除先天性酶功能不全外，药物所致的高铁血红蛋白血症（drug induced methemoglobinemia）较为常见。这些药物能直接氧化血红蛋白使其中的二价铁变成三价铁而转变成正铁血红蛋白，其中最常见的为亚硝酸盐中毒，其他的还有氯酸盐、苯醌类等化合物、苯胺、磺胺类药物、乙酰苯胺、非那西汀、次硝酸铋、氯化钾、伯氨喹啉等，皆可引起高铁血红蛋白血症。小婴儿和新生儿对此类药物比较敏感，可能与高铁血红蛋白还原酶尚未达到正常水平有关。

中毒后发病急，高铁血红蛋白达20%～30%时即可出现发绀、恶心、呕吐、呼吸急促、心率增快、头痛、疲倦等症状。当高铁血红蛋白超过55%时可发生昏睡，心力衰竭，呼吸困难，甚至死亡。

治疗：主要为针对发绀的处理。维生素C有直接还原高铁血红蛋白的作用，每日200～500mg分3次口服，可逐渐使高铁血红蛋白减至10%以下，发绀可逐渐消失。亚甲蓝作用比维生素C迅速，亚甲蓝在体内经谷胱甘肽和三磷酸吡啶核苷酸黄递酶还原为无色亚甲蓝，后者可将高铁血红蛋白还原为正常血红蛋白，从而使高铁血红蛋白消失，发绀消退。一般应用1～2mg/kg，静脉注射。发绀消退后改为3～5mg/（kg·d）口服。用药后尿呈蓝色。亚甲蓝毒性较轻。偶可引起膀胱刺激症状和肾结石。抢救及时者预后良好。

第六篇
理化损伤篇

658. 冻疮、冻伤和冻僵有何不同？

冻疮是在冻伤前发生的一段病理过程，身体某些部位出现疼痛和烧灼感，有时甚至气温不很低也可引起，不易治疗，而且可以持续很多年。

冻伤是在一定条件下寒冷作用于人体，导致身体一处或多处损伤，主要是由于血流减少和组织中冰晶形成共同作用导致，容易发生在血液循环不良者，如动脉硬化患者。由吸烟、某些神经性疾患和某些药物引起的血管痉挛，或由于手套或长筒靴过紧阻碍血液循环者，暴露的手和足最容易冻伤。冻伤时皮肤发红、肿胀、疼痛，以后皮肤变黑，冻伤部位细胞坏死。

冻僵是不正常的体温过低，是寒冷引起的以神经系统和心血管损害为主要表现的全身性疾病。通常在暴露寒冷环境（-5℃以下）后6小时内发病，冻僵患者体温越低，病死率越高。老人和小孩最容易冻僵。

659. 发生低体温时为什么要避免站立、行走或者活动？

站立可增加腿部的血流量，增加体温散失的可能，并有降低血压的风险。行走或其他活动可以产生额外的热量，也可能因为热量丢失导致核心温度进一步下降。如果患者可以避免热量损失并且具有足够的能量储备，最有效的救援手段可以是行走或其他活动。在充分保温的前提下，允许患者在运动前观察并抖动30分钟，有助于减少核心体温的进一步下降，应在严密监测下进行活动。如果患者可以毫无困难地站立，活动强度应该从低开始，如果能耐受就可以逐渐增加。

660. 对低体温患者有效的复温方法有哪些？

对低体温患者，外部加温可以减少患者的寒战这种自身调节现象，并减少心脏的负担，给患者带来较为舒适的体验和感觉，因此在充分隔绝热量散失的同时应尽早的使用外部加温设施。常见的有电子加热毯、化学产热垫，但是对于碳烤应慎重，避免局部烧伤等二次伤害。在无法获得外部加温设施的情况下，首先给予充分的保温措施及隔绝湿度的防护措施，如果施救者条件允许也可以自身的体温来使低体温患者的核心温度适当恢复，当然这种情况最好在类似于睡袋等有良好的保温隔湿情况下采用，同时还应对施救者进行严密的监护，避免对施救者造成伤害。在生活中常见的暖手宝等局部加温设施并不推荐使用，因为在使用的过程中对核心温度的提升效果较差，同时使局部皮肤烫伤的风险增高。热水淋浴会使体表毛细血管扩张，血流量增加，会导致低血压，也会增加心血管意外的风险。对轻度冻僵患者，可将患者用棉被或毛毯裹好放置于温暖环境，复温速度为0.3～2℃/h；对中、重度冻僵患者，应用电热毯，复温速度为1～2℃/h，也可输注加热（37～44℃）液体或吸入加热（45℃）湿化氧气，或将各种灌洗液加热至40～42℃进行胃、直肠、腹膜腔、胸腔灌洗升温，复温速度为0.5～1℃/h，也可经持续血液净化复温。体外循环是快速复温的重要措施，复温速度为10℃/h，此种方法对稳定轻、中度冻僵患者的心血管功能安全有效。心脏骤停、呼吸停止者，如果体温上升至28℃以上仍无脉搏，应行心肺复苏及相应的药物治疗；体温升至36℃，经过各种复苏努力仍无效时，可中止复苏。

661. 局部组织冻伤时如何复温？

如果有合适的设备和方法，可以采取温水浴浸泡的方法进行现场复温。由于存在热损伤的风险，应避免使用其他加热方式（如火、空间加热器、烤箱等），已经证明水浴快速复温比慢速复温疗效要好。但是只有在确保冻伤后短时间内可以就医时才应进行现场复温，否则会导致复温后二次冻伤。应将水加热至37.1～39.1℃，如果没有温度计，可以用正常人的手试温30秒，以确认水温是否适宜并且不会导致烫伤。冷冻组织周围的水保持流动性将有助于保持冻伤部位正确的温度。在复温过程开始后，冻伤组织周围水可能会迅速冷却，所以水应该持续缓慢加热到目标温度，并通过温度计密切监测或用看护者的手进行主观判断复温组织周围水温。组织通常是麻木的，因此正确的温度对于避免医源性损伤至关重要，从而避免组织的进一步损伤。如果冻伤组织在持续加热容器中复温，则必须注意冻伤组织不要接触容器内表面，以防止损伤皮肤。当受伤部分组织呈现红色或紫色外观并且触摸时变得柔软和柔韧时，复温完成。该结果通常在大约30分钟内完成，但时间可能随着损伤的程度和深度而变化。然后使冻伤的组织风干以最小化进一步的损伤。

662. 冻伤组织经过初期处理后，还有什么治疗措施？

（1）局部水疗：局部水疗理论上可以增加局部循环，清除坏死细胞及表面的细菌，但是尚没有证据可以改善最终预后。

（2）高压氧治疗：由于高压氧气会增加血液中的氧气张力，因此高压氧治疗通常只有在远端组织的血液供应能力没有损伤时才有效。高压氧使组织氧合增加，可以使得许多非冻伤的伤口愈合速度加快，但是证据十分有限，只在极其有限的病例系列研究中取得了成功。

663. 预防冻伤需要注意什么？

（1）注意避免接触寒冷环境，增强御寒能力。对于老年人等基础代谢率低，体温调节迟缓的人则更应做好防寒措施。

（2）在环境温度不高的情况下，避免长时间接触潮湿环境。相较于干燥的低温环境，潮湿的低温环境更容易发生冻伤。

（3）适当的活动。在低温环境下肢体长期不活动会导致血液循环淤滞，更容易发生冻伤。

（4）足量的能量供应：在寒冷环境下机体为了产生足够的热量对能量的需求会增加，如果能量供应不足则容易发生冻伤。

664. 化学烧伤的定义是什么？常见的化学烧伤物质有哪些？

化学烧伤是由化学物质引起的皮肤损伤，化学烧伤在平时并不多见，但其治疗尤其是早期处理与一般热力烧伤有较大的不同。化学烧伤以强酸强碱多见：酸性物质中常见的有硫酸、硝酸、盐酸、氢氟酸、三氯醋酸、氢氰酸和甲酸等；碱性物质中常见有氢氧化钾、氢氧化钠、氢氧化钙、氨水和生石灰等；其他化学物质如无机磷、苯类等。

665. 化学烧伤的损伤机制有哪些？

不同的化学物质对皮肤的损害机制可能不同，主要取决于化学物质的性质，但归纳起来有以下几种。

（1）组织蛋白凝固：如强酸使蛋白凝固、变性。

（2）脂肪组织皂化：如碱烧伤，皂化使组织破坏进一步加深。

（3）破坏组织的胶体状态：使细胞脱水或与组织蛋白结合如碱烧伤。

（4）某些化学物质与组织水混合后产生大量的热量造成组织细胞损害如强酸强碱烧伤。

（5）新生化学物质损伤：如磷氧化形成磷化物以及随后形成磷酸引起损伤。

（6）火焰烧伤：如镁、磷在空气中自燃烧伤。

（7）苯类有机化学物质如苯、苯胺及硝基苯类可致烧伤，并可吸收中毒。

666. 化学烧伤局部以及全身损害特点有哪些？

化学烧伤多是化学烧伤和热力复合烧伤，而且大多存在持续损害过程。局部损害情况取决于化学物质的种类、浓度以及接触化学物质的量和接触时间。化学物质性质的不同，其局部损害的机制不同，其损害程度也有异，如浓硫酸、盐酸、硝酸等接触即导致皮肤损害，而醋酸则不易引起皮肤烧伤。一般而言，化学物质的浓度越高，局部损害越重；接触化学物质的量越多，不但体表面积损伤广泛，而且局部损害深；接触时间越长，局部损害越重，烧伤深度越深；因此化学烧伤早期救治处理中十分强调"冲洗"。并不是所有的化学物质都可以直接引起皮肤损害，有的化学物质，在皮肤正常情况下不引起烧伤，而在表皮损害后引起损害，如石灰水，水泥浆等；有的则一接触就引起烧伤如强酸强碱。在化学烧伤中，黏膜、眼烧伤比较常见，文献报道比较多，由此而引起的角膜损伤、角膜穿孔，甚至是眼球毁损并不少见。食管烧伤大多数是化学烧伤，系误服酸、碱所致。

全身损伤特点则主要是吸收中毒，根据化学物质的性质不同各不相同，全身重要脏器都有可能被损伤。因为大多数化学物质都经肝、肾排泄，因此，肝肾损害最多见；除此之外，某些专用的毒剂如芥子气可引起包括肝肾功能在内的多系统多器官的损伤。常见的内脏损伤有肝脏（中毒性肝炎、局灶性暴发性肝衰竭、暴发性肝衰竭）、肾脏（急性肾功能不全、肾小管肾炎）、肺（急性肺水肿、呼吸衰竭）、红细胞破坏、溶血、骨髓抑制，中毒性脑病、中毒性心肌炎、脑水肿、消化道溃疡、生殖系统和免疫系统损伤等都可能发生。

 化学烧伤创面应该如何处理？

（1）清创、清除体表化学物质：用大量清水持续冲洗创面，至少半小时以上，同时清除嵌入皮肤中的化学颗粒。

（2）使用化学中和剂：根据化学物质的性质使用相应的化学中和剂，如酸烧伤使用5%碳酸氢钠，磷烧伤使用1%硫酸铜溶液等。

（3）清创后创面采用暴露及包扎均可，一般而言小面积浅创面采用包扎疗法，大面积深度创面和特殊部位创面采用暴露疗法。

（4）尽早切痂：切痂是终止残留体表化学物质吸收的有效手法，冲洗化学中和剂仅对表面的化学物质起作用，对已渗入到组织中的化学物质不起作用，对有毒化学物质烧伤创面应尽早切痂。

668. **吸入强酸雾患者呼吸道症状有哪些？酸雾引起的呼吸道损伤的处理原则是什么？**

强酸雾可刺激呼吸道，引起呛咳、粉红色泡沫样痰或血丝，高浓度可引发喉头痉挛、支气管痉挛、呼吸困难甚至窒息等。眼部受到强酸或其烟雾刺激后，可发生结膜炎症、水肿、角膜混浊、溃疡，甚至穿孔，严重者可致全眼炎以致失明。

酸雾引起的呼吸道刺激伤的处理原则：迅速脱离中毒现场，将患者转移至空气新鲜处，通畅呼吸道，可用2%～4%碳酸氢钠溶液雾化吸入，如咳嗽频繁，有胸闷、气急者可以沙丁胺醇5mg和地塞米松2mg，加生理盐水3ml雾化吸入，必要时加用解痉、镇咳药。

 沥青烧伤患者处理中应注意什么？

沥青俗称柏油，是石油分解提炼后残渣，与一些高沸点油类组成碳氢化合物，常温下蛋黑色固体，加温到450℃熔解成液态方可应用，沥青高温后多种复杂的成分成为毒性较大的化合物，在创面黏附时间长可使一些有毒物质经创面吸收引起局部或全身中毒反应。

治疗原则，大面积沥青烧伤切忌用汽油擦洗，以免引起急性铅中毒，应立即用清洁的冷水浸泡烫伤处，迅速降低沥青温度。医用石蜡油与沥青有较强亲和力和溶解性，且无色、无味、透明、无毒性、不溶解于水，可用于剥离沥青，保护皮肤。注意避免因操作不当所造成的皮肤损伤。

670. 中暑分为哪几种类型？

先兆中暑、热痉挛、热衰竭和热射病。热痉挛、热衰竭和热射病，此三种情况可顺序发展，也可交叉重叠。

671. 发生中暑的高危因素有哪些？

（1）环境温度过高。

（2）人体产热增加，如从事重体力劳动、发热、甲亢和应用某些药物（如苯丙胺）。

（3）散热障碍，如湿度较大、过度肥胖或穿着紧身、不透风的衣裤等。

（4）汗腺功能障碍，见于系统性硬化病、广泛皮肤烧伤后瘢痕形成或先天性汗腺缺乏症等，以及应用阿托品或其他抗胆碱能神经药物而影响汗腺分泌等。

672. 中暑的发病机制是什么？

正常情况下，体温小幅度升高（<1℃）即可刺激机体外周和下丘脑的温度感受器向下丘脑体温调节中枢发出信号，体温调节中枢会做出相应的应答：调整全身血液的重新分布，血液从核心的产热器官转移到皮肤表面毛细血管网，通过传导、对流、辐射或蒸发将热量分散至环境中。发汗是人体在高温环境中散热的主要途径，通过增强汗腺主动分泌汗液，将体内的热量通过汗液蒸发形成的温度梯度散发到环境中，每蒸发1.7ml的汗液可以带走1kcal的热量，蒸发散热的效率可达600kcal/h。但如果环境相对湿度过高，汗液分泌量大于蒸发量，机体失水增多但起不到相应的蒸发散热作用（无效性汗分泌），就可能造成人体热蓄积，导致中暑。

673. 先兆中暑患者应如何处理？

较轻的中暑，使患者脱离高温环境，在阴凉、通风处安静、平卧休息。给予清凉含盐饮料对症处理，并密切观察。体温升高者及时行物理降温。

中暑患者的血清生化指标常出现哪些异常？

严重中暑患者常出现肝、肾、胰和横纹肌损伤等实验室参数改变。血清电解质、天门冬氨酸氨基转移酶（AST）、丙氨酸氨基转移酶（ALT）、乳酸脱氢酶（LDH）、肌酸激酶（CK）及凝血功能可出现异常。

 中暑患者常用的物理降温措施有哪些？

（1）基于传导的降温措施：

1）将冰袋置于颈部、腋下、腹股沟等血管丰富、散热较快的部位进行降温。

2）冰水浸润（cold water immersion，CWI）。用大型容器（如浴桶、水池）将患者颈部以下浸泡在冰水混合物（2℃）中，是热射病降温治疗的"金标准"。

3）使用冷水或空气循环的降温毯。传导性降温可使皮肤温度降低至30℃以下，引发皮肤血管收缩和颤抖，建议将皮肤温度维持在33℃左右，以保证皮肤血管的舒张，促进散热。

（2）基于蒸发和对流的降温措施：

1）在室温（20～22℃）条件下，除去患者多余衣物，持续电风扇扇风以促进蒸发散热。

2）用15℃凉水湿润患者体表，以45℃热空气持续扇风，维持皮肤温度在33℃左右，达到最佳蒸发散热效果。

（3）基于传导和对流的降温措施：输注4℃生理盐水或乳酸盐溶液对胃，结肠，膀胱进行灌洗，以达到降温效果。

 中暑患者治疗过程中最主要的措施是什么？为什么？

不同病因和类型的中暑，主要治疗措施都是尽快降低核心温度，降温措施应尽早开展，且在转运过程中持续进行。组织损伤的严重程度与高体温的程度和持续时间有关。

 热射病的发病机制是什么？

在高温高湿环境中高强度体能作业的条件下，产热量是休息时的15～20倍，起初可通过体温调节中枢的代偿提高散热效应，随着体内热量蓄积，体温调节中枢失调，无论是机体运动过程中产生的热量还是从环境中获得的热量，都不能通过正常的生理性散热以达到热平衡，会使皮肤温度升高，导致机体内部与皮肤之间的温度梯度降低甚至消失，最终体温将会不断上升。如果热量不能及时从体内散发出去，体温每5分钟便会升高1℃。体温长时间维持在40℃以上，便会导致热射病的发生。

678. 热射病的临床表现有哪些？

（1）经典型热射病：见于年老体弱和有慢性疾病的患者。一般起病缓慢，前驱症状不易察觉，1～2天症状逐渐加重，出现意识模糊、谵妄、昏迷等，体温升高达40～42℃，常伴有大小便失禁、心力衰竭、肾衰竭等表现。

（2）劳力型热射病：见于健康青年人（如士兵、运动员、消防员、工人等），在高温高湿环境下进行高强度训练或从事重体力劳动后，突感全身不适，头痛、头晕、发热、反应迟钝，面色潮红或苍白，恶心、呕吐、晕厥等，可伴有大量出汗或无汗，继而体温迅速升高达40℃以上，出现谵妄、意识水平下降和昏迷等中枢神经系统严重受损表现。部分患者缺乏先兆表现，在运动中突然晕倒或意识丧失而发病。

 679. 热射病所致的高热应与哪些情况相鉴别？

中暑所致的高热需与感染发热、恶性高热、抗精神病药物所致的恶性综合征、甲状腺危象、嗜铬细胞瘤、癫痫持续状态、脑血管意外、抗胆碱能药物及5-羟色胺能药物中毒等原因引起的高温综合征相鉴别。

680. 热射病患者核心温度该如何测量？是否可用体表温度代替？

核心温度与热射病患者病情的进展和预后密切相关，应放在监测的第一位。通常以直肠温度作为核心温度的标准。若不具备测量直肠温度的条件，可测量体表温度（腋温）以做参考，但重症患者核心温度和体表温度存在分离现象，故腋温不高不能排除热射病。

681. 连续性血液净化对于热射病患者有何临床意义？

（1）借助体外循环技术，可以实现有效的血管内降温。

（2）对于合并急性肾损伤的重症热射病患者可辅助实现精确容量管理。

（3）纠正电解质紊乱和酸中毒，维持内环境稳定。

（4）清除致病介质，阻断DIC、MODS等病理过程的发展，有助于热射病患者脏器功能的恢复，但其有效性尚待进一步研究。

682. 热射病导致中枢神经系统损伤的机制有哪些？

（1）高热直接损伤：中枢神经系统对热毒性比较敏感，最易受累的部位是小脑和大脑皮层，尤以小脑受损最为突出。

（2）继发性缺氧：热射病患者抽搐、误吸、窒息均易导致大脑缺氧，也可加剧脑损伤。

（3）缺血性坏死：继发性颅内压升高和脑血流减少引起的微血栓形成，可导致广泛的缺血性脑损伤。

（4）继发性出血：严重的凝血功能紊乱或不恰当的抗凝治疗可导致脑出血。

 热射病患者血容量不足和心脏功能障碍的机制是什么？

（1）热应激时，机体为加快散热，血流重新分布，皮肤毛细血管床大量开放，导致有效循环血容量不足。

（2）大量出汗导致液体大量丢失，出现心率代偿性增快。

（3）高热直接损伤心肌。

（4）继发的多脏器功能障碍进一步导致心肌细胞损伤。

 热痉挛的发病机制是什么？

热痉挛的发病机制是高温环境中，人的散热方式主要依赖出汗。汗液中含氯化钠0.3%～0.5%。大量出汗使水和钠盐过多丢失，加上大量饮水，引起稀释性低钠血症，使肌肉痉挛，并引起疼痛。

 热衰竭的发病机制是什么？

热衰竭的发病机制主要是由于人体对热环境不适应引起周围血管扩张、循环血量不足、发生虚脱；热衰竭亦可伴有出汗过多，从而失水和失盐。未经治疗的热衰竭患者可发展为热射病。

 热痉挛的临床表现是什么？

患者在高温环境下从事体力劳动或进行体力活动，大量出汗后，出现短暂、间歇性发作的肌痉挛，伴收缩痛，多见于四肢肌肉、咀嚼肌及腹肌，尤以腓肠肌为著，常呈对称性；体温一般正常。

 热痉挛患者应如何处理？

纠正水与电解质紊乱及对症治疗。大多数患者通过使用平衡盐溶液迅速缓解。没有脱水迹象的轻度病例可以使用口服补液盐溶液进行治疗。重症患者应静脉注射生理盐水治疗，通常会快速缓解。

688. 热衰竭有什么临床表现？

患者在高温环境下从事重体力劳动或进行高强度体力活动后，出现以血容量不足为特征的一组临床综合征，如面色苍白、头晕、恶心、多汗、皮肤湿冷、心率明显增加、低血压、少尿，体温常升高但不超过40℃，可伴眩晕、晕厥，部分患者早期仅出现体温升高。

689. 热衰竭患者应如何处理？

对于生命体征正常、没有脱水或呕吐的患者，应在凉爽的环境中休息，口服补液，预计在短时间内完全康复。患者出现心动过速、直立性低血压等较严重症状时，保守治疗无效，应静脉输液扩充血容量，防止休克，同时适当纠正电解质异常。所需的生理盐水溶液的量取决于血容量不足的程度。

690. 热力烧伤之后需要做哪些检查？

包括常规的入院检查如血尿便常规检查、肝肾功能检测、电解质和血气分析检测、凝血功能检测、心电图、胸部X线片检查，了解患者的病情以给予及时的治疗和排除相关并发症诊断的检查如头颅CT排除颅脑损伤等。

691. 热力烧伤的治疗有哪些要点？

对于轻度烧伤的治疗，主要是处理创面和防止局部感染，对于中度以上烧伤，因其全身反应较大和并发症较多见，需要局部治疗和全身治疗并重。

692. 轻度热力烧伤如何应急处理？

无论是热水、热油还是化学物质烫伤，一旦发生后，最及时简单有效的处理方法就是用自来水直接冲洗创面，持续时间最好在20分钟左右或更长，或浸入清洁冷水中（水温以伤员能耐受为准，一般为15～20℃，夏天可在水中加冰块），或用清洁冷（冰）水浸湿的毛巾、纱垫等敷于创面，能减少烫伤部位残余的热量继续损伤皮肤组织，可以缓解疼痛，减少组织水肿和水疱形成。因此中小面积烧伤，特别是四肢的烧伤，如有条件，热力烧伤灭火宜尽早进行冷疗，越早效果越好。方法是将烧伤创面在自来水龙头下淋洗，如果有衣物覆盖，剪开去除伤处衣物，而不要强行脱掉，避免二次损伤，然后再去医院就诊。

如果发生火灾时的热力烧伤，最先应该做什么？

如果是发生于火灾的烧伤，常会出现急性中毒、呼吸道损伤、烧伤面积广泛等特点，所以最先应进行危及生命的自救和救助措施，包括防止有毒气体的吸入（湿布遮掩口鼻的自救），保证呼吸道通畅，抗休克的治疗，复合伤的及早发现等。

694. 烧伤营养治疗的原则？

（1）休克期：以清淡为主，补给多种维生素，不强调蛋白质和热量，应尽量保护食欲。

（2）感染期：应继续利尿、消炎、解毒，给予高维生素膳食。逐渐增加蛋白质及热量以补充消耗，保证供皮区再生及植皮存活率，改善负氮平衡。强调补给优质蛋白质，并占全日蛋白质补给量的70%左右。

（3）康复期：应给予高蛋白、高热量、高维生素、丰富而有全价营养的膳食。继续控制感染，维持免疫功能，增强抵抗力，促使迅速康复。

695. 烧伤补充营养的途径？

（1）经口营养：口服营养是最主要的途径，不仅经济方便，而且营养素完全，且能增进食欲。凡肠鸣音已恢复，无其他病情及治疗方面禁忌的患者，应尽量鼓励其口服，并应注意以下饮食护理的要点：

1）饮食应根据病情的需要调节，一般伤后第1～2日禁食，因为此时胃肠功能紊乱或有胃肠表浅溃疡。患者烧伤前胃内有残留食物，易发生胃扩张和呕吐，故暂不进食。待肠蠕动恢复，可先给休克期患者予流食，如淡茶、绿豆汤、西瓜汁、维生素饮料、果汁冰块等，并逐渐增加，以免发生急性胃扩张和腹泻。伤后第2～3日，可给予米汤为主的试餐，每日3次，每次50～100ml，以清淡易消化饮食为宜，不应过多追求热量与蛋白质，此时以静脉补充营养为主。根据患者消化吸收情况，以后逐渐增加牛奶等其他流质饮食，也可逐渐增加包含多种营养素的各种配方膳食，如能全力、安素、百普素等。感染期和康复期，可根据不同病情及患者饮食习惯制订食谱，一日可多次进食（5～8次），可进食肉糜粥、菜泥、蒸蛋、面条、馄饨等半流质的食物，注意各种营养素的齐全、维生素的补充。注意消化功能，不可强饲，也不可单纯追求热量，以免因给予大量食物而导致急性胃扩张或腹泻。食欲差的患者仍需添加部分配方膳食，也可用调理脾胃的中药以改善食欲及胃肠道功能，保证足够的热量，促进创面的修复。

2）饮食应根据食欲和胃肠功能情况调节：患者食欲较差但消化吸收功能良好时，宜同时采用鼻饲与口服；如食欲较差且消化吸收功能有障碍时，不宜过分强调补充热量，以防止呕吐、胃潴留等发生。除注意观察患者是否有恶心、呕吐、腹泻、腹胀外，还可检查粪便，如粪便呈恶臭、碱性反应时，表示蛋白质消化不良，应暂时减少蛋白质的摄入量；如粪便中脂肪球含量增高，脂肪吸收率＜90%，则表示对脂肪消化不良，应酌情减少脂肪摄入量；如腹胀、排气多，粪便呈酸性，表示糖类食入过多或配比不恰当，应及时减量或调整。

3）饮食应尽量符合患者的口味和习惯：严重烧伤患者应尽可能按其口味及饮食习惯，根据每日所需各种营养成分的量单独配制饮食。如南方人多给予米饭，北方人多给予面食。在不影响治疗的情况下，可适当满足患者不同的口味需要，并注意色、香、味，不断调节花色品种，以利于增进食欲、补充营养。饮食要选择高热量、高蛋白、高维生素、体积小、易消化的食物，还可给予浓缩食品，如奶粉、肉粉、鸡粉、鱼粉、奶酪、葡萄糖等。

（2）管饲营养：严重烧伤患者口服达不到营养需要者，头面部严重烧伤张口困难和吞咽困难者，或有吸入性损伤行气管切开而口服不便者，以及肠鸣音正常而畏食者，或老人、小儿进食不合作者，可给予鼻饲饮食。因肠梗阻、十二指肠淤积，以及并发肠系膜上动脉压迫综合征等情况，经保守治疗病情不能缓解或虽有缓解但仍不能进食者，可行空肠造瘘，经造瘘管供给营养。

1）胃管选择8～12号硅胶胃管，作长时间留置，并定期更换。

2）鼻饲饮食常选用清流质、混合奶或配方膳食，温度以37～38℃为宜，过冷会刺激胃肠蠕动加快而引起腹泻，过热则引起胃黏膜损伤。

3）鼻饲开始时浓度要低，量要少，速度要慢，过快过急会造成呕吐。成人40～50ml/h，如患者能适应，再逐渐增加浓度和量，速度最多达100～150ml/h。可以持续滴注，也可以按时推注。

4）鼻饲饮食要求等渗或接近等渗，如蛋白质过多时可引起高渗性脱水，尤其是婴儿和昏迷患者更易发生。在注入鼻饲饮食之前应补充适量水分，或在注入时加适量水稀释之。

5）注意患者消化情况，观察有无腹胀、腹泻，以及大便性状。据此调整营养液的质和量。

6）鼻饲饮食应保持新鲜，配方膳食开瓶后应按要求存放，严格按照有效期食用，防止细菌污染变质。

7）配方膳食配制时应严格无菌操作，所用胃肠营养袋应每日更换，每次滴完后用温开水冲洗胃管及营养袋，以防阻塞和细菌污染。

8）从造瘘管供给配方膳食，除了要重视上述鼻饲时几点注意事项之外，应保持滴入物的温度40～42℃。滴入物先以糖水、米汤为主，然后再给配方膳食、混合奶等，以使肠道逐渐适应，逐步增加容量和浓度。

（3）经口加管饲营养：当患者经口进食不能完全满足营养素需要的情况下，可采用经口与管饲混合的营养支持，即患者经口饮食不足的蛋白质和热量，用管饲营养补充。

（4）经口加周围静脉营养：采用经口营养或要素膳仍不能满足蛋白质和热能的需要时，可同时采用周围静脉营养。周围静脉输注的营养液应等渗或较等渗稍高的，如果用5%葡萄糖和3%结晶氨基酸溶液，每1000ml供给总热量300kcal或非蛋白质热量（NPC）170kcal和4.4g氮，并同时输注脂肪乳剂，则更能提高NPC的摄入。

（5）完全静脉营养（TPN）：主要用于严重消耗而又因胃肠功能紊乱或各种原因不能采

用经口/经肠营养的患者，或因严重电解质紊乱需大量补充高渗溶液者，均须经静脉补充营养。烧伤分解代谢加速，使用完全静脉营养可明显减少用血量，并使患者获得正氮平衡。高渗溶液对周围静脉刺激性大，易发生血栓性静脉炎，故一般经中心静脉置管补充营养。但大面积烧伤患者往往缺乏正常皮肤可供中心静脉插管用，并且长期留置深静脉置管，极易导致感染，故临床工作中常采用周围静脉穿刺输液，以补充高营养。小静脉穿刺供给营养是烧伤患者最好的静脉营养方法，但要特别注意保护好周围静脉，以防发生感染或栓塞而影响营养的补充。

 氯丙嗪降温的机制是什么？

氯丙嗪对下丘脑体温调节中枢有很强的抑制作用，能够降低发热患者的体温。氯丙嗪的降温作用随外界环境温度变化而变化，环境温度愈低其降温作用愈明显，与物理降温同时运用具有协同作用。

 电击伤的病因包括哪些？

（1）主观因素：在工作中没有严格执行安全操作规程和安全用电制度，日常生活不懂用电的基本知识和存在的危险，或对安全用电不加重视、麻痹大意等。如随意玩弄电器设备或身体进入高压电弧内；雷雨时在大树下避雨或撑铁柄伞；或直接用手拉救触电者等。

（2）客观因素：高温、高湿度场所、腐蚀性化学车间、雷雨季节等，使电气绝缘性降低，容易漏电。人体淋雨受潮，皮肤电阻降低，也会使大电流容易通过人体。电器及线路等没有定期检查和维修产生漏电，或暴风雨刮倒电线杆，电线断裂下落，火灾时电线烧断以及雷电击等。

 电击伤的发病机制是什么？

人体为导电体，外界电流进入人体，人体便成为电路中导体的一部分。对人体引起损伤的程度与电流的性质（直流或交流）、强度、频率、电压的高低、接触部位的电阻、接触时间的长短、电流在人体内的径路以及触电时人体功能状态有关。人体不同组织器官的电阻不同，各组织的电阻由小增大依次为血管、淋巴管；肌腱、肌肉、神经；脂肪、皮肤；骨骼、手掌、足跟、头皮等致密组织。组织电阻越大，电流通过越小。电流能量可以转变为热量，使局部组织温度升高，引起灼伤。人体肌肉、脂肪和肌腱等深部软组织的电阻较皮肤和骨骼为小，极易被电热灼伤，还可引起小营养血管损伤、血栓形成，引起组织缺血、局部水肿，加重血管压迫，使远端组织严重缺血、坏死。

699. 雷击伤有哪些特点？

雷击伤即闪电损伤，其对人体的作用极为复杂。闪电是一个巨大的电弧，可具有5000～200000A电流及数百万V电压，单次电击时间仅约持续0.01s，重复的电击为0.01～0.10s。闪电还具有极高的热度及爆炸力，瞬间温度极高，迅速将组织烧成"炭化"。闪电击中人体后，虽可发生心室纤维性颤动，但这种高安培电流通常使心跳停搏，随之可能恢复为正常心搏节律。呼吸停止的时间则长而持续，因之，必须进行持续人工呼吸为复苏的主要部分。闪电引起的强烈的突然肌肉收缩可造成骨折。皮肤上出现的微红的树枝样或细条状形状，实为Ⅰ度或Ⅱ度烧伤，是由电流沿着皮肤或穿过所致，与深部组织损伤程度无关。虽然电流强度高，但电击时间甚短，所以，肌肉损伤并不多见。

700. 电击伤的急诊处理原则是什么？

（1）脱离电源：立即切断电源或用木棒、竹竿等绝缘物使患者脱离电源。

（2）心肺复苏：刻不容缓，心脏停搏或呼吸停止者必须立即进行心肺复苏，此举不但能挽救患者生命，而且能减少和减轻并发症和后遗症。已发生室颤者应尽早电除颤。

（3）维持重要脏器功能：在抢救过程中，注意维持重要脏器功能，密切监护，纠正水、电解质、酸碱平衡。

（4）及时处理内出血和骨折：特别对高处触电下跌患者，必须进行全面体格检查，如发现有内出血或骨折者，应立即予以适当外科处理。

（5）筋膜松解术和截肢：肢体经高压电热灼伤后，大块软组织水肿、坏死和小营养血管内血栓形成，可使其远端肢体发生缺血性坏死。应按情况及时进行筋膜松解术以减轻周围组织的压力和改善远端血液循环。对需要截肢者，必须严格掌握手术指征。

701. 电击伤发生心搏骤停后心肺复苏有何特点？

抢救人员首先要确保在抢救工作中避免自身被电击。当现场触电的危险解除后，判断患者的情况。即使患者看起来已经死亡，强有力的抢救措施还是很有必要的。因为很多触电者是年轻人，没有基础性的心肺疾病，如果立即提供心肺支持，获救的机会是很大的。如果自主呼吸或循环不存在，立即进行心肺复苏，室颤时需要尽早除颤。在抢救和治疗时，如果有头颈部外伤的可能性，要保持脊柱的稳定性。雷击和电击伤都可导致复合性损伤，包括脊柱损伤、肌肉拉伤、器官损伤和体内外烧伤等，早期建立高级气道和补充容量也是非常必要的。

702. 什么是湿性溺水和干性溺水？什么是低渗性溺水？

从病理学的角度讲，溺水可分为湿性溺水和干性溺水两种。前者占多数（60%～90%），指溺水时吸入了大量的水、泥沙及水草等；后者占少数（10%～40%），指溺水时溺水者发生了反射性喉头痉挛和声门闭锁，自己关闭了呼吸道。这两种情况的后果一样，即溺水者因无法呼吸而发生严重缺氧。

一般河水为淡水，由于淡水渗透压较血液低，当大量淡水吸入呼吸道及肺部后，很快被渗透入肺部毛细血管内而进入血循环，这一过程进行相当快速，约在3分钟内可使循环血容量增加100%。由于血容量骤然增加，可致心力衰竭及肺水肿发生。另外，由于大量水分进入循环系统，血浆渗透压显著下降，水分又快速向红细胞内转移，使红细胞迅速膨胀破裂，引起血红蛋白尿。因红细胞破裂，红细胞内大量钾离子进入血浆，引起高血钾症。心肌由于缺氧和电解质紊乱导致心室纤维颤动（即心脏仅有颤抖而无有效收缩），造成死亡。

 如何对溺水患者进行治疗？

（1）水中救援：必须立即从水中救起，可用一些运输工具如救生艇、冲浪板或其他漂浮装置，施救者必须注意自身安全。最新证据表明，不必常规固定颈部，除非引起淹溺的外部环境有导致外伤的可能性，包括潜水、滑水、酒精中毒或受伤的体征等，如无上述因素，颈部受伤的可能性不大。徒手或用器械固定颈部不但会妨碍气道的充分开放，还耽搁人工呼吸的实施。

（2）心肺复苏：对淹溺者，立即通气是首要的，这样可增加生存机会。对吞水或已脱离水而无反应的患者应立即进行人工呼吸，如无法捏紧鼻子，就支起头部，开放气道，口对鼻呼吸。如救助者未接受专门培训，不必在水中实施复苏措施。对溺水者，开放气道、人工呼吸操作与心搏骤停复苏类似。因大多数溺水者吸入不很多的水就可闻及水泡音，不会造成气道阻塞，有些则因喉部痉挛或呼吸停止未吸入液体。如欲排除气道内的液体，推荐采用吸引的方法，其他方法如腹部冲击法或哈姆立克法则具有潜在危险，故不推荐使用。一旦将溺水者自水中救出，应立即开放气道，检查呼吸，如无呼吸，则给以人工呼吸，使其胸部起伏（如未在水中实施），胸外按压和人工呼吸交替。专业人员须检查颈动脉搏动。溺水者的动脉搏动难以触及，尤其是冷水淹溺时，如在10秒钟内未触及动脉搏动，必须按比例进行胸外按压和通气。只有经过专门培训者，方可在水中实施胸外按压。一旦离开水，在给予2次人工呼吸后，溺水者仍无反应、无呼吸，专业人员未触及动脉搏动，施救者应取自动体外除颤器（AED），如有除颤节律，应行电击除颤。

（3）复苏中的呕吐：在人工呼吸或胸外按压时，溺水者会出现呕吐。澳大利亚为期10年的研究发现，2/3接受人工呼吸者，86%的胸外按压和通气者会出现呕吐。如呕吐，则将其头部偏向一侧，用手指、手帕或吸引的方法去除呕吐物。如可能存在脊髓损伤，搬动时应固定头、颈和躯干。

（4）淹溺时的高级生命支持：溺水者心搏骤停需高级生命支持，包括尽早进行气管插管。所有溺水者均应送往医院进行监护。心搏骤停可表现为心搏静止、无收缩的电活动或无脉性室速/室颤。有人采用表面活性物质治疗溺水诱导的呼吸窘迫，但其疗效有待进一步评价；严重低温的溺水儿童采用体外膜肺治疗仅见于个案报告；淹溺后，常规应用苯巴比妥、肾上腺糖皮质激素、血管加压素等的证据不足。

（5）改善神经系统预后－低温疗法：对由室颤所致的心搏骤停而复苏后仍昏迷者，近期随机对照研究以及后来所达成的共识均支持应用低温疗法，并注意到对其他原因引起的心搏骤停亦可能有效，但对溺水者其疗效尚未得到证实。

704. 如何预防高原病？

由平原进入高原（海拔3000米以上，对机体产生明显生物效应的地区），或由低海拔地区进入海拔更高的地区时，由于对低氧环境的适应能力不全或失调而发生的综合征。又称高山病。高原低氧环境引起机体缺氧是其病因。上呼吸道感染、疲劳、寒冷、精神紧张、饥饿、妊娠等为发病诱因。

应采取以下措施加强对高原病的预防：

（1）作好卫生宣传，对即将进入高原的人和在高原居住的人，医务人员有责任对他们进行高原卫生教育，讲解高原环境特征及人体的适应过程，解除他们对高原的忧虑；紧张和恐惧，树立克服高原反应，战胜高原疾病的信心。医务人员还要教会进入人员自我防护的知识，掌握急性高原病的自我判定法和学会初级救护知识。

（2）进行体格检查，健康的机体对高原有较强的适应能力，而患某些疾病者则容易发生高原病，因此，对进入高原的人应先进行体检，以早期了解他们进入高原地区后的适应程度。患有各型器质性心脏病、明显的高血压、支气管扩张、哮喘、肺气肿、重症肺结核、癫痫、贫血、重症溃疡病及肝、肾、脾、内分泌疾病、糖尿病及肥胖患者（体重指数＞30），均不宜进入海拔3000米以上高原。

（3）遵循阶梯适应，阶梯适应的目的是机体有足够的时间逐步适应高原低氧环境，充分调动体内一系列的生理调节机制，以取得与外界环境新的统一，从而减少高原病发生。一般来说，在进入高原的过程中，最好先在海拔1500～2000米处适应2周左右的时间，然后到3000米地区再适应1周，如情况紧急，也至少应在2000米、3000米各停留3天。以后慢慢再从4000～5000米进行过渡适应，这样，适应的效果会更好。

（4）开展体育锻炼，为了提高对缺氧的耐力，缩短适应时间，增强适应效果，体育锻炼是一项积极而有效的措施。方法有两种：一种为一般体育锻炼，在进入高原前作长跑、球类、体操、游泳等运动；另一种为高度适应锻炼，如爬山或负重登山。到高原后仍应坚持锻炼，不过应该注意循序渐进，逐步提高。年老体弱者可开展广播操、简易太极拳等活动。

（5）加强保暖防寒，海拔愈高，气温愈低，昼夜温差就愈大，人体耗氧量增加，易诱发高原病，并易发生冻伤。因此对进入高原的人，应进行防寒防冻教育，配备防寒用品，如棉衣、皮帽、棉鞋及手套等。

（6）重视饮食营养，营养能影响物质代谢及氧的利用。糖类可提高耐缺氧能力，提高肺泡氧及血氧含量，故初到高原时应采取高糖、低脂肪、适量蛋白的营养原则，还应供给充足的维生素。

（7）合理安排体力劳动，进行体力劳动时，人体氧的消耗量随着能量的大量消耗而明显增加。在高原进行体力劳动尤其是尚未适应的人，尽管心肺等功能代偿增强，但远不能满足人体对氧的需要，容易发生高原病。所以对初到高原的人，没有特殊情况，尽可能不从事重体力劳动。一般劳动后也应给予适当的休息时间。

（8）配合药物防治。药物防治目前效果尚不十分理想，尚无特效药物，其作用仅为辅助及促进人体对高原的适应。常用的药物有调节中枢神经系统兴奋和抑制的药物（如溴咖合剂、安菲苯片等），调节物质代谢的药物（酸性药物、醋氮酰胺），作用于细胞呼吸的药物（细胞色素C、三磷酸腺苷等），增加氧运输、氧利用的药物（维生素类、肾上腺皮质激素等）。一些中药有很好的致适应作用，就是俗称的"抗缺氧药物"，其实药物本身不能对抗缺氧，而是通过调节改善人体的机能和代谢，达到提高生理机能以适应高原低氧。这方面的药物较多，如补益药的人参、党参、黄芪、当归等，活血祛瘀药如丹参等，强壮剂如冬虫夏草、红景天等，安神镇静药如五味子等。

 705. 什么是急性高山病？

急性高山病指初入高原时出现的急性缺氧反应或疾病，人类如果未经充分适应迅速上升到2500m以上的地区往往会发生急性高山病，表现为头痛、畏食、恶心、呕吐、疲乏、眩晕、失眠等，若不进行治疗，部分患者则可能发展为高原肺水肿（high-altitude pulmonary edema，HAPE）或高原脑水肿（high altitude cerebral edema，HACE）。

 706. 什么是急性高原性肺水肿？如何处理？

（1）定义：急性高原性肺水肿发生于由平原迅速登上海拔3000m以上，特别是4000m以上地区后1～3天内，劳累、寒冷、上呼吸道感染常为诱因，对高原适应不全者，剧烈活动可诱发肺水肿，世居者短期到海拔较低地区，再回到原地也可发病，发病急，病情进展迅速，多发于夜间睡眠时，不及时诊断和治疗者可危及生命。先有急性高原反应症状，头痛、乏力、呼吸困难，咳嗽逐渐加重，出现发绀、胸痛、咳白色或粉红色痰，端坐呼吸，肺部有痰鸣音和湿啰音，心率加快，胸部X线检查见肺野有不对称絮状、片状模糊阴影，有些患者可同时并发脑水肿。

（2）处理：

1）患者绝对休息，不能平卧者可采取半坐位或高枕卧位。

2）应用面罩吸入高浓度氧。

3）氧疗无效时应立即转运到低海拔区，两天后即可恢复。

4）药物治疗：不能及时转运的患者，可应用地塞米松10～20mg稀释后缓慢静脉注射，可减少肺毛细血管渗出；可应用氨茶碱缓解支气管痉挛，可舌下含化或口服硝苯地平5～10mg，以降低肺动脉压，出现快速房颤时，应用洋地黄类药物如毒毛旋花子苷K或毛花苷C，也可应用利尿剂等。

5）重者可进行高压氧治疗。

707. 什么是急性高原性脑水肿？如何处理？

急性高原性脑水肿属于急性高原病的危重类型。发病率较低，可能只有1%，进入海拔4000m以上地区，过劳或精神过度紧张可作为诱因，先有严重的高原反应症状并逐渐加重，出现显著的神经精神症状，如剧烈头痛、头晕、频繁恶心、呕吐、共济失调、步态不稳、精神萎靡或烦躁，意识障碍由嗜睡、昏睡以至昏迷，部分患者可发生抽搐或脑膜刺激症状。

处理：应用面罩高浓度吸氧，如果出现共济失调，立即将患者转运至海拔较低的地区，药物治疗可应用地塞米松，甘露醇和呋塞米降低颅内高压，昏迷患者应注意保持气道通畅，必要时气管内插管。

708. 放射病的病因有哪些？

（1）核战争。

（2）平时：

1）核辐射事故。

2）医疗因素：放射性核素和辐射装置的医疗应用，也有可能发生医疗相关放射病。

3）治疗性照射：因治疗需要而给予患者大剂量照射，可造成治疗性急性放射病。

709. 放射病的发病机制是什么？

造血损伤是骨髓型放射病的特征，贯穿疾病的全过程。骨髓在照射后几小时即可见细胞分裂指数降低，血窦扩张、充血，随后是骨髓细胞坏死，造血细胞减少，血窦渗血和破裂、出血。血细胞减少红系早于粒系，最初是幼稚细胞减少，以后成熟细胞也减少。骨髓变化的程度与照射剂量有关，照射剂量小者，血细胞仅轻微减少，出血也不明显。照射剂量大者，造血细胞严重缺乏，甚至完全消失，仅残留脂肪细胞、网状细胞和浆细胞，淋巴细胞可相对增多，其他如组织嗜碱细胞、破骨细胞、成骨细胞亦增多，并有严重出血，呈骨髓严重抑制现象。骨髓被破坏以后，若保留足够的造血干细胞，还能重建造血。骨髓造血的恢复可在照射后第三周开始，明显的再生恢复在照射后4～5周。若照射剂量很大时，造血功能往往不能自行恢复。

第七篇
感　染　篇

710. 根据传染病防治法，我国分哪几类传染病？

我国分甲、乙、丙三类传染病，截至2020年共39种传染病；国务院卫生行政部门根据传染病暴发、流行情况和危害程度，可以决定增加、减少或者调整乙类、丙类传染病病种并予以公布。

甲类传染病（2种）：鼠疫、霍乱，又称为强制管理传染病。

乙类传染病（27种）：又称为严格管理传染病，新型冠状病毒感染的肺炎、传染性非典型肺炎、艾滋病、病毒性肝炎、脊髓灰质炎、人感染高致病性禽流感、麻疹、流行性出血热、狂犬病、流行性乙型脑炎、登革热、炭疽、细菌性和阿米巴性痢疾、肺结核、伤寒和副伤寒。流行性脑脊髓膜炎、百日咳、白喉、新生儿破伤风、猩红热、布鲁氏菌病、淋病、梅毒、钩端螺旋体病、血吸虫病、疟疾。

丙类传染病（11种）：又称为监测管理传染病，甲型H_1N_1流感、流行性感冒、流行性腮腺炎、风疹、急性出血性结膜炎、麻风病、流行性和地方性斑疹伤寒、黑热病、包虫病、丝虫病，除霍乱、细菌性和阿米巴性痢疾、伤寒和副伤寒以外的感染性腹泻病、手足口病。

711. 甲类传染病有哪几种？哪些乙类传染病按甲类传染病的预防和控制措施？

甲类传染病有鼠疫和霍乱2种。乙类传染病中新型冠状病毒感染的肺炎、传染性非典型肺炎、炭疽中的肺炭疽，采取传染病防治法所称甲类传染病的预防、控制措施。

712. 微生物标本采集的主要原则是什么？

在临床微生物标本采集的过程中，需要选择合适的采集时间、标本容器和正确的标本采集程序。标本采集的主要原则有：

（1）在疾病初发时采集首份标本，在抗菌药物使用前采集，或者在起始治疗后立即采集标本，治疗中为评估治疗效果或治疗后为评估结局可以进行采样。

（2）无菌部位的标本更具有临床价值，有菌部位采集的标本宜选择合适的方法检验特定的病原菌，尽可能降低正常菌群和定植细菌对标本污染的可能性。

（3）严格执行无菌操作原则，避免人为污染。

（4）真菌培养宜采集深部标本或组织标本。

（5）标本采集适量，提高阳性检出率。

（6）标本采集必须符合生物安全，防止病原传播和自身感染。

713. 微生物检验痰液标本送检的常见不合格原因有哪些？

痰液标本主要用于下呼吸道感染的诊断，对于送检的不合格标本应予以拒收，常见的不合格原因见于：

（1）患者非深部咳痰留取痰液标本。

（2）样本采集过程没有进行清洁口腔，样本受到口咽部菌群污染。

（3）送检过程敞开容器盖，标本采集后送检时间超过2小时，且没有正确保存的标本。

（4）送检标本没有标签或标签贴错，标本的标签和申请单信息不完整，未提供采集时间及送检目的等。

（5）运送容器选择不当或有渗漏。

（6）送检项目为厌氧菌培养。

（7）痰标本涂片作革兰染色，痰标本鳞状上皮细胞＞10个/低倍视野，白细胞＜25个/低倍视野，或白细胞∶鳞状上皮细胞＜2.5。

714. 急诊医师在哪些情况下需要考虑对患者进行病原微生物培养检查？

当就诊患者具备以下任何一种特征，又不能排除细菌或真菌血流感染时，急诊医师应对患者进行血培养检查。

（1）患者出现发热（≥38℃）或低温（≤36℃），或寒战。

（2）外周血白细胞计数增多＞10.0×10^9/L，中性粒细胞增多或有"核左移"时，或白细胞计数减少＜4.0×10^9/L。

（3）呼吸频率＞30次/分或动脉血二氧化碳分压（$PaCO_2$）＜32mmHg。

（4）心率＞90次/分。

（5）血压降低。

（6）有皮肤黏膜出血、昏迷、多器官衰竭、休克等全身感染症状体征，严重的局部感染（脑膜炎、心内膜炎、肺炎、肾盂肾炎、腹部术后感染）只要具备其中之一，又不能排除细菌、真菌血流感染的，就应进行血培养。

（7）有免疫缺陷伴全身感染症状。

（8）留置中心静脉导管、PICC等血管导管大于48小时。

（9）医院获得性肺炎。

（10）炎症反应参数：如C反应蛋白升高、降钙素原（PCT）升高、1,3-β-D-葡聚糖（G试验）升高等。

715. 血培养的最佳采血时机？

作为急诊医师应重视血液采集的最佳时机，这对于保证血培养结果的检出率具有重要意义，对于具有采血指征的患者，最佳采血时机如下述。

（1）怀疑血液感染患者，采血培养时间应该尽量在使用抗菌药物之前。

（2）如患者已经使用抗菌药物治疗，应在下一次用药之前采血培养。

（3）对间歇性发热或寒战患者应在发热高峰来临前30～60分钟或寒战开始时采集血液，或在发热、寒战1小时后进行血液采集。

（4）特殊的全身性和局部感染患者采血培养建议：

1）急性脓毒血症应在10分钟内从不同部位抽取2套标本。

2）非急性高热疾病，应在24小时内由不同部位抽取2～3套标本，每套间隔≥3小时。

3）急性心内膜炎，应在1～2小时内由不同部位采集3套血标本，若24小时内培养结果为阴性，再采集3套以上血培养标本。

4）亚急性心内膜炎，应24小时内从3个分离部位采集3套血标本，每套间隔≥15分钟，如24小时内培养结果为阴性，则再采集3套血培养标本。

5）不明原因发热疾病，如隐匿性脓性、伤寒热和波浪热，应由不同部位采集2～3套血标本，每套间隔≥1小时，如24小时内培养结果为阴性，需再采集2～3套血培养标本。

716. 血培养为凝固酶阴性葡萄球菌，如何解读检验报告是否为污染菌？

凝固酶阴性葡萄球菌属于临床上常见的污染菌，因为潜在的污染菌往往是从一套血培养中的一瓶或两瓶分离到的，甄别是否为污染菌可通过增加第二次第二瓶血培养对可疑的污染菌株进行区分。排查方式如下：

（1）通常菌血症者血中的细菌量应明显多于污染源的菌量，接种后3～5天阳性者多为污染菌，但具体情况仅根据培养时间不能做出可靠判断。

（2）一套包括需氧和厌氧各一瓶，同时或相继采集≥2套血培养瓶，2套培养中仅1套生长者常为污染菌。

（3）不同套培养相同的细菌为非污染菌。

（4）一次血培养阳性时，其他部位标本培养相同的细菌时，确定为病原菌，进行药敏试验。

（5）两次以上分离细菌的菌种为同一种类时，进行药敏试验；菌种不符时，认为是污染菌，不进行药敏试验。

717. 呼吸道感染如何留取气道分泌物标本？

临床上用于微生物检查的气道分泌物主要有咽拭子、痰液、支气管-肺泡灌洗液和气道吸取样本，因患者表现为上呼吸道感染症状，在排除患者没有会厌发炎的前提下，选择送检咽拭子样本。开具医嘱后，告知患者张口发"啊"音，同时用压舌板或患者自行暴露咽喉部，取出咽拭子中的无菌长棉签，快速擦拭两侧腭弓和咽、扁桃体的分泌物，扁桃体有脓点时最好挤破脓点并采集脓性物，疑为白喉应在可疑白膜边缘取分泌物。迅速退出拭子，避免接触口腔其他部位，将棉签插入无菌容器中，盖紧马上送检。

718. 尿微生物培养，如何指导尿液样本的规范化采集和送检工作？

首先核查采集容器带盖无菌尿杯是否为有效期内，无菌容器未使用前是否敞开放置。尿标本的采集方法主要有清洁中段尿、导尿管采集和耻骨上膀胱穿刺采集，作为医师应了解病区患者以何种方式采集尿液标本，如为清洁中段尿由患者独立完成，而导尿管采集和耻骨上膀胱穿刺采集则由医护人员进行操作采集。

（1）清洁中段尿注意避免采集过程中周围皮肤黏膜及尿道定植菌的污染，标本采集前嘱患者用中性肥皂水和清水先后清洁会阴部和尿道口周围，女性应分开大阴唇，男性应上翻包皮。让患者手持无菌容器外侧，避免接触杯口边缘，自然排尿丢弃前段尿，留取中段尿约10ml直接排入无菌容器中，旋紧盖子立即送检。

（2）导尿管采集尿液时禁止由集尿袋中采集标本，应直接穿刺导尿管近端侧壁采集尿液标本，夹闭导尿管不超过30分钟，采集过程注意无菌操作。

（3）耻骨上膀胱穿刺采集方法是评估膀胱内细菌感染的金标准，适用于厌氧菌培养或儿童及其他无法配合获得清洁尿液标本的患者，采集过程严格遵循无菌操作原则。

（4）收集后尿液是否置于无菌容器中，盖子是否密封，送检过程是否存在溢洒，送检是否及时，室温保存≤2小时，4℃冰箱保存不得超过24小时。

719. 拟送检粪便标本微生物培养，如何做好粪便标本的采集和送检工作？

腹泻是粪便送检微生物培养的重要指征，当怀疑感染性腹泻时，应在疾病急性期，抗生素用药前送检新鲜粪便标本，用无菌竹签挑取黏液、脓血或有组织碎片部分的固体粪便2～3g，或液状粪便取絮状物2～3ml于无菌容器内。宜在2小时内送到实验室，转运时间若超过2小时，可加入pH 7.0磷酸盐甘油缓冲保存液（不适合弧菌属和弯曲菌属）或使用Cary-Blair运送培养基于4℃冰箱保存，保存时间不超过24小时。对疑似霍乱弧菌或副溶血弧菌感染患者应取0.5～1ml或绿豆大小的粪便标本直接接种于碱性蛋白胨水中，备注好患者信息和接种时间马上送检。对疑似志贺菌感染患者应将粪便标本采集后30分钟内送检，避免酸性物质污染，否则该菌容易死亡。粪便标本如做厌氧培养，建议在床旁进行标本的采集及接种，接种后的标本立即放入厌氧袋内，送至实验室。

 720. 无菌体液有哪些类型？在微生物检验过程中如何做好标本的质量保证？

临床常见的无菌体液是指除血液、骨髓、脑脊液以外的无菌穿刺液，有胸腔积液、腹水、关节液、鞘膜积液、胆汁和心包液等穿刺液。

无菌体液微生物检验的标本采集过程质量保证如下：

（1）临床医生按无菌操作规程穿刺或外科手术抽取相应部位的体液标本，样本必须置于无菌容器内。

（2）采集量3～5ml，将标本注入到带螺旋帽的无菌容器送检，必要时可将标本直接加入血培养瓶中。

（3）标本量分别为细菌培养≥1ml，真菌培养≥10ml，分枝杆菌培养≥10ml。不用拭子蘸取标本。如送检TB-SPOT，需注意添加肝素抗凝。

（4）标本采集后常温下15分钟内送至实验室，若不能及时送检，室温下保存不得超过24小时，除胆汁标本可保存于4℃冰箱中，其余标本不可冷藏；若做真菌培养需要4℃保存。如果考虑厌氧菌培养，需要在厌氧条件下运送标本。

（5）如有全身发热症状患者，应同时采集血培养标本。

（6）肺炎链球菌和流感嗜血杆菌等对温度敏感的细菌在冰箱会很快死亡，因此标本不可冷藏。疑有淋病奈瑟菌患者，标本采集后应立即保温送检，不能置于4℃冰箱保存。

721. 化脓性关节炎的常见病因及致病菌有哪些？

50%以上的致病菌为金色葡萄球菌，其次为链球菌、肺炎双球菌、大肠埃希菌、流感嗜血杆菌等。感染以血源性感染最多见，另外细菌可由关节腔穿刺、手术、损伤或关节邻近组织的感染直接进入关节。血源性感染也可为急性发热的并发症，如麻疹、猩红热、肺炎等，多见于儿童。外伤性引起者，多属开放性损伤，尤其是伤口没有获得适当处理的情况下容易发生。邻近感染病灶如急性化脓性骨髓炎，可直接蔓延至关节。

722. 流行性脑脊髓膜炎的临床诊断思路？

根据当地流行季节，患者出现发热、头痛、呕吐、皮肤黏膜淤点，淤斑及颈项强直等脑膜刺激征以及不典型症状患者。白细胞总数明显增加，腰椎穿刺脑脊液压力增高，脑脊液化验提示细胞数明显增高，以中性粒细胞为主，蛋白显著增高，糖含量降低，脑脊液培养提示脑膜炎双球菌感染可明确诊断。

723. 流行性脑脊髓膜炎患者的治疗？

一般治疗　可嘱患者卧床休息、流质饮食、吸氧、给予足量液体、监测尿量，病情危重者，鼻饲管注入流质饮食，避免呛咳。根据患者病情，给予对症退热治疗。高热者，可留取血培养。完善腰穿行脑脊液常规、生化和病原学检查，头疼、恶心、呕吐患者可给予20%甘露醇注射液125ml q8h ivgtt，甘油果糖250ml q12h ivgtt降颅压治疗。脑膜刺激征明显患者可同时给予抗感染治疗，青霉素成人剂量为800万单位，q8h ivgtt，儿童为20万～40万单位/千克，q8h ivgtt，联合头孢曲松，成人2g，q12h ivgtt，儿童50～100mg/kg，q12h ivgtt。

724. 重症流感诊断标准是什么？

流感病例出现下列1项或1项以上情况者为重症流感病例。

（1）神志改变：反应迟钝、嗜睡、躁动、惊厥等。

（2）呼吸困难和/或呼吸频率加快：成人及5岁以上儿童＞30次/分；1～5岁＞40次/分；2～12月龄＞50次/分；新生儿～2月龄＞60次/分。

（3）严重呕吐、腹泻，出现脱水表现。

（4）少尿：成人尿量＜400ml/24h；小儿尿量＜0.8ml/（kg·h），或每日尿量婴幼儿＜200ml/m^2，学龄前儿童＜300ml/m^2，学龄儿童＜400ml/m^2，14岁以上儿童＜17ml/h；或出现急性肾衰竭。

（5）动脉血压＜90/60mmHg。

（6）动脉血氧分压（PaO$_2$）＜60mmHg（1mmHg＝0.133kPa）或氧合指数＜300。

（7）胸片显示双侧或多肺叶浸润影，或入院48小时内肺部浸润影扩大≥50%。

（8）肌酸激酶（CK）、肌酸激酶同工酶（CK-MB）等酶水平迅速增高。

（9）原有基础疾病明显加重，出现脏器功能不全或衰竭。

725. 哪些解剖部位的蜂窝织炎或脓肿容易引起生命危险？

急性蜂窝织炎是皮下，筋膜下，肌间隙或深部疏松结缔组织的急性、弥漫性、化脓性感染。致病菌最常见的是溶血性链球菌，其次为金黄色葡萄球菌，厌氧性细菌。其特征是病变不易局限，扩散迅速，与正常组织无明显界限。当机体抵抗力逐渐增强时，可吸收消散或形成脓肿。

（1）捻发音性蜂窝织炎：由厌氧性链球菌、类杆菌和多种肠道杆菌所致。一般多发生在被肠道或泌尿道内容物污染的会阴部、腹部伤口。局部可检出捻发音，疏松组织和筋膜有坏死，且伴有进行性皮肤坏死。脓液恶臭，全身症状严重。

（2）颌面部间隙急性蜂窝织炎：感染位于口底、颌下间隙，向后可蔓延至咽旁间隙，常引起喉头水肿和气管受压，出现呼吸困难，甚至窒息。

（3）颈深部急性蜂窝织炎：感染位于颈深筋膜下，多继发于扁桃体炎。感染沿筋膜间隙蔓延，引起弥漫性蜂窝组织炎。如果感染沿动脉鞘向下扩散，将可导致化脓性纵隔炎和颈内静脉血栓形成。

（4）新生儿皮下坏疽：系金黄色葡萄球菌引起的蜂窝织炎，好发于背、腰、骶部及大腿内侧，患处皮肤红、肿，可出现水泡，皮下组织因液化而化脓。

（5）眼眶蜂窝织炎：炎症可由鼻窦或牙齿感染蔓延而来，也可由其他部位感染的转移性扩散或通过眼眶外伤带入的细菌所引起。眶蜂窝织炎是眶隔后眶内软组织的急性细菌感染，儿童眼球突出的最常见病因。不仅会严重影响视力，而且可引起颅内并发症或败血症而危及生命。

 726. 感染性心内膜炎的高危人群是哪些？

存在心脏瓣膜病、先天性心脏病等心脏易患因素患者，以及静脉药物成瘾者、长时间接受静脉治疗、人工瓣膜置换术后、植入心脏起搏器术后及免疫功能抑制患者，都是感染性心内膜炎的高危人群。

 727. 急性化脓性关节炎的急诊处理要点是什么？

急性化脓性关节炎为化脓性细菌引起的关节急性炎症。急性化脓性关节炎的致病菌多为葡萄球菌，其次为链球菌。淋病双球菌，肺炎双球菌则很少见。细菌侵入关节的途径可为血源性，外伤性或由邻近的感染病灶蔓延。血源性者在儿童发生较多，受累的多为单一的肢体大关节，如髋关节，膝关节及肘关节等。如为火器损伤，则根据受伤部位而定，一般膝、肘关节发生率较高。

治疗原则是早期诊断，及时正确处理，以保全生命与肢体，尽量保持关节功能。治疗措施包括：

全身治疗与急性化脓性骨髓炎同，如为火器伤，应做好初期外科处理，预防关节感染。

局部治疗包括关节穿刺，患肢固定及手术切开引流等。如为闭合性者，应尽量抽出关节液，如为渗出液或混浊液，即用温热盐水冲洗清亮后，再注入抗菌药物，每日进行1次，如为脓汁或伤后感染，应及早切开引流，将滑膜缝于皮肤边缘。关节腔内不放引流物，伤口亦可用抗菌药物滴注引流法处理，或局部湿敷，尽快控制感染。

患肢应予适当固定或牵引，以减轻疼痛，避免感染扩散，并保持功能位置，防止挛缩畸形或纠正已有的畸形。一旦急性炎症消退或伤口愈合，即开始关节的自动及轻度的被动活动，以恢复关节的活动度，但亦不可活动过早或过多，以免症状复发。

如治疗及时，效果较好，尤其在小儿，关节功能恢复希望较大。

急性化脓性骨髓炎及关节炎的临床处理要点有哪些？

（1）抬高患肢并用石膏或石膏托制动，关节炎以牵引为宜，以缓解肌肉痉挛与疼痛。

（2）应用足量抗生素控制感染。注意营养、水与电解质平衡，必要时可多次少量输血以提高机体抗病力。

（3）对于急性化脓性关节炎有时需每日或隔日行关节穿刺抽液（脓）、冲洗并同时注入抗生素，或用穿刺法向关节腔内置入硅胶管，用抗生素液持续冲洗，可同时使用负压引流。对髋、膝大关节化脓性关节炎也可用关节镜冲洗引流。

如果已有明显积脓且经穿刺冲洗无效时，应行切开引流术，关节腔冲洗后缝合切口。炎症消退一周后开始功能锻炼并可适当辅以理疗。若手术时发现关节已破坏，可行开放引流，但以后关节可能强直，应将患肢固定于功能位。

（4）对于急性化脓性骨髓炎在应用大量抗生素治疗无效时应及早手术治疗，包括骨膜切开、钻孔和开窗。

 暴发性肝炎的定义是什么？

暴发性肝炎（fulminant hepatitis）也称急性重型肝炎，即急性病毒性肝炎发病 10 日内发现急性肝衰竭（acutehepatic failure，AHF）。其发病初期多与急性黄疸型肝炎相似，但病情迅速恶化。由于大量肝细胞坏死肝脏进行性缩小，同时肝脏合成和解毒功能的严重受损导致黄疸、肝性脑病、凝血功能障碍和多器官衰竭综合征。

 暴发性肝炎的临床表现？

急性暴发性肝炎起病急骤、发展迅速。发病 10 日内出现精神系统症状，如性格、行为异常，嗜睡，意识障碍等；黄疸出现后迅速加深；出血倾向明显，如皮下淤斑、鼻出血、呕血、便血等。体格检查可有扑翼样震颤，肝浊音界缩小，可闻及明显肝臭味。可迅速出现全身水肿，腹水肾功能不全和肝昏迷。

 暴发性肝炎的病因包括哪些？

甲型肝炎病毒（HAV）、乙型肝炎病毒（HBV）、丙型肝炎病毒（HCV）、丁型肝炎病毒（HDV）、戊型肝炎病毒（HEV）和庚型肝炎病毒（HFV）均可引起暴发性肝炎，其中乙型肝炎病毒比较常见，戊型肝炎病毒多见于妊娠妇女，另外两种或两各种以上的病毒混合感染更易引起暴发性肝炎。除各型肝炎病毒外，迄今为止还发现巨细胞病毒、EB 病毒、疱疹病毒、腺病毒、登革热病毒、Rift-vnlley 病毒等感染也可引起。其次是药物及肝毒性物质，儿童肝衰竭可见于遗传代谢性疾病。

732. 简述暴发性肝炎的诊断依据？

既往无肝炎病史；发病初类似急性黄疸型肝炎，但病情发展迅猛，发病10天内出现精神症状及Ⅱ度以上的肝性脑病；出血倾向皮肤、黏膜和穿刺部位出血点或斑，甚至胃肠道出血，血浆凝血原活动度＜40%；黄疸迅速加深；肝浊音界缩小，肝臭，扑翼样震颤阳性。

733. 暴发性肝炎的并发症包括哪些？

暴发性肝炎的并发症包括有：①感染；②肝性脑病；③肠源性内毒素血症；④弥漫性血管内凝血；⑤肝肾综合征；⑥出血。

734. 简述暴发性肝炎出血的病因？

暴发性肝炎出血主要原因为：凝血因子合成减少；弥漫性血管内凝血；胃黏膜发生广泛的糜烂或溃疡，引起消化道出血；慢性重症肝炎患者因门脉高压引起食管或胃底静脉曲张破裂而出血。

735. 暴发性肝炎的治疗原则包括哪些？

目前尚无特效疗法，仍然以综合治疗为主。其原则是：减少肝细胞坏死，促使肝细胞再生，预防和治疗各种并发症，维持患者生命以等待肝脏功能的恢复。肝衰竭能否逆转，决定因素是残余肝细胞的数量。如果肝细胞坏死殆尽，此时肝移植是唯一有效的治疗方法。人工肝既可以作为辅助治疗，又可作为内科与外科治疗之间的桥接，为肝移植做准备，以提高治疗的成功率。

736. 简述暴发性肝炎出现肝性脑病的治疗措施？

去除诱因，如严重感染、出血和电解质紊乱等。降血氨治疗：

（1）乳果糖（lactulose）：通过降低肠腔内pH值，增加游离氢离子与氨结合成胺，排出肠道，而减少氨的吸收。

（2）拉克替醇（乳糖醇）：口服后在结肠内被肠内粪杆菌和乳酸杆菌降解，生成醋酸、丙酸和丁酸而发挥作用。

（3）白醋灌肠：白醋灌肠，可酸化肠道环境，减少胺的产生和吸收，注意白醋需要稀释至少1倍以上，浓度不超过5%，浓度过高可能化学损伤肠黏膜。

（4）L-天冬氨酸-L-鸟氨酸（ornithine-aspartate，L-OA）：可通过转氨作用，生成谷氨酸盐，或输注谷氨酸盐，有效降低HE时动脉血氨水平可降低脑组织含水量，预防和减轻脑水肿。

（5）精氨酸：精氨酸可促进氨转化为尿素通过肾脏排泄，降低血氨的浓度。

（6）人工肝：人工肝是最后的治疗手段，但是花费昂贵且不解决肝脏根本问题，可用于肝移植之前的肝衰竭治疗。

737. 暴发性肝炎人工肝治疗的目标是什么？

（1）改善脑功能，减轻肝性脑病的程度，降低内压，增加脑血流量。

（2）清除脂溶性、水溶性及不同分子量、不同存在状态的毒素，改善血流动力学，稳定内环境。

（3）调节水、电解质平衡，纠正酸碱平衡紊乱，尤其对药物治疗难以奏效者。

（4）改善肝脏合成功能（M因子、胆碱酯酶等），补充机体急需的物质如凝血因子等，并为肝脏再生赢得时间。

738. 简述暴发性肝炎人工肝治疗方法？

暴发性肝炎人工肝治疗的类型包括有：①血液灌流；②血浆置换；③连续性肾脏替代治疗；④分子吸附循环系统；⑤生物型或组合生物型人工肝。

739. 暴发性肝炎进行肝移植的时机及指征是什么？

应及早根据患者对治疗的反应，如病程是进展性的、不可逆性的应及早进行肝移植，对可逆性的则继续积极地内科综合治疗。

（1）紧急肝移植指征：①凝血酶原时间（PT）＞50s；②血清胆红素＞300mmol/L；③年龄＜10岁或＞40岁；④出现黄疸与肝性脑病之间时间＞7d；⑤动脉血酮体比（乙酰酯酸盐/β-羟丁酸盐）＜0.4；⑥血清 hHGF 水平＞10mg/L。

（2）肝移植反指征：①未能控制的高血压；②未能控制的低血压；③败血症；④急性呼吸窘迫综合征；⑤原有自杀倾向者。

740. 简述暴发性肝炎中血浆置换的优缺点？

血浆置换是目前最常用的人工肝支持治疗方法。该方法可明显降低重症肝病患者血清胆红素、内毒素、中分子物质、肿瘤坏死因子及白细胞介素等炎性介质，对主要毒物具有非选择性及广泛的去除作用，对暴发性肝炎乏力、腹胀等症状改善优于其他人工肝方法。血浆置换的缺点是：存在潜在的感染、过敏、枸橼酸盐中毒、水钠潴留加重等，对肝性脑病及肝肾综合征等晚期患者效果不肯定。血浆置换是目前较为成熟的肝脏替代疗法，对有明显出血倾向者比血液灌流等方法安全，但慎用于高过敏体质、严重水钠潴留患者。

简述暴发性肝炎出现弥漫性血管内凝血的病因以及诊断标准，和肝衰竭的凝血功能障碍主要鉴别点是什么？

暴发性肝炎以急性弥漫性血管内凝血（DIC）为主，其由于凝血因子合成减少，虽然不伴有DIC，也可出现类似DIC的实验室生化指标改变，如凝血酶原时间延长，部分凝血活酶时间延长，纤维蛋白原及血小板减少等。对暴发性肝炎合并DIC的患者的实验室诊断标准更严格：①血小板≤50×10⁹/L；②PT≥250s；③纤维蛋白原≤12.5g/L；④有纤溶活力增强的指征：鱼精蛋白副凝试验阳性，PT延长，优球蛋白溶解试验<70min。肝衰竭具有肝脏基础病、黄疸以及基本正常的Ⅷ因子活性测定，而DIC的Ⅷ因子活性明显降低。

 简述暴发性肝炎的鉴别诊断？

（1）败血症：与暴发性肝炎有很多相似之处：

1）有高动力循环的表现，高心输出量及外周阻力降低，平均动脉压下降。

2）败血症综合征：可出现脑病、黄疸、凝血功能障碍。检查Ⅷ因子有重要鉴别诊断意义，此因子在肝外合成，在暴发性肝炎中Ⅷ因子保持正常水平，而在败血症中则降低。

（2）先兆子痫或子痫：与暴发性肝炎尤其是妊娠脂肪肝引起的暴发性肝炎很难鉴别，由于二者可重叠出现，更加难以鉴别诊断，但二者的治疗措施都应终止妊娠。

（3）各类药物及毒物中毒：某些药物如抗结核药物异烟肼和利福平联合应用可致急性肝细胞坏死；对乙酰氨基酚、部分治疗类风湿病的药及治疗牛皮癣的中成药均可发生急性肝损伤。毒蕈、除草剂（如百草枯、敌草快）等也可引起急性肝衰竭。各类药物及毒物中毒均可通过详细询问病史鉴别诊断。

（4）其他昏迷疾病：低血糖昏迷，酮症酸中毒昏迷，高渗性昏迷，乳酸酸中毒昏迷，水、电解质紊乱，流行性乙型脑炎，流行性出血热，流行性脑脊髓膜炎，颅内细菌或病毒感染及尿毒症昏迷等需与暴发性肝炎引起的昏迷鉴别。通过询问流行病学病史、既往病史及进一步检查进行鉴别诊断。经分析仍然不能明确诊断的患者可进行血氨检测。

 简述破伤风的定义？

破伤风（tetanus）是由破伤风梭状芽孢杆菌侵入机体伤口，在厌氧环境下，局部迅速繁殖且产生毒素所引起的一种急性特异性感染。产生的外毒素主要引起中枢神经系统暂时性功能改变，以牙关紧闭、全身肌肉强直及阵发性痉挛为临床特征，重症患者可出现喉痉挛、窒息、肺部感染和多器官衰竭，是一种严重的潜在致命性疾病。

简述破伤风发病的病理生理？

破伤风杆菌所产生的外毒素对中枢神经系统，尤其是脑干神经和脊髓前角神经细胞有高度亲和力。破伤风痉挛毒素是引起症状的主要毒素，它附在血清球蛋白上，通过血液循环和淋巴系统，到达脊髓前角灰质或脑干的运动神经核，结合在灰质中突触小体膜的神经节苷脂上，使其不能释放抑制性递质（甘氨酸或氨基丁酸），以致运动神经系统失去控制，从外周进入中枢神经系统的传入刺激就会引起特征性的全身横纹肌的痉挛和强直。此外，痉挛毒素还在外周阻断神经肌肉接合点，并能直接作用于肌肉产生肌肉收缩。他对交感神经和神经内分泌系统也有影响，可引起高血压、心跳加快、大汗淋漓，外周血管收缩和心律不齐等症状。

 破伤风的病情分型及表现？

（1）全身型破伤风：最普遍、最严重的类型。患者神志清楚，全身肌肉痉挛，张口困难，苦笑面容，角弓反张，严重时呼吸肌痉挛导致窒息。可在声音和光线刺激下诱发加重，常伴有自主神经过度兴奋症状，如出汗、躁动、心动过速、心律失常，压舌板实验可诱发咬肌反射性痉挛。

（2）局部型破伤风：较为少见，主要是伤口附近的单个肢体或者躯体的某一部位发生肌肉痉挛收缩。局部型破伤风也可能是全身型破伤风的早期阶段。

（3）头部型破伤风：属于一种特殊的局部型破伤风，主要表现是吞咽困难和颅神经麻痹，也可发展成全身型破伤风。

 简述破伤风的诊断要点？

破伤风的诊断主要依据病史和临床症状，而不依赖于实验室检查。详问有无外伤、动物咬伤、抓伤或药物滥用注射而未完成破伤风主动免疫的患者，有牙关紧闭合并有以下一个或更多的症状时需考虑破伤风诊断：苦笑面容、肌紧张、吞咽困难、呼吸窘迫、痉挛或自主神经功能障碍，有外伤伤口时更明确。有时因受伤时间较长，可能伤口已愈合或患者不能准确回忆受伤情形，应仔细寻找伤口。压舌板试验简便易操作，具有很高的敏感性（94%）和特异性（100%），用压舌板触及咽后壁时，发生下颌反射性痉挛，而不是恶心反射，但该方法仅适用于早期破伤风患者筛查。

 破伤风的紧急处理措施包括哪些？

（1）保持呼吸道通畅：及时清除口腔内分泌物，防止误吸等。重型患者应常规气管插管或及早气管切开。

（2）解除痉挛：重型的患者联合使用镇静、止惊厥的药物，必要时使用肌松剂。

（3）使用机械性通气：大剂量的使用镇静剂和肌松剂的前提是给患者使用呼吸机。

（4）破伤风一经诊断，立刻使用破伤风抗毒素（TAT）或免疫球蛋白（TIG）。

 简述破伤风的并发症？

破伤风的并发症包括呼吸系统、循环系统以及其他的并发症。具体如下：

（1）呼吸系统：

1）窒息：由于喉头、呼吸肌持续性痉挛和黏痰堵塞气管所致。

2）肺部感染：喉头痉挛，呼吸道不畅，支气管分泌物淤积，不能经常翻身等，都是导致肺炎、肺不张的原因。

（2）心血管系统及代谢：

1）心血管系统：血压不稳定、心动过缓、心动过速、心律失常及出汗等，甚至呼吸、心跳停止。

2）酸中毒：呼吸不畅，换气不足而致呼吸性酸中毒，肌强烈收缩，禁食后体内脂肪不全分解，使酸性代谢产物增加，造成代谢性酸中毒。

（3）其他：可有躯干及脊椎压缩性骨折、压疮、气管狭窄、消化道出血、深静脉血栓、尿潴留等。

 简述破伤风的伤口处理要点？

伤口未愈合者需及时彻底清创，清除坏死组织，可尽早采用高压（6～12psi，1psi ≈ 6.9kpa ≈ 70cmH$_2$O）伤口冲洗方法，液体量不少于1L，以防止破伤风梭菌在腐败的组织内繁殖，以杜绝毒素来源。清创宜在镇静剂、肌肉松弛剂、抗毒素、抗生素应用后1～2小时进行。术后用3%过氧化氢或1∶4000高锰酸钾溶液湿敷，伤口不宜缝合或包扎。伤口深者可在创口周围用1万～2万U抗毒素浸润后再行。伤口有积脓或引流不畅者，应敞开伤口。如伤口已经愈合，一般不需进行清创。

 简述破伤风如何选用药物控制并解除痉挛？

（1）地西泮为首选药物，其有中枢神经的抑制作用，可以立即镇静而不引起意识丧失和严重副作用；又有肌肉松弛作用，而对呼吸、循环功能无明显抑制，且毒性低，安全范围大，较少积蓄。因此安定治疗破伤风可降低死亡率。安定用量及给药途径根据病情的轻重而定。

（2）氯丙嗪能减轻肌肉强直和减少痉挛的发作。

（3）苯巴比妥口服或肌内注射可治疗轻型破伤风患者。

（4）简箭毒碱和氯化琥珀酰胆碱等外周肌肉松弛剂能抑制运动神经的传导作用，从而使全身骨骼肌、包括呼吸肌完全麻痹，自主呼吸被抑制，故必须同时应用呼吸机控制呼吸。对于高热、抽搐频繁的患者可以使用冬眠合剂。

（5）在密切监测膝反射情况下，可选用硫酸镁控制痉挛。

 简述破伤风的一般支持治疗包括哪些措施？

（1）一般治疗：危重患者应置于监护室，由专人进行医疗和护理。病室宜保持安静和温暖，避免各种刺激如声响、阵风、强光等。各项治疗宜在使用镇静剂、肌肉松弛剂后集中进行。防止坠床。

（2）由于患者难以进食，消耗又大，应注意维持营养。给予糖类、高蛋白、高热量、易消化饮食，补充大量维生素B和维生素C及足够的水和电解质，以纠正强烈的肌痉挛、出汗及不能进食等所引起的水与电解质代谢失调，如缺水、酸中毒等，保持水、电解质及酸碱平衡。轻型患者可给高热量半流饮食；抽搐较频者禁食，也不宜鼻饲。待抽搐减轻后仍不能进食者可再给鼻饲，放鼻饲管前应加强镇静解痉，尤其是未作气管切开者，以免诱发喉痉挛窒息。重型患者可以用静脉高营养治疗。

 简述肾综合征出血热的流行特征？

（1）地区性：我国主要集中在东北和华东地区，老疫区病例逐渐减少，新疫区不断增加，目前主要流行于山东、陕西、湖北、湖南、安徽、江苏、浙江、江西及东北三省等。

（2）流行周期性：本病发病率有一定周期性波动，通常3～4年出现一次流行高峰，其原因与主要宿主动物密度高低有关。

（3）流行季节性：本病一年四季均可发生，在中国，HFRS的发病曲线有两个高峰（6～7月和10～11月），秋、冬发病明显高于春季。

（4）人群分布特点：男女均可发病，但男性多于女性，青壮年农民发病最多。

 肾综合征出血热的临床表现有哪些？

肾综合征出血热（haemorrhagic fever with renal syndrome，RSHF）的临床表现为潜伏期4～46天，一般为7～14天，以2周多见。临床病程以发热、出血、循环衰竭伴低血压和急性肾损伤为主要特征。该病的典型进展经历五个阶段：发热期、低血压休克期、少尿期、多尿期和恢复期。非典型或轻型病例可出现越期现象。轻型病例中毒症状轻微，预后好；重症患者表现为高热、中毒症状重，往往有前2期或3期重叠，发病急、进展快，病死率高。

 简述肾综合征出血热的传播途径？

（1）被鼠咬伤或伤口接触有病毒的鼠排泄物（尿、粪）、分泌物（唾液）、血液等而感染。

（2）经呼吸道吸入受病毒感染的鼠类的排泄物如尿、粪、唾液等污染的气溶胶而感染。

（3）经消化道食入被病毒鼠排泄物污染的食物而感染。

（4）经革螨、恙螨等螨虫通过叮咬皮肤传播。

此外，患病孕妇可通过胎盘垂直传给儿童。

 755. 简述肾综合征出血热的并发症？

（1）出血：皮肤黏膜出血是RSHF最常见的出血部位，也可见胃肠道出血、颅内出血、腹膜后出血和腹腔内出血、泌尿道出血等。

（2）继发感染：多见于少尿期和多尿期，以肺部感染最多见，其次为尿路感染、腹腔感染、皮肤软组织感染和败血症等，其原因为多脏器受损，免疫调节紊乱，长期病程消耗，防御能力减低，住院时间长等因素，易引起继发性休克而使病情加重。

（3）肺部并发症：多见急性呼吸窘迫综合征和肺水肿。急性呼吸窘迫综合征（ARDS）：由于肺毛细血管损伤，通透性增高使肺间质大量渗液，此外肺内微小血管的血栓形成和肺泡表面活性物质生成减少均能促成ARDS。急性心源性肺水肿（ACPE）：由左心衰竭引起肺静脉淤血，发展为肺间质和肺泡水肿为特征的急性呼吸衰竭。

（4）神经系统并发症：包括由病毒直接侵犯中枢神经而引起脑炎、脑膜脑炎、急性脊髓炎以及中枢性精神障碍。也可因毛细血管损害、低钠血症、严重氮质血症、低蛋白血症和高血容量综合征等引起脑水肿；高血压脑病、颅内出血、脑神经损害等，CT及腰穿检查有助于以上诊断。剧烈腹痛伴明显腹膜刺激征者应排除外科急腹症。

 756. 简述肾综合征出血热发热的特点？

肾综合征出血热发热一般持续3～7天。起病急，可有畏寒寒战。以高热多见，大多在38～40℃之间。通常患者体温越高，病情越重，发生低血压休克和少尿的机会就越多，两者呈正相关。热型以稽留热和弛张热多见。一般热退后病情减轻，但中、重型病例热退后病情反而加剧，为本病的特点之一。

 757. 根据临床表现，肾综合征出血热的分期及相关临床表现？

按照肾综合征出血热临床表现，可分为：①发热期；②低血压休克期；③少尿期；④多尿期；⑤恢复期。非典型或轻型患者可出现越期现象。重症患者表现为高热、中毒症状重，往往有前2期或3期重叠。

（1）发热期：主要表现为病毒血症和全身毛细血管损害引起的症状。急性发病，有发热（38～40℃）、三痛（头痛、腰痛、眼眶痛）以及恶心、呕吐、腹痛、腹泻、关节痛等症状，三红（脸、颈和上胸部发红），重者似酒醉貌。口腔黏膜、皮下出现大小不等的出血点或淤斑，或呈条索状、抓痕样的出血点。

（2）低血压休克期：血压下降，心率、脉搏增快，根据血压和平均动脉压水平分为低血压倾向、低血压和休克，心率增快，脉搏细速或摸不清，浅表静脉塌陷，伴呼吸浅快。面色与口唇苍白或发绀，肢端发凉，皮肤发花。烦躁不安，继之可出现谵妄、嗜睡、昏睡、昏迷。

（3）少尿期：休克或直接的肾脏损害，导致出现少尿或无尿，和休克期常重叠。

（4）多尿期：肾脏损害逐渐修复，但肾小管重吸收功能尚未完全恢复，以致尿量显著增多，极易造成脱水及电解质紊乱。

（5）恢复期：随着肾功能的恢复，尿量和其他症状逐渐恢复正常，有的需要数月时间。

 肾综合征出血热是否需要抗病毒治疗？

肾综合征出血热的治疗主要是支持治疗，抗病毒治疗的效果和必要性存在争议。在发热早期时，也可进行抗病毒治疗，可选择利巴韦林（病毒唑），也可选用α-干扰素。

 肾综合征出血热的不同阶段的治疗原则？

主要针对各期的病理生理变化，进行综合性和支持对症治疗，"三早一就"仍然是本病治疗原则，即早发现、早期休息、早期治疗和就近治疗。治疗中要注意休克、少尿、出血和脏器损害。对早期确诊或疑似患者，应卧床休息；饮食应高热量、高维生素、易消化食物；危重患者应置于监护室，由专人进行医疗和护理。剧烈呕吐，可应用甲氧氯普胺止吐；高热可予物理降温，慎用退热药物。

（1）低血压休克期：

1）补充血容量：宜早期、快速和适量，液体以平衡盐等晶体液为主，辅助白蛋白、血浆和低分子右旋糖酐等胶体液。补液达标主要观察指标：①收缩压达90～100mmHg；②MAP＞65mmHg；③心率100次/分以下；④微循环障碍改善；⑤血红蛋白和红细胞比容接近正常。

2）纠正酸中毒：低血压休克多伴有代谢性酸中毒，常用5%碳酸氢钠溶液，可根据血气分析结果确定。动脉血pH高于7.25时，通常不需要纠酸治疗。

3）血管活性药和肾上腺糖皮质激素的应用：液体复苏效果不佳时，在继续液体复苏的同时使用血管活性药物，推荐去甲肾上腺素作为休克患者的首选血管升压药物，慎用多巴胺和间羟胺。随血压调整剂量。肾上腺糖皮质激素可选用氢化可的松、地塞米松等。

（2）少尿期：

1）严格控制液体入量：每天补液量为前一天尿量和呕吐量再加500～700ml。酸中毒的纠正同低血压休克期。不能进食者每天输入脂肪乳、葡萄糖，必要时可加入适量胰岛素。合并心衰肺水肿或脑水肿者补钠宜慎重。

2）促进利尿：通常在血压稳定12～24小时后开始利尿，常用利尿药物为呋塞米，也可选用托拉塞米，可从小剂量开始，效果不明显时可适当加大剂量。

3）血液净化：可应用血液透析（IHD）和持续性肾脏替代治疗（CRRT）。

（3）多尿期：应补充足够液体和电解质（钾盐），以口服为主。进入恢复期后注意防止并发症，加强营养，逐步恢复活动。

 760. 简述肾综合征出血热进行CRRT的适应证？

（1）少尿持续4天以上。

（2）无尿24小时以上。

（3）出现下列情况之一者：①明显氮质血症，血BUN＞28.56mmol/L，有严重尿毒症表现者；②高分解状态，每天BUN升高＞7.14mmol/L；③血钾＞6mmol/L，ECG有高耸T波的高钾表现；④高血容量综合征经保守治疗无效，伴肺水肿、脑水肿及肠道大出血者，可与药物治疗同时进行。

对于血压或血流动力学不稳定、心力衰竭或呼吸衰竭等不宜搬动的重危患者，CRRT应为首选。CRRT具有清除炎症因子、减轻水负荷等作用，一般采取枸橼酸体外抗凝或无抗凝剂方案。

 761. 简述肾综合征出血热出现弥漫性血管内凝血的预防及治疗措施？

应根据临床和实验室检查结果进行治疗。高凝期主要用肝素治疗，亦可同时应用低分子右旋糖酐以减低血小板黏附性和抑制红细胞聚集。消耗性凝血障碍期的早期，可以应用肝素治疗，若APTT超过正常值的2倍时，不宜再应用肝素治疗。此期应补充新鲜血浆或鲜血、冷沉淀物、纤维蛋白原等。继发性纤溶亢进期可给予氨甲苯酸、6-氨基己酸或氨甲环酸治疗，肝素过量或肝素类物质增加可用硫酸鱼精蛋白注射液中和。

 762. 如何确诊和治疗霍乱？

霍乱是由霍乱弧菌引起的烈性肠道传染病，属甲类传染病，其特征为大量水样泻从而导致严重脱水、少尿和循环衰竭，并伴有呕吐、肌肉痛性痉挛等症状。诊断以临床表现、流行病学史和病原学检查三者为依据。凡临床上发现有泻吐症状或原因不明的腹泻患者，应取粪便或呕吐物标本，尽快进行病原诊断，包括镜检、培养、分离、凝集试验及其他鉴定试验。

（1）临床诊断：

1）确诊标准：有下列之一者，可诊断为霍乱。①凡有腹泻呕吐等症状，大便培养霍乱弧菌阳性者。②霍乱流行期在疫区有典型霍乱症状而大便培养阴性无其他原因可查者。如有条件可做双份血清凝集素试验，滴度4倍或4倍以上升高可诊断。③疫源检索中发现粪便培养阳性前5天内有腹泻症状者，可诊断为轻型霍乱。

2）疑似标准：具有下述项目之一者诊断为疑似霍乱。①凡有典型泻吐症状的非疫区单发病例，在病原学检查未确诊前。②霍乱流行期，曾接触霍乱患者，有腹泻症状而无其他原因可查者。

（2）治疗：处理原则首先是严格隔离；其次，快速补充水及电解质，纠正酸中毒；最后，给予恰当抗菌治疗及对症处理。

1）严格隔离：霍乱为甲类传染病，所有确诊患者必须严密隔离，隔离时间至症状消失6天后，粪便培养致病菌需要连续3次阴性。隔离同时要注意对患者吐泻物及接触过的物品等进行彻底消毒。

2）一般处置：对于危重症者应吸氧、监测生命体征，早期留取病原学标本送检，常规建立中心静脉输液通路。

3）补液疗法：是治疗本病的关键措施，补液的原则是：早期、快速、足量；先盐后糖，先快后慢，纠酸补钙，见尿补钾，补液量要量出为入，有条件单位应作血流动力学监测，注意动态监测电解质及酸碱平衡。

4）静脉补液：输液量与速度应根据患者失水程度、血压、脉搏、尿量和红细胞压积而定，警惕快速输液过程中发生心功能不全。输液成分根据具体情况选择糖、盐、碳酸氢钠等溶液。

5）口服补液：部分轻型患者可以经胃肠道给予补充糖、钾、碳酸氢盐，补充氯化钠主要以静脉为主。对于重型霍乱、婴幼儿及老年患者则先行静脉补液，待病情稳定或呕吐缓解后开始过渡到口服补液。

6）病原治疗：早期应用抗菌药物有助于缩短腹泻期，减少腹泻量，缩短排菌时间。可首选四环素，其他还可选用喹诺酮类、大环内酯类、磺胺类及呋喃唑酮等。

7）对症治疗：①顽固吐泻：可用654-Ⅱ或阿托品静脉缓慢滴注及皮下注射，氯丙嗪（1～4mg/kg）有一定止吐、缓解腹泻的作用。②肌肉痉挛：注意保温，要注意给予钠盐、钙剂的补充。按摩、理疗有效。③肾功能不全少尿：预防性治疗是给予充分的液体容量，防止肾脏灌注不足，循环容量充足可予利尿剂静脉滴注或泵入；如无尿按照急性肾衰竭处理，给予血液净化治疗。④并发心力衰竭：应予调整电解质水平，扩血管利尿治疗，必要时给予血滤等支持治疗措施。⑤低血容量休克：在充分扩容纠酸的基础上，可应用血管活性药物，如去甲肾上腺素、多巴胺等。

 763. 如何诊断狂犬病？

根据患者的流行病学、临床表现和实验室检查结果进行综合判断，患者确诊需要实验室证据。

（1）临床诊断患者：符合下列任一项即可诊断：

1）典型的狂躁型狂犬病临床表现。表现为兴奋，极度恐惧、烦躁不安。怕水、怕风，是本病特有的症状。见风和见水均可引起咽肌痉挛或全身痉挛。患者热极而不敢扇扇子，渴极而不敢饮水，见到水，听到流水声，甚至听到人说喝水，都会引起痉挛。

2）明确的动物致伤史＋典型的麻痹型狂犬病临床表现。麻痹型国内较少，临床上无兴奋期，无恐水症状和吞咽困难，而以高热、头痛、呕吐、咬伤处疼痛开始，继则出现肢体软弱、腹胀、共济失调、部分或全部肌肉瘫痪、尿潴留或大小便失禁等，呈现横断性脊髓炎或上升性脊髓麻痹表现。

（2）确诊患者：临床诊断患者凡有下列任一项，即可确诊：

1）直接荧光抗体法（或ELISA）：检测患者唾液、脑脊液或颈后带毛囊的皮肤组织标本中RABV抗原阳性，或用RT-PCR检测RABV核酸阳性。

2）细胞培养方法：从患者唾液或脑脊液等标本中分离出RABV。

3）脑组织检测：尸检脑组织标本，用直接荧光抗体法或ELISA检测RABV抗原阳性、RT-PCR检测RABV核酸阳性、细胞培养方法分离出RABV。

 哪些情况下需要采取措施预防狂犬病？如何预防？

（1）暴露前免疫：在狂犬病的高发季节和高发地区，对易感染的高危人群（养犬者、兽医、山洞探险者、动物实验人员、动物加工业工人、野生动物捕捉者和饲养者、狂犬病毒实验研究人员），给予全程免疫接种。目前使用WHO推荐的通用的暴露前"3针法"，按照0、7、21天的程序，在上臂三角肌肌内各注射1针，可有效预防狂犬病发病。

（2）暴露后免疫：狂犬或猫等动物暴露12小时内是防治狂犬病的黄金时段。及时正规的医疗处理措施，能够消除随犬唾液污染伤口的狂犬病毒，有效阻止病毒繁殖和侵入神经，进而获得最佳防治效果。

1）正规处理伤口：这是预防狂犬病的关键环节，可降低发病风险的4.3倍。首先冲洗伤口，只要就诊时伤口未愈合，就应立即用肥皂水或清水反复彻底冲洗，至少15分钟。彻底冲洗后用稀碘伏（0.025%～0.05%）、苯扎氯铵（0.005%～0.01%）或其他具有病毒灭活效力的皮肤黏膜消毒剂涂擦或消毒伤口内部。对Ⅱ、Ⅲ级暴露者，使用狂犬病被动免疫制剂（人抗狂犬病免疫球蛋白或抗狂犬病血清）作全剂量（免疫球蛋白20IU/kg，抗血清40IU/kg）伤口周围浸润注射。黏膜暴露者，应将狂犬病被动免疫制剂涂抹到黏膜上。伤口一般不缝合、不包扎、不涂软膏、不用粉剂，保持伤口干燥。

2）注射狂犬病疫苗：主张凡被犬、猫、狼等动物咬、抓伤或舔触后，应在2天内开始预防性治疗。应按规定程序注射狂犬病疫苗。

3）其他措施：对Ⅲ级暴露者，应给予破伤风抗毒素和适宜的抗菌药物，以预防和控制狂犬病以外的其他感染。

 何谓导管相关性血流感染？如何诊断导管相关性血流感染？

导管相关性血流感染（CRBSI）是指带有血管内导管或者拔除血管内导管48小时内的患者出现菌血症或真菌血症，并伴有发热（＞38℃）、寒战、低血压等感染的临床表现，除血管导管外没有其他明确的感染源。实验室微生物学检查显示：外周静脉血培养结果阳性；或者从导管段和外周血培养出相同种类、相同药敏结果的致病菌。

由于缺乏特异性临床表现，CRBSI诊断较为困难。临床上对于留置导管的患者如出现高热、寒战、呼吸急促，甚至低血压、意识改变等，实验室检查提示白细胞计数增高应首先考虑CRBSI，应行微生物学培养。中华医学会重症医学分会血管内导管相关感染的预防与治疗指南（2007）制定的CRBSI诊断标准如下。

（1）具备下述任1项，可确诊CRBSI：

1）有1次半定量导管培养阳性（每导管节段≥15CFU）或定量导管培养阳性（每导管节段≥1000CFU），同时外周静脉血也培养阳性并与导管节段为同一微生物。

2）从导管和外周静脉同时抽血做定量血培养，两者菌落计数比（导管血：外周血）≥5:1。

3）从中心静脉导管和外周静脉同时抽血做定性血培养，中心静脉导管血培养阳性出现时间比外周血培养阳性至少早2小时。

4）外周血和导管出口部位脓液培养均阳性，并为同一株微生物。

（2）临床诊断标准：具备下述任1项，可临床诊断CRBSI。

1）具有严重感染的临床表现，并导管头或导管节段的定量或半定量培养阳性，但血培养阴性。除了导管无其他感染来源可寻，并在拔除导管48小时内未用新的抗生素治疗，症状好转。

2）菌血症或真菌血症患者，有发热、寒战和/或低血压等临床表现且至少两个血培养阳性（其中一个来源于外周血）其结果为同一株皮肤共生菌（如类白喉菌、芽胞杆菌、丙酸菌、凝固酶阴性的葡萄球菌、微小球菌和念珠菌等），但导管节段培养阴性，且没有其他可引起血行感染的来源可寻。

（3）拟诊：具备下述任一项，不能除外导管为感染的来源：

1）具有导管相关的严重感染表现，在拔除导管和适当抗生素治疗后症状消退。

2）菌血症或真菌血症患者，有发热、寒战和/或低血压等临床表现且至少有一个血培养阳性（导管血或外周血均可），其结果为皮肤共生菌（如类白喉菌，芽胞杆菌，丙酸杆菌，凝固酶阴性的葡萄球菌，微小球菌和念珠菌等），但导管节段培养阴性，且没有其他可引起血行感染的来源可寻。

766. 暴发性心肌炎的定义？

暴发性心肌炎定义为急骤发作且伴有严重血流动力学障碍的心肌炎症性疾病，主要特点是起病急骤，病情进展极其迅速，患者很快出现血流动力学异常（泵衰竭和循环衰竭）以及严重心律失常，并可伴有呼吸衰竭和肝肾功能衰竭，早期病死率极高。

767. 暴发性心肌炎的治疗原则是什么？

（1）严密监护：所有暴发性心肌炎患者均应严密监护，应尽快将患者收到或转至重症监护病房。

（2）一般治疗：绝对卧床休息，减少探视和干扰，避免情绪刺激与波动。

1）能进食时，给予清淡、易消化而富含营养的饮食，少食多餐。

2）鼻导管、面罩吸氧或机械通气正压给氧。

3）液体补充，应量出为入，控制补液速度，匀速补充，切忌液体快进快出。

4）预防应激性溃疡和消化道出血，特别是使用糖皮质激素的患者。

（3）循环支持技术：对于血流动力学不稳定的暴发性心肌炎患者，由于药物治疗效果有限，推荐尽早使用循环支持技术，如主动脉内球囊反搏（IABP）、体外膜肺氧合（ECMO）等，以等待心肌恢复。

（4）呼吸支持：对暴发性心肌炎并发心源性休克、肺水肿，尤其是有呼吸窘迫时，应及时进行机械通气治疗。

（5）连续肾脏替代治疗（CRRT）：暴发性心肌炎患者常伴发肾损害，严格容量管理十分重要，常需要血液净化治疗。

（6）对症治疗：

1）心源性休克时升压药物首选去甲肾上腺素，可与多巴酚丁胺联合使用，必要时加用肾上腺素。

2）急性肺水肿时可使用利尿剂，但低血压时应慎用。

3）在心功能不全、快速房颤时可小剂量使用洋地黄类药物。

4）对快速心律失常如心房颤动或心室颤动时应立即电复律，电复律不能纠正或纠正后复发，需兼用药物，通常在兼顾血压时首选胺碘酮静脉注射，但不宜快速静脉推注；快心室率心房颤动患者可给予洋地黄类药物控制心室率。

5）出现有症状的二度及以上房室传导阻滞时，首先考虑植入临时起搏器，无条件时可暂时使用提高心率的药物如阿托品、多巴胺、肾上腺素、异丙肾上腺素。

（7）抗病毒治疗：暴发性心肌炎主要是病毒感染所致，部分有对应抗病毒药物时应尽早行抗病毒治疗。奥司他韦、帕拉米韦等药物可抑制流感病毒的神经氨酸酶，从而抑制新合成病毒颗粒从感染细胞中释放及病毒在人体内复制播散，对A型和B型流感病毒有作用。鸟苷酸类似物可干扰病毒DNA合成，常用的阿昔洛韦对单纯疱疹病毒有效，而更昔洛韦（0.5～0.6g/d静脉滴注）则对巨细胞病毒有效。由于大部分患者并未检测到病毒种类且大部分病毒无有效抗病毒药物，是否经验性抗病毒治疗尚无定论。

（8）免疫调节治疗：理论上应当针对免疫反应介导的病理生理环节采用相应的免疫治疗，暴发性心肌炎患者可考虑给予糖皮质激素和丙种球蛋白进行免疫调节治疗。

1）丙种球蛋白：建议每天20～40g，使用2天，此后每天10～20g持续应用5～7天。

2）糖皮质激素：建议开始每天200mg甲基泼尼松龙静脉滴注，连续3～5天后依情况减量。但应避开早期的病毒复制期，且应排除合并急性细菌感染。

768. 艾滋病的神经系统并发症有哪些？

艾滋病所致的神经系统并发症见于以下四种情况：

第一，HIV病毒的嗜神经作用引起原发性的神经系统损害。损害范围包括脑、脊髓和周围神经细胞。约30%的艾滋病患者有神经系统损害，部分患者以神经症状为首发临床表现。

第二，艾滋病所诱发的神经系统机会性感染。

第三，原发或转移的肿瘤所造成的神经系统并发症。

第四，脑血管病。

（1）原发性神经系统综合征：无菌性脑膜炎、空泡性脊髓病、儿童进行性HIV脑病、艾滋病性痴呆、神经系统淋巴瘤、艾滋病相关的神经肌肉疾病、周围神经病。

（2）机会性感染所致神经系统并发症：机会性病毒性感染（乳多泡病毒（JCV）和疱疹病毒，包括巨细胞病毒（CMV）、单纯疱疹病毒（HSV）及带状疱疹病毒（VZV）感染。还可以见到由腺病毒与EB病毒感染所导致的神经损害。机会性非病毒性感染所致神经系统并发症：最常见有弓形体感染和新型隐球菌脑膜炎、结核性脑膜炎或颅内结核瘤、地区性组织胞质菌、毛霉菌、球孢子菌和白色念珠菌感染，少见细菌感染如单核细胞增生性李斯特菌、星形诺卡菌和大肠杆菌脑膜炎等。

（3）中枢神经系统肿瘤：常见的为淋巴瘤，可分为原发性中枢神经系统淋巴瘤及全身淋巴瘤的脑转移两种。

（4）艾滋病相关脑血管病：表现为脑梗死、脑出血。

769. 如何治疗肺孢子菌肺炎？

艾滋病并发肺孢子菌肺炎时应采取以下治疗：

（1）综合对症治疗：卧床休息，给予吸氧改善通气功能，注意水和电解质平衡。

（2）呼吸功能支持治疗：根据患者呼吸功能损害的情况不同，可以给予鼻导管吸氧、面罩给氧、无创通气和有创机械通气等。

（3）激素治疗：中重度肺孢子菌肺炎患者（$PaO_2 < 70mmHg$ 或肺泡－动脉血氧分压差 $> 35mmHg$，可用强的松40mg每日2次，口服5天，随后20mg每日2次，口服5天，20mg每日1次口服至抗肺孢子菌肺炎结束；如静脉用甲基强的松龙，用量为上述强的松的75%。

（4）病原治疗：首选复方新诺明9～12片/日（TMP每日15mg/kg，SMZ每日100mg/kg），口服，每日分3～4次服用，疗程2～3周。次选治疗方案：氨苯砜100mg，口服，每日1次，联合应用甲氧苄啶200～400mg，口服，每日2～3次，疗程2～3周；或克林霉素600～900mg，静注，每6小时1次，或450mg口服，每6小时1次，联合应用伯氨喹15～30mg，口服，每日1次，疗程2～3周；或喷他脒，3～4mg/kg，每日1次，缓慢静滴（60分钟以上），疗程2～3周。复方磺胺的方案是最有效的方案，对于有磺胺过敏史患者，必要时可考虑采取快速磺胺脱敏治疗。

粒细胞缺乏合并发热患者的抗生素方案如何选择？

粒细胞缺乏的患者易于合并感染，当粒细胞$< 0.5 \times 10^9$/L时感染发病率明显上升，粒细胞$< 0.1 \times 10^9$/L时，败血症及其他的并发症更容易发生。当粒细胞缺乏的患者合并发热时，应立即评估感染危险度和耐药风险，采用高效广谱抗生素进行治疗，尽可能覆盖可引起严重并发症或威胁生命的最常见的、毒力较强的病原菌。在用药前应寻找感染部位并及时做标本培养（包括血培养、尿培养、痰及分泌物培养）并且完善胸片、腹部超声等。

对于低危患者，其初始治疗可以在门诊或住院接受口服或静脉注射经验性抗菌药物治疗。推荐联合口服环丙沙星、阿莫西林-克拉维酸、左氧氟沙星或莫西沙星。

高危患者必须立即住院治疗。高危患者静脉应用的抗菌药物，必须是能覆盖铜绿假单胞菌和其他严重革兰阴性菌的广谱抗菌药物。

既往有产超广谱β-内酰胺酶菌定植或感染史者，可选择碳青霉烯类；既往有产碳青霉烯酶菌或耐药非发酵菌定植或感染史者，建议选择β-内酰胺酶抑制剂复合制剂联合磷霉素、替加环素等。在以下特定情形，初始经验性用药应选择联合用药方案，即覆盖铜绿假单胞菌和其他严重革兰阴性菌的广谱抗菌药物，同时联合抗革兰阳性菌药物：

（1）血流动力学不稳定或有其他严重血流感染证据。

（2）X线确诊的肺炎。

（3）在最终鉴定结果及药敏试验结果报告前，血培养为革兰阳性菌。

（4）临床疑有导管相关严重感染（如经导管输液时出现寒战、导管穿刺部位蜂窝织炎、导管血培养阳性结果出现时间早于同时外周血标本）。

（5）任何部位的皮肤或软组织感染。

（6）耐甲氧西林金黄色葡萄球菌、耐万古霉素肠球菌或耐青霉素肺炎链球菌定植。

（7）预防性应用氟喹诺酮类药物或经验性应用头孢他啶时出现严重黏膜炎。

选择抗菌药物时还应注意不同药物的抗菌特性，根据感染部位及抗菌需求恰当选择。如替加环素抗菌谱广，但是不能覆盖铜绿假单胞菌；利奈唑胺在肺、皮肤软组织等的组织穿透性高且肾脏安全性好；达托霉素不适用于肺部感染，但对革兰阳性菌血流感染和导管相关感染作用较强。

 如何治疗移植后患者的巨细胞病毒感染？

CMV属于疱疹病毒5型，在人群中感染非常普遍，在我国90%以上成人曾经感染CMV，大多为潜伏感染。由于免疫功能严重受损，CMV重新激活，CMV激活后可以引起多个器官的CMV疾病，如CMV肺炎、CMV肠炎、CMV肝炎和CMV脑炎等，其中CMV肺炎最常见，发病率在10%～30%。

更昔洛韦是目前治疗CMV感染的临床一线用药，可将巨细胞病毒性肺炎相关死亡率从50%降至20%。标准治疗方案为静脉注射更昔洛韦5mg/kg Bid，疗程2～3周。但原发感染复发率高达 60%，静脉治疗后需继续服用更昔洛韦 3 个月可减少复发。

滕甲酸钠通过非竞争机制抑制病毒 DNA 多聚酶，不需要磷酸化激活，主要用于治疗对更昔洛韦耐药的巨细胞病毒感染。

新近研发的缬更昔洛韦（更昔洛韦的前体）生物利用度比更昔洛韦高 10 倍以上。多中心随机双盲研究中，口服缬更昔洛韦 900mg qd 与口服更昔洛韦 1g Tid 相比，防治 CMV 感染的效果一致，且缬更昔洛韦组无耐药病例发生。

772. 免疫缺陷型肺炎的临床特点？

肺部感染是免疫功能低下宿主比较严重的并发症，容易发展为严重感染。

（1）感染来源：肺担负着机体与外界气体交换的重任，因此呼吸系统最容易遭受环境中微生物的侵袭；气管内吸入是肺炎发病的起点，70% 的正常人睡眠时可发生口－咽分泌物的气管内吸入（pH 值升高是咽部、胃部菌落定植危险因素）。

（2）病原体分布：不同原因或基础疾病以及免疫受损的不同病期，其病原体分布有很大差异。就实体器官移植后的细菌性肺炎而论，心－肺联合移植发生率最高（22.2%），肝移植其次（16.7%），心脏移植再次（5.2%），肾移植最低（1.5%）。一般来说移植早期细菌性肺炎多为强毒力致病菌，如 G^- 杆菌、肺炎链球菌、金黄色葡萄球菌居前 3 位，共计占 80% 以上。术后 3～4 周内的肺炎很少是机会性致病菌。6 个月后如果无附加危险因素，如排异反应需要强化免疫抑制治疗，致命性肺炎和其他严重感染比较少见，病原体通常近似于普通人群的社区感染。CMV 感染多见于术后 1～4 个月，高峰在第 4 月；耶氏肺孢子菌感染大多发生于术后 2～6 个月，未见有短于 6 周者；真菌感染多在术后 2～3 周（肝移植可早在第 1 周）。骨髓移植早期（1 月内）感染多为脓毒症，肺部感染相对少见；中期（1～3 个月）虽然细菌和霉菌仍有发生，但 CMV 肺炎最常见，其次是耶氏肺孢子菌肺炎；后期（3 个月以后）以 CMV 以外的疱疹病毒最常见，但很少侵犯内脏，肺部感染细菌多见。

（3）肺部感染特点：

1）病原体包括细菌、真菌、病毒、肺孢子菌等，而且混合感染比较多见。

2）起病大多隐匿，不易察觉，但也有部分患者急骤起病，呈暴发性经过，迅速发展至呼吸衰竭；发热常为首发症状，高热常见，很少寒战；在感染早期，咳嗽、咳痰少见，咳嗽的发生率仅 41%，多为干咳，咳痰者不足 1/5；肺部体征不明显。

3）胸片是早期诊断肺炎的重要手段，但其表现与感染发展过程不同步，发病初可能仅表现为纹理增粗（影像报告可能为正常），感染控制后胸片表现可能更明显。胸片虽然对病原体诊断没有特异性，但还是有帮助的。局限性病变常见于细菌、真菌、军团菌等，结节或空洞性病变常为曲霉菌、分枝杆菌等；弥漫性间质/腺泡浸润性病变多见于病毒。

如果没有禁忌，应尽早采用侵袭性采样（纤支镜），明确病原诊断。

（4）各种病原体导致肺部感染的特点：

1）细菌：肺部感染最常见的病原体（80%）。临床表现与正常宿主相似，根据痰液的特性，也能对相应的病原菌进行大致的判断，但是病情进展快，临床症状不典型。

2）真菌：以白色念珠菌和曲霉菌最为常见，常继发于使用广谱抗生素后，呈双重感染或混合感染，病情严重，缺少特征性，更没有诊断特异性，不易识别。

3）肺孢子菌肺炎（PCP）：肺孢子菌于人体肺泡I型上皮细胞表面黏附寄生，在免疫功能低下者，可大量繁殖致病，临床往往表现为发热、干咳、呼吸急促和低氧血症；血白细胞计数正常或稍高，嗜酸细胞偏高，易合并其他感染。确诊需有病原学依据（支气管-肺泡灌洗液沉渣涂片或纤支镜活检标本找肺孢子菌包囊）。治疗：SMZ 75mg/（kg·d）＋TMP 15mg/（kg·d）。

4）巨细胞病毒（CMV）肺炎：临床表现没有特征性，通常有乏力、不适，伴有肌肉酸痛、关节痛，进行性呼吸困难和发绀，低氧血症不易纠正，白细胞降低，可见异型淋巴细胞，ALT升高，胸片表现为弥漫性间质肺炎或肺泡浸润；确诊依赖于病毒或者病毒组分的检出以及血清学检查。治疗可应用更昔洛韦和/或膦甲酸钠，在骨髓移植者，即使应用CMV免疫球蛋白，有效率仅在20%左右。

5）结核：播散多见，肺灶分布的叶段差异不明显，伴有纵隔/肺门淋巴结肿大较多，合并其他感染概率高。临床表现非常多样，各种治疗都无效时，应考虑到结核。

 773. **如何诊断疟疾？**

根据卫生部和全国疟疾专家咨询委员会所制定的疟疾诊断标准，凡符合以下任何一点即为疟疾：

（1）镜检血液中查见有疟原虫：血检疟原虫迄今仍是确诊疟疾最可靠的方法。恶性疟原虫在周围血液中仅见环状体和配子体（不发热时一般查不到疟原虫），间日疟无论在发作期或间歇期均可见到原虫。总之，凡是疟疾，最终定能查到疟原虫，不存在没有疟原虫的疟疾。因此，急诊可以选择适当血检时机做血涂片，对确诊意义非常重要。

（2）临床症状典型：有疫区接触史及有蚊虫叮咬史，出现周期性发冷、发热、出汗和脾大、贫血为特征。

（3）抗疟药物治疗有效：急诊根据以上标准可以做到快速诊断，同时可以送相关化验室检查：采用快速免疫诊断试条、间接荧光抗体检测，PCR和DNA探针技术等协助诊断。

774. **血吸虫病对人体的危害有哪些？**

血吸虫的尾蚴、童虫、成虫、虫卵均可对人体产生危害。尾蚴穿过皮肤可引起皮炎；童虫随血液流经肺部引起肺炎，还可引起身体的发热、咳嗽等变态反应；成虫寄生在血管里可引起轻微的机械性损害，成虫的代谢产物、分泌物、排泄物等，在人体内可形成免疫复合物而产生损害；沉积在宿主肝及结肠壁等组织中的虫卵可引起肉芽肿和纤维化的病变。各类危害中，以虫卵危害最大。

（1）急性血吸虫病：起病较急，以发热等全身症状为主。可出现发热、畏寒，重者常有神志淡漠，听力减退，甚至谵妄、昏迷。较久者常有消瘦、贫血及营养不良性水肿等；过敏反应，以荨麻疹为常见，伴有血管神经性水肿、淋巴结肿大与压痛等；半数以上患者有腹痛、腹泻，可带血和黏液，部分患者可仅有便秘。重度感染者由于虫卵在结肠浆膜层和肠系膜内大量沉积，可引起腹膜刺激征、腹部饱满有柔韧感和压痛，类似结核性腹膜炎；肝脾增大。

（2）慢性血吸虫病：无症状者仅在普查时发现，有症状者以腹痛、腹泻、消瘦、贫血、乏力、劳动力减退等为常见。大便每日多次，带血性黏液，伴里急后重，类似慢性菌痢。肝大以左叶较明显，肝表面光滑，质稍硬。脾也逐渐增大，一般肋下2～3cm。

（3）晚期血吸虫病：临床上主要按其体征等将晚期血吸虫病分为巨脾型、腹水型、结肠增殖型、侏儒型，同一患者可兼有两种或两种以上的类型。

1）巨脾型：95%以上患者肝脾均大，但以脾大尤为显著，可达脐或脐下，并越过中线，甚者可达盆腔。脾质坚硬，表面光滑，内缘有明显切迹。本型患者肝功能可处在代偿期，一般情况尚佳，食欲良好，多数患者尚保存部分劳动力。

2）腹水型：患者诉腹胀，蛙腹，四肢细小。腹水可反复消长或逐渐加剧，腹水较明显或伴有下肢水肿。

3）结肠增殖型：患者除晚期血吸虫病表现外，肠道症状较突出，如原因不明的腹痛、腹泻、便秘、大便变细或不成形及不全性肠梗阻与左下腹包块等。

4）侏儒型：儿童期反复感染血吸虫后，可严重影响生长发育，除血吸虫病表现外，患者身材呈比例性矮小，面容苍老，发育障碍，性器官不发育，第二性征缺如，但智力无减退。

此外，血吸虫病引起的异位损害以肺和脑多见，肺血吸虫病多见于急性血吸虫病，病情轻者仅有咳嗽，病情重者可有气急、哮喘、胸闷及咳血痰等。脑血吸虫病多见于病程早期，急性型似急性脑膜炎，慢性型表现为局限性癫痫或瘫痪。

775. 黄热病和登革热是有何异同？

黄热病和登革热都是通过蚊叮咬传播的急性病毒性传染病，病原体都属于黄病毒科黄病毒属；传染源都是患者、隐性感染者和携带病毒的非人灵长类，均在热带地区流行；都会出现病毒血症（发热、头痛、全身疼痛）及脏器功能受损表现、出血倾向，但也有不同表现，如登革热的疼痛明显；都同样以防蚊及支持治疗为主，禁用阿司匹林。但二者病原体不同，临床表现有所差异，流行区域不同；且黄热病可接种黄热病疫苗，登革热暂无疫苗可用。

（1）黄热病：是由黄热病毒引起，经蚊叮咬传播的急性传染病。主要在中南美洲和非洲的热带地区流行。黄热病的发病机制尚不明确。病毒可在叮咬部位复制，通过淋巴和血液扩散至其他器官和组织，并在其中不断繁殖，然后释放入血，引起病毒血症，主要侵入肝脏、脾脏、心脏、骨髓和横纹肌等，肝脏是主要靶器官。潜伏期通常为3～6天，也可长达10天。人感染黄热病毒后大多数无症状或轻症感染。典型病例临床过程可分为4期。

1）感染期：此期为病毒血症期，持续3～5天。急性起病、寒战、发热（可达

39～41℃），全身不适，头痛、畏光、腰骶部和下肢疼痛（特别是膝关节）、肌痛、畏食、恶心、呕吐、烦躁、易怒、头晕等，但症状无特异性。体格检查可有相对缓脉，皮肤、结膜和牙龈充血，特征性舌苔改变（舌边尖红伴白苔），肝大和上腹压痛。

2）缓解期：发病3～5天后，患者进入缓解期，体温下降，症状减轻。大多数患者开始恢复，但约15%的患者在48小时之内病情再次加重，进入第三期（中毒期）。

3）中毒期（肝肾损害期）：出现多器官功能损伤表现，常累及肝脏、肾脏和血液系统等。表现为体温再次升高，黄疸逐渐加重，频繁呕吐，上腹痛，可出现多部位出血，如皮肤淤点、淤斑、鼻出血、黏膜出血，甚至腔道大出血、休克。也可出现肾功能异常，蛋白尿、血尿，尿量减少，甚至无尿。心电图可见ST-T异常，少数可出现急性心脏增大。神经系统表现为躁动、谵妄、昏迷，脑脊液检查压力明显增高，蛋白升高但白细胞升高不明显。进入中毒期的患者约有50%死亡。

4）恢复期：恢复期可持续2～4周。体温下降至正常，症状逐步消失，器官功能逐步恢复正常。但疲乏症状可持续数周。黄疸和转氨酶升高可持续数月。有报道患者可在恢复期死亡，多死于心律失常。实验室检查外周血白细胞减少，中性粒细胞比例降低，血小板下降。黄热病毒抗体与其他黄病毒属的登革病毒、寨卡病毒和西尼罗病毒抗体等有较强的交叉反应，易产生假阳性。本病无特效治疗，主要为对症支持治疗。急性期患者应卧床休息，采取有效防蚊隔离措施。密切观察病情变化，监测生命体征。

（2）登革热：由登革热病毒引起的急性传染病，是全球传播最广泛的蚊媒传染病之一。在中、南美洲、亚洲和非洲热带、亚热带地区呈地方性流行，以8～9月较多。病毒经伊蚊叮咬侵入人体，在单核吞噬细胞系统增殖后进入血液循环，形成第一次病毒血症，然后再定位于网状内皮系统和淋巴组织中，在外周血单核细胞、组织中的巨噬细胞和肝脏的库普弗细胞内复制到一定程度，再次进入血液循环，引起第二次病毒血症。

登革热潜伏期一般为1～14天，多数5～9天。是一种全身性疾病，临床表现复杂多样，典型的分为3期，即发热期、极期和恢复期。根据病情严重程度，登革热分为普通登革热和重症登革热两种临床类型。多数患者表现为普通登革热，可仅有发热期和恢复期，仅少数患者发展为重症登革热。

1）发热期：急性起病，首发症状为骤起高热，可伴畏寒，24小时内体温可达40℃。部分患者发热3～5天后体温降至正常，1～3天再次升高，称"双峰热"，可出现头痛，眼眶痛，全身肌肉、骨骼和关节疼痛（又称"断骨热"），乏力，恶心、呕吐以及食欲缺乏、腹痛、腹泻等胃肠道症状。一般持续3～7天。于病程第3～6天在颜面、四肢出现充血性皮疹或点状出血疹，典型皮疹为四肢的针尖样出血点，或融合成片的红斑疹，其中可见有散在小片的正常皮肤，如红色海洋中的岛屿，简称"皮岛"。可出现不同程度的出血现象，如皮下或黏膜出血、注射部位淤点淤斑、牙龈出血、鼻出血及束臂试验阳性等。

2）极期：通常出现在病程的第3～8天。因毛细血管通透性增加导致明显的血浆渗漏。血浆外渗是重症登革热的主要临床表现，出现腹部剧痛、持续呕吐、球结膜水肿、四肢渗漏征、胸腔积液和腹水等，症状严重者可引起休克表现。随着休克加重和持续，发生代谢性酸中毒、多器官功能障碍和弥散性血管内凝血等，少数患者无明显的血浆渗漏表现，但仍可出现严重出血（如皮下血肿、消化道出血、阴道出血、颅内出血、咯血、肉眼血尿等），严重者可出现胸闷、心悸、心律失常、端坐呼吸，气促、呼吸困难，嗜睡、烦躁、谵妄、抽搐、昏迷、行为异常、颈强直、腰痛、少尿或无尿，深度黄疸等严重脏器损害的表现。重症登革热患者死亡通常发生于极期开始后24～48小时。

3）恢复期：极期后的2～3天，患者病情好转，胃肠道症状减轻，白细胞及血小板计数回升，进入恢复期。部分患者可见针尖样出血点，可有皮肤瘙痒。实验室检查白细胞和血小板计数减少，血小板计数下降幅度与病情严重程度成正比。血细胞比容升高提示血液浓缩。治疗原则是早发现、早诊断、早防蚊隔离、早治疗。目前登革热尚无特效的抗病毒治疗药物，主要采取对症支持治疗。

 776. 人类主要支原体和脲原体有哪几种？其主要生物学特征和致病性是什么？

主要包括肺炎支原体、人型支原体、生殖器支原体、穿透支原体及解脲脲原体。特征和致病性见表7-1。

表7-1　人类常见支原体和脲原体的特征和致病性

支原体	葡萄糖	精氨酸	尿素	致病性
肺炎支原体	+	-	-	间质性肺炎，支气管炎
人型支原体	-	+	-	泌尿生殖器感染
生殖器支原体	+	-		泌尿生殖器感染
穿透支原体	+	+	-	多见于艾滋病
解脲脲原体	-	-	+	泌尿生殖器感染

 777. 支原体及脲原体主要实验室检测方法有哪些？

（1）培养检测法：支原体和脲原体生长缓慢，培养条件较高，培养并不是理想的检测方法。

（2）抗原检测法：直接免疫荧光法，对流免疫电泳法，免疫印迹法，捕获抗原ELISA法等。

（3）分子生物学检测法：DNA探针及PCR方法等。

（4）血清学检测法：包括补体结合试验、免疫荧光抗体法、冷凝集法、颗粒凝集法、直接血凝法及间接血凝法等。其中冷凝集试验、血清特异IgG和IgM测定是常规实验室最可实现的测定项目。

衣原体能引起人类何种疾病?

衣原体广泛寄生于人类、哺乳动物及禽类,仅少数能致病,能引起人类疾病的衣原体主要有沙眼衣原体和肺炎衣原体。沙眼衣原体主要引起泌尿生殖道感染及包涵体结膜炎(血清D至K型)、地方性沙眼(血清A至C型);肺炎衣原体主要引起肺炎、支气管炎、咽炎和鼻窦炎等。目前在发达国家中,由衣原体感染所致的性传播疾病增加很快,生殖道感染的发病率已超过淋病奈瑟菌感染,成为最常见的性传播疾病。

 新型隐球菌有哪些特征?其鉴定依据有?人类常见的新型隐球菌病有哪些?

(1)新型隐球菌的特征:菌体为圆形的酵母样细胞,直径为4～12μm。菌体外周有一层肥厚的胶质样荚膜,比菌体可大1～3倍。以芽生方式繁殖,常呈单芽,有时也可出现多芽。芽颈较细,但不产生假菌丝。在SDA或血琼脂培养基上,28℃和35℃培养,数天后形成酵母型菌落,初为乳白色细小菌落,增大后表面黏稠、光滑,后转变为橘黄色,最后变成棕褐色。新型隐球菌荚膜由多糖构成,根据其抗原性可分为A、B、C、D等4个血清型。

(2)鉴定依据:

1)新鲜标本墨汁染色直接涂片找到厚夹膜和/或有细胞核的出芽。

2)在SDA斜面琼脂上菌落呈奶油色酵母菌落。

3)SDA基上菌落涂片呈球形或椭圆形,不同于念珠菌的卵圆形,很少见到菌丝。

4)必要时用脑脊液标本对小白鼠脑内直接接种,待小白鼠发病,解剖取脑脊液或分泌物涂片,如找到含厚夹膜和/或发芽菌体可确立诊断。

5)不分解乳糖,能在37℃生长是与其他隐球菌的区别。

6)含抗新型隐球菌多种血清型的单克隆乳胶试剂,30分钟内即可获得正确可靠的结果。

(3)最简单快速的检查方法:脑脊液经墨汁印度染色镜检见到脑脊液圆形或卵圆形的有折光性的菌体,外周有一圈透明的肥厚荚膜可确诊。

(4)应进一步进行隐球菌抗原(CrAg)检测以证实诊断,血清/血浆检测可辅助诊断。

隐球菌总共约有78个种,其中致病菌属有17个种和8个变种,主要是新生隐球菌新生变种和格特变种。已有文献报道的引起人类疾病的还有浅黄隐球菌、浅白隐球菌和罗伦特隐球菌,但很少见。鸽粪是最主要的传染源,吸入空气中的孢子是主要途径,接触破损的皮肤和吃进带菌的食物也可以引起感染。嗜神经性,常见疾病是脑膜炎,也可引起一过性的肺部感染,继而播散到全身。但健康人群对其有足够的抵抗力,只有免疫低下的患者才可引起感染。

 曲霉菌感染人的特点是什么?引起人曲霉菌感染的主要曲霉菌有哪些?

曲霉菌主要侵犯免疫力低下患者,如艾滋病、血液病、脏器移植及长期应用激素及免疫抑制剂人群等。曲霉菌的侵入途径主要是孢子吸入、皮肤破损、手术介入治疗的污染。人类感染的重要菌种发生频率依次为烟曲霉、黄曲霉、黑曲霉、uptodate和土曲霉。曲霉能侵犯机体许多部位，引起直接感染、超敏反应及曲霉毒素中毒等疾病，统称为曲霉病（aspergillosis）。

（1）肺曲霉病：①真菌球型肺曲霉病，是在器官已有空腔存在（如结核空洞、鼻旁窦或扩张的支气管）的基础上发生；②肺炎型曲霉病，曲霉在肺内播散，引起坏死性肺炎或咯血，并可播散到其他器官；③过敏性支气管肺曲霉病。

（2）全身性曲霉病：原发病灶主要在呼吸道，少见于消化道中枢神经系统、眼、心内膜及皮肤，多数是由败血症引起的全身性感染。预后极差。

（3）中毒：有些曲霉产生的毒素（如黄曲霉素），可引起急、慢性中毒，损伤肝、肾、神经等组织器官。

781. 何为诺卡菌病？何为放线菌病？

诺卡菌病是由一种不常见的需氧放线菌、诺卡菌所致的一种急性或慢性化脓性或肉芽肿性病变。病原菌常因外伤侵入皮肤或呼吸道吸入引起感染，可播散至几乎任何器官，首选磺胺，重度患者应联合用药首选大剂量青霉素或头孢曲松。放线菌病是由厌氧放线菌所引起的慢性化脓性肉芽肿性疾病，好发于面颊、胸和腹部，牙齿感染和口腔颌面部创伤是常见的前驱事件。脓性分泌物可排出由放线菌组成的特征性硫黄颗粒。

782. 常见对人致病性螺旋体有哪几种？梅毒是哪种螺旋体所致？检测方法有哪些？

常见对人致病性螺旋体常主要致病菌有疏螺旋体、密螺旋体和钩端螺旋体3种。梅毒是密螺旋体，又称苍白螺旋体所引起的。目前实验室对梅毒的检测主要是测定血清中的抗体，包括非特异性梅毒螺旋体检查（反应素抗体试验），如快速血浆反应素试验性病研究试验室试验（VDRL）、甲苯胺红血清不加热试验（TRUST）及特异性梅毒螺旋体检验如荧光螺旋体抗体吸附试验（FTA-ABS）、梅毒螺旋体颗粒凝集试验（TPPA）。还可采集破损部位分泌物直接涂片镜检查螺旋体。

783. G实验和GM实验的意义和局限性？

真菌非培养快速检测主要依靠血清学检测方法，检测血液或灌洗液中的真菌细胞壁物质，如GM试验是检测曲霉菌细胞壁的半乳甘露聚糖，G试验是检测真菌细胞壁的1-3-β-D葡聚糖，G实验可用于多种致病真菌感染，如念珠菌、曲霉菌、肺孢子菌、镰刀菌、组织胞浆菌、毛孢子菌等，对念珠菌价值最好，不用于隐球菌和接合菌；血液透析、输注蛋白、脂肪乳、凝血因子可能造成假阳性，局部和浅部真菌感染、抗真菌治疗可呈假阴性。GM实验主要用于侵袭性曲霉菌感染的诊断，血液透析、某些血液制品、半合成青霉素抗生素可能导致假阳性，对念珠菌、镰刀菌无效，抗真菌治疗、菌量小、非粒细胞缺乏可能导致假阴性。

784. 非感染性降钙素原升高有哪些情况？

以下非感染性改变，如手术后、严重烧创伤、持续性心源性休克、严重灌注不足、多器官功能障碍综合征、重症胰腺炎、严重肝肾功能不全、中暑、肿瘤、心肺复苏后、某些自身免疫疾病、妊娠和大容量输血等均可引起PCT异常，因此并非PCT升高就是感染。

785. 什么是职业体液暴露？暴露后如何预防？

职业体液暴露事故是指医护人员在工作过程中，意外被乙肝、丙肝、艾滋病等感染者的血液、体液污染了皮肤、黏膜，或者是被污染了的针头及其他锐器刺破皮肤，故有可能被病毒感染的情况。其中最危险的是医务人员被带病原体血液的锐器刺伤所导致的职业性感染。

（1）血液体液暴露程度分级：

1）一级暴露：暴露源为体液或者含有体液、血液的医疗器械、物品；暴露类型为暴露源沾染了不完整的皮肤或黏膜，但暴露量小且暴露时间较短。

2）二级暴露：暴露源为体液或者含有体液、血液的医疗器械、物品；暴露类型为暴露源沾染了不完整的皮肤或黏膜，暴露量大且暴露时间较长；或暴露类型为暴露源刺伤或割伤皮肤，但损伤程度较轻，为浅表皮肤擦伤或针刺伤（非大型空针或深部穿刺针）。

3）三级暴露：暴露源为体液或含有体液、血液的医疗器械、物品；暴露类型为暴露源刺伤或割伤皮肤，但损伤程度较重，为深部伤口或割伤物有明显可视的血液。

（2）防范措施：医务人员必须遵照标准预防原则，所有患者的血液、体液及被血液体液污染的物品，均视为具有传染性的病源物质。接触这类物质时，必须采取预防措施。任何医务人员发生血液体液职业暴露（刺伤、割伤、黏膜接触）后，应迅速报告医院疾控等管理部门。对发生风险较大的情况，在诊治前应对患者进行相关检测。填好血液体液职业暴露个案登记表。

（3）防护措施：

1）严格遵守医院感染的管理规范和消毒技术规范，学习和掌握新发传染病的相关知识，掌握并良好运用有效的防护手段和措施。

2）在接触、使用、处理锐利器械时要掌握运用正确手段，避免其致伤，致伤后及时用清水或肥皂水清洗，轻轻挤出损伤处的血液。并注射相应的疫苗和破伤风抗毒素。接触和处理污血、污物、分泌物、排泄物时要穿好工作衣，戴好手套、帽子、口罩，以免污染或溅到手、脸、眼等处。

3）使用后的一次性针头禁止双手重新盖帽，用单手将针头套入帽后再双手合紧。抽血后注入带盖试管内，抽出时将活塞回抽并拔出针头，以免血液外滴污染物品或手。

4）在静脉穿刺或操作时，如有手指破损的，可剪一手套指套套在破损的指头上，避免污染，且便于操作。

5）洗手、擦手：在接触血液体液前后都要洗手，包括脱手套后。每完成一例采血或注射，都要用消毒小毛巾擦手1次，既可保护自己，又可保证患者安全，洗手是预防感染最经济、最有效的方法。

综上所述，医护人员自我防护意识淡漠应引起管理者的重视，戴手套是医护人员在操作过程中减少血液暴露的最主要措施之一。有经常戴手套习惯的医务人员，其皮肤黏膜被医疗器械损伤、直接接触患者血液的机会均明显少于不戴手套者，表明穿戴手套可以减少皮肤接触血液次数并且不增加皮肤的损伤。医护人员只要提高职业安全意识，按照标准操作规程进行操作，再结合实际情况采取适当的自我防护措施，就可以减少职业暴露。

（4）暴露后处理：

1）伤口处理：皮肤若意外接触到患者的血液、体液或其他污染物，应立即用肥皂液和流动水冲洗污染的皮肤。若患者的血液、体液等意外进入眼睛、口腔等黏膜，则立即用大量清水或生理盐水反复冲洗干净。被患者的血液、体液或其他污染物污染的针头或其他锐器扎伤，则从伤口近心端向远心端轻轻挤压，尽可能挤出损伤处的血液（禁止进行伤口的局部挤压，不可来回挤压），再用肥皂液和流动水进行冲洗；冲洗后，用消毒液（75%酒精或者0.5%碘伏或安尔碘）进行消毒，并用防水敷料包扎伤口。必要时，进行手术清创治疗。告知所有体液暴露者，其暴露于某病原体发生感染的危险性、接受抗病毒预防性治疗的指征。应对患者长期进行实验室指标的监测，来观察血清指标转化情况。

2）药物预防：①破伤风预防：如果患者近10年内未曾接种过破伤风类毒素，被锐器损伤的患者需行破伤风预防措施。如肌内注射破伤风类毒素和破伤风免疫球蛋白。②HBV和HCV暴露后预防：未接受过乙肝疫苗免疫或已接受乙肝疫苗，但HBsAb＜10mIU/ml，或者HBsAb水平不详，而有HBV严重暴露的医务人员，应当接受乙型肝炎免疫球蛋白的被动免疫，HBIG 200～400IU。同时在不同部位接种一针乙肝疫苗，于1和6个月后分别接种第2和3针乙肝疫苗。对于已经接种过乙肝疫苗，且已知HBsAb≥10mIU/ml者，可不进行特殊处理。目前对HCV暴露，无预防措施可推荐，主要是监测早期感染。③HIV暴露后药物预防：HIV暴露后预防最好在暴露后2小时内，最晚不超过72小时开展，连续服药28天。预防用药建议：方案一，替诺福韦酯＋恩曲他滨＋拉替拉韦；方案二，替诺福韦酯＋拉米夫定＋拉替拉韦；方案三，替诺福韦酯＋拉米夫定＋蛋白酶抑制剂（克力芝）。2018年美国CDC发布的HIV职业暴露管理指南中，推荐拉替拉韦＋替诺福韦＋恩曲他滨作为HIV职业暴露后预防优选方案，该方案不仅抗病毒效力强，且耐受性良好，药物间相互作用也最低。此外，虽然拉替拉韦用于孕期女性的安全性证据有限，但美国指南认为该方案可用于怀孕医务人员HIV暴露后预防。

第八篇
五官科急病篇

 786. 鼻出血的常用止血方法？

安慰，消除紧张和恐惧，可以采取局部压迫止血、冷毛巾湿敷促进血管收缩止血，1% 麻黄素或 0.1% 肾上腺素盐水滴鼻收缩血管止血，严重者需要采取填塞法、血管结扎法，严重 后鼻孔出血上述方法无效的可以考虑血管造影下血管栓塞法止血。此外，去除易出血原因如 凝血功能障碍、血小板减低等全身因素也至关重要，控制血压、给予止血药物也是辅助止血 措施。严重出血，存在气道保护问题的还需要进行建立人工气道。

 787. 鼻出血的患者要注意询问哪些病史？

（1）鼻出血患者病史询问的重点：既往是否有鼻出血病史？最近是否有鼻和鼻窦手术史？ 有无酗酒不良嗜好，有无高血压病史，有无血液病等基础疾病？是否有外伤史（包括抠鼻子 等）？患者正在使用什么药物（尤其是阿司匹林、华法林等）？

（2）现病史中要重点询问：鼻出血从哪一侧开始的？有时患者平卧位，且出血源自后鼻 孔，血液有可能直接进入消化道，而不是从鼻子中流出，这时病史询问的重点是鉴别出血来 自消化道还是鼻腔。询问患者的出血量意义不大，患者描述出血量往往有夸大倾向。如出血 量大时，可通过生命体征的体位性改变等征象来评估出血量。

 788. 鼻出血的患者填塞止血成功后，什么时候考虑拔出填塞物？

鼻出血的患者经成功填塞止血后，口咽部检查没有发现有出血者，生命体征平稳，观察 2 小时后可出院耳鼻喉科随诊，出院医嘱中应注明填塞物应在 48～72 小时内除去，必要时预 防性全身用抗生素（如头孢菌素类、阿莫西林/克拉维酸等）以防急性鼻窦炎发生。

不管是前鼻孔还是后鼻孔出血，如患者有凝血机制障碍，或生命体征不稳定者，均需留 观或住院治疗。

出院患者如出现下述情况应考虑尽快返院：再度出血且指压无效者、发热、恶心、呕 吐、胸闷不适者。

单侧咽后脓肿是急症吗？

咽后脓肿是咽后间隙化脓性炎症，咽后间隙内充以疏松结缔组织，在中线结缔组织密集形成正中缝，将其分隔为左右两间隙，因此，急性咽后脓肿多发生在单侧。单侧咽后脓肿常见临床表现：发热、吞咽困难、牙关紧闭、张口困难、斜颈或拒绝颈部活动、流涎、喘鸣等。病因包括：咽后间隙化脓性淋巴结炎、咽部异物及外伤后感染、耳部感染、咽后部淋巴结结核、颈椎结核形成冷脓肿、咽旁间隙感染直接扩散等。因单侧咽后脓肿常发生咽壁向中间突出引起悬雍垂向对侧移位，有气道阻塞等潜在生命危险，是典型临床急症。

急诊科处理要点：①尽早切开排脓，取仰卧头低位，在最隆起处穿刺抽脓，再纵行切开用血管钳扩大切口；②术后使用足量广谱抗生素；③引流不畅者要每日扩张创口；④结核性脓肿切忌切开，应使用抗结核治疗，可穿刺抽吸；⑤所有咽后脓肿患者都应收住入院。

 喉源性呼吸困难的分度及处理原则是什么？

一度：安静时无呼吸困难，活动时出现。明确病因，积极进行病因治疗。如通过积极控制感染可减轻肿胀；取出异物；肿瘤根治手术等手段治疗病因，解除喉阻塞。

二度：安静时有轻度呼吸困难，活动时加重，但不影响睡眠和进食，无明显缺氧。对症治疗及全身治疗（如吸氧等）同时积极治疗病因。因炎症引起者，用足量有效的抗生素和糖皮质激素，大多可避免气管切开。若为异物，应迅速取出。如为喉肿瘤、喉外伤、双侧声带麻痹等一时不能去除病因者，应考虑做气管切开术。

三度：明显吸入性呼吸困难，喉鸣音重，三凹征（肋骨间、胸骨、锁骨上的软组织内陷，像抽走空气的皮球一样）明显，缺氧和烦躁不安，不能入睡。由炎症引起，喉阻塞时间较短者，在密切观察下可积极使用药物治疗，并做好气管切开的准备。若药物治疗未见好转，全身情况较差时，宜及早行气管切开术。若为肿瘤，则应立即行气管切开术。

四度：呼吸极度困难，严重缺氧和二氧化碳潴留，嘴唇苍白或发绀、血压下降、大小便失禁、脉细弱，进而昏迷、心力衰竭，直至死亡。立即行气管切开术。若病情十分紧急时，可先行环甲膜切开术，或先气管插管，再行气管切开术。

 急性化脓性扁桃体炎的临床表现及体征，并发症及治疗？

（1）临床表现：本型起病较急，局部症状和全身症状都较重，主要有咽痛剧烈，吞咽困难，全身症状有恶寒高热，幼儿可有高热抽搐、呕吐或昏睡。体征有扁桃体肿大，周围充血，隐窝口有黄白色脓点，连接脓点可成假膜，易拭去，不留出血创面。下颌角等处淋巴结可肿大。

（2）并发症：

1）局部并发症：炎症波及邻近组织，常导致扁桃体周脓肿，急性中耳炎，急性鼻炎、鼻窦炎，急性喉炎，急性淋巴结炎，咽旁脓肿等。

2）全身并发症：可引起全身多系统许多疾病，常见有急性风湿热，急性关节炎，急性骨髓炎，急性心肌炎及急性肾炎等。一般认为这些并发症的发生于各个靶器官对链球菌产生Ⅲ型变态反应有关。

（3）治疗：

1）一般治疗：适当隔离，卧床休息，进食流质，加强营养及疏通大便。

2）抗生素的应用：首选青霉素或二代头孢，对症应用NSAIDS药物控制发热及疼痛，酌情使用糖皮质激素。

3）局部治疗：用有抗炎抑菌药物的漱口水漱口。

4）中医中药治疗。

5）手术治疗：如病情反复发作，可在急性炎症消退后实施扁桃体切除术。

 急性喉炎/喉头水肿的急诊处理原则？

急性喉炎是指喉黏膜及声带的急性非特异性炎症，为呼吸道常见的急性感染性疾病之一，一般是指发生于成人的急性喉炎。小儿急性喉炎有其特殊性，严重影响呼吸，病情较严重和病情变化较快。

未引起呼吸道梗阻的急性喉炎表现为声嘶、咳嗽、咽痛以及其他炎症症状，多注意休息、镇咳、雾化激素治疗，严重者需要全身静脉激素治疗，必要时抗生素治疗。

少部分急性喉炎引起急性喉头水肿导致呼吸道梗阻，病情严重，可引起窒息死亡。应给予吸氧、监护和静脉糖皮质激素治疗，对于三度和四度喉源性呼吸困难，应考虑急诊气管切开治疗，情况危急时对成人考虑快速环甲膜穿刺切开解除梗阻。

 急诊如何处理突发视力丧失的患者？

（1）可能病因：不同病因引起的视力丧失会有不同的临床表现和特征。

1）一过性（<24小时）视力丧失：视神经盘水肿可有持续数秒的视力丧失；一过性视神经盘或视网膜缺血发作、椎基底动脉供血不足可有持续数分钟的视力丧失。

2）持续性（>24小时）视力丧失：突发性无痛性视力丧失的原因可能为视网膜动脉或静脉阻塞、玻璃体积血、视网膜脱离、视神经炎、缺血性前部视神经病变等；疼痛性视力丧失的原因可能为角膜炎症、葡萄膜炎、视神经炎、急性原发性闭角型青光眼等。

3）与全身病变有关的视力丧失：脑血管意外；垂体腺瘤或垂体卒中；颅脑动脉瘤；脑膜瘤。

（2）急诊处理：专科检查方面（应做全面的眼部检查）——查视力，以裂隙灯检查眼前节，查瞳孔，面对面视野检查（如有必要须详细检查视野），查眼底（必要时散瞳后详细检查），测量眼压，查眼球运动等；系统查体——测量血压，查尿糖和血糖，怀疑供血不足或缺血性脑卒中时行头颅影像学检查（如CT、头颅DSA等），考虑视网膜中央动脉阻塞时，应全面评估心血管系统（如是否有房颤）。

（3）急诊治疗：

1）一旦确诊，应针对原发病变进行治疗。

2）对于未确诊的患者，应转入眼科进一步诊断治疗。

3）视网膜中央动脉阻塞、原发性闭角型青光眼急性发作应在接诊后几分钟内就开始治疗，并考虑留观或住院。

794. 对红眼患者临床评估和急诊处理如何？

（1）临床表现：几乎所有眼科疾病都可引起红眼表现（通常是良性结果），但一些系统性疾病也可出现红眼、眼痛等症状体征。患者通常表现为：眼部分泌物、痒、疼痛、畏光和异物感等。专科检查可能阳性体征：结膜充血、角膜擦伤/溃疡/混浊；其他体征：面部皮损、咽部充血等。

（2）诊断与鉴别诊断：炎症、过敏、创伤、感染等因素均可导致红眼。对眼科急症来说，注意鉴别虹膜炎和急性原发性闭角性青光眼。

1）急性原发性闭角型青光眼：①症状：有不同程度的眼痛，头痛，尤其患眼侧；视物模糊，严重者视力高度减退；虹视。伴有恶心、呕吐等全身症状；②体征：眼压升高、球结膜混合充血、角膜雾状混浊、前房浅、瞳孔中等度扩大。

2）急性虹膜炎：①症状：疼痛、头痛和畏光；②体征：瞳孔通常缩小，角膜缘血管充血；低眼压（偶尔可高）。

（3）急诊处理：

1）病因处理：怀疑结膜炎者局部应用抗生素。注意不要包扎有感染风险的眼睛（戴隐形眼镜者、树枝擦伤者、手指甲刮伤者），保护未受累及眼睛（以免被感染眼播散）。

2）眼科专科会诊：下列情况应考虑请眼科会诊。泪囊炎、角膜溃疡、巩膜炎、闭角型青光眼、葡萄膜炎、眶内蜂窝织炎、突发视力丧失，以及诊断未明者。

795. 眼睑被强力胶粘住了，怎么办？

强力胶是工业和生活中常用的胶粘剂，如市售502胶，其主要成分是氰基丙烯酸酯，本身无毒，是瞬间强力黏合剂。在常温下，涂抹胶液几秒钟后，即能固化，胶液为无色透明，挥发极快，常用来粘接金属、塑料、木材等。强力胶对眼睛有刺激，容易使眼部过敏和毒性反应。但通常胶水在遇到眼泪时就发生凝固，而且眼睛遇紧急情况时有保护性动作，因此胶水伤到眼球的情况一般很少。

通常机体被强力胶粘住后可尝试用有机溶剂溶解（如丙酮、酒精、矿物油、白醋等），但如果是眼睑被强力胶粘住，就要考虑溶剂对眼睛是否有危害。一般来说矿物油对眼睛有轻微的刺激（如汽油本身易挥发、腐蚀性小），最好在溶解粘胶后反复用清水冲洗，减少对眼球的损害。有时丙酮也被选用来处理这类急诊但对眼睛有刺激更强。如果试用矿物油和丙酮均不成功，可考虑在患者眼睑边缘反复擦矿物油，并请眼科医师会诊。有时眼睑可能需要几天才能分开。

 796.　角结膜异物患者如何处理？

（1）结膜异物：眼球表面滴麻醉药后，用棉棒或显微镊子将异物取出。局部滴用脱羟肾上腺素有利于减轻结膜出血。

（2）角膜异物：患者会有明显异物感、疼痛、结膜充血、流泪、和眼睑痉挛。局部滴用表麻药后易于检查。通过裂隙灯检查可明确诊断。局部滴表麻药后，先试用消毒生理盐水冲洗去除异物。如无效，将眼科铲或25G针头安装在1～3ml注射器上，放大裂隙灯目镜倍数，将异物拨出。操作过程中患者必须完全配合，始终将头部固定于裂隙灯上。或用一根20G短塑料导管装在注射器上，在裂隙灯下进行冲洗，将异物冲去。

角膜含铁异物会遗留锈环。受累的角膜逐渐软化，可在24小时后复查时由眼科医师取出锈环，因铁锈可向角膜表面迁移，因此较易取出。

异物取出后的治疗原则与角膜擦伤相同，24小时内应到眼科复查。急诊医师应注意，有使用高速钻头、打磨作业、接触锯末、粉末物质等历史及爆炸伤患者可能存在眼球破裂伤和球内异物。

 797.　怀疑眶内蜂窝织炎时什么情况下需要进行眼眶和鼻窦增强CT扫描？

出现如下临床表现时：眼球突出、眼球运动受限、眼球运动时疼痛、复视、视力下降、相对传入性瞳孔反应障碍、水肿蔓延超出睑缘、中性粒细胞绝对计数明显增高、中枢神经系统受累的体征或症状、无法充分检查患者（通常指未满1岁的患儿）、启动适宜治疗后24～48小时内无改善迹象的患者。

 798.　舌咬伤合并出血患者如何处理？

（1）急诊清创，显示清楚出血部位，用纱布包扎，并按压住出血点。

（2）局部注射肾上腺素使血管收缩。

（3）止血钳、结扎和/或电灼有助于控制大出血。

（4）如果是小量持续出血、深部伤口用可吸收的缝合线逐层缝合，表面应用丝线缝合。

（5）注意要预防破伤风，预防乙肝、HIV（如怀疑是被别人咬伤者）。

 799.　如何区分面部血管神经性水肿和面部蜂窝织炎？

血管神经性水肿多见于青壮年。好发于疏松结缔组织处，如上唇、颊部和舌部。突然急速发病，开始患处有瘙痒、灼热痛，随之即发生肿胀。本病缺乏全身症状，偶尔见头昏及轻度发热等症状，肿胀可在数小时或1～2日内消退，不留痕迹，但能复发，患者可有反复发作病史。面部蜂窝织炎：多为单侧病变，有牙痛史或者面部疖痈等皮肤感染史，局部有明显潮红肿胀，边缘清楚，局部有压痛，全身发热，头痛等症状，为急性感染性炎症，抗生素治疗有效。

800. 牙齿脱出后如何处理？

牙齿受外力作用偏离或者脱离牙槽窝称为牙脱出。治疗原则是尽量保存患牙，部分脱出可考虑局麻下复位，结扎固定。完全脱位在半小时内可以再植入，大多数预后较好。3～4周后至口腔科门诊完善根管治疗。若超过2小时，则预后不佳，需在体外完成根管治疗后进行局部根面、牙槽窝刮治后再次植入固定。

801. 如何区别颞下颌关节脱位与颞下颌关节骨折？

颞下颌关节脱位：表现通常为下颌运动失常，下颌前伸、面部拉长，前牙开牙合、反牙合，髁突脱位。单侧脱位症状显示在患侧，中线偏向健侧，健侧后牙反牙合。

颞下颌关节骨折有明确的外伤病史，单侧骨折时下牙中线偏患侧，双侧骨折则前牙开牙合。同时，耳屏前方髁状突颈压痛，皮下血肿。

802. 如何区别牙源性疼痛和三叉神经痛？

牙源性疼痛通常疼痛剧烈，自发性和阵发性疼痛，疼痛持续时间较长。化脓性感染破溃引流后疼痛方能缓解。三叉神经痛发病骤发，骤停、闪电样、刀割样、烧灼样、顽固性、难以忍受的剧烈性疼痛。通常有扳机点，当触及口腔、面部等扳机点部位会诱发疼痛，但疼痛时间持续较短，可以自行缓解。

803. 口腔黏膜被烫伤或者化学性物质灼伤如何处理？

口腔黏膜伴有灼伤烫伤后，应先判明有无气道或者食管的继发灼伤烫伤情况。局部口腔应在受伤后予以大量生理盐水冲洗或漱口，误服强酸的患者应给牛奶等减低热损伤。后续应继续给与具有抗炎、预防感染、刺激性小的含漱药物，可口服广谱类抗生素预防局部感染，必要时可给予口腔、上呼吸道雾化治疗，湿化创面，减轻局部炎症反应。口腔黏膜因为神经分布丰富，受伤后疼痛剧烈，可在含漱药物内加入少量利多卡因，减轻患者疼痛。饮食方面，局部疼痛剧烈常导致患者无法正常进食，可以通过胃管鼻饲加强营养。

烫伤面积较大者需尽快请口腔外科会诊评估处理方案。

第九篇
妇儿科急病篇

 羊水栓塞的发病机制？

通过宫颈内或胎盘的血管，羊水中鳞状上皮黏液、胎粪、胎脂、毳毛等物质进入母体血循环中，引起母体急性过敏反应，发生急性肺血管阻塞和痉挛，导致迅速出现肺高压，心源性休克ARDS，发生不可逆的全身性血管性虚脱及过敏性休克。羊水中亦有激活凝集因子的特性，可引起严重的凝血机制障碍，可出现严重的致死性失血性休克伴DIC。

 什么是妊娠期急性脂肪肝？

妊娠期急性脂肪肝（acute fatty liver of pregnancy，AFLP）是发生在妊娠晚期特有少见的致命性疾病，临床表现为急性肝功能衰竭，包括进行性加重黄疸、腹水、脑病DIC和低血糖等。肝脏脂肪变性为组织学特征，短期内可出现多器官衰竭，起病急骤，病死率极高。

 妊娠期急性脂肪肝的最主要处理措施是什么？

尽快终止妊娠是改善母儿预后的重要保障。由于患者病情迅速恶化，严重威胁母儿生命，易出现死胎，死胎可加速和加重DIC发生，而且AFLP多发生在孕晚期，胎儿一般已可存活。故一旦确诊，无论病情轻重、孕周大小，均应尽快终止妊娠，在强有力的支持治疗下，患者病情常可迅速改善。必要时转诊至可行肝移植评估的医院。

 妊娠期急性脂肪肝的主要鉴别诊断？

（1）急性重症病毒性肝炎：肝脏衰竭是急性重症病毒性肝炎的主要表现，临床上与AFLP极为相似，应特别注意鉴别，急性重症病毒性肝炎的血清免疫学检查往往阳性（包括肝炎病毒的抗原和抗体检测）；转氨酶极度升高，往往＞1000U/L；尿三胆阳性，血尿酸升高不明显，白细胞计数正常，肾功能异常出现较晚，外周血涂片无幼红细胞及点彩细胞，肝组织学检查见肝细胞广泛、大片状坏死，肝小叶结构破坏。

（2）妊娠期肝内胆汁淤积症：妊娠期肝内胆汁淤积症表现为瘙痒，转氨酶升高，黄疸，胆汁酸升高；而AFLP无瘙痒和胆汁酸的升高，妊娠期胆汁淤积症的组织学改变主要是肝小叶中央毛细胆管中胆汁淤积，胎盘组织亦有胆汁沉积；而AFLP的肝细胞主要是脂肪小滴浸润，胎盘无明显改变。

（3）妊高征肝损和HELLP综合征：AFLP的肾曲小管上皮细胞有游离脂肪酸沉积，肾曲小管的重吸收障碍，导致水钠潴留，出现恶心呕吐，高血压，蛋白尿，水肿等，类似于妊高征的表现；同时重症的妊高征亦可出现肝功能，肾功能和凝血功能的障碍；当妊高征进一步发展，出现HELLP综合征时，其临床表现和实验室检查与AFLP十分相似，两者之间的鉴别一定要引起临床重视，妊高征先兆子痫和HELLP综合征极少出现低血糖和高血氨，这不仅是重要的鉴别要点，而且是AFLP病情严重程度的标志，预示肝脏衰竭和预后不良，肝区超声和CT检查对鉴别诊断有帮助，但明确诊断只能依靠肝组织活检，妊高征先兆子痫很少出现肝衰竭和肝性脑病，肝脏组织学检查示门脉周围出血，肝血窦中纤维蛋白沉积，肝细胞坏死；肝组织可见炎性细胞浸润，肝组织的免疫组化检查，肿瘤坏死因子（TNF）和嗜中性弹性蛋白酶的染色十分明显。

808. 围生期心肌病可能的病因有哪些？

（1）目前认为可能与血管生成失衡，催乳素作用炎性细胞因子参与及心肌炎发生相关。

（2）高危因素有：年龄＞30岁、多胎妊娠、子痫前期、子痫及产后高血压病史等（非州裔血统母亲滥用可卡因）。

809. 围生期心肌病心脏彩超表现有哪些？

各个心腔均可增大，左心室增大最明显，心肌弥漫性运动减弱，射血分数降低，局部心室壁可增厚，有时可见附壁血栓。实时心超可以较为准确评估围产期心肌病患者的左心室功能，对患者的诊断及治疗预后判断均有较大应用价值。有研究认为左心室射血分数（LVEF）以及左心室舒张末内径是影响疾病转归的独立危险因素。

810. 为什么围生期心肌病容易被误诊？

轻者仅出现轻度的乏力，因临床表现不典型常不能被辨认；哺乳妇女出现劳累后呼吸困难、端坐呼吸和疲乏易仅用轻度贫血或其他疾病解释导致误诊。急诊医生不能忽视上述症状，因其可能是严重心衰和心律失常的前兆。

811. 宫腔纱条填塞用于阴道出血止血已经过时了吗？

宫腔纱条填塞用于减少产后出血过去曾广泛应用，但目前应用已不普遍。该方法可直接压迫止血，减少死亡率。应用卵圆钳将纱布自宫底由内向外，逐层塞入宫腔，24小时取出。

在无动脉栓塞或子宫切除条件的基层医院，宫腔纱条填塞仍是一种有效的止血方法。

812. 阴道严重出血只需要妇产科处理就可以了吗？

阴道严重出血原因众多，若处理不及时或不恰当，可危及生命，应引起重视。此类患者应多学科会诊，尽快明确有无手术指征；合并其他导致血液系统异常的疾病者，请血液科及相关科室会诊，尽快明确病因，对因治疗；对于病情复杂者，甚至可以全院会诊，尽快制定治疗方案。

813. 妊娠高血压疾病患者硫酸镁的应用方法及注意事项有哪些？

妊娠高血压疾病患者解痉首选药物为硫酸镁。硫酸镁对重度子痫前期与子痫的主要作用是防止重度子痫前期进展成子痫，以及控制子痫抽搐及再抽搐。

（1）目前尚未清楚硫酸镁抗惊厥作用，假说有：

1）镁离子抑制运动神经末梢释放乙酰胆碱，阻断神经肌肉接头间的信息传导，使骨骼肌松弛。

2）镁离子刺激血管内皮细胞合成前列环素，抑制内皮素合成，降低机体对血管紧张素D的反应，从而缓解血管痉挛状态。

3）镁离子通过阻断谷氨酸通道阻止钙离子内流，解除血管痉挛、减少血管内皮损伤。

4）$MgSO_4$作用于NMDA受体以提高惊厥阈值，$MgSO_4$发挥其非特异性钙通道阻滞剂的作用继而使中枢神经系统细胞膜稳定。禁忌证：重症肌无力。

（2）用药指征：

1）控制子痫抽搐及防止再抽搐。

2）预防重度子痫前期发展成为子痫。

3）子痫前期临产前用药预防抽搐。

（3）用药方案：静脉给药结合肌内注射。静脉给药：①首次负荷剂量25%硫酸镁20ml加于10%葡萄糖注射液20ml中，缓慢静脉滴注，5～10分钟滴完；②继之25%硫酸镁60ml加入5%葡萄糖注射液500ml静脉滴注，滴速为1.0～1.5g/h，每日总量为25～30g，用药过程中可监测血清镁离子浓度。

（4）硫酸镁何时应用、持续多长时间：美国推荐于分娩期使用，持续到产后12～24小时。

1）轻度子痫前期：即使不接受硫酸镁治疗，发生子痫的概率很低，大约为1/200。大多数是于足月后或产后发生。如果是临产后发展为子痫，常为自限性，对母体不会带来非常大的并发症。如果要使子痫发生率降低50%，硫酸镁治疗产生的副作用远大于所带来的好处。因此，在轻度子痫前期患者常规使用硫酸镁预防子痫，值得商榷。

2）重度子痫前期：不用硫酸镁治疗时重度子痫前期发生子痫的发生率为2%，用硫酸镁治疗时子痫发生率为0.6%，用硫酸镁治疗提示有发生子痫征兆的重度子痫前期的患者，这类患者是硫酸镁的最佳适应证。

（5）毒性反应：正常孕妇血清镁离子浓度为0.75～1.00mmol/L，治疗有效浓度为2.0～3.5mmol/L，若血清镁离子浓度超过5mmol/L即可发生镁中毒。首先表现为膝反射减弱或消失，继之出现全身肌张力减退、呼吸困难、复视、语言不清，严重者可出现呼吸肌麻痹，甚至呼吸、心搏停止，危及生命。

（6）禁忌证：重症肌无力。

（7）注意事项：用药前及用药过程中应注意以下事项：定时检查膝腱反射是否减弱或消失；呼吸不少于12次/分；尿量每小时不少于25ml或每24小时不少于600ml；硫酸镁治疗时需备钙剂，一旦出现中毒反应，立即静脉注射10%葡萄糖酸钙10ml，1g葡萄糖酸钙静脉推注可以逆转轻至中度呼吸抑制；肾功能不全时（Cr＜106）应减量或停用硫酸镁；有条件时监测血镁浓度。

814. 妊娠高血压疾病的危险因素及病因有哪些？

病因和发病机制至今尚未完全阐明，子痫的发病机制可能与遗传易感性、免疫适应不良、胎盘缺血和氧化应激反应有关。

高危因素流行病学调查发现如下高危因素均与妊娠期高血压疾病发病风险增加密切相关：初产妇、孕妇年龄小于18岁或大于40岁、多胎妊娠、妊娠期高血压病史及家族史、慢性肾炎、抗磷脂综合征/系统性红斑狼疮、糖尿病、血管紧张素基因T235阳性、营养不良、低社会经济状况。

2015年指南：重度子痫前期发生母儿严重并发症者需在稳定母体状况后尽早24小时内或48小时内终止，不考虑是否完成促胎肺成熟。严重并发症包括：重度高血压不可控制、高血压脑病和脑血管意外、子痫、心功能衰竭、肺水肿、完全性/部分性HELLP综合征、DIC、胎盘早剥和胎死宫内。

815. 妊娠高血压疾病终止妊娠的指征？

终止妊娠是治疗妊娠高血压疾病的有效措施。

终止妊娠的指征：①子痫前期患者经积极治疗24～48小时仍无明显好转者；②子痫前期患者孕周已超过34周；③子痫前期患者孕龄不足34周，胎盘功能减退，胎儿已成熟者；④子痫前期患者，孕龄不足34周，胎盘功能减退，胎儿尚未成熟者，可用地塞米松促胎肺成熟后终止妊娠；⑤子痫控制后2小时可考虑终止妊娠。

816. 异位妊娠的临床表现有哪些？

异位妊娠典型的临床表现包括停经、腹痛及阴道流血。不过，上述病史缺乏特异性及敏感性，且近一半异位妊娠患者无高危因素。15%～20%有症状的异位妊娠患者无停经史，少数患者亦无阴道流血史。腹痛症状通常较严重，为持续性，伴肌紧张。肩痛提示存在腹腔游离液体，异位妊娠出血显著。腹痛也可是痉挛性的间歇性疼痛，或无明显腹痛症状。

 卵巢囊肿蒂扭转的危险因素及病因？

卵巢囊肿蒂扭转诱因包括妊娠期、产褥期子宫大小及位置发生改变、肠蠕动、膀胱充盈、患者突然咳嗽、呕吐、改变体位（剧烈活动或腹压突增）等。多见于畸胎瘤等瘤蒂较长、重心偏于一侧、中等大小并且活动度良好的肿瘤。卵巢囊肿蒂扭转后多有突发性一侧下腹剧痛，伴恶心、呕吐，重者可有休克，系腹膜牵引绞窄所致。不全扭转有时可自然复位，腹痛会随之缓解。若扭转不能恢复，静脉回流受阻可致瘤内极度充血或血管破裂，进而出现瘤内出血，瘤体迅速增大。妇科查体可扪及张力较大肿物，有压痛，尤以瘤蒂部明显。若有动脉血流受阻，肿瘤可卒中坏死变为紫黑色，发生破裂和继发感染。

 卵巢囊肿蒂扭转的急诊处理？

卵巢囊肿蒂扭转一经确认，应尽快行剖腹手术。术时应在蒂根下方钳夹，将肿瘤和扭转的瘤蒂一并切除，钳夹前不可回复扭转，以防栓塞脱落形成肺栓塞。

卵巢囊肿蒂扭转传统的治疗方法是行患侧附件切除术，不采取患侧附件松解、囊肿剔除是为了避免来自卵巢静脉血栓栓塞的危险。

近年来国内外研究发现蒂扭转病例可行保守性手术，首先蒂复位，部分术者同时用生理盐水湿敷卵巢。根据卵巢的颜色恢复情况分别行囊肿剥除术；如蒂复位后，肉眼卵巢坏疽行患侧附件切除。保守性手术的实施主要考虑以下几个因素：扭转度数、扭转时间、扭转后卵巢缺血坏死程度及患者年龄及是否有生育要求。对于大多数无恶变的绝经前卵巢蒂扭转建议解除扭转后保留卵巢，而非附件切除术，标准治疗是扭转矫正术，可能改善生育结局，卵巢明显坏死或疑似恶变者需行切除术。

 自然流产的临床表现有哪些？

主要为停经后阴道流血和腹痛。

（1）早期流产：妊娠物排出前胚胎多已死亡。开始时绒毛与蜕膜剥离，血窦开放，出现阴道流血，剥离的胚胎和血液刺激子宫收缩，排出胚胎及其他妊娠物，产生阵发性下腹部疼痛。胚胎及其附属物完全排出后，子宫收缩，血窦闭合，出血停止。

（2）晚期流产：胎儿排出前后还有生机，其原因多为子宫解剖异常，其临床过程与早产相似，胎儿娩出后胎盘娩出，出血不多；也有少数流产前胎儿已死亡，其原因多为非解剖因素所致，如严重胎儿发育异常、自身免疫异常、血栓前状态、宫内感染或妊娠附属物异常等。

820. 各型流产的临床鉴别要点？

首先，应分辨流产的类型，分辨要点见表9-1。

表9-1 各型流产的临床表现要点

类型	临床表现			妇科检查	
	出血量	下腹痛	组织排出	宫颈口	子宫大小
先兆流产	少	无或轻	无	闭	与妊娠周数相符
难免流产	中→多	加剧	无	扩张	相符或略小
不全流产	少→多	减轻	部分排出	扩张或有组织物堵塞	小于妊娠周数
完全流产	少→无	无	全部排出	闭	正常或略大

821. 自然流产并不是都需引产吗？

自然流产的急诊处理应根据自然流产的不同类型进行相应处理。

（1）先兆流产：适当休息，禁止性生活。黄体功能不全者可肌内注射黄体酮20mg，每日1次，或口服激素制剂；甲状腺功能减退者可口服小剂量甲状腺片。经治疗，若B超检查发现胚胎发育不良，血hCG持续不升或下降，表明流产不可避免，应终止妊娠。

（2）难免流产：一旦确诊，应尽早使胚胎及胎盘组织完全排出。早期流产应及时行清宫术，对妊娠物应仔细检查，并送病理检查；如有条件可行绒毛染色体核型分析，对明确流产的原因有帮助。晚期流产时，子宫较大，出血较多，可用缩宫素10～20U加于5%葡萄糖注射液500ml中静脉滴注，促进子宫收缩。当胎儿及胎盘排出后检查是否完全，必要时刮宫以清除宫腔内残留的妊娠物。应给予抗生素预防感染。

（3）不全流产：一经确诊，应尽快行刮宫术或钳刮术，清除宫腔内残留组织。阴道大量流血伴休克者，应同时输血输液，并给予抗生素预防感染。

（4）完全流产：流产症状消失，超声检查证实宫腔内无残留妊娠物，若无感染征象，无须特殊处理。

（5）稽留流产：处理较困难。胎盘组织机化，与子宫壁紧密粘连，致使刮宫困难。晚期流产稽留时间过长可能发生凝血功能障碍，导致弥散性血管内凝血造成严重出血。处理前应检查血常规、血小板计数及凝血功能，并做好输血准备。若凝血功能正常，可先口服3～5日雌激素类药物，提高子宫肌对缩宫素的敏感性。子宫<12周者，可行刮宫术，术中肌内注射缩宫素，手术应特别小心，避免子宫穿孔，一次不能刮净，于5～7日后再次刮宫；子宫≥12周者，可使用米非司酮（RU486）加米索前列醇，或静脉滴注缩宫素，促使胎儿、胎

盘排出。若出现凝血功能障碍，应尽早输注新鲜血、血浆、纤维蛋白原等，待凝血功能好转后，再行刮宫。

（6）复发性流产：

1）染色体异常夫妇，应于妊娠前进行遗传咨询，确定是否可以妊娠。夫妇一方或双方有染色体结构异常，仍有可能分娩健康婴儿，其胎儿有可能遗传异常的染色体，必须在妊娠中期行产前诊断。

2）黏膜下肌瘤应在宫腔镜下行摘除术，影响妊娠的肌壁间肌瘤可考虑行剔除术。

3）纵隔子宫、宫腔粘连应在宫腔镜下行纵隔切除、粘连松解术。

4）宫颈机能不全应在妊娠12～14周行预防性宫颈环扎术，术后定期随诊，妊娠达到37周或以后拆除环扎的缝线。若环扎术后有阴道流血、宫缩，经积极治疗无效，应及时拆除缝线，以免造成宫颈撕裂。

5）抗磷脂抗体阳性患者可在确定妊娠以后使用低分子肝素皮下注射，或加小剂量阿司匹林口服，继发于自身免疫性疾病（如SLE等）的抗磷脂抗体阳性患者，除了抗凝治疗之外，还需要使用免疫抑制剂。

6）黄体功能不全者，应肌内注射黄体酮20～40mg/d，也可考虑口服黄体酮，或使用黄体酮阴道制剂，用药至妊娠12周时可停药。

7）甲状腺功能低下者应在孕前及整个孕期补充甲状腺素。

8）原因不明的复发性流产妇女，尤其是怀疑同种免疫性流产者，可行淋巴细胞主动免疫或静脉免疫球蛋白治疗，但仍有争议。

（7）流产合并感染：治疗原则为控制感染的同时尽快清除宫内残留物。若已合并感染性休克者，应积极进行抗休克治疗，病情稳定后再行彻底刮宫。若感染严重或盆腔脓肿形成，应行手术引流，必要时切除子宫。

822. 小儿热性惊厥的急诊处理？

（1）先让患儿侧卧，解开衣领，尽早清除口、鼻及咽喉的分泌物和呕吐物，以防吸入窒息，保持呼吸道通畅，严重缺氧者持续给氧，必要时要做气管切开，保持通气，防止缺氧性脑损伤发生（同时防止舌咬伤）。处于高热的患儿，多采用物理降温，如头部冰帽或冷敷等，也可采取人工冬眠的方式配合降温，若温度持续不降应及时给予解热药物治疗。

（2）在药物应用方面，止惊药地西泮常作为首选。但不管对小儿还是成人应用，都要注意本药对呼吸、心跳有抑制作用，因而更应谨慎。

小儿地西泮的常规用量：0.1～0.2mg/kg，静脉缓推，必要时15～20分钟后可重复使用，但24小时内不可超过4次。可配合10%水合氯醛溶液保留灌肠，加强镇静、止惊的作用。苯巴比妥钠肌内注射，负荷量为20mg/kg，肌内注射或静脉注射。在用药的同时，还可以配合针刺中医急救穴位，如人中、合谷、十宣、内关、涌泉等。

（3）此外，还要考虑患儿是否有感染的可能，应对其完善血常规检查，根据患儿的血象情况使用相应的抗生素进行抗感染治疗。

（4）对于持续抽搐2个小时或以上的患儿，容易有脑水肿的可能，因此，医生应采用甘露醇及呋塞米等脱水疗法进行降低颅内压处理，但须注意的是，若长时间对患儿使用脱水疗法，应定期监测其血生化的数值，以防患儿出现电解质紊乱。无严重体液丧失者，可按基础代谢补充液体，保持轻度脱水和低钠状态，以利控制脑水肿。与此同时，应用抗氧化剂和维生素 B_1、B_6、B_{12} 等神经营养药物可防治惊厥性脑损伤。

823. 小儿发热如何退热？

婴幼儿高热时容易引起抽搐，因此要及时采取降温措施。降温的方法有两种：一种是物理降温，另一种是药物降温。药物降温一般适用于体温在38.5℃以上并有明显不适者，但对6个月以下和体弱的幼儿应用药物退热要谨慎，防止退热过快引起体温不升和出汗过多而造成虚脱。三个月以下的婴儿不宜积极使用退热药。物理降温相对较安全，适用于体弱儿和三个月以下婴儿发热者。

以前常用的物理降温的方法有温水、酒精、冰水擦浴，冰水灌肠等。擦浴等物理降温与退热剂联合应用时，短时间内体温下降速度快于单用退热剂，但会明显增加患儿不适感。而冰水灌肠可造成患儿寒战、血管收缩、能量消耗，常有较严重的不适感，因此不推荐使用温水擦浴退热，更不推荐冰水或乙醇擦浴方法退热。

目前在家中可采取的物理降温方法有：将没有寒战的患儿放于室温25℃左右的环境中，尽量少穿衣服，解开衣扣，室内通风，使患儿的皮肤通过与外界接触，借空气的传导、对流、辐射散热、以达到降温的目的。通过给患儿洗温水澡也能适当地降温。患儿发热体温过高，不显性失水明显增加，身体会缺水。家长可以适当多给孩子喝温开水，通过排汗和排尿带走身体一些热量，还可以补充孩子体内的水分，防止虚脱。

在使用物理降温后要注意患儿的呼吸和脉搏是否异常，每半小时测量一次体温，观察效果。对有高热抽搐史的患儿，更要密切监测体温，尽早采用物理降温，使体温及早下降。

3个月以内婴儿发热应慎用退热药，但在物理降温无效的情况下，可选择对乙酰氨基酚，用药间隔4小时以上，选用小儿专用剂型，必须按剂量给药，防止用药过量导致患儿出汗过多，造成虚脱；亦要避免用量太小，达不到降温效果。服用退热药时应多饮水，以利排汗降温，并可防止出汗过多造成脱水、电解质紊乱。

824. 常见小儿呼吸道疾病的处置措施有哪些？

呼吸道疾病是小儿常见疾病，严重时可以导致呼吸衰竭，威胁患儿生命。处理小儿呼吸道疾病的基本措施如下。

（1）保持呼吸道通畅：

1）湿化治疗：吸入水蒸气或水雾统称为湿化治疗，对防止痰液干燥结痂或形成痰栓，保持气道通畅十分重要。鼻导管给氧时，可用鼓泡式湿化器。气管插管或切开时，应使用加温湿化器或喷射雾化器，尤以加温湿化器为宜。患儿排痰不畅时可酌情使用超声雾化治疗。

一般10～15分/次，一日数次。雾化液可用1/3～1/2张盐水，雾化后应结合拍背吸痰。

2）胸部体疗：凡气道分泌物增多、黏稠，或分泌物的自然清除机制因疾病受到影响时，都可进行胸部体疗。气管插管及切开的患儿，因丧失有效的咳嗽能力，应常规进行胸部体疗。治疗手法有数种，不一定全部采用。步骤及手法应根据患儿对治疗的反应及时调整。一次治疗时间不宜超过20～30分钟，治疗频度依病情1次/2小时至1～2次/天。

体位引流：是利用重力作用引流痰液。将受累肺段或肺叶的支气管尽量置于垂直位，过多的痰液将向下流向气管。单一姿势体位引流时间可长一些，10～20分钟。若肺内病变广泛，每个体位仅保持数分钟即可。体位引流可与拍背、吸痰相结合。

拍击：术者用空心掌（屈曲掌指关节，使掌呈杯状）有节律地拍击需要治疗的部位。可用电动或机械的杯状器具代替手工操作。一个部位至少拍击1～2分钟，必要时可延长至3～5分钟。拍击力量要适度，否则可造成胸壁损伤，甚至肋骨骨折。为安全起见，可在拍击部位垫以毛巾或布单。咯血、胸部严重创伤、骨质疏松、胸廓重建手术后，不宜进行拍击。某些手术后，除刀口、引流管部位外，其他部位仍可施以拍击治疗。

振动：当患儿处于自主呼吸或机械通气的呼气相时，术者将单手或双手置于欲进行治疗的部位，快速收缩和放松肩至手的全部肌肉，产生均匀的振动。振动可起到松解黏痰及由外周气道向中心气道转送分泌物的作用。因其冲击力小，禁忌证不多。胸部创伤或外科手术后的患儿也可应用。为适应婴儿呼吸频率快的特点，可用不同类型的电动振动器代替手工操作。

深呼吸：深吸气可使气流通过黏液阻塞的气道，呼气时有助于松动和带出黏痰，对小儿体位引流尤为有用。应鼓励患儿进行深呼吸。

清除气道分泌物：咳嗽是清除大气道内分泌物最有效的手段之一。深吸气后咳嗽排痰效果好。对无力咳嗽或不合作患儿，可用刺激咳嗽的方法，在颈部甲状软骨下施加一定压力或吸痰管直接刺激咽部均能引起咳嗽。医务人员可在患儿胸腹外部加压协助咳嗽，但配合不好效果常不满意。气管插管或切开的患儿，气管内吸引是清除痰液的另一有效手段。若痰黏稠，吸痰前可向气管内注入少量生理盐水（儿童5～10ml，婴儿酌减）。

3）解除支气管痉挛：可用β_2受体激动剂，如0.5%沙丁胺醇0.01～0.03毫升/（千克·次），最大量1ml，加盐水2ml稀释，雾化吸入1次/4～6小时。也可酌用氨茶碱、肾上腺皮质激素等药物。

（2）氧疗：凡具有低氧血症者，应立即吸氧。

1）鼻导管：鼻导管给氧简便、经济。不论是单管还是双管，管端放入鼻孔即可，不必深入到鼻咽部。缺点是鼻导管有一定刺激性，婴幼儿常不能耐受。氧流量：新生儿0.3～0.6L/min，婴幼儿0.5～1.0L/min，儿童1～3L/min。吸入氧浓度30%～40%。应注意，氧流量过大可引起腹胀和反胃。

2）呼吸道持续正压（CPAP）给氧：普通方法给氧不能纠正患儿的低氧血症时，用CPAP给氧，有可能提高PaO_2，并使部分患儿免于使用机械通气。需要高浓度氧维持PaO_2的患儿，使用CPAP可减低吸入氧浓度或减少吸高浓度氧的时间。一般用鼻塞CPAP。开始压力0.2～0.5kPa（2～5cmH$_2$O），每次调高0.1～0.2kPa，一般不超过1.0～1.2kPa

（10～12cmH₂O）。气流量应大于患儿每分通气量的3倍。新生儿3～5L/min，婴幼儿5～10L/min。CPAP治疗增加呼气阻力，可使通气量减少，有引起$PaCO_2$升高的不良反应。吸入高浓度氧可引起氧中毒，时间越长发生机会越多。因此，吸氧时应加强监测，PaO_2保持在6.7～10.7kPa（60～80mmHg）为宜。60%以上高浓度氧仅限于短时间应用，一般不超过12～24小时。

3）机械通气：是治疗呼吸衰竭的主要手段之一，各种原因引起的呼吸衰竭严重到一定程度，均可进行机械通气治疗。

（3）纠正水、电解质紊乱和酸碱失衡：根据年龄不同，患儿液量一般在60～100ml/（kg·d），有腹泻、发热等情况时，可酌加量。常规进行电解质监测，若发现低钾、低氯血症等，应及时纠正。纠正呼吸性酸中毒的主要方法是改善通气，当合并代谢性酸中毒时，可在设法改善通气的同时，使用碱性药物。

（4）其他药物治疗：

1）强心剂及血管活性药物的应用：并发心力衰竭时，可用地高辛等强心剂。心肌缺氧时，洋地黄易产生毒性反应，用量宜偏小，可采用慢饱和方法。

2）肾上腺皮质激素：可减少炎症渗出，缓解支气管痉挛改善通气，重症肺炎或哮喘患儿可酌情使用，甲基强的松龙2～4mg/（kg·d），疗程一般不超过3～5天。

3）利尿剂及脱水剂：心力衰竭或肾功能不全时，可选用快速利尿剂，如呋塞米1毫克/（千克·次），静脉推注。脑水肿时可用甘露醇0.25～0.5克/（千克·次），3～4次/天。

（5）如为感染性呼吸道疾病，应根据病原学给予抗感染治疗。

 825. 儿科患者用药有什么特点？

（1）儿科用药特殊性：

1）儿科用药的特殊性是由小儿的生理、解剖特点所决定的：小儿用药剂量须按体重计算。除体重增长迅速外，在正常条件下，小儿体内各器官的生理功能也是逐渐成熟的，对药物的吸收、代谢、有效性和潜在毒性都会有不同程度的影响。

2）儿科用药要根据患儿年龄区别对待：小儿的用药并不是简单按年龄折算剂量就行。由于小儿正处于不断发育成长的时期，新陈代谢旺盛，血循环时间较短，肝肾功能尚不成熟，一般对药物排泄较快；同时随着年龄的增长，对药物的转运、分布、解毒、排泄等功能日趋完善，因此不同年龄段的儿科用药具有不同的特点。①对新生儿来说，由于其皮肤薄，皮肤局部用药吸收较多，应注意不要引起中毒。口服药物由于肠胃吸收的差别很大，应区分使用，并且由于新生儿身体功能发育不完全，还应慎用磺胺药、氯霉素等药物，否则容易发生不良反应。②对婴幼儿来说，该时期吞咽能力差，口服给药应注意不要误入气管；止泻剂、吗啡、盐酸哌替啶等药物易引起中毒，一般不应使用。③对儿童来说，儿童正处于生长发育阶段，但机体尚未成熟，对药物的反应与成人有所不同。对于镇静药、阿托品、激素等的耐受性较大，而在使用酸碱类药物、利尿药时则易发生不良反应。因此，在用药时，必须熟悉使用方法和注意事项，发生不良反应及时采取措施。

3）儿科用药易发生不良反应：由于儿童正处于发育期，药物不良反应在儿科用药中发生率比较高。儿科用药中比较常见的不良反应大致有如下几种：①影响儿童骨骼及牙齿发育，这类不良反应一般由喹诺酮类药物、四环素类药物、过量的维生素A、肾上腺皮质激素等药物引起。②儿童锥体外系反应，这类不良反应易由甲氧氯普胺等药物引起。锥体外系失调是神经抑制综合征的先兆，如果没有正确的用药指导，不可随意给儿童用药。③影响凝血系统，诱发哮喘、瑞氏综合征，这类不良反应一般由阿司匹林等药物引起。④急性肾衰竭，这类不良反应易由氨基糖苷类药物引起。⑤儿童肾功能损害，这类不良反应通常由磺胺类、庆大霉素、感冒通等药物引起。⑥听力受到损坏，这类不良反应易由氨基糖苷类如庆大霉素、卡那霉素等药物引起。⑦中毒，这种不良反应易由滴鼻净、大剂量的维生素A、维生素D引起。⑧生殖系统受到影响，主要由细胞毒素类药物如氮芥、环磷酰胺等造成。

（2）儿科合理用药的方法：

1）选择合适药物：要做到明确指征，熟悉药物特性，合理选择药物，减少儿科药物不良反应的发生。

2）选择合适剂量：剂量选择不当是儿科药物不良反应发生的另一主要因素。儿科用药剂量是一个复杂的问题，儿童药物剂量计算方法包括折算法、体重法、体表面积法等，各有其优缺点，可根据具体情况及临床经验适当选用。可能影响剂量选择的因素包括：①经肝代谢或肾排泄的药物，用于有严重肝、肾疾病的患儿时，应减少剂量；②药理过程和其他潜在疾病等均可改变药物的动力学过程，需注意药量增减；③联合用药时，应注意药物浓度较之单一用药时有无改变，及时调整用量。

3）选择给药途径：给药途径由病情轻重缓急、用药目的及药物本身性质决定。正确的给药途径对保证药物的吸收并发挥作用至关重要。一般来说：①能口服或经鼻饲给药的小儿，经肠胃给药安全。②皮下注射给药可损害周围组织且吸收不良，不适用于新生儿。③地西泮溶液直肠灌注比肌内注射吸收快，因而更适于迅速控制小儿惊厥。④由于儿童皮肤结构异于成人，皮肤黏膜用药很容易被吸收，甚至可引起中毒，体外用药时应注意。

4）选择合适剂型：我国儿科药品在品种、数量和规格上与国外先进水平相比，存在一定差距。儿科药品剂型及规格的不足给儿科治疗带来缺陷。一方面，治疗指数窄的药物如地高辛、氨茶碱、苯妥英钠等没有合适的儿童剂型，需要分药，使临床用量很难掌握，不但中毒事件时有发生，而且对于一些针剂也造成浪费；另一方面，由于没有合适剂型，导致儿童不易吞服药物，引起恶心呕吐、厌食等症状，产生服药依从性问题，达不到预期疗效。因此我国药厂仍需在儿科用药的剂型、规格方面做更好的改善。

826. **哮喘患儿来急诊就诊时，哪些指标提示患儿需要密切监护？**

支气管哮喘是一种以嗜酸性粒细胞、肥大细胞反应为主的气道慢性炎症，可引起广泛的可逆性的气道阻塞症状。哮喘发作时出现严重呼吸困难，合理应用抗哮喘药物不缓解的严重状态（无时间限制），即称为哮喘持续状态。危重型哮喘患者需要接受监护治疗。

（1）临床症状、体征的监护：

1）生命体征检测：除常规生命体征的检测外，低氧血症及某些药物（如氨茶碱、异丙肾上腺素及其他β_2受体激动剂）均可致心动过速、心律失常，故应予床边心电图或连续心电示波监测，及时发现心率、心律变化，以便及时给予相应治疗或减少相关药物用药量。

2）说话方式：患者如能不费力地以整句方式说话，说明哮喘并不严重；如说话时常有停顿，为中度呼吸困难；如只能以单音节说话甚至完全不能说话，为严重呼吸困难。

3）意识状态：出现各种神志障碍如焦虑不安、精神错乱、嗜睡或昏迷说明病情危重。

4）辅助呼吸肌：出现三凹征或见肋间肌回缩及颈部辅助呼吸肌用力，提示有严重的气道阻塞。

5）脱水征象：喘息明显，不显性失水增加，皮肤干燥、弹性差，表明机体脱水。

6）肺部体征：根据两肺湿啰音及哮鸣音的多少可判断哮喘的严重程度。但需注意喘息的次数或喘鸣音的大小并不是判断气道阻塞严重程度的绝对可靠体征，如"沉默肺"（呼吸音极低，喘鸣音也不显著）的出现，是由于患者出现广泛气道痉挛或痰栓严重堵塞气道所致，提示病情极其危重。

（2）肺功能的监护：可于床边用简便的峰流计或床旁简易肺功能测定仪监测。当第一秒用力呼气量（FEV_1）小于25%预计值，或呼气流速峰值（PEF）低于10L/min，PEF低于50%预计值或患者最佳水平，均表明气道阻塞严重，急需解痉、清除呼吸道分泌物及必要的机械通气。患者病情危重时可能无法配合。

（3）动脉血气的监护：危重哮喘早期表现为低氧血症［$PaO_2 < 60mmHg$（$1kPa = 7.5mmHg$）］和由于代偿性过度通气导致的低碳酸血症。如病情进一步恶化，出现$PaCO_2$增高趋势，若$PaCO_2 > 45mmHg$，$pH < 7.35$，即提示气道严重阻塞，患儿处于危急状态。动脉血气分析是调整机械通气治疗和维持酸碱平衡的重要指标。

（4）并发症的监护：危重型哮喘容易并发气胸、纵隔气肿、肺内感染、肺不张和梗阻性休克；严重呼吸性酸中毒会发生猝死等，应经常检查胸部体征，复查血常规和胸部X线片。

 827. 儿童癫痫初次发作时需要采集哪些病史？

癫痫的患病率为3‰～6‰，大多数癫痫患者起病于儿童期，但诊断有一定困难，对于癫痫初次发作的儿童，病史资料在诊断中占有重要地位。完整的发作史是准确诊断癫痫的关键。

（1）首次发作的年龄：有相当一部分癫痫发作和癫痫综合征有特定的起病年龄范围。如婴儿痉挛症又称West综合征，主要是在婴儿期起病，4～8个月多见。

（2）大发作前是否有"先兆"：即刚要发作前的瞬间，患者自觉的第1个感受或表现，这实际上是一种部分性发作。许多患者和家属来就诊时，常常重点叙述强直—阵挛性发作（又称大发作）的情况，而忽略大发作前的先兆症状，从而误导临床医生做出全面性发作的诊断（其实是部分性继发全面性发作）。这些先兆的表现往往是十分模糊的，但是在发作前的规律性出现不仅有助于诊断部分性发作，而且对病灶的定位也非常重要。

（3）发作时的详细过程：发作时有无意识障碍、肢体强直或阵挛性抽搐、摔伤及大小便失禁等，表现为一侧还是双侧肢体抽动，头部是否转向一侧或双眼是否斜向一侧，发作的持续时间，发作后状态，意识恢复情况，是否有头痛、呕吐，发作后谵妄状态及肢体麻痹情况。

（4）发作有无诱因：如睡眠不足、发热、疲劳，女性是否和月经有关等。另外，出生史及生长发育史中有无异常情况、既往有无热性惊厥史、家族中有无癫痫或抽搐发作的患者等也是病史资料中重要的一部分。其他疾病史：包括是否有头颅外伤史、中枢神经系统感染或中枢神经系统肿瘤等明确的脑部损伤或者病变的病史，能够提示癫痫的病因。

第十篇
急诊技能篇

828. 建立输液通路的目的是什么？

输液通路的建立在临床中主要用于液体治疗、药物治疗及输注血制品，部分中心静脉输液通路除用于输液外还可用于循环状态的监测。

（1）液体治疗：为患者补充缺失的和每日需要的水、电解质，恢复和维持循环血量，补充各种电解质、调整酸碱平衡等。

（2）药物治疗：包括各种治疗性药物、营养制剂等，如各种抗菌药物、血管活性药物、解毒剂、脂肪乳、氨基酸等。

（3）输注血制品：包括血浆、红细胞悬液、白蛋白等。

829. 常用的输液通路有哪些？

常用的输液通路可分为三类：

（1）周围静脉通路：主要指分布于皮下的肢体末端静脉，如肘正中静脉、头静脉、贵要静脉、手背静脉网等，为临床最为常用的静脉通路。

（2）中心静脉通路：导管尖端位于中心血管系统中，多通过距离心脏较近的大静脉置入中心静脉导管，如锁骨下静脉、颈内静脉、股静脉等。也可通过外周静脉置入，如经外周静脉穿刺的中心静脉导管（peripherally inserted central catheter，PICC），常选择贵要静脉、肱静脉和头静脉等外周静脉。多用于急救、快速输注液体、输注特殊液体（如高渗性液体、刺激性较大的药物等）、没有可供穿刺的外周静脉等情况。

（3）骨髓腔通路：是经骨髓腔内输液给药的一种方法，多在急危重症患者及小儿难以快速建立有效静脉输液通路而又必须迅速给予输液时使用，是一种非常规又有效的输液通路。

830. 什么是骨髓腔内输液？

骨髓腔内输液（intraosseous，IO）是经骨髓腔内输液给药的一种方法，多在急危重症患者及小儿难以快速建立有效静脉输液通路而又必须迅速给予输液时使用，尤其适用于院前创伤急救、大面积烧伤、急危重症患者抢救、心肺复苏等情况下的输液。是一种非常规又有效的输液通路。自1922年Drinker通过动物实验提出骨髓腔输液通路的概念以来，骨髓腔输液技术现已广泛应用于临床。骨髓腔一次穿刺成功率高，建立通路的时间一般为30～200秒，在正常压力条件下，输液速度为300～600ml/h，在加压条件下，输液速度可达1000～3000ml/h。

经骨髓腔内输液通路可安全给予任何静脉用药或常规复苏液体，给药前后应冲洗套管，应常观察有无渗漏。禁忌证相对少，包括骨折或穿刺过骨骼，创伤或其他原因致血管中断的肢体，局部蜂窝组织炎，烧伤或骨髓炎，成骨不全或骨硬化病；右向左心内分流。

 胸腔穿刺术常用的穿刺部位有哪些？

在胸部叩诊实音最明显，语颤和呼吸音消失处进行，一般常取肩胛线或腋后线第7～8肋间（必要时可选择腋中线第6～7肋间或腋前线第5肋间），少量积液时或包裹性积液需在B超引导下定位穿刺。

 胸腔闭式引流术的注意事项有哪些？

（1）半卧位以利于气液引流，保证胸引流瓶处于引流管水平口以下50cm。

（2）妥善固定、避免扭曲、经常挤压、保持通畅。

（3）密切观察引流液的性状、颜色、量及波动情况，并详细记录。连续3小时每小时达200ml以上血性引流液，应注意进行性血胸可能。

（4）按需更换引流瓶及连接管，保证引流管出口位于液平以下防止气体进入胸腔。

 什么是胸膜反应及处理？

部分患者穿刺过程中出现头昏、面色苍白、出汗、心悸、胸部压迫感或剧痛、昏厥等症状，称为胸膜反应。多见于精神紧张患者，为血管迷走神经反射增强所致。此时应停止穿刺，嘱患者平卧、吸氧，必要时皮下注射肾上腺素0.5mg。

 什么是复张性肺水肿及处理？

多见于较长时间胸腔积液者经大量抽液或气胸患者。由于抽气过快，肺组织快速复张引起单侧肺水肿，患者出现不同程度的低氧血症和低血压。大多发生于肺复张后即刻或1小时内，一般不超过24小时。患者表现为剧烈咳嗽、呼吸困难、胸痛、烦躁、心悸等，继而出现咳大量白色或粉红色泡沫痰，有时伴发热、恶心及呕吐，甚至出现休克及昏迷。处理措施包括纠正低氧血症，稳定血流动力学，必要时给予机械通气。

835. 胸腔积液患者在治疗过程中，胸痛加重是治疗不佳的表现吗？

不一定。正常情况下，胸膜腔内有少量胸腔积液起到润滑作用。在炎性胸腔积液进展过程中，早期有纤维素性渗出，呼吸时会摩擦胸膜而引起胸痛，此时减小呼吸幅度疼痛随之减轻。随疾病进展，大量胸水出现后，胸痛症状减轻，取而代之的是大量胸水压迫正常肺组织，会有胀痛和呼吸困难的感觉。后期随医疗手段的干预，胸水逐渐减少，此时又会出现因呼吸摩擦胸膜，再次出现胸痛表现。

836. 腹腔穿刺术常用的穿刺部位有哪些？

（1）下腹部正中旁穿刺点：脐与耻骨联合上缘间连线的中点上方1cm、偏左或右1～2cm，此处无重要器官，穿刺较安全，且容易愈合。穿刺前注意排空膀胱。

（2）左下腹部穿刺点：脐与左髂前上棘连线的中1/3与外1/3交界处，此处可避免损伤腹壁下动脉，肠管较游离不易损伤。

（3）侧卧位穿刺点：脐平面与腋前线或腋中线交点处。此处穿刺多适于腹膜腔内少量积液的诊断性穿刺。可用B超辅助。

837. 腹腔穿刺术后引流腹水的注意事项？

初次放液不宜超过3000～6000ml，如有腹水回输设备则不受其数值限制；肝硬化患者一次放液一般不超过3000ml，时间至少2小时以上限速放液；必要时输注白蛋白，（警惕肝性脑病）。

如为感染性腹水，则以上述速度尽量引流腹水。

838. 腰椎穿刺术注意事项？

（1）禁忌证：颅内压明显增高，病情危重，穿刺部位有感染者，颅后窝有占位病变。

（2）鞘内给药时，先放出等量脑脊液，然后注入药物。

（3）穿刺过程，患者如出现呼吸、脉搏、血压、面色异常神志改变等应立即停止穿刺。

839. 腰椎穿刺术后脑疝形成的原因及处理？

在颅内压力增高时，腰椎穿刺时一次放液较多、较快，较易发生此种并发症。严重者可突然呼吸停止，意识不清或抽搐，甚至心跳随即停搏。这是由于腰椎穿刺放液后颅腔与脊髓腔之间的脑脊液压力上的动力突然发生了改变，因此，对于已存在明显高颅压及占位效应患者应评估指证及禁忌证。必要时可酌情予以预防性的高渗脱水利尿剂治疗，防止脑疝的形成或加重。

发生脑疝可在穿刺当时或穿刺后数小时内发生。如术中发现颅内压力较高则应停止放液，只用脑脊液压力管中所存的脑脊液化验即可。术后嘱患者严格遵守卧床制度，12～24小时内应注意观察意识情况、呼吸、脉搏、血压、瞳孔和肢体运动等变化。如一旦发生，应立即采取紧急措施，并报告医生，采取头低脚高位，进行人工呼吸，注射呼吸心跳兴奋剂等。迅速协助医生抢救，应用降颅压药物，使脑疝复位。

840. 骨髓穿刺术常用的穿刺部位有哪些？

（1）髂前上棘：常取髂前上棘后上方1～2cm处作为穿刺点，此处骨面较平，容易固定，操作方便安全。

（2）髂后上棘：位于骶椎两侧、臀部上方骨性突出部位。

（3）胸骨柄：此处骨髓含量丰富，当上述部位穿刺失败时，可做胸骨柄穿刺，但此处骨质较薄，其后有心房及大血管，严防穿透发生危险，较少选用。

（4）腰椎棘突：位于腰椎棘突突出处，极少选用。

841. 骨髓穿刺术中干抽的原因是什么？

（1）骨髓增殖性疾病骨髓纤维化明显者。

（2）急性白血病原始细胞恶性增生，血液黏滞度增高者。

（3）骨硬化病者，其骨质硬如磐石；此种患者胸片可呈大理石样改变。

842. 心包穿刺术常用穿刺部位有哪些？

术前应完善心脏超声，以确定穿刺安全及最佳穿刺部位，有条件可在超声指导下进行。

（1）心前区穿刺，于左第5、第6肋间隙心浊音界内侧进针，向后、向内指向脊柱方向刺入心包腔。穿刺针尖入皮下后，助手将注射器与穿刺针后的橡胶管相连接，并抽吸成负压，当穿刺针入心包腔后，穿刺注射器即充满液体，此时立即停止进针，以免触及心肌或损伤冠状动脉。

（2）胸骨下穿刺于胸骨剑突与左第7肋软骨交界处之下作穿刺点，穿刺方向与腹壁成15°～30°，针刺向上、后、稍向左而入心包腔的后下部。其余操作同上。

843. 急诊心包穿刺置管指证？

（1）心包填塞时挽救生命的治疗。

（2）心脏超声舒张期积液深度＞20mm的患者，或积液较少但为了明确病因者。

844. 心包穿刺置管术的禁忌证？

（1）绝对禁忌证：主动脉夹层，但如果夹层破入心包引起填塞，无其他挽救生命手段时，控制量少量心包穿刺缓解危重心包填塞，可能让患者成功过渡到急诊手术。

（2）相对禁忌证：不能纠正的凝血性疾病，抗凝治疗，血小板 $< 50 \times 10^9$/L，积液量少，后壁与局限的积液。

 845. 心包穿刺引流术的操作步骤？

患者取坐位或半卧位，以选好穿刺点予持续心电监护，必要时吸氧、建立静脉通路。常用心尖部穿刺点，据膈位置高低而定，一般在左侧第5肋间或第6肋间心浊音界内2.0cm左右；也可在剑突与左肋弓缘夹角处进针。

常规消毒局部皮肤，术者及助手均戴无菌手套、铺洞巾。自皮肤至心包壁层以2%利多卡因做局部麻醉。

超声引导下用18G穿刺针经皮穿刺插入心包腔内，退出穿刺针，用扩张管通过导丝进入心包腔内，用同样的方法将引流管插入心包腔内，适当调整引流管置入深度，证实引流通畅后用胶布交叉固定于皮肤，下接无菌引流袋，使心包积液缓慢流出。术后嘱患者卧床，严密观察生命体征，记录引流量。

 846. 心包积液排放时有哪些注意事项？

首次引流心包积液量不超过100～200ml，如无不适，每4～6小时引流一次，每次引流300～500ml，每日引流量不应超过1L，直至每天引流量少于25ml后方可拔除心包引流管。

 847. 过多过快排放心包积液会有什么后果？

罕见情况下，缓解心包填塞的心包穿刺术可并发急性左心衰伴肺水肿。该并发症的病因不明。多达25%的患者在心包减压后会出现血管迷走神经反射。

 848. 心包引流管的拔管指征是什么？

每天引流量少于25ml后方可拔除心包引流管。

心包穿刺术引流管所致的并发症及处理？

（1）严重并发症：心肌刺伤或割裂，血管损伤、气胸、空气栓塞及心律失常，可能需放射介入及外科手术协助处理。

（2）其他并发症：

1）胸痛：引流管置入心包膜腔内，导管随呼吸、心跳与脏、壁层心包膜发生摩擦，少部分患者可出现胸痛等症状。轻微胸痛无须处理；疼痛明显者口服镇痛剂；严重时向心包膜腔内注射利多卡因200mg或更换一条柔软的导管，若胸痛仍不缓解则不宜继续保留导管。

2）导管引流不畅：可用穿刺时的导引钢丝或多功能穿刺针芯浸泡消毒后重新插入引流导管内疏通，或调整导管的位置，每次抽液完毕，注射肝素生理盐水充满整个引流导管可预防堵塞。原则上，心包置管不超过24小时，否则感染机会增加。

 什么是心脏电除颤和电复律？

心脏电复律是以患者自身的心电信号为触发标志，同步瞬间发放高能脉冲电流通过心脏，使某些异位快速心律失常转复为窦性心律。心脏电除颤则应用瞬间高能电脉冲对心脏行紧急非同步电击，以消除心室扑动、心室颤动。

 电复律/电除颤的绝对适应证有哪些？

室颤和室扑及血流动力学不稳定的心律失常为电除颤/电复律的绝对适应证。

852. **对于房颤、有脉性室性心动过速、室颤或无脉性室速初始电击能量多少合适？初始能量不能转复应如何处理？**

房颤，双相波除颤器选择120～200J，单相波除颤器选择200J；房扑，双相波除颤器选择50～100J，单相波除颤器选择100J；有脉性室性心动过速（ventricular tachycardia，VT），双相波除颤器选择100J，单相波除颤器选择200J；对于室颤或无脉性室速，双相波除颤器选择120～200J，单相波除颤器选择360J。若初始能量不能转复，可适当加大能量或用相同能量再次电击，仍不能转复者可第3次电击。一般每日不宜超过3次，但反复发作的室颤、室扑例外。

 洋地黄中毒所致心律失常患者可以进行电复律吗？

洋地黄中毒时可出现几乎所有类型的快速性和缓慢性心律失常，特别是合并低钾血症者常见的心律失常包括室早二联律或三联律、交界性心动过速以及各种不同程度的传导阻滞。此时心肌兴奋性增高，对电击的敏感性增加，电击可引起恶性心律失常。因此，原则上洋地黄中毒时禁忌电复律/除颤治疗，若快速心律失常伴严重血流动力学障碍需紧急电复律/除颤时，应从低电能（5J）开始，无效时逐渐加大电能，必要时可于复律前静脉注射利多卡因或苯妥英钠，尽量减少或避免严重室性心律失常的发生。如时间允许，应在复律前纠正低钾血症。

854. 什么是临时心脏起搏？

临时心脏起搏是利用电流刺激心脏来治疗缓慢性或快速性心律失常直至心律失常缓解或可开始长期治疗的一种治疗方法。

855. 临时心脏起搏的目的是什么？

一般来说，如果缓慢性心律失常引起症状和/或血流动力学损害，并且尚无指征立即植入永久起搏器，无法植入或弊大于利，则需行临时心脏起搏，目的是治疗心动过缓引起的严重症状和/或血流动力学不稳或者预防会导致血流动力学不稳定的潜在情况。

急诊应用临时心脏起搏的主要目的是提供心率支持，在此基础上尽量提供正常或接近正常的血流动力学效应，从而恢复患者的社会能力，提高生活质量。

856. 心脏临时起搏主要用于哪些急诊情况？

急诊心脏临时起搏应用的总原则是：如果患者已经有急性或可逆性病因引起的休息时的晕厥、心动过缓或对心动过缓反应所造成的室性心动过速引起血流动力学的改变，且很可能不需要永久性起搏时，应该安置心脏临时起搏。

常见病因及情况有：急性心肌梗死、电解质紊乱、毒性和药物引起的心动过缓；心脏手术后窦房结、房室结或希氏束-浦肯野纤维系统损伤；莱姆病、心脏移植、心脏创伤、亚急性细菌性心内膜炎伴主动脉瓣脓肿损伤希氏束-浦肯野纤维系统，并引起房室传导阻滞；已有左束支阻滞的患者发生右束支的导管创伤；反复单形性室性心动过速；感染引起的心肌炎。

857. 心脏临时起搏首选穿刺位点是哪里？

临时经静脉起搏电极导线的首选穿刺部位是左锁骨下静脉和右颈内静脉。主要是考虑到下方静脉入路的解剖因素股静脉入路相当常见，但有下肢静脉血栓风险及感染风险。

首选以上穿刺部位的原因是电极导线曲度、容易将电极导线送入心脏，且不影响活动。

858. 主动脉内球囊反搏的适应证有哪些？

（1）心源性休克（左心室衰竭或急性心肌梗死的机械并发症）。

（2）不稳定型心绞痛和顽固性心肌缺血。

（3）心脏术后脱离体外循环困难和/或心脏术后药物难以控制的低心排血量综合征。

（4）血流动力学不稳定的高危心脏介入治疗。

（5）顽固性心力衰竭作为进一步治疗的桥梁。

（6）严重的难治性室性心律失常。进一步治疗前的过渡。

 主动脉内球囊反搏的血流动力学效应？

在心脏舒张期开始，主动脉瓣关闭瞬间，球囊被快速充气并将大部分血液逆行向上至近端主动脉，使主动脉舒张压升高（较之前提高30% ～ 70%），从而使心输出量和舒张期冠脉的灌注大大增加，使心肌供血供氧增加。在心脏收缩早期主动脉瓣开放前，球囊被迅速抽空产生"空穴"效应，使主动脉压力下降、左心室后负荷降低、左心室射血阻力减小，心排血量增加，心脏做功降低，心肌耗氧量降低。

 主动脉内球囊反搏的急诊应用时机？

下列情况下建议选择主动脉内球囊反搏支持：不能获得满意的血流动力学效果，如持续低血压（MAP＜60mmHg）、心脏指数低［心脏指数＜2.0L/（min·m^2）］、左心房压力高（＞20mmHg）、成人尿量＜20ml/h，四肢发凉发绀，末梢循环差。患者出现上述情况，调整心脏前负荷，积极应用药物治疗，特别是多巴胺或多巴酚丁胺＞20μg/（kg·min），血流动力学指标仍无法改善，应及早开始反搏治疗。多数研究表明，具备指证的患者，开始治疗越早，获益越大。

861. 气管插管术的适应证？

（1）对于存在气道通畅性问题，通气不畅的患者，常规治疗无效，可考虑气管插管。

（2）对于存在低氧和/或低通气，需要无创呼吸机辅助呼吸的患者，可考虑气管插管。

（3）对于目前尚未出现上述情况，但考虑短时间内会出现上述情况的患者，如意识障碍可考虑保护性气管插管。

862. 什么是快速诱导插管和延迟诱导插管？

快速诱导插管首先在短时间内达到预氧合目标，然后使用速效镇静剂使患者迅速失去意识，再序贯使用短效肌松剂达到肌肉松弛的效果。肌松后迅速完成插管。延迟诱导插管使用镇静剂使患者镇静以配合氧疗，但要保留自主呼吸，达到预氧合目标后再使用肌松剂进行气管插管。两者选择时最大的不同在于患者清醒时是否可以配合预氧合。

863. 什么是分级镇静和清醒插管？

分级镇静是指根据患者病情选择适当的镇静剂，主要考虑是否存在困难气道，血流动力学是否稳定。对于血流动力学不稳定的患者偏向于使用氯胺酮进行镇静。清醒插管并不是指不使用任何药物，而是不使用镇静剂，使用局部麻醉药进行气管插管。

864. 经口气管插管的步骤有哪些？

（1）预氧合100%纯氧3～5分钟。

（2）将患者体位置于"嗅物位"。

（3）明确有无颈椎骨折，有颈椎骨折者需要固定颈椎。

（4）吸引口腔充分暴露插管视野。

（5）左手持喉镜，右手开放患者口腔。

（6）暴露会厌将喉镜置于合适位置。

（7）由水平位置45°抬起喉镜，注意不要翻腕，依靠手臂和肩膀的力量开放口腔。

（8）暴露声门。

（9）轻柔的置入插管，球囊充气。

（10）听诊胃泡和双肺，连接呼吸末二氧化碳装置确定插管位置。

（11）拍摄胸片进一步确定插管位置。

865. 气管插管置入深度应当为多少？

气管插管过声门后再进入2cm左右，或距门齿22～24cm，具体位置应以胸片/CT为准，必要时进行调整。

866. 气管插管时如何提前判定患者会出现困难气道？

美国麻醉学会制定的困难插管的定义为：用喉镜插管时，操作在4次以上或需时10分钟以上者，为插管困难。麻醉科医师常采用改良的Mallampat分级来对困难气管插管进行评估。患者用力张口伸舌至最大限度（不发音），根据所能看到的咽部结构，给患者分级：

Ⅰ级可见咽腭弓、软腭和悬雍垂；

Ⅱ级为可见软腭、咽部和悬雍垂；

Ⅲ级为可见软腭和悬雍垂基底部；

Ⅳ级为不能看到软腭。

分级愈高插管愈困难，Ⅲ级，特别是Ⅳ级属气道困难。但改良的Mallampat分级对于急诊危重患者的困难气管插管并不适用。根据Cormack和Lehane喉镜检查所见来评估气管插管的难易程度，分为四级，Ⅰ级可见全声门；Ⅱ级可见后半部分声门；Ⅲ级可见会厌（不见声门）；Ⅳ级声门及会厌均不可见，但这种评估只能是在插管过程中进行评估，并不具有预见性。

较为实用的急诊困难插管评估方法可使用英文MEDICTUBES速写来帮助记忆。

M（mouth，mandible）开口度：大多数患者用力张口时上下牙齿之间应能容纳其中间的三个指头，宽度范围为4～6cm，如果达此标准，通常表明颞颌关节活动正常。如果患者的张口度小于3cm，示气管插管操作困难；小于1.5cm则无法用直接喉镜进行气管插管。

E（excessive weight）肥胖。

D（deformity）畸形：如口咽部结构有畸形将给气管插管增加难度。

I（incisors）牙列：检查牙齿是否有阻碍气管插管操作中各轴线重叠的潜在可能，若有将给气管插管带来困难。

C（C-spine）颈椎：当颈部后仰度小于80°常为困难插管，如当颈椎强直或颈椎外伤颈椎需要固定者。

T（thyromental distance）颌甲间距：测量颌甲间距＞6.5cm，提示插管无困难；6.5～6.0cm，可能遇到困难；＜6.0cm，插管困难大。

U（uvula）悬雍垂：当悬雍垂过大、下垂将会影响视野，导致气管插管困难。

B（burns）烧伤：如面部及颈部严重烧伤后产生瘢痕挛缩，将给气管插管带来困难。

E（emesis）呕吐物：如患者出现反流呕吐时，不仅会增加误吸机会，同时也会影响视野，给气管插管带来难度。

S（stridor）喉鸣音：喉鸣音常提示可能存在声门水肿、气道狭窄，以上情形往往出现气管插管困难。

 867. 经口气管插管失败了怎么办？

立即呼吸器面罩辅助通气，并迅速采用困难插管的方法。困难插管的方法如下：

（1）清醒患者，估计插管有困难，但由于一些特殊情况如需要长期机械通气、严重肺功能不全、需要做全身麻醉等需要插管时，插管前要向患者解释清楚，争取患者的合作。术前给予少量安静剂让患者安静，但不能给肌松剂，同时可少量应用阿托品类制剂以减少咽喉部分泌物。然后，在舌背舌根、软腭、咽喉及声门部位喷洒1%～2%利多卡因或1%丁卡因做表面麻醉。最后利用环甲膜穿刺做气管内麻醉。在表面麻醉后轻轻向口腔放入喉镜，此时很难见到声门，可将气管导管选择稍细一点，内置导丝使气管导管弯成一"J"字型，在明视下将导管插入会厌下，同时认真听气管导管开口处有无气流声，如有气流，说明导管已接近声门，可于患者吸气时将导管送入气管，助手拔除导丝后，继续将导管向前推进到合适位置。试行吹气证明位置无误后，放置牙垫并进行固定。由于清醒患者的插管非常困难，所以要求技术熟练，动作要轻柔，插管前如有反流或呕吐应予以吸引。

（2）手指盲探插管适用于：①深昏迷而不宜使用喉镜时；②颈部脊髓损伤，头部不能过分后仰也不能使用喉镜时；③分泌物太多而使喉镜视野不清时。

操作时患者取仰卧位或坐位，操作者在进行表面麻醉后将左手示指沿患者口角伸入口腔通过舌根部最后抵达会厌下端，然后将会厌压离舌根，右手将气管导管伸入口腔，在左手示指引导下接近声门，听到气流后，在患者吸气时插入气管。

如仍不能成功，又必须马上建立人工气道，可考虑采取环甲膜穿刺或气管切开等方法建立气道。

868. 如何确定气管导管的位置？

（1）听诊法：听诊法是临床上最为常用的方法。听诊法是给导管气囊充气后，立即请助手用简易呼吸器通气，观察双侧胸廓有无对称起伏，并用听诊器听诊胃泡区，观察有无气过水声，若有气过水声且腹部开始膨隆，提示导管位于食管内，应立即拔出导管，并准备好负压吸引，以防误吸；若胃泡无气过水声，接着听诊双肺，若双肺呼吸音对称提示插管位置正确。听诊法，具有简单易行、快速、可重复性、无创性等特点，但在遇到噪声或嘈杂的环境或肺部疾病（单侧胸腔积液、血胸或气胸，或既往肺切除术等）导致传导性下降时，听诊的准确率就会大大下降。同时临床研究已证实，听诊法不能有效判断导管插入深度。

（2）床旁胸片法：通过影像来判断气管插管的深度，一般认为气管插管的尖端应位于隆突上2～3cm。床边胸片法是在重症医学科中常用的检查，气管插管术后、深静脉置管术后、胸腔置管术后、鼻肠管置管术后等常规行床旁胸片检查可了解导管位置及有无操作后并发症；但胸片由于具有放射性、检查时间长、费用高、搬动患者容易致呼吸机管路脱落等缺点，且有研究提示该法发生错误气管插管高达15.5%，导致该检查在ICU的价值也受到了质疑；研究证实，平卧位头颈过曲或过伸位，可引起气管导管末端下降或上升2.0cm，头颈部中立位时，气管插管末端在T_2～T_4水平认为是恰当的位置（尤其在隆突无法辨别时）。

（3）呼吸末CO_2监测法：气管插管位于气道内会有典型的呼吸末CO_2波形。A-B段为吸气基线，应处于零位，是呼气的开始部分；B-C段为呼气上升支，较陡直，为肺泡和无效腔的混合气；C-D段为呼气平台，呈水平形，是混合肺泡气；D-E段为吸气下降支，迅速而陡直下降至基线新鲜气体进入气道。如为固定不变的EtO_2波形或无规律波形则在胃内，2010年美国心脏协会和呼吸监护指南里将该法作为机械通气患者的1A级推荐指标，但目前为止没有研究表明使用该法获得临床益处。

（4）超声和纤维支气管镜检查法：该法是目前公认的确认气管插管位置的金标准，能精确判断导管顶端与隆突的距离，但操作较烦琐，不适合常规运用，且在基层医院使用也受限。

869. 简易呼吸器有些什么使用技巧？

呼吸球囊使用简单，但操作不当容易导致胃胀气和过度通气。胃胀气会导致胃内物反流、误吸和肺炎，同时会使膈肌抬升，限制肺的活动影响复苏效果，所以应该尽量避免胃胀气的发生。心搏骤停（CA）后或心肺复苏术（CPR）过程中，肺循环即使在有效的按压下的血量也是比较少，过度通气会导致通气–血流比例失调。而且，过度通气会使胸腔压力增高，使回心血量减少，影响复苏效果。

呼吸球囊的使用技巧为：

1）在气道密闭的情况下，2000ml的成人球囊只需单手挤压腔内的1/4～1/3即可，1000ml的呼吸球囊只需挤压1/2即可，具体操作时可参考看到胸廓起伏即可。

2）通气挤压不能过快，通气过快很容易导致胃胀气。指南建议送气时间应长于1秒，吸气和呼气的时间比通常为1：（1.5～2），那么整个通气过程（送气加放松）至少应该＞2～3秒。

3）通气频率控制在8～12次/分（球囊面罩通气8～10次/分，高级气道建立后10～12次/分），平均5～8秒通气一次，可以通过数数控制节奏。如：1001、1002、1003、1004、1005（通气）、1006（放松）。在有自主呼吸时主要与自主呼吸同步。

 喉罩与经口气管插管优缺点的比较？

（1）优点：易于放置，比气管插管刺激小。

（2）缺点：

1）胃肠道误吸的风险增加。

2）变换体位（如俯卧位或胸膝位）移位风险较大。

3）可达到的最大气道正压受限。

4）与经口气管插管相比安全性较差。

5）可导致胃扩张。

 使用喉罩的禁忌证有哪些？

（1）较大误吸风险者慎用。

（2）肺顺应性较差，需要较高气道压力维持氧合者慎用。

（3）张口受限者慎用。

（4）声门上气道阻塞者禁用。

 喉通气管如何放置？

一只手像握笔一样握住喉通气管的黑线区域（齿线）。

另一只手将患者的嘴张开，确保在喉通气管插入过程中舌头没有反折，不要使用蛮力。

将喉通气管顶端的扁平部位顶住患者的硬腭，从口腔中央延上颚滑动进咽喉，直到上齿到达黑线处。如果患者是侧位，此插入方法也同样适用。

用气囊充气器为两只气囊充气。专门设计的气囊充气后可使通气管保持稳定。当近端气囊随人体解剖位置调整时，远端气囊会自动充气。

建议的气囊容量：

0#	10ml
1#	20ml
2#	35ml
2.5#	45ml
3#	60ml
4#	80ml
5#	90ml

喉通气管置入完毕，可对患者进行通气。

用听诊器、二氧化碳分析仪以及观察胸部有无运动的方法检查肺部通气情况。如果通气不足，请重新置入。

如果通气顺畅证明喉通气管被放置在了正确的位置。可以使用牙垫，但不是必须的。

 873. 环甲膜穿刺术的具体穿刺位置及如何定位？

环甲膜位于甲状软骨和环状软骨之间，因其前覆盖皮肤软组织及仅有甲状腺通过，无坚硬组织遮挡，仅为一层薄膜，后通气管，周围无要害部位，因此利于穿刺。患者头部后仰，沿喉结最突出处向下滑动触摸，在其下2～3cm环状软骨与甲状软骨之间有一处凹陷，此即为环甲膜穿刺位置所在。

 874. 环甲膜穿刺的适应证有哪些？

急性上呼吸道梗阻，尤其是声门上阻塞伴有严重呼吸困难者，如白喉、喉头严重水肿等，病程进展迅速来不及建立人工气道者。

 875. 气管切开术的适应证？

（1）各种原因引起的喉阻塞以及口咽、喉咽阻塞，而病因不能在短时间内及时解除者，如炎症、外伤、肿瘤、双侧声带外展麻痹等。

（2）各种原因引起的下呼吸道分泌物阻塞，如颅脑外伤手术后、卒中后等引起的昏迷，胸腹部大手术后身体衰弱，咳嗽无力，呼吸道烧伤等。

（3）咽部、喉部和颌面颈部等重大手术的术中术后麻醉和呼吸管理，防止血液流入下呼吸道，防止上呼吸道阻塞而行预防性气管切开术。

 876. 与传统气管切开术相比，经皮气管切开术有何优势和不足？

传统气管切开术由于对手术实施者操作手法、熟练程度有一定要求，且该项技术操作时间较长，使其在急诊抢救快速建立人工气道应用中受到限制。经皮气管切开术由于操作较传统方式简便，能在床旁快速建立人工气道，手术创伤小，耗时少，成功率高，且技术发展已较为成熟，通过培训后容易掌握。

但与传统气管切开术相比，经皮气管切开术（导丝扩张钳法）本身也存在一些先天的缺点，特别是手法不熟练时，可能导致以下后果：

（1）扩张钳扩张过度，造成气管前壁严重撕裂，出现出血、皮下气肿等。

（2）扩张钳扩张不足，造成气切套管不易置入气管，延误抢救时机。穿刺针、扩张钳损伤气管后壁，造成气管食管瘘。

（3）穿刺针移位至气管旁组织，造成气切套管无法置入气管，延误抢救。

由于经皮气切穿刺套装费用较高，且不在医保报销范围，影响了经皮气切的临床普及，特别是在基层医院的临床应用。

877. 经皮气管切开的具体位置及如何定位？

一般选择气管软骨环1～2或2～3间隙部位作为穿刺点。患者头部后仰，沿喉结最突出处触及甲状软骨，向下滑动触摸，确认环状软骨及第1、2、3气管软骨环位置，第1～2或2～3气管软骨环之间的间隙即为穿刺位置所在。

878. 经皮气管切开术的具体操作步骤？

（1）体位：患者取平卧位，头后仰。

（2）颈部常规备皮、消毒、铺巾，确认穿刺点，以1%普鲁卡因1ml局麻并做诊断性穿刺，回抽见气泡则穿刺点选择无误。

（3）待麻醉生效后，以手术刀切开穿刺点皮肤，做水平或垂直穿刺点切口，长度1.5～2.0cm，钝性分离皮下组织，明确解剖位置。

（4）确保患者在穿刺过程中头、颈在正中位置，一手可固定气管，防止穿刺时移位，同时嘱头侧操作助手予气囊放气并将插管退至穿刺点以上（一般为经口气管插管深度18cm）；以带套管针抽取2～3ml生理盐水进行穿刺，针尾偏向头侧，进针后带负压，抽出气泡后固定套管，拔出穿刺针。

（5）沿套管置入导丝，导丝头部弯曲向足侧，深度送至导丝第一标记达皮肤水平即可，保留导丝，拔出套管。

（6）沿导丝置入短小皮肤扩张器，扩张皮肤、皮下组织、气管前壁，防止皮肤扩张器置入过深、用力过猛损伤气管后壁，重复扩张数次后撤回皮肤扩张器，保留导丝。

（7）沿导丝送入扩张钳，扩张皮下组织及气管前壁，扩张过程中应上下拉动导丝，保证扩张钳顺沿导丝方向，防止导丝弯折。当扩张钳尖端进入气管内后，张开扩张钳以扩张气管前壁数次，使置管部位口径接近气管套管管径大小后，以张开状态退出扩张钳。

（8）沿导丝置入带管芯气管套管（成年女性7.5～8.0，成年男性8.0～8.5），拔除管芯及导丝，留置气管套管于原位，确定气管套管位置无误后，气囊充气并以弹力绷带固定，连接氧源或呼吸机，拔除经口气管插管。

（9）置管成功后吸痰，清除气管内分泌物及穿刺渗血。

 879. **如何湿化人工气道？**

正常的上呼吸道黏膜有加湿、加温、滤过和清除呼吸道内异物的功能。建立人工气道以后，呼吸道加湿、加温功能丧失，纤毛运动功能减弱，造成分泌物排出不畅。因此，进行呼吸道湿化非常重要。恒温湿化和雾化吸入是最常用的湿化方法。

（1）恒温湿化器：湿化装置温度设置在32～37℃，气体相对湿度95%～100%，24小时湿化液量至少250ml。

（2）雾化吸入及给药：常用药物如化痰药、支气管扩张药、抗炎药、抗生素等。目前绝大多数呼吸机有雾化装置，起到湿化和通过雾化呼吸道局部给药的作用。

880. **吸痰时应该注意哪些事项？**

（1）吸痰应遵循无菌技术操作原则，每次均须更换无菌吸痰管。

（2）严格掌握吸痰时间，以免加重患者缺氧。每次吸痰不宜超过15秒，每次吸痰最多连续3次，如患者无自主呼吸或自主呼吸很弱，吸痰与冲洗要同时进行，每次吸痰时间不要超过10秒。

（3）吸痰同时要观察患者的脉搏氧饱和度变化。如有明显的脉搏氧饱和度下降或颜面发绀要立即停止操作。

（4）为防止或减轻吸痰时出现憋气，吸痰前后给予高浓度吸氧，如果吸痰前后不给予高浓度氧会造成缺氧和低氧血症，因此，吸痰前后各给2～3分钟纯氧应列为吸痰标准操作步骤。

（5）吸痰时先吸引气管插管或气管切开导管内分泌物，再吸引口、鼻腔内分泌物。抽吸过口鼻腔分泌物的吸痰管，决不可再吸气道内分泌物。

（6）新冠/传染性疾病、吸痰时注意自身防护、插管呼吸道。

881. **气道湿化效果怎么判断？**

（1）湿化满意：分泌物稀薄，能顺利通过吸引管，导管内没有结痂，患者安静，呼吸道通畅。

（2）湿化不足：分泌物黏稠，有结痂或黏液块咯出，吸引困难，可有突然的呼吸困难，发绀重。

（3）湿化过度：分泌物过分稀薄，咳出频繁。需要不断吸引，听诊肺部和气管内痰鸣多，患者烦躁不安，发绀加重。

无创机械通气和有创机械通气应用时机有何什么不同？

无创机械通气及有创机械通气在呼吸衰竭的治疗中各有优势，在机械通气治疗中起到相互补充的作用。

无创机械通气的应用指征并没有明确的界定，近年来，随着无创机械通气技术的发展，适应证有扩大的趋势。无创正压通气（non-invasive positive ventilation，NIPV）主要用于呼吸衰竭的早期和慢性呼吸衰竭，亦可应用于辅助有创通气的早期拔管等，主要适应证有：

（1）阻塞型睡眠呼吸暂停低通气综合征（obstructive sleep apnea hypopnea syndrome，OSAHS，OSAS）：NIPPV已成为OSAS的主要治疗手段。

（2）慢性阻塞性肺疾病（chronic obstructive pulmonary disease，COPD）所致呼吸衰竭：是临床上除OSAS外应用最成熟的疾病，已作为轻中度患者的一线治疗手段。这已被大样本病例分析及前瞻性对照研究所证实。

（3）危重支气管哮喘：其气道阻力和内源性呼气末正压（positive end expiratory pressure，PEEP）比较高，患者比较难以接受经面罩机械通气（FMMV），需经简易呼吸器治疗好转后，再过渡至FMMV，多数患者应及早改用人工气道机械通气（ETMV）。

（4）急性呼吸窘迫综合征（acute respiratory distress syndrome，ARDS）：是一种急性发作的双侧肺泡浸润和低氧血症为特征的呼吸衰竭。在诱发事件6～72小时内，出现进行性呼吸困难症状、氧需求增加和胸部影像学检查示肺泡浸润。原则上首选ETMV。但非感染因素诱发的ARDS，如手术、骨折等致病因素多为一次性，短时通气后可迅速改善低氧，并较快脱离呼吸机，可选择NIPPV。

（5）肺间质纤维化：应首选FMMV。

（6）肺外疾病：如中枢性低通气、神经肌肉和胸廓病变等诱发的呼吸衰竭原则上应首选FMMV。但多数患者常存在神志异常或咳嗽无力，呼吸道分泌物引流不畅，此时则应选择ETMV。

（7）心源性肺水肿：现代研究表明，适当机械通气不仅可降低左心室后负荷，并能维持适当的前负荷，增加左心室射血量，改善冠状动脉供血；且患者多神志清，自主呼吸能力强，通气时间短，应首选FMMV。

（8）其他：胸部或上腹部手术的患者，若有明显心、肺功能损害，高龄，肥胖，术前应用NIPPV做适应性通气，术后做支持性通气可减少呼吸衰竭和ETMV。

对重症呼吸衰竭者则不论何种疾病在试过NIPPV无效后，则应以有创通气为宜。存在以下情况是应首先有创机械通气：①心跳或呼吸停止；②自主呼吸微弱、昏迷；③循环呼吸不稳定；④误吸危险性高、不能清除口咽及上呼吸道分泌物、呼吸道保护能力差；⑤鼻咽腔永久性的解剖学异常；⑥合并其他器官功能衰竭（血流动力学不稳定、不稳定的心律失常，消化道大出血/穿孔、严重脑部疾病等）；⑦颈部面部创伤、烧伤及畸形；⑧近期面部、颈部、口腔、咽腔、食管及胃部手术；⑨上呼吸道梗阻；⑩明显不合作。

当存在以下情况时，在保证监护及严密观察下可试用无创机械通气，效果不好应及时更换为有创机械通气：①气道分泌物多/排痰障碍；②严重感染；③极度紧张；④严重低氧血症（PaO_2＜45mmHg）、严重酸中毒（pH≤7.20）；⑤近期上腹部手术后（尤其是需要严格胃肠减压者）；⑥严重肥胖。

 无创机械通气与有创机械通气的优缺点比较？

见表10-1。

表10-1　有创机械通气和无创机械通气的鉴别

	有创机械通气	无创机械通气
连接方式	经口气管插管	鼻罩/口鼻面罩
	经鼻气管插管	全面罩
创伤性	有	无
方便性	不方便	方便
机器大小	笨重	轻巧
控制模式	压力控制、容量控制	压力控制
通气模式	A/C、SIMV、PSV、CPAP	S/T、PSV、CPAP
通气容量	有保证	无保证
触发灵敏度	低	高
漏气补偿	弱	强大
流量（L/min）	低	高（40～60）
报警设置	多	少
镇静剂	可用	慎用
痰液清除	容易	困难
患者配合	要求低	必须配合
入睡后气道阻塞	无	有

 什么是CPAP?CPAP的作用机制？适用的疾病有哪些？

气道压在吸气相和呼气相都保持相同的水平即为CPAP（continues positive airway pressure, CPAP）。当患者吸气时气道压力低于CPAP水平时，呼吸机供气使气道压维持在CPAP水平；呼气时气道压力高于CPAP时，呼气阀打开释放气体，气道压仍维持在设定的CPAP水平。

CPAP通过对持续气流的调节获得动态且相对稳定的持续气道正压，从而达到以下作用。①增加功能残气量：通过扩张肺泡、复原塌陷的肺泡，使功能残气量增加；②改变小气道关闭时的肺容量：在呼气时使气道内保持正压，故可防止小气道和肺泡早期关闭，并可使关闭的小气道重新充气；③改善肺部顺应性，降低呼吸功；④改善通气和血流分布，减少肺内分流。

CPAP适用于清醒合作、无二氧化碳潴留、气道防御机制正常者。CPAP适用的疾病谱：急性心源性肺水肿（血压正常或者血压高）；机械通气逐步脱机状态。

 什么是BiPAP?BiPAP的作用机制？适用的疾病有哪些？

BiPAP（bilevel positive airway pressure，BiPAP）是一种双水平正压通气模式，在吸气相施加一个较高的恒定压力，而在呼气相施加一个较低的恒定压力。即吸气相有较高的吸气压（inspiratory positive airway pressure，IPAP）作为压力支持通气，呼气又能立即自动调低到较低的呼气压（expiratory positive airway pressure，EPAP）将气体呼出，IPAP-EPAP ＝ PSV（positive support ventilation，PSV）。在高压相和低压相，吸气和呼气都可以存在，使更多的肺泡参与气体交换过程。EPAP存在促使膈肌下降，患者的呼吸肌肉做功得以进一步减少；EPAP存在抵消内源性PEEP（internal PEEP，PEEPi）。所以，与CPAP比较，BiPAP模式更适合Ⅱ型呼吸衰竭患者的治疗。

目前BiPAP呼吸机设有S、S/T、S/TD三种模式，S模式即由患者触发呼吸机工作，因此应该在患者清醒配合的状态下使用；S/T模式可设定备用呼吸频率，当患者不能触发呼吸机工作时，备用频率启用，可在一定程度上应对紧急情况；S/TD模式增设了吸呼比调节，能更好地达到控制通气的目的。BiPAP呼吸机由于有较多的呼吸模式，接近呼吸生理，更加安全，在临床上得到广泛应用。

 CPAP和BiPAP在急诊的应用有何不同？

CPAP应用于自主呼吸稳定的患者，呼吸机工作压力恒定，可使患者在整个呼吸周期气道内均处于正压状态，因此这种模式具有气道呼气末正压（PEEP）的各种优点，如增加肺泡内压和功能残气量，增加氧合，防止气道和肺泡萎陷，改善肺顺应性。在急诊科最适合使用CPAP的疾病是急性心源性肺水肿（血压正常或者血压高）；机械通气逐步脱机状态。

BiPAP则应用于有自发性呼吸但呼吸不足的患者，其本质为压力支持通气（PSV）与PEEP的结合模式，吸气压（IPAP）作用于吸气相，起吸气辅助作用，是影响潮气量大小的重要因素，主要用于增加肺泡通气，降低呼吸功和促进二氧化碳排出；呼气压（EPAP）相当于PEEP，主要增加功能残气量，改善氧合，是影响氧合的重要因素。应用BiPAP时，在患者自主呼吸触发下，呼吸机在吸气相和呼气相周期性地切换于吸气压和呼气压，使患者气道内始终处于持续正压状态，从而达到增加患者潮气量、改善通气/血流比值、降低呼吸做功、缓解呼吸肌肉疲劳、解决呼吸肌肉乏力的目的。CPAP的IPAP、EPAP相同，等于PEEP；而BiPAP的IPAP大于EPAP，IPAP-EPAP ＝ PSV（positive support ventilation，PSV）。BiPAP模式可理解为：两个不同的CPAP水平按照预设的时间进行切换，这种压力的时间切换与患者的自主呼吸同步。在急诊科，最适合使用BiPAP的是呼吸肌肉疲劳、二氧化碳潴留的 AECOPD 患者。目前 BiPAP 呼吸机设有 S、S/T、S/TD 三种模式，也适合患者睡眠时使用，尤其是睡眠时长呼吸暂停的患者。

 什么是 PEEP 和 PEEPi？

PEEP（positive end-expiratory pressure，PEEP）是在呼气末通过使用附加阻力装置获得静态的随自主呼吸波动的呼气末正压，生理学效应如下。①增加功能残气量：PEEP 通过扩张肺泡、复原塌陷的肺泡，使功能残气量增加；②改变小气道关闭时的肺容量：PEEP 在呼气时使气道内保持正压，故可防止小气道和肺泡早期关闭，并可使关闭的小气道重新充气；③改善肺部顺应性，降低呼吸做功；④改善动脉血氧合；⑤改善通气/血流比（V/Q），减少肺内分流。

PEEPi 为内源性 PEEP，正常范围是 3～5cmH₂O。高于这个范围是病理表现，是指肺泡在呼气末仍保持一个较高的正向压力。内源性高 PEEP 以气道阻力增高、呼气流速受限为特征，如哮喘、COPD；或以呼气时间短促为特征，如急性低氧血症呼吸衰竭合并分钟通气量异常增高的患者。这些患者常伴有很高的 PEEPi，增加胸内压，减少静脉回流，降低心排输出量，引起过度通气，增加气压伤风险。所以，现代呼吸机都具有能监测 Rinsp、Rexp、Cst、Cdyn 和 Auto PEEP 的功能。因为这些参数对诊断病因，设置和修正机械通气中 PEEP 参数的设置提供可靠而客观的依据。

 临床上根据不同的疾病如何选用最佳 PEEP？

最佳 PEEP 是维持通气于：①最佳氧合状态；②最佳氧运输量（DO₂）；③最佳顺应性；④最低肺血管阻力；⑤最低 QS/QT；⑥最低 Vd/Vt；⑦最低 PaCO₂～PeCO₂ 差要求的最小 PEEP。

临床调节 PEEP，可从低 PEEP 开始（5cmH₂O），先下调 FiO₂，使 SPO₂ 维持再 0.8～0.85，然后从低值开始逐渐上调 PEEP，每次增加 2cmH₂O，直到 SPO₂ 达到最高值，维持 30 分钟，测血气，基本可以达到最佳 PEEP。也可以根据压力容量曲线置于 PEEP 下拐点上的压力确定最佳 PEEP。关于 PEEP 值具体调节的大小，一般来说，0.981kPa（10cmH₂O）以下的 PEEP，较少会引起气压损伤。

气压损伤的直接原因在于气道内压峰值的升高，而不在于 PEEP 本身，当 PEEP 达到 1.98kPa（20cmH₂O）时，PEEP 有效生理效应不再继续，当 PEEP＞2.45kPa（25cmH₂O）时，其副作用和发生并发症的概率明显增加。但是在具体应用时还应结合患者的具体情况具体分析。同一水平 PEEP 对不同患者可产生不同效应，理想的 PEEP 应该是能产生最好的生理效应、副作用最小的最低水平。

为了避免和减少呼吸机相关肺损伤的发生，机械通气应避免高潮气量和高平台压，吸气末平台压不超过 30～35cmH₂O，以避免气压伤、容积伤，同时设定合适呼气末正压，以预防萎陷伤。虽然对 PEEP 设置的上限没有共识，但下限通常在压力-容积（P-V）曲线的低拐点（LIP）或 LIP 之上 2cmH₂O。另外，还可根据 PEEPi 指导 PEEP 的调节，外源性 PEEP 水平大约为 PEEPi 的 80%，以不增加总 PEEP 为原则。

889. 什么是吸气灵敏度？什么是呼气灵敏度？

（1）吸气灵敏度：从呼气相到吸气相的切换时，一般用吸气时气道负压来触发，设定吸气触发灵敏度（triggering sensitivity）一般为 −4 ～ −2cmH₂O（低于PEEP）。有的呼吸机采用流量变化来触发，称为Flow-By，此时患者所做的功更小。

（2）呼气灵敏度：从吸气相到呼气相的切换时，一般情况下降到吸气峰流速的25%时，准备呼气。现代的无创呼吸机可以通过设定呼气灵敏度（吸气峰流速的25% ～ 75%）来调节呼气时间，例如AECOPD患者，设定呼气灵敏度为吸气峰流速的75%来延长呼气时间；ARDS患者，设定呼气灵敏度为吸气峰流速的25%来延长吸气时间。

890. 无创机械通气参数初始化设定的大致范围？

见表10-2。

表10-2　无创机械通气参数初始化设定

参数	常用值
潮气量	6 ～ 8ml/kg
呼吸频率	16 ～ 24bpm
吸气流量	自动调节或递减型，峰值40 ～ 60L/min（排除漏气量后）
吸气时间	0.8 ～ 1.2s
吸气上升时间	默认为300ms，可在150 ～ 900ms之间根据情况适当调节，一般不超过自主呼吸时间的50%
吸气压力	10 ～ 25cmH₂O
呼气末压力（PEEP）	一般起步选择4 ～ 5cmH₂O，Ⅰ型呼吸衰竭时需要逐步增加至10 ～ 12cmH₂O。Ⅱ型呼吸衰竭时设定的最佳EPAP相当于80% PEEPi水平
持续气道内正压（CPAP）	6 ～ 10cmH₂O
呼气灵敏度	吸气峰流速的25% ～ 75%

891. 如果患者对无创机械通气耐受性欠佳，应如何改善？

（1）规范操作规程，加强上机前患者教育：禁止对患者不做交代就应用无创机械通气；操作者亲自示范，从而促进患者理解。

（2）加强人机同步性：应用同步触发性能较好的呼吸机、选择同步性能较好的模式（如CPAP）、合理使用PEEP、给予足够的压力支持水平、根据患者需求合理调节吸气压力上升时间。

（3）使用与呼吸机配套、与患者脸型配套的合适面罩。

（4）床旁严密监测不仅仅是监护仪的监测、频繁的血气分析，最重要的是专业的医护人员在患者床旁的观察，与患者的交流，尽可能满足患者咳嗽吐痰、饮水、适当进食的基本生理需求。

892. 使用无创机械通气如何减少漏气？

使用无创机械通气，漏气是不可避免的，所有的无创呼吸机都有漏气可能。但是过度的漏气会严重的影响有效的通气，增加气压伤，将漏气量尽量控制在少于30L/min是比较合理的。减少漏气的方法包括：①更换合适类型和尺寸的面罩。②重新固定面罩。③维持合适的面罩张力。④缺齿患者尽量佩戴义齿。⑤在面部消瘦患者的脸颊与面罩压缘之间垫以纱布。⑥急性呼吸衰竭时首先应用口鼻罩而非鼻罩。⑦用鼻罩时尝试使用下颌托协助封闭口腔。

893. 无创机械通气时出现严重的重复呼吸，应该如何处理？

（1）应用无效腔小的面罩。

（2）将呼气口置于面罩上。

（3）使用较高水平EPAP。

（4）吸氧管置于面罩上。

（5）将面罩上漏气孔打开。

894. 无创机械通气为什么会出现胃肠胀气？处理的方法？

（1）常见原因：患者反复吞气、张口呼吸、上气道压力超过食管贲门压力。

（2）处理方法：①预先胃肠减压。②避免过饱饮食，加用胃动力药。③对于张口呼吸患者使用下颌托协助封闭口腔。④调整气道压力低于25cmH$_2$O。⑤保持头高位（要求30°～45°）。

895. 如何理解机械通气的病理生理学目标？

机械通气作为危重病患者呼吸支持的重要手段，首先需要改善患者的病理生理状态，达到相应的目标。

（1）改善肺泡通气：通过机械通气的支持，改善分钟通气量，维持分钟通气量在一个合适的范围，以保证患者二氧化碳分压（PaCO$_2$）水平在一个允许的范围内。具体的疾病对分钟通气量和PaCO$_2$的水平要求或有不同，如将肺、心、脑病患者PaCO$_2$水平快速降至正常水平并无益处；对急性呼吸窘迫综合征（ARDS）和心肺复苏后患者采取低于正常的肺泡通气量，实施允许性的高碳酸血症。

（2）改善低氧血症，维持动脉氧合：通过机械通气的支持，给予患者一定的氧疗，以达到改善患者低氧血症，维持动脉氧合的目的，但由于组织氧输送是由动脉氧分压、血红蛋白量和心输出量共同决定，过分强调动脉氧分压（PaO_2）和动脉血氧饱和度（SaO_2）达到机体正常水平并无益处，但太低对患者亦无好处。结合病理生理学特点，可以接受的$PaO_2 > 60mmHg$，$SaO_2 > 92\%$。

（3）维持和增加肺容积，增加肺泡弥散面积：吸气末正压（PEEP）对于肺泡的膨胀作用，既可维持吸气末容积，又可预防和治疗肺不张及相关的氧合、顺应性、防御机制异常。通过应用PEEP、肺保护性通气策略或肺复张技术，可维持和增加功能残气量，可用以治疗相应的疾病如肺不张、ARDS、肺水肿等。

（4）降低呼吸功：机械通气给予的正压通气使患者呼吸肌做功减少，降低呼吸功氧耗，改善其他重要脏器或组织的氧供。

896. 机械通气的适应证包括哪些？

机械通气适用于自主通气不能满足机体维持生命需求的患者，是控制危重患者通气的一种有效措施，具体适应证包括：

（1）全身麻醉。

（2）呼吸迟缓或伴有呼吸骤停。

（3）急性肺损伤和急性呼吸窘迫综合征。

（4）神经肌肉疾病导致呼吸衰竭。

（5）慢性阻塞性肺疾病急性发作或严重的气道阻塞性疾病。

（6）临床情况恶化、危及生命。

（7）呼吸急促（呼吸频率 > 30次/分）。

（8）肺活量 < 15ml/kg（理想千克体重）。

（9）分钟通气量 < 3L/min或 > 10L/min。

（10）急性低氧血症（PaO_2） < 50mmHg。

（11）氧合指数：动脉血氧分压（PaO_2）/吸入氧浓度（FiO_2） < 150mmHg。

（12）100%吸入氧浓度下，肺泡－动脉氧分压差 $[(A\text{-}a)DO_2]$ > 450。

（13）急性二氧化碳分压（$PaCO_2$） > 50mmHg，动脉pH < 7.25。

897. 如何理解机械通气过程中的四个时相？

机械通气通过压缩器处理减压、过滤；压缩器将空气、氧气配比混合，稳压，送到吸气阀，进入触发相；触发后，按约定通气模式和参数向患者送气；进入吸气相；同时监控参数、满足条件，吸气完成后进入切换相，切换到呼气；打开或不完全打开呼气阀完成呼气过程；进入呼气相。检测患者的状态，进入下一个呼吸周期（下一个吸气相的开始）。

不同的机械通气模式其触发相、吸气相、切换相、呼气相是不完全相同的，与机械通气的模式和参数设置有着密切的关系。

 VCV、PCV、PRVC在触发相、吸气相、切换相、呼气相上有什么异同？

无论容量控制通气模式（volume control ventilation VCV）、压力控制通气模式（pressure control ventilation，PCV）还是压力调节容量控制模式（pressure regulation volume control，PRVC）均属于辅助-控制通气类型下的模式。

（1）触发相：理论上讲无论是VCV、PCV、PRVC等模式，在辅助-控制通气类型下，若患者无自主呼吸，是不能触发患者的吸气的，其吸气是由机器按照所设定的时间进行指令性通气，则为控制通气，此时呼吸模式可以理解为control-VCV、control-PCV、control-PRVC；若患者有足够的自主呼吸能够触发吸气，则由患者触发吸气，此时会按照吸气触发灵敏度的设置进行触发，此时为辅助通气。此时呼吸机模式可以理解为assist-VCV、assist-PCV、assist-PRVC。在呼吸机的实际工作当中，A/C之间除了触发不同，针对同一种模式参数设置是无差异的。

（2）吸气相：VCV模式完全由机器控制患者的吸气相，给予预先设定的潮气量，按照设定的流速、吸气时间或I∶E进行吸气过程，达到预设的潮气量。PCV模式完全由机器控制患者的吸气相，给予预先设定的压力，按照设定的吸气时间或I∶E进行吸气过程，当达到预设的压力时，转为切换相。PRVC模式。PRVC的吸气相时，患者均按照预设的潮气量给予患者通气，给予相应的吸气时间，虽然患者预设潮气量和吸气时间相同，但由于PRVC的流速波形为减速波，所以其吸气流速可变，另在吸气相，患者的吸气峰压可随着监测到患者气道压力和肺的顺应性的变化而在下一次呼吸周期中出现变化。

（3）切换相：VCV模式当达到预设的潮气量时，转为切换相；PCV和PRVC模式均为时间切换。

（4）呼气相：无论VCV模式、PCV模式、PRVC模式，其呼气相均由患者控制。

 有创机械通气参数初始化设定如何进行？

（1）呼吸机模式的参数设置——公共参数：在几乎所有的呼吸机模式中，均有两个参数需要设置，这两个参数就是呼吸末正压（PEEP）和吸入氧浓度（FiO_2）。

1）吸入氧浓度（FiO_2）：机械通气初始阶段，可给高FiO_2（100%）以迅速纠正严重缺氧，后依据目标PaO_2、PEEP水平、MAP水平和血流动力学状态，酌情降低FiO_2至50%以下，并设法维持SaO_2＞90%，若不能达上述目标，即可加用PEEP、增加平均气道压，应用镇静剂或肌松剂；若适当PEEP和MAP可以使SaO_2＞90%，应保持最低的FiO_2。

通常情况下，以最低的氧浓度来满足患者的需要，为防止氧中毒发生，通常是100%氧浓度给氧应＜6小时；80%氧浓度给氧应＜12小时；60%氧浓度给氧应＜24小时。

2）PEEP的设定：PEEP的设定相对比较复杂，根据临床情况的不同，所设定的PEEP的值也有不同。设置PEEP的作用是使萎陷的肺泡复张、增加平均气道压、改善氧合，减少回心血量，减少左室后负荷，克服PEEPi引起呼吸功的增加。

在以下临床情况所设定的PEEP常不同，大致可分为四种情况：①肺部正常的患者机械通气和限制性通气障碍时PEEP设置：在很多原因比如麻醉术后、神经肌肉疾病等疾病时，患者肺部情况是正常的；还有部分限制性通气疾病，患者以低氧血症为主要表现，此时应用机械通气时可给予患者PEEP为3～5cmH$_2$O。②急性呼吸窘迫综合征（ARDS）患者，根据肺保护性通气策略，需要给予小潮气量、高PEEP的设置，虽然PEEP设置的上限没有共识，但下限通常在P-V曲线的低拐点（LIP）或LIP之上2cmH$_2$O；通常设置在10～15cmH$_2$O及以上。③慢性阻塞性肺病引起的Ⅱ型呼吸衰竭的患者，因为该类患者有PEEPi，可根据预先测定的PEEPi指导PEEP的调节，外源性PEEP水平大约为PEEPi的80%时不增加总PEEP。④气道陷闭，气道陷闭通常发生于重症哮喘患者，由于气道陷闭导致患者气流无法呼出，此时设置PEEP一定要慎重，通常需要给予PEEP为0。

（2）呼吸频率的设定：呼吸频率的选择根据通气模式设置，辅助、控制通气、Bi Level通气需要设置呼吸频率。其调整与无效腔/潮气量比、代谢率、目标PCO$_2$水平及自主呼吸强度等有关。成人通常设定为12～20次/分，急/慢性限制性肺疾病时也可根据分钟通气量和目标PCO$_2$水平超过20次/分，但应避免呼吸频率过快导致气体陷闭及PEEPi增加，为克服过高的PEEPi使呼吸功增加，导致气压伤等。最终精确调整呼吸频率应依据pH值、PaCO$_2$与PaO$_2$的变化，综合调整VT与f。

（3）潮气量的设定：在VCV、IPPV、PRVC、V-SIMV、VSV等模式下，需要设置潮气量，潮气量的选择应确保足够的气体交换及患者的舒适性，通常依据理想体重选择6～10ml/kg，并结合呼吸系统的顺应性、阻力进行调整；依据肺机械参数，维持气道压最低时的VT，其压力最高应低于30～35cmH$_2$O，可避免气压伤及VILI；在压力控制通气模式下，潮气量是由选定的目标压力、呼吸系统的阻力及患者的自主呼吸方式决定的；最终应根据血气分析进行调整。通常情况下除ARDS患者给予6ml/kg外，其他患者可以给予8～10ml/kg。

（4）压力的设定：在PCV、PSV、P-SIMV、BeLevel、CPAP等定压模式下需要设定压力，压力的设定取决于患者所需的目标潮气量和分钟通气量，其决定着患者的通气状态，不同的模式其压力的设置也是不同的，需要根据具体的通气模式决定。在PCV、PSV、P-SIMV模式时，通常先将压力设置在15～19cmH$_2$O，然后根据目标潮气量和PaCO$_2$再进行调整；CPAP在设置压力时通常按照起始低的原则进行设置，初始可设置为4～5cmH$_2$O，然后再根据患者潮气量的大小逐渐向上增加。BiLevel在设置过程中，低压水平通常相当于PEEP的水平，高压水平通常设置在15～19cmH$_2$O，然后再根据潮气量和PaCO$_2$再进行调整。压力的设定没有固定值，一定要根据患者的通气情况和血气监测的结果再进一步调整。

（5）流速调节：理想的峰流速应能满足患者吸气峰流速的需要，成人常用的流速设置在40～60L/min，根据分钟通气量和呼吸系统的阻力和肺的顺应性调整，压力控制型通气模式下流速由选择的压力水平、气道阻力及患者的吸气努力决定。流速波形在临床常用减速波或方波。

（6）吸气时间/I∶E设置：I∶E的选择是基于患者的血流动力学、氧合状态及自主呼吸水平，适当的设置能保持良好的人–机同步性，自主呼吸患者通常设置吸气时间为0.8～1.2秒或吸呼比为1：（1.5～2.0）；控制通气患者，为抬高平均气道压改善氧合可适当延长吸气时间及吸呼比，但应注意患者的舒适度、监测PEEPi及对心血管系统的影响。

（7）吸气触发灵敏度调节：一般情况下，分为压力触发和流量触发，合适的触发灵敏度设置将明显使患者更舒适，促进人机协调；一些研究表明流速触发较压力触发能明显减低患者呼吸功；若触发敏感度过高，会引起与患者用力无关的自动触发，若设置触发敏感度过低，将显著增加患者的吸气负荷，消耗额外呼吸功。从理论上讲，流量触发比压力触发更容易，但当设定值较低时，随着呼吸机技术的发展，几乎没有大的差异。通常设置在$-2～3cmH_2O$或者2～3L/min，在进行心肺复苏时，必要时可关闭吸气触发灵敏度或将压力触发设置为负值最大$-20cmH_2O$，可减少心肺复苏过程中的误触发。

（8）呼气触发灵敏度：其是压力支持通气模式和容量支持通气模式中切换相的重要参数，其以降低到峰流速的百分之多少作为吸气和呼气切换的关键要素，百分比越大，患者由吸气相到呼气相切换所需时间越短，百分比越小，患者由吸气相切换至呼气相所需时间越长。大多数呼吸机默认为25%。

900. 呼吸机报警参数如何设置？

呼吸机报警参数的设置在开始机械通气前设置，在呼吸机的使用过程中非常重要，主要包括呼吸频率过快和过低的报警，气道峰压的报警、潮气量过高和过低的报警，分钟通气量的过高和过低的报警，设置良好的呼吸机报警可避免出现通气不足、气压伤、肺容积伤等不良事件的发生。具体设置可参照表10-3。需要重点强调，呼吸机报警参数设置可根据患者的病情及血气分析的结果进行个体化调节。

表10-3　呼吸机报警设置参照表

	压力上限	潮气量上限报警	潮气量下限报警	分钟通气量上限报警	分钟通气量下限报警	呼吸频率过快报警	呼吸频率过慢报警
参考设置	$40cmH_2O$	1000ml	300ml	10L/min	3L/min	30次/分	6次/分

901. 在VCV模式、PCV模式、PRVC模式通气时，在患者的监测要点上有什么差别？

（1）一般性观察：包括面色、表情、循环功能监测、呼吸运动。

（2）通气功能监测：VT、RR、MV、$PaCO_2$、$PETCO_2$。

（3）换气功能监测：SPO_2、PaO_2、氧合指数、$A-DO_2$。

（4）呼吸肌功能监测：最大吸气压、呼气压、跨膈压、f/VT。

（5）在使用VCV通气模式时，我们特别注意监测患者气道峰压（peak inspiratory pressure，PIP）、平台压（plat pressure，Pplat）、呼出潮气量。在使用PCV通气模式时，我们特别注意监测患者呼出潮气量和分钟通气量是否满足机体需求。在使用PRVC通气模式时，应特别注意监测患者气道峰压。

902. 什么是肺复张技术？其临床意义如何？

肺复张策略是一种使塌陷肺泡最大限度复张并保持其开放，以增加肺容积、改善肺氧合和肺顺应性的方法，是肺保护性通气策略必要的补充，主要有以下几种。

（1）叹息：即为正常生理情况下的深呼吸，有利于促进塌陷的肺泡复张。对于ARDS患者，目前有学者间断地采用叹息，使气道平台压达到45cmH$_2$O。应用叹息后，患者的动脉血氧分压显著增加，二氧化碳分压和肺内分流率显著降低，呼气末肺容积增加。因此，叹息可有效促进塌陷肺泡复张，改善患者的低氧血症。但叹息不能改善患者的肺顺应性，其作用不持久，临床价值尚有争议。

（2）间断应用高水平PEEP：在容量控制通气时，间断应用高水平PEEP使气道平台压增加，也能促进肺泡复张。间断应用高水平PEEP虽然能使塌陷的肺泡复张，改善患者的氧合，但与叹息相似，不能保持肺泡的稳定状态，同样作用不持久。

（3）控制性肺膨胀（SI）：是一种促使不张的肺泡复张和增加肺容积的新方法，由叹息发展而来。即在吸气开始时，给予足够压力（30～45cmH$_2$O），让塌陷肺泡充分开放，并持续一定时间（20～30秒），使病变程度不一的肺泡之间达到平衡，气道压力保持在SI的压力水平。SI结束后，恢复到SI应用前的通气模式，通过SI复张的塌陷肺泡，在相当时间内能够继续维持复张状态，SI导致的氧合改善也就能够维持较长时间。

（4）俯卧位通气：利用翻身床、翻身器或人工徒手操作，使患者在俯卧位进行机械通气。其治疗作用是改善ARDS患者的氧合。然而对血流动力学不稳定、颅内压增高、急性出血、脊柱损伤、骨科手术、近期腹部手术、妊娠等不宜采用俯卧位通气。

903. 什么是IPPV？

间歇正压通气（intermittent positive pressure ventilation，IPPV）也称机械控制通气，是指呼吸机完全代替患者的自主呼吸，即患者的呼吸频率、潮气量、吸呼气时间比和吸气流速完全由呼吸机控制实施，呼吸机承担全部呼吸工作。用此方式通气时，呼吸机不管患者自主呼吸的情况如何，均按预调的通气参数为患者间歇正压通气。根据预定通气容积还是通气气压可分为定容IPPV和定压IPPV。定容IPPV优先设定通气量，通气压力的大小决定于通气量的大小，而定压IP PV优先设定压力，通气量决定于通气压力的大小。由于压力支持通气方式的出现，临床上已较少应用定压IPPV。现代呼吸机都普遍使用定容IPPV，其特点如下：

（1）吸入潮气量恒定，即医生根据患者的体重给予患者特定的潮气量。

（2）预定IPPV频率，即医生根据患者的病情并配合潮气量而预先设定好IPPV频率。

（3）一般都需预定吸气时间和吸气平台时间。

（4）呼气向吸气转换时常采用时间切换。

（5）呼吸机对患者的吸气努力不敏感。

（6）当患者的系统顺应性和/或气道阻力发生改变时，可保证预置通气量的供给，但气道压力和气流速度发生相应的变化时，易产生高气道压，有出现容积伤的危险。

904. 什么是SIMV?

同步间歇指令通气（synchronized intermittent mandatory ventilation，SIMV）时，患者能获得预先设定的潮气量和接受设置的呼吸频率，在这些通气机设定的强制通气期间，患者能触发自主呼吸，自主呼吸潮气量的大小与患者产生的呼吸力量有关。SIMV与间歇指令通气（IMV）不同，IMV模式通气时，通气机在一定的时间内给予患者以强制通气，而与患者的呼吸状态无关；然而，SIMV模式通气时通气机释放的强制通气量与患者的吸气负压相同步。是如果患者不能产生吸气负压，则通气机能在预定的时间内给予强制通气。

（1）SIMV的应用指征：

1）呼吸中枢正常，但是患者的呼吸肌群不能胜任全部的呼吸功。

2）患者的临床情况已能允许设定自己的呼吸频率，以维持正常的$PaCO_2$。

3）撤离呼吸机。

（2）SIMV的优点：SIMV能与患者的自主呼吸相配合，因而可减少患者与通气机相拮抗的可能，防止呼吸"重叠"，患者在机械通气时自觉舒服，并能防止潜在的并发症，如气压伤等。与A/C模式相比较，SIMV产生过度通气的可能性较小，这与患者在SIMV时能主动控制呼吸频率与潮气量有关。由于患者能应用较多的呼吸肌群，故呼吸肌萎缩的可能性较小。与CMV或A/C模式相比，SIMV通气的血流动力学效应较少，这与平均气道压力较低有关。

（3）SIMV的缺点：SIMV属于时间调整方式，因而有其缺点：①如患者自主呼吸良好，会使SIMV频率增加，可超过原先设置的频率；②同步触发的强制通气量，再加上患者自主呼吸的潮气量可导致通气量的增加。例如，患者自主呼吸的潮气量为200ml，设定的呼吸机SIMV潮气量为600ml，则此时的一次潮气量可达800ml；③如病情恶化，患者的自主呼吸突然停止，则可发生通气不足；④由于自主呼吸存在一定程度上可增加呼吸功，如使用不当将导致呼吸肌群的疲劳。

905. 监测呼吸功有什么临床意义?

呼吸功是呼吸时所做的机械功。根据物理定律（功=力×距离），呼吸功=$\Delta P \times \Delta V$。测定出胸腔内压力差和肺容量的乘积，即等于呼吸功。测定步骤与肺顺应性相同。或通过积分测得压力-容量环内的面积来表示。静息状态的呼吸功正常值为0.246min/（kg·m）（0.3～0.6J/L）。任何使肺顺应性或气道阻力增加者，均可导致呼吸功增加。

临床上对呼吸动力功能的测定，有助于进一步了解不同病理变化引起的呼吸功能障碍，在一定条件下结合对肺顺应性、气道阻力的测定，尤其是在重症监护病房，连续监测有助于指导某些呼吸功能障碍的治疗和其转归的预测。

机械通气撤离指征是什么？

传统的脱机指征主要有：自主呼吸频率＜30次/分，肺活量至少大于两倍的潮气量，最大吸气负压（MIP）＞1.96kPa，分钟通气量＜10L/min。PaO_2/FiO_2＞300。这些指标评价脱机的正确率只有52%，导致气管插管保留时间和机械通气时间的不必要延长。目前有大量的生理指标用于评价和指导患者脱机、拔管，主要包括反映呼吸中枢兴奋性的指标、反映呼吸肌功能的指标和反应呼吸负荷的指标。

气管插管拔管的指征是什么？如何拔除气管插管？

（1）被动拔管指征：

1）新生儿留管时间一周。

2）儿童留管72小时。

3）成人插管24～36小时，PaO_2未见改善者应行气管切开。

4）人工通气在48小时以上或气道分泌物多或过干，应改气管切开。

（2）主动拔管指征：

1）呼吸功能：①Vt＞300ml或＞10～15ml/kg，Ve＞1200ml。②最大吸气压＞-20～-25cmH_2O。③T型管自主呼吸，吸入40%浓度的氧气，PaO_2＞80mmHg，pH7.35～7.45，$PaCO_2$ 35～40mmHg。

2）循环功能：①无低心排表现，MAP维持在70mmHg（无血管活性药物）。②无严重心律失常。③无继发性出血。

3）神经系统：意识清楚，反射良好，且机体代谢水平稳定，无高热，无水电解质、酸碱平衡紊乱。

（3）拔除气管插管：患者应达到脱机标准，并具备良好的气道保护能力。在成功脱机后，可首先予静脉激素减轻气道水肿、炎症反应，待激素起效后，充分吸痰，之后更换吸痰管，放松气管插管气囊，并持续吸引，嘱患者向外吐管子，并顺势拔出气管插管，拔管后可予激素雾化，并注意患者气道是否通畅，并充分吸痰。

呼吸机持续报警怎么办？

临床使用呼吸机时会见到各种报警，下表简要说明报警的一些常见原因和处理办法（表10-4）。

表10-4 呼吸机报警的常见原因和处理办法

报警项目	常见原因	处理方法
气源报警	空气或氧气之一压力不足或不平衡	检查接头
	压缩机故障	请工程师
	空氧混合器等故障	
电源报警	墙上电源故障或后备电池不足	请工程师
	烧保险管或机内电源故障	
氧浓度报警	空氧混合器故障或某个气体模块损坏	请工程师
	氧电池消耗	更换氧电池或拔掉
压力上限报警	呼吸道分泌物增加	吸痰
	管道打折	调整管道
	人机对抗或咳嗽或肺的顺应性下降	药物对症处理
压力下限报警	呼气回路或温度探头脱落	接好
	套囊或呼吸管路漏气	更换
MV上限报警	呼气监测传感器进水潮湿	擦干，仔细操作勿损伤敏感部位
	通气过度	适当降低潮气量或触发灵敏度
MV下限报警	套囊、管道、湿化器等漏气	逐段检查、排除或换管
	病情变化，自主呼吸减弱	适当增加通气量
温度上限报警	湿化器失控或传感器坏	请工程师
	湿化器内液体少了	加蒸馏水
	湿化效果不好	温度过低或未加滤纸
温度下限报警	加热盘坏	请工程师
	漏气或传感器未接好	对因处理

 909. 如何减少机械通气患者发生呼吸机相关肺损伤的危险？

呼吸机相关肺损伤指机械通气对正常肺组织的损伤或使已损伤的肺组织损伤加重。呼吸机相关肺损伤包括气压伤、容积伤、萎陷伤和生物伤。气压伤是由于气道压力过高导致肺泡破裂。临床因程度不同表现为肺间质气肿、皮下气肿、纵隔气肿、心包积气、气胸等，一旦发生张力性气胸，可危及患者生命，必须立即处理。容积伤是指过大的吸气末容积对肺泡上皮和血管内皮的损伤，临床表现为气压伤和高通透性肺水肿。萎陷伤是指肺泡周期性开放和塌陷产生的剪切力引起的肺损伤。生物伤即以上机械及生物因素使肺泡上皮和血管内皮损伤，激活炎症反应导致的肺损伤，其对呼吸机相关肺损伤的发展和预后产生重要影响。

为了避免和减少呼吸机相关肺损伤的发生，机械通气应避免高潮气量和高平台压，吸气末平台压不超过30～35cmH$_2$O，以避免气压伤、容积伤，同时设定合适呼气末正压，以预防萎陷伤。虽然对PEEP设置的上限没有共识，但下限通常在压力-容积（P-V）曲线的低拐点（LIP）或LIP之上2cmH$_2$O。另外，还可根据PEEPi指导PEEP的调节，外源性PEEP水平大约为PEEPi的80%，以不增加总PEEP为原则。

910. ARDS的肺通气策略如何实施？

（1）肺保护性通气：ARDS患者实施机械通气时，除了要保证基本的氧合和通气需求，还应尽量避免肺损伤的发生。针对肺损伤的发生机制，目前临床肺保护性通气策略的目标为，气道平台压不应超过30～35cmH$_2$O，潮气量可预设为5～8ml/kg。

（2）允许高碳酸血症（PHC）：由于ARDS肺容积明显减少，为限制气道平台压，有时不得不将潮气量降低，允许动脉血二氧化碳分压（PaCO$_2$）高于正常，即所谓的允许性高碳酸血症。允许性高碳酸血症是肺保护性通气策略的结果，并非ARDS的治疗目标。研究证实，实施肺保护性通气策略时一定程度的高碳酸血症是安全的。对脑水肿、脑血管意外和颅内高压则列为禁忌。另外，在实施PHC策略时应注意PaCO$_2$上升速度不应太快，使肾脏有时间逐渐发挥其代偿作用。酸血症往往限制了允许性高碳酸血症的应用，目前尚无明确的二氧化碳分压上限值，一般主张保持pH＞7.20，否则可考虑静脉输注碳酸氢钠。

（3）PEEP：ARDS广泛肺泡塌陷不但可导致顽固的低氧血症，而且部分可复张的肺泡周期性塌陷开放而产生剪切力，会导致或加重呼吸机相关肺损伤。充分复张塌陷肺泡后应用适当水平PEEP防止呼气末肺泡塌陷，改善低氧血症，并避免剪切力，防治呼吸机相关肺损伤。因此，ARDS应采用能防止肺泡塌陷的最低PEEP。ARDS最佳PEEP的选择目前仍存在争议。通过荟萃分析比较不同PEEP对ARDS患者生存率的影响，结果表明PEEP＞12cmH$_2$O，尤其是＞16cmH$_2$O时明显改善生存率。有学者建议可参照肺静态压力-容积（P-V）曲线低位转折点压力来选择PEEP。若有条件，应根据静态P-V曲线低位转折点压力＋2cmH$_2$O来确定PEEP。

（4）改变呼吸比：采用反比通气（IRV）或容量控制反比通气（VC IRV）及压力控制反比通气（PC IRV）的方法减低气道峰压（PIP）和平台压，提高气道平均压（Paw）形成适当水平的内源性PEEP（PEEPi），改善氧合，利于萎陷肺泡复张，减少肺泡表面活性物质丢失。

（5）适当保留自主呼吸：自主呼吸过程中膈肌主动收缩可增加ARDS患者肺重力依赖区的通气，改善通气血流比例失调，改善氧合。因此，在循环功能稳定、人机协调性较好的情况下，ARDS患者机械通气时有必要保留自主呼吸。

（6）俯卧位通气：俯卧位通气通过降低胸腔内压力梯度、促进分泌物引流和促进肺内液体移动，明显改善氧合。常规机械通气治疗无效的重度ARDS患者，可考虑采用俯卧位通气。相对禁忌证为严重的低血压、室性心律失常、颜面部创伤及未处理的不稳定性骨折。

911. ARDS时压力预置型通气有何优点？

目前在为ARDS患者实施机械通气时，肺保护性通气策略要求气道平台压不应超过30～35cmH$_2$O，为达到这一目标，压力预置型通气（pressure preset ventilation，PPV）是特别适用和应当优先选择的。与容量预置型通气（volume preset ventilation，VPV）相比，通气机易于与患者的自主呼吸同步，可减少或避免应用镇静剂和肌松剂；提供的吸气流为减速波型，有利于气体的交换和增加氧合；更重要的是，应用PPV可保证气道压不超过预定吸气压值，从而避免呼吸机相关肺损伤，比VPV通气时更安全。压力控制模式可以保证在非均质肺内各区带的肺泡峰压均不会超过吸气压力的预设值。而VPV的气道压随着肺顺应性和气道阻力而变，在顺应性减低或气道阻力增加时，气道压就可能超过目标限制值。如果将VPV时气道高压报警设置于狭窄的压力范围，吸气达报警限后自动打开泄气阀门而终止吸气，若顺应性或气道阻力的改变持续存在，则不仅会持续或反复报警，呼吸气时间比也不能按预设值进行，只调整了潮气量，失去了VPV时潮气量恒定的意义。另外，应用PPV时，若肺泡复张，肺顺应性改善，可自动增加潮气量，缓解高碳酸血症，而VPV时气道压力自动降低，失去了进一步肺泡复张的机会。应用PPV时根据需要加用不同水平的外源性PEEP也很方便，且不会影响气道峰压和平台压。需要时可同时实施延长吸气时间或PC-IRV。此外，在ARDS患者的气道阻力通常不是频繁改变的，因此潮气量也不会频繁变化，即使有变化，二氧化碳分压的增高通常在容许高碳酸血症的范围。

在同属PPV的各种常用通气模式：如压力-辅助模式（P-AV）、压力控制通气（PCV）、压力支持通气（PSV）和压力控制-同步间歇指令通气（PC-SIMV）中，我们通常在早期使用PCV，可提供更多的通气辅助功，减少患者自主呼吸功及氧耗，在撤机阶段，改用PC-SIMV或PSV，锻炼患者呼吸肌。

912. 什么是允许性高碳酸血症？

允许性高碳酸血症（permissive hypercapnia，PHC）是最近几年被认识和证实的一种保护性策略，即治疗呼吸衰竭患者允许$PaCO_2$有一定程度的升高，以避免大潮气量、过度通气引起的肺损伤。在维持动脉血气与限制过高平台压和潮气量不能兼顾时，为减少气压伤和对血流动力学的影响，可允许二氧化碳分压适度增高和pH值适度下降，目前推荐的$PaCO_2$为60～100mmHg、pH≥7.25。对实施PHC时允许$PaCO_2$的高限值问题，有研究报道最高病例达200mmHg（1mmHg=0.1133kPa）的报道，主要是看伴随pH值的降低程度。这与$PaCO_2$上升速度和肾功能代偿程度相关。还要关注高碳酸血症引起的副作用大小和患者耐受程度，这主要与心脑血管状态有关。急性高碳酸血症时，如$PaCO_2$达80mmHg，pH达7.15时对机体危害不很严重。有报道实施PHC通气过程中$PaCO_2$通常可耐受水平为90～100mmHg，有时高达100～120mmHg，不会出现严重副作用。PHC通气的禁忌证：绝对禁忌证包括颅内压升高（颅内损伤、出血、占位性病变），脑血管病，左、右心功能严重受损。相对禁忌证包括未纠正的低血容量，使用β受体阻断剂及严重的代谢性酸中毒。然而最近有研究发现高CO_2对肺的缺血再灌注损伤有保护作用，甚至称为治疗性高碳酸血症。

913. AECOPD的肺通气策略有何特点？

（1）通气模式的选择：目前尚无临床研究说明AECOPD使用何种通气模式更为优越，临床医师应选择自己较熟悉的呼吸机及较为了解的通气模式。

（2）延长呼气时间：减少呼气末肺容积和内源性呼气末正压，防止过度肺充气引起的血流动力学干扰。

（3）提高吸气峰流率：可降低呼气末肺容积和内源性PEEP，防止肺过度充气。吸气峰值流率过高可引起气道峰值压力和平台压力升高，有可能增加气压伤的危险性。一般应控制吸气平台压力不高于3.43～3.92kPa。

（4）监测和抵消内源性PEEP：通过呼吸机压力表或呼吸功能监测仪，监测内源性PEEP。根据内源性PEEP水平，应用适当水平的外源性PEEP（内源性PEEP的80%），以抵消内源性PEEP。但外源性PEEP过高，又有可能加重过度肺充气。

（5）降低分钟通气量：为防止肺过度充气，应适当降低分钟通气量，必要时可允许动脉血二氧化碳分压高于正常（允许性高碳酸血症），但动脉血pH应高于7.20。对于AECOPD患者应结合非发作期的动脉二氧化碳分压水平，决定机械通气的分钟通气量。

（6）镇静与肌松：机械通气往往与患者通气不匹配，即人机对抗。此时应考虑使用镇静和肌松治疗，降低患者主动呼气效应，缓解主动呼气引起的气道塌陷。同时，还可减少机体二氧化碳生成量，减低通气负担。

914. 机械通气患者如何使用镇静药物和肌松剂？

对于机械通气患者，在初期常应用适当的镇静和肌松药物，以保证患者能够耐受机械通气和气管插管，对于患者镇静的深度应作为调整镇静肌松治疗的根据，通常在初期应为保证患者良好地配合机械通气，可予较深度的镇静，但应间断唤醒患者，嘱其排痰。

常用镇静和肌松药：

1）安定：0.2mg/kg。

2）吗啡：首剂0.05mg/kg于5～15分钟内注射，维持量4～6mg/h，或静注4～6mg q1～2h。

3）泮库溴铵（pancuronium）：首剂0.06～0.10mg/kg，维持量0.02～0.03mg q1～2h。

4）维库溴铵（vecuronium）：首剂0.08～0.10mg/kg，维持量0.8～1.4mg/（kg·min）。

915. 俯卧位通气如何操作？

目前俯卧位主要仍依赖人工实施，一般需要4～5名甚至更多受过训练的医护人员同时配合进行，患者留置的管路越多（如同时行ECMO治疗或床旁血液滤过患者），实施难度越大，因此对ICU的人员配置要求较高，这可能也是国内许多重症监护病房难以开展俯卧位通气的原因。目前已经有利用专门的装置和专用床来实施俯卧位通气，但费用高昂，短期内难以得到普及。

（1）俯卧位操作的准备：

1）气道准备：吸尽口腔、鼻腔、咽喉和气管内的分泌物。

2）胃肠道准备：暂停肠内营养，抽吸胃管查看有无胃潴留。

3）皮肤准备：骨隆突及受压部位给予减压辅料保护（如额头、鼻梁、下颌、肩胛、乳房、肋缘、髂嵴、膝盖、脚趾），头部可采用U型硅胶枕。

4）患者的准备：评估患者配合程度，燥动患者适当约束，必要时遵医嘱给予镇静及肌松药物，以减低患者的不安，建议RASS为-4至-5分。意识清楚的患者做好心理护理，提前取得信任和配合。

5）监护准备：严密监测生命体征，适当提高吸氧浓度，待患者生命体征平稳后方可实施俯卧位通气。

6）物品准备：准备好中单，软枕、凹形枕等各种器具。准备负压、吸痰管。

7）5名以上医护人员且高年资有操作经验者为宜。

8）应急准备：备好抢救药、简易呼吸器等。

（2）俯卧位通气操作步骤：

第一人位于床头，负责呼吸机管道和人工气道固定、头部的安置、观察生命体征和发口令。

第二人位于左侧床旁，负责固定胃管及该侧管道。

第三人位于右侧床旁，负责固定尿管及该侧管道。

第四、五人位于床尾，负责患者侧卧转俯卧的方向后放软枕或减压贴及腿部的摆放等。

第一人发出口令，其余几人同时将患者托起，先移向床的一侧，然后将患者转为侧卧，再在患者双肩、胸部、髂骨、膝盖、小腿部及骨隆突处垫上柔软的枕头或减压贴，左右做好交接、翻身。

翻身后处理：把头部垫高20°～30°，头下垫凹形枕和马蹄枕，使颜面部悬空，可避免人工气道受压，患者的双手可平行置于身体的两侧或头的两侧。

（3）俯卧位通气操作后：

1）检查管道通畅及保证换能器位置正确。重新连接监护导线至背部，血流动力学压力换能器重归零，再次查看各级管路是否在位，检查是否通畅，夹闭管路是否打开。

2）正确摆放肢体位置避免牵拉受压。

3）严密监测生命体征，及各项实验室检查，观察俯卧位通气效果。按需吸痰及口腔分泌物，保持气道通畅。

4）正确使用软枕及凹形枕，定时更换位置，避免局部长期受压，每2小时变动头部及上肢位置1次。

（4）俯卧位通气的时间及终止：俯卧位通气复张肺泡具有时间依赖性，因此建议长时间俯卧位通气，建议重度ARDS早期患者俯卧位通气时间每天16～20小时。美国胸科协会国际会议和*NEJM*杂志在线版公布了法国Guerin等发表的一份研究报告，认为每天俯卧位通气

12小时可降低重度ARDS患者的死亡率。

俯卧位通气治疗结束后，按照之前步骤反向变换体位，妥善固定导管，做好监护及气道管理，加强气道引流。

916. 电子纤维支气管镜的适应证？

（1）不明原因的慢性咳嗽：支气管镜对于诊断支气管结核、异物吸入及气道良、恶性肿瘤等具有重要价值。

（2）不明原因的咯血或痰中带血：尤其是40岁以上的患者，持续1周以上的咯血或痰中带血。支气管镜检查有助于明确出血部位和出血原因。

（3）不明原因的局限性哮鸣音：支气管镜有助于查明气道阻塞的原因、部位及性质。

（4）不明原因的声音嘶哑：可能因喉返神经受累引起的声带麻痹和气道内新生物等所致。

（5）痰中发现癌细胞或可疑癌细胞。

（6）X线胸片和/或CT检查提示肺不张、肺部结节或块影、阻塞性肺炎、炎症不吸收、肺部弥漫性病变、肺门和/或纵隔淋巴结肿大、气管支气管狭窄以及原因未明的胸腔积液等异常改变者。

（7）肺部手术前检查，对指导手术切除部位、范围及估计预后有参考价值。

（8）胸部外伤、怀疑有气管支气管裂伤或断裂，支气管镜检查常可明确诊断。

（9）肺或支气管感染性疾病（包括免疫抑制患者支气管肺部感染）的病因学诊断，如通过气管吸引、保护性标本刷或支气管肺泡灌洗（BAL）获取标本进行培养等。

（10）机械通气时的气道管理。

（11）疑有气管、支气管瘘的确诊。

917. 支气管镜进行肺泡灌洗的适应证及禁忌证？

（1）适应证：

1）肺部感染，尤其是鉴别机会性感染的病原体诊断，以及呼吸机相关性肺炎的诊断。

2）肺部恶性疾病，如支气管肺泡癌、肺淋巴管癌。

3）弥漫性肺间质疾病，如结节病、肺泡出血、肺泡蛋白沉积病、嗜酸性肺炎、肺朗格汉斯细胞组织细胞增生症、原发性肺纤维化等。

4）职业性肺病，如慢性中毒性铍病、石棉肺。

5）移植肺监测。

6）儿童肺部疾病、感染、间质性肺病、误吸、出血、囊性纤维化。

（2）禁忌证：

1）严重的通气或换气功能障碍，且未采用有效的呼吸支持。

2）新近发生的急性冠脉综合征，未控制的严重高血压或心律失常。

3）主动脉瘤和食管胃底静脉曲张有破裂风险。

4）不能纠正的出血倾向，如严重的凝血功能障碍、大咯血或消化道大出血。

5）多发肺大泡有破裂风险。

6）严重消耗性疾病或状态，以及各种原因导致患者不能配合操作。

 支气管肺泡灌洗的操作如何进行？

（1）首先在要定位灌洗部位，对于肺间质疾病，一般选取右中叶或舌叶进行灌洗，也可以使用HRCT定位的肺叶进行灌洗，灌洗的肺段经活检孔通过一细硅胶管注入2%利多卡因1～2ml，做灌洗肺段局部麻醉。

（2）然后将纤支镜顶端紧密楔入段或亚段支气管开口处，再经活检孔通过硅胶管快速注入37℃灭菌生理盐水，与体温接近的灌洗液可以减少刺激性咳嗽，并能增加细胞收集量。每次25～50ml，总量100～250ml，一般不超过300ml。小于100ml的收集量则会增加收集标本被污染概率。

（3）每次灌洗后立即用50～100mmHg的负压吸引回收灌洗液，过大的负压会导致远端气道的闭塞和气管黏膜的损伤。通常回收率为40%～60%，但是气道梗阻、阻塞性肺疾病、吸烟者和老年人的回收率可能会下降，过少的回收液体（如回收率小于10%）不能反映远端支气管肺泡处病变。

（4）将回收液体立即用双层无菌纱布过滤除去黏液，并记录总量。

（5）装入硅塑瓶或涂硅灭菌玻璃容器中（减少细胞黏附），置于含有冰块的保温瓶中，立即送往实验室检查。

 动脉血压监测的基本原理是什么？

动脉穿刺置管测压是指通过外周动脉穿刺置管，将动脉内压力通过压力传感器与监测仪连接，直接显示出压力波形和参数的方法，其测量原理是：首先通过穿刺置入动脉导管，导管外端直接与压力传感器相连接，由于液体具有压力传递作用，血管内的压力将通过导管内的液体传递到外部的压力传感器上，转换成实时电信号，从而可获得血管内实时压力变化的动态波形，通过特定的计算方法，可在显示屏上获得被测部位血管的收缩压、舒张压和平均动脉压。

 动脉穿刺置管术的适应证及禁忌证是什么？

（1）动脉穿刺置管的适应证：

1）各类危重患者和复杂的大手术及有大出血风险的手术需直接做动脉血压监测。

2）重度休克及危重患者经静脉快速输血或输液后情况未改善，需经动脉提高冠状动脉灌注量及增加有效血容量。

3）体外循环心内直视术、自体输血及血液稀释的患者。

4）需行低温或控制性降压的手术。

5）需反复采取动脉血样进行血气分析、血乳酸浓度测定等实验室检查。

6）呼吸心跳停止后复苏的患者。

7）进行特殊检查或治疗，如经动脉穿刺行选择性血管造影或治疗、心导管置入、血液透析治疗、注射抗肿瘤药物、区域性化疗等。

8）不能行无创血压监测的患者。

（2）动脉穿刺置管的禁忌证：

1）凝血功能障碍、有出血倾向的患者。

2）穿刺局部或附近存在感染、外伤者。

3）穿刺动脉近端梗阻、狭窄、有血栓形成者。

4）合并血管疾病如脉管炎的患者。

5）桡动脉穿刺手Allen试验或改良试验阳性者。

921. 动脉穿刺置管选择动脉的标准是什么？常选用哪些动脉？

穿刺选择的动脉只要内径足够、可触及搏动、血流通畅，均可考虑进行动脉穿刺置管，常用的动脉有桡动脉、股动脉、腋动脉、肱动脉和足背动脉，其中首选桡动脉，其次为足背动脉和股动脉。

922. 动脉穿刺时可能出现哪些并发症？如何处理？

（1）血栓形成：一旦发现血栓形成倾向或出现，应及时考虑是否需要药物及外科干预。减少此并发症主要重在预防：桡动脉穿刺置管术前行Allen试验，判断其侧支循环是否丰富；穿刺时动作轻柔稳准，避免损伤血管壁；选择适当直径的导管、固定肢体时避免环行包扎或包扎过紧；监测术侧远端肢体的颜色、温度，出现缺血征象时及时拔管。

（2）局部出血和血肿：穿刺失败及拔管后均需有效地压迫止血，针对患者不同情况延长压迫时间，必要时加压包扎至止血后解除。

（3）感染：置管操作遵循无菌原则，导管留置过程中加强无菌技术管理，加强监测患者体温及血象，尽快拔管减少置管时间。一旦出现感染，应及时合理使用抗生素，如确定为导管相关感染，应立即拔除导管。

（4）假性动脉瘤：近年来，穿刺出现假性动脉瘤时多采用超声引导下穿刺及血肿腔内注射牛凝血酶的方法，可在短时间内栓塞假性动脉瘤，取得较好的疗效，其成功与否主要和动脉瘤的大小、患者是否接受抗凝治疗、压迫止血的时间以及治疗的及时性相关。

（5）动脉痉挛：掌握穿刺部位的解剖、穿刺技巧及超声引导下穿刺可有效预防此类并发症。

（6）创伤性动静脉瘘：清楚掌握穿刺点的解剖结构，避免反复无目的性、无把握的穿刺，退针时及时按压穿刺点可有效防止进一步出血及动静脉瘘形成。

923. 有创动脉血压和无创血压监测有何区别？优势在哪里？

（1）区别：有创血压和无创血压的测量方式不同，前者直接测量血液压力，而后者测量的是跨越充气袖带的流量，两者存在本质区别。无创血压测得的收缩压一般较实际值（同部位IBP）低，在正常血压者中约低6mmHg，在高血压患者中低约10mmHg，在动脉硬化患者这种差距更大（可达20mmHg）。不同部位的有创血压也有一定差异，外周血压一般高于中心动脉压。随着中心动脉血管壁的老化，外周和中心收缩压趋于接近。临床上，在进行有创血压监测的同时，有时候也会测量患者袖带压，比较二者差异和接近程度，寻找原因，用以指导治疗和出现技术问题时的备用监测。

（2）优势：和无创血压相比，IBP具有以下优点：①IBP的监测是持续的动态变化过程，不受人工加压、袖带宽度及松紧度的影响，准确可靠随时取值。②在应用血管活性药物时可及早发现血压的突然变化，评估患者对药物的反应性。③减少反复采集动脉血气等标本给患者带来的痛苦。④可根据动脉波形变化来判断心肌的收缩能力。所以，在临床上，IBP尤其适用于危重患者及心外科手术患者。

924. 哪些因素可能影响动脉血压监测的准确性？

（1）患者自身存在以下因素影响有创动脉血压（IBP）数值：

1）每搏输出量：其他因素不变的情况下，心脏的每搏输出量主要影响收缩压。当左心室收缩力加强，每搏输出量增加，收缩压明显升高，舒张压升高不明显，收缩压增加幅度大于舒张压。

2）心率：患者心率的变化主要影响舒张压，心率增快时，舒张压明显升高，收缩压升高不明显，舒张压升高幅度大于收缩压，脉压减小。反之，心率减慢时，IBP下降，舒张压降低幅度同样大于收缩压，脉压增大。

3）外周阻力：外周阻力主要影响舒张压，外周阻力增加时，IBP升高，舒张压明显升高，收缩压增加不明显，舒张压升高幅度大于收缩压，脉压减小；外周阻力减小时，IBP降低，舒张压的降低幅度大于收缩压，脉压增大。

4）大动脉弹性：当大动脉发生硬化改变、弹性降低时，其缓冲作用减弱，表现为收缩压升高，舒张压不变或稍高，脉压增大。

5）循环血量和血管系统容量的比例：任何原因引起的循环血量相对减少（如大出血）和/或血管系统容积相对增大（如中毒引起的毛细血管、小静脉扩张），都会使循环系统平均充盈压下降，回心血量减少，心输出量减少，IBP下降。

（2）还存在影响直接IBP测定准确性的一些因素：

1）动脉留置针的位置不当或堵塞：会引起动脉波形的收缩压明显下降，平均动脉压变化较小，波形变得平坦；若管腔完全堵塞则波形消失。

2）传感器的位置和调零：压力传感器放置较高或较低均可造成压力误差，有研究表明，当压力传感器低于心脏时，收缩压、舒张压均升高，心率不变时，血压的升高与高度差成正比；反之亦然。

3）导管内气泡：导管测压系统中加入0.1ml的小气泡会引起IBP增加，0.5ml的大气泡会产生低血压假象。

4）机械信号转换为电信号有赖于压力传感器和转换系统的材料和组成。坚硬的管壁、最小体积的预充液体、尽可能少的三通阀和尽可能短的动脉延长管均可提高IBP测定的准确性。

5）传感器和仪器故障：首先应结合其他指标，同时判断传感器和仪器工作状态，调节传感器的平面和快速重新调整零点。

 什么是无创血流动力学监测？理想的无创血流动力监测系统有哪些特征？

无创血流动力学监测是：应用对机体组织没有机械损伤的方法，经皮肤或黏膜等途径间接取得有关心血管功能的各项参数，其特点是安全、没有或很少发生并发症。监测是手段，组织灌注是目标，指导治疗是中心，有创-微创-无创是趋势。

理想的无创血流动力监测系统：

（1）准确：提供与创伤性监测近似的信息。

（2）连续：能连续同步显示生理数据。

（3）安全：对患者安全，没有或很少并发症。

（4）灵敏：根据检测值可对循环功能障碍做早期诊断和纠正。

 常用的有创血流动力学监测手段有哪些？

常用的有创血流动力学指标主要可以划分为四种：

（1）压力指标监测：动脉血压（ABP）、中心静脉压（CVP）、肺动脉压（PAP）、肺动脉楔压（PAWP）等。

（2）心肌收缩力监测：心输出量、心脏指数、持续心输出量、每搏输出量、心功能指数、全心射血分数等。

（3）容量监测：全心舒张末期容积指数、胸腔内血容积指数、左室舒张末期容积等。

（4）容量反应性指标：每搏量变异、脉压变异等。

927. **临床常用的血流动力学代偿反应指标包括哪些？**

意识；心率；呼吸频率；皮肤温度与色泽；尿量。

928. 血压的定义及理想的血压监测方法的特点是什么？

血压是血流对血管壁的侧压力（即压强）。血压可分为动脉血压、毛细血管压和静脉压，代表体循环内的压力，是推动血液在动脉血管内向前流动的动力。血压可分为收缩压、舒张压、脉压和平均动脉压。血压是一项极为重要的心血管参数，在围术期管理、重症监护和急诊抢救过程中尤为重要。

理想的血压监测方法应具有以下优点：创伤小，能提供全面的血流参数，安全性高，持续动态监测，操作简便，费用低。

929. 手动听诊法和监护仪血压监测的基本原理是什么？

（1）手动听诊法的主要原理是柯氏音听诊法，其基本原理是利用充气袖带压迫动脉血管，随着袖带压力的下降，动脉血管从完全阻闭到渐开，再到全开的变化过程，通过辨别动脉血流受阻过程中的声音及相应的压力点来确定收缩压（SBP）和舒张压（DBP），其中血流声音是血液流动过程中由湍流和血管壁的振动引起的。

（2）监护仪测量血压的基本原理是示波法，又称为压力振荡法。示波法可通过准确测量平均动脉压（MAP），计算后可得到SBP、DBP以及相关的参数值。测量时采用充气袖带阻断动脉血流，在慢速放气过程中动脉血流产生的气压振动波可被压力传感器检出，此时的检测值是该振荡波的包络线幅度而并非柯氏音，利用其与动脉血压之间的固有关系可达到测量血压的目的。与柯氏音法相比，示波法去除了外界声音的干扰，可重复测定，能使测量误差减少到10mmHg以下。

930. 采用听诊法测量血压的要点是什么？

（1）利用Korotkoff Sound原理。

（2）袖套放气速度一般为每2～3次心跳2～3mmHg。

（3）压脉带裹绕要松紧适宜，并与心脏同一水平。

（4）重复测压时，须将压脉带内空气放尽，使压力降至零位，而后再加压测量。

（5）袖带宽度为上臂周径的1/2，12～14cm；肥胖者测压不准确；血压计定期效对；听诊间歇。

931. 试述采用示波法进行间歇性无创血压监测的优缺点有哪些？

（1）优点：

1）无创性，抗干扰性强，重复好。

2）操作简单，易于掌握，误差较小。

3）适应范围广，可应用于柯氏音法不能使用的领域，如新生儿、严重低血压患者以及动脉血压的监测。

4）自动化测压。

5）自动报警。

（2）缺点：

1）不能连续测压。

2）不能显示动脉波形。

3）该方法检测到的是叠加在血压信号上的脉搏波信号，削弱了反应血压变化的高频成分，因而使用袖带的示波法测量技术在跟踪和反映血压的突然变化上能力不足。

4）袖带内空气体积、袖带材料的弹性和导管刚性的不同对测量结果有一定影响。

5）影响因素较多：心率变化、机体处于运动状态、低温、低血压、使用血管活性药物。因此，目前应用的多功能血压监护仪多数采用示波法和柯氏音法相结合来提高测量精度。

（3）注意事项：

1）选用合适的袖套：成人、小儿和幼儿。

2）袖套橡胶防止老化。

932. 为什么进行连续无创血压监测是一种较好的血压监测方式？

过去，传统的血压监测一般采用两种方式，无创间歇袖带血压监测和有创每搏连续血压监测。传统无创袖带间歇血压监测，因无法做到连续每搏监测，因此对于病情变化剧烈的患者，会产生监测"盲区"，会因为不能及时发现血压骤变而对患者生命安全产生影响；有创穿刺血压监测虽然可以弥补上述缺点，但因为需要破坏动脉血管，可能引发感染、出血，严重者可引起肢体末端缺血等风险，因此临床使用受局限。未来必将有越来越多的无创、连续、动态的血压监测方法和技术手段应用于临床。

933. 同时监测中心静脉压和血压有什么临床意义？

同时监测中心静脉压和血压，比较其动态变化更有意义：

（1）CVP下降、血压低下提示有效血容量不足。

（2）CVP升高、血压低下提示心功能不全。

（3）CVP升高、血压正常提示容量负荷过重。

（4）CVP进行性升高、血压进行性降低提示严重心功能不全或心包填塞。

（5）CVP正常、血压低下提示心功能不全或血容量不足，可予补液试验。

934. 心输出量监测有哪些方法？

（1）胸内电生物阻抗法。

（2）胸内生物电抗技术。

（3）电测速（改良生物阻抗法）。

（4）部分二氧化碳重复吸入法。

（5）经胸超声心动图。

（6）经食管超声心动图。

（7）无创脉搏波形分析。

（8）脉搏波传导时间。

935. 经胸超声心动图在测定心输出量的局限性？

经胸超声心动图（TTE）在ICU中测定心输出量中的局限性：主要是无法进行连续监测。测量和准确性可能受到下列因素的影响：①患者位置；②患者情况：如肺气肿，皮下气肿，创伤，伤口；③机械通气的效果；④次优超声窗口，图像质量差；⑤测量时心平面的运动；⑥多普勒角误差：角度对齐不良；⑦心律失常。

936. 指脉氧测定的原理及局限性？

根据人体血液中氧合和还原血红蛋白不同的吸光特性，采用非损伤的光电体积描记技术，用红光和红外光两种不同波长的光源，实现血氧饱和度生理参数的实时检测。

以这种方式监护脑血氧参数并不能够准确实时地反映大脑组织的血氧参数变化情况。

937. 呼气末二氧化碳分压监测的原理及价值？

呼气末二氧化碳分压监测（PETCO$_2$）原理由呼出气体二氧化碳波形及其趋势图，依据红外线光谱原理、质谱原理或分光原理来测定呼部分气体中的CO$_2$分压，其中红外线光谱法应用最为广泛，主要原理为CO$_2$，能吸收波长为4.3um的红外线，使红外线光束量衰减，其衰减的程度与CO$_2$浓度成正比。其价值在于：①PETCO$_2$可在一定程度上反映循环系统功能。低血压、低血容量、休克及心力衰竭时，随着肺血流量减少PETCO$_2$也降低，呼吸心跳停止时PETCO$_2$迅速降为零，复苏后逐步回升；②判断人工气道的位置与通畅情况：通过PETCO$_2$监测可以帮助判断气管插管是否在气管内及判断气管－食管导管（esophageal tracheal combitube，ETC）的正确位置。气管插管移位误入食管时PETCO$_2$会突然降低接近于零；ETC导管双腔中随呼吸有明显PETCO$_2$变化的应为气管开口。另外，通过PETCO$_2$监测可了解气管与气管内导管的通畅情况，当发生阻塞时，PETCO$_2$与气道压力均升高；③通气功能：PFTCO的正常值是35～45mmHg。在无明显心肺疾病的患者，PETCO$_2$的高低常与PaCO$_2$数值相近。因此，可以根据PETCO$_2$的监测结果来判断患者的通气功能状况，并可据此调节通气量，避免通气过度或通气不足。

938. 血浆乳酸值升高在临床中的意义？

血浆乳酸值反映组织灌注情况，当无法进行包括CO在内的广泛的血流动力学监测时，血浆乳酸值可以作为血流充分性的易于测量的指标。如果CO可以监测，这些标志物的值有助于提示通过增加CO来改善循环的可能性。

939. 中心静脉－动脉血二氧化碳分压差在临床中的应用及价值？

中心静脉－动脉血二氧化碳分压差（$Pcv-aCO_2$）代表细胞代谢所产生的CO_2在中心静脉与动脉的分压差。中心静脉血二氧化碳分压（$PcvCO_2$）和动脉血二氧化碳分压（$PaCO_2$）表示以物理形式溶解在中心静脉血和动脉血中CO_2的张力。机体在单位时间内对CO_2清除量（VCO_2）为：$VCO_2 = K \times CO \times Pcv-aCO_2$（CO为心排血量）。在$VCO_2$和氧消耗（$VO_2$）恒定时（$VCO_2 = R \times VO_2$；R为呼吸商，根据摄入营养物质不同，R值波动在0.7～1.0），$Pcv-aCO_2$完全依赖于CO，CO降低，$Pcv-aCO_2$升高，尤其在CO很低时，$Pcv-aCO_2$升高更为显著。生理状态下，动、静脉血PCO_2非常接近，$Pcv-aCO_2$参考范围为2～6mmHg（1mmHg＝0.133kPa）。$Pcv-aCO_2$表示机体是否有足够血流来冲洗组织所产生的CO_2，是反映血流量的指标。$Pcv-aCO_2 \geqslant 6mmHg$时，无论$ScvO_2$是否正常，都表明机体没有足够血流冲洗组织产生的$CO_2$，CO不足以维持外周组织灌注。因此，临床中$Pcv-aCO_2 \geqslant 6mmHg$且乳酸升高时，可以通过增加CO来改善组织灌注。$Pcv-aCO_2 < 6mmHg$时表示机体有足够血流冲洗组织产生的$CO_2$，即使组织存在缺氧也不建议用增加CO的方法来改善组织灌注。$Pcv-aCO_2$升高只能反映血流不足，并不能反映组织缺氧。

休克时循环血容量绝对或相对不足，血流缓慢，血液通过毛细血管时间延长，致单位体积内CO_2含量增加。机体高代谢状态时，R值增大，CO_2生成增多。组织缺血缺氧，机体进行无氧代谢，乳酸生成增多，H^+升高，血液通过碳酸氢盐缓冲生成CO_2与H_2O，导致CO_2生成增多，使$Pcv-aCO_2$升高。根据Fick原理：$VCO_2 = K \times CO \times Pcv-aCO_2$，即$Pcv-aCO_2$与总$CO_2$含量成正比，与CO成反比，因此$Pcv-aCO_2$不仅可以反映组织的血流灌注情况，还可评价CO的变化。

以下为中心静脉－动脉血二氧化碳分压差在临床中的一些研究结论，但还需要进一步的高质量研究来进行验证。

感染性休克：$Pcv-aCO_2$可指导感染性休克患者的早期液体复苏，并认为$Pcv-aCO_2$可作为复苏目标，弥补$ScvO_2$作为终点复苏目标的不足，避免过早终止复苏，影响患者预后，感染性休克患者早期较高的$Pcv-aCO_2$与28d病死率相关。

心血管疾病：心功能不全患者的$Pcv-aCO_2$与CO呈负相关，可作为评价心功能的指标。

重大手术：当$ScvO_2 \geqslant 0.70$时，$Pcv-aCO_2$较$ScvO_2$对准确判断组织损害程度、组织氧供需状态及预测并发症发生更具敏感性；在$ScvO_2 \geqslant 0.70$时，必须同时保证$Pcv-aCO_2 < 5mmHg$，机体才能满足组织细胞代谢所需要的血流量，以更好地维持组织氧供需平衡

状态。

急性失血：Pcv-aCO₂增加不但可以作为评价组织氧合及CO变化的指标，还可用于动态观察重大手术后、创伤有无急性失血及失血严重程度。

 PiCCO技术的原理是什么？

使用PiCCO监测CO的方法主要有经肺热稀释法和脉搏轮廓法两种方法，采用热稀释法测量单次的CO，通过分析动脉压力波形曲线下面积来获得连续的心输出量。

（1）肺热稀释法：从中心静脉注射15～20ml冷盐水，经过上腔静脉→右心房→右心室→肺动脉→血管外肺水→肺静脉→左心房→左心室→升主动脉→腹主动脉→股动脉→PiCCO导管温度探头感受端。在血流的下游，用尖端带有温度传感器的动脉导管监测血温的改变。计算机可以将整个热稀释过程画出热稀释曲线，并自动对该曲线波形进行分析，然后结合PiCCO导管测得的股动脉压力波形，计算出其他的血流动力学参数。

（2）脉搏轮廓法：是基于每搏量和脉搏收缩部分下面积的生理关系，在心脏的收缩阶段，血液被射进大动脉，同时血液从大动脉流出并进入外周血管系统。在射血阶段，射入到大动脉的血量要比进入外周血管的血量要多，所以大动脉内容量升高。在随后的舒张阶段，大部分剩余的血液将从大动脉中排空进入外周血管和冠状动脉中。在大动脉的末端（股动脉或其他较大动脉）测量的压力和大动脉内血流之间的关系取决于大动脉的顺应性。根据这一计算方法，左室每搏量等于动脉波形收缩部分曲线下面积除以大动脉阻抗。

 如何测量胃管留置长度？

传统体表测量方法是耳垂-鼻尖-剑突体表的距离或前额发际正中至胸骨剑突处的距离，成人为45～55cm。但实际操作过程中发现胃管前端仅达到胃贲门或胃体部，部分胃管有1～2个侧孔在胃贲门外食管内，临床实践表明胃肠减压效果不佳。

鼻胃管置入长度的新观点：国内文献报道最多的是在标准测量基础上对胃管置入长度进行相应延长，多数认为将鼻饲置管长度延长10cm较为理想。

改良体表测量方法是将传统的测量方法改为从前额正中发际至脐部的距离，也就是置入胃管长度为53～63cm。亦有研究利用回归分析鼻胃管置入长度，其中以患者的身高X作为自变量，以置管的长度Y作为因变量。运用回归分析法推导出回归公式，为患者实施胃管置入长度设计了个体化方案，有研究根据临床试验得出置管长度 $Y = 2.238X + 19.72$。

在临床工作中需综合考虑患者年龄、性别、身高、体位、置管目的等影响因素，选择合适的测量方法，置入适宜的鼻胃管长度，以达到治疗效果。在测量胃管置入长度时，不可忽视体位的正确性，坐位或仰卧位时都要保持身体正直，否则影响数据的真实性。

942. **胃管置入过程患者的体位如何选择？**

（1）传统体位：常规的操作方法嘱患者采取端坐位或半坐位，利用患者吞咽置管，患者反应轻，需时短，成功高。

（2）70°右侧卧位插管法：对舌根后坠患者协助患者取右侧卧位，脸面与床面成70°，护士站在患者右侧，将胃管沿一侧鼻孔徐徐插入所需长度。

（3）头低脚高左侧卧位置管法：对口服、误服毒物以及食物中毒的急性重症患者适用。患者取头低脚高、左侧卧位后，由一侧鼻孔插入胃管即可。可明显减少洗胃液在胃内的积存，避免洗胃液进入肠道，取得良好的洗胃效果。

（4）双枕垫头法：适用于昏迷躁动患者。将2个枕头垫于患者头下，使其下颌尽量贴近胸骨柄，以增加咽喉的弧度，胃管尖端通过鼻腔后，双手向同一方向稍做捻转胃管，以增大胃管的韧性并快速插入，使管端沿后壁放至胃内。

（5）仰卧托下颌置管法：用于深昏迷并舌后坠患者，患者仰卧，当胃管插至口咽部时，另一人用双手将患者的下颌托起，使其头呈后仰状态，将舌根肌提起，然后将胃管插入胃内。

943. **简述放置三腔二囊管的操作流程？**

仔细检查三腔管是否通畅，气囊有无漏气，充气后膨胀是否均匀，将三腔管前端及气囊表面涂以液体石蜡使之润滑。

体外向两气囊内注气，观察并记录胃囊和食管囊压力分别在40～60mmHg、20～40mmHg时的注气量；抽尽双囊内气体，止血钳夹闭两囊管口。

患者平卧或头部稍偏向对侧，润滑鼻孔，缓缓插入三腔管，达咽喉部时嘱患者做吞咽动作，快速送管。

三腔管送至65cm标记处时检查是否到达胃腔，抽吸胃管有胃内容物吸出或快速注入气体50ml听诊器可闻及气过水声，均表明已到达胃腔。

用50ml注射器向胃气囊内注入空气250～300ml，使胃气囊充气，压力保持在40～50mmHg，用止血钳将此管口夹住以防气体外漏。再将三腔二囊管向外牵拉，感觉有中等阻力感时表示胃气囊已压于胃底部。然后以0.5kg的沙袋通过滑轮持续牵引三腔管以充分压迫。

向食管囊内注入空气100～200ml（囊内压30～40mmHg），止血钳夹闭该管腔。（胃囊注气后观察5分钟，已止血者不需要食管囊注气）。

944. **洗胃有哪些常见的并发症？**

（1）急性胃扩张、胃穿孔。

（2）大量低渗液洗胃致水中毒。

（3）水、电解质、酸碱平衡紊乱。

（4）昏迷患者洗胃误吸、胃内容物反流造成窒息。

（5）迷走神经兴奋反射性引起心搏骤停。

 945. 如何操作电动洗胃机进行洗胃？

（1）正确连接好洗胃机的管路，将三根吸引软管分别接于洗胃机的胃管口、进液口及排污口。

（2）接通电源。

（3）检查洗胃机运转情况。

（4）协助患者取左侧卧位，双腿屈膝。

（5）将一次性治疗巾铺于患者颌下，打开无菌洗胃包，将一次性胃管、20ml注射器、口含嘴包装依次打开放在无菌区域，戴手套将碗盘置于患者左侧口角处。

（6）测量插入长度做标记，将口含嘴置于患者上下牙之间，取液体石蜡棉签润滑胃管前段（5～6cm），左手将胃管捏成盘状，并反折末端，右手用纱布裹住胃管5～6cm处，自口腔缓缓插入，当插入10～15cm（咽喉部）时，嘱患者做吞咽动作，轻轻将胃管推入。如患者呈昏迷状态，应轻轻抬起患者头部，使下颌靠近胸骨，加大咽喉部弧度，迅速插入，当插到45cm左右时，胃管进入胃内，再送入10～15cm（在插入过程中如遇患者剧烈呛咳、呼吸困难、面色发绀，应立即拔出胃管，休息片刻后再插入，避免误入气管）。

（7）检查胃管是否在胃内。

（8）将胃管与机上相对应的胃管软管相接。

（9）按下"手吸"键，吸出胃内容物，再按"自控"键进行反复冲洗，直至洗出液澄清无味为止。每次进液量300～500ml，小儿50～200ml，不宜过多，注意进出平衡。

（10）洗胃完毕，断开胃管，根据病情或遵医嘱从胃管注入解毒剂、活性炭、导泻药等（50%硫酸镁或20%甘露醇250ml），然后反折胃管，嘱患者深呼吸并迅速拔出胃管。

（11）清理用物，将患者安置病房，协助患者取舒适卧位。

（12）将洗胃机连接管（3根）同时放入清水桶，按"自控"键清洗洗胃机。断开电源。随后将连接管及储物瓶取下洗净泡在消毒液中，30分钟后取出安装好，使机器处于备用状态。

（13）记录灌洗液名称、量、洗出液的颜色、气味、性状、量，患者的全身反应。

 946. 影响膀胱压测量的因素有哪些？

（1）患者本身因素：膀胱压受多种因素影响，在腹腔施加任何外力都会是腹内压增高，影响病情的判断。

1）患者应处于安静状态，必要时予以镇静治疗。烦躁不安、频繁咳嗽咳痰、呼吸困难、屏气等因素均可导致膀胱压增高。

2）膀胱本身因素：如膀胱手术史、膀胱肿瘤、膀胱炎、神经性膀胱等，均为禁忌证；膀胱外伤是UBP监测的绝对禁忌证。

3）腹部手术史：若腹膜粘连会引起腹腔局限性高压，此类患者即使UBP正常，也不能排除腹内高压的存在，应结合临床。

（2）外界因素：

1）使用胸腹带或棉被过重压迫腹部、未采取平卧位等；

2）机械通气：患者应脱机5分钟，无法脱机$IAP = UBP-PEEP$；

3）注入生理盐水温度与时间：过冷、过热及灌注速度过快均会刺激膀胱，使UBP增高。

 降低腹腔内压的非手术措施有哪些？

（1）增加腹壁顺应性：镇静、镇痛，使用神经肌肉阻滞剂，避免床头抬高＞30°。

（2）清空脏器内容物：鼻胃管减压，直肠减压，胃或结肠促动力药物。

（3）清除腹腔积液：腹腔穿刺，经皮穿刺置管引流。

（4）纠正液体正平衡：避免液体过度复苏，利尿，使用胶体液或高渗液，血液透析或超滤。

（5）脏器功能支持：优化通气，肺泡复张；监测气道跨壁压（$Pplat = Plat-0.5×IAP$）；考虑监测容量性前负荷指标；如果使用肺动脉嵌压（pulmonaryartery obstruction pressure, PAOP）/中心静脉压（central venouspressure, CVP）则应监测跨壁压，$PAOPun = PAOP-0.5×IAP$，$CVPtm = CVP-0.5×IAP$。

 什么是TIPS手术？

TIPS手术，全称是经颈静脉肝内门体支架分流术（transjugular interhepatic portosystemic-stent-shunt, TIPSS），是近年发展起来并逐步成熟的，用于治疗肝硬化门脉高压、食管胃底静脉曲张破裂出血和顽固性腹水的一种手术技术。

适合人群：①门静脉高压症伴胃食管静脉曲张破裂出血（含急性大出血）。②反复发作性静脉曲张破裂出血且经内科治疗无效者。③门静脉高压症致顽固性腹水。④Budd-Chiari综合征。⑤肝移植术前的过渡治疗。

 目前消化内镜下止血的主要方法有哪些？

（1）消化道血管破裂出血：金属钛夹、金属大夹局部夹闭出血血管。

（2）微小动脉、静脉和毛细血管出血：应用高频电或其他热凝法使出血的血管脱水、凝固而达到止血目的。

（3）弥漫性出血或胃窦血管扩张：氩离子APC凝固创面、局部止血药喷洒、内镜下注射药物等方法。

（4）胃癌出血：激光治疗或APC治疗使照射局部组织蛋白质凝固，小血管内血栓形成。

（5）食管胃底曲张静脉破裂出血内镜下套扎、破裂曲张血管硬化剂、组织胶注射。

（6）大出血及消化道穿孔：应用金属夹缝合器（TSC）等新型内镜下止血器械。

950. 哪些情况下的上消化道异物须行急诊内镜？

（1）易损伤黏膜、血管而导致穿孔等并发症的尖锐异物。

（2）腐蚀性异物。

（3）多个磁性异物或磁性异物合并金属。

（4）食管内异物滞留≥24小时。

（5）食管内异物出现气促、呼吸窘迫等气管严重受压合并梗阻表现。

（6）食管内异物出现吞咽唾液困难、流涎等食管完全梗阻表现；胃内或十二指肠内异物出现胃肠道梗阻、损伤表现。

951. 哪些患者需要导尿？

导尿术的适应证包括：

（1）尿潴留（伴或不伴膀胱出口梗阻）。

（2）危重患者抢救及尿量监测。

（3）液体管理（测量每日排尿量）。

（4）诊断性检查（如进行尿道或膀胱造影；探查尿道有无狭窄；了解少尿或无尿原因；留取未受污染的尿标本做细菌培养；膀胱疾病诊断）。

（5）手术操作时间较长或大量输液时评估患者容量状态。

（6）泌尿生殖道或临近结构特定手术（如泌尿外科、妇科及结直肠手术）的手术期间和术后。

（7）血尿（伴血凝块）。

（8）长期卧床不能活动的患者。

（9）神经源性膀胱患者。

（10）骶区或会阴区开放性伤口的尿失禁患者。

（11）膀胱灌注药物治疗或膀胱冲洗。

（12）临终关怀提高患者舒适度。

（13）经保守治疗、行为治疗、药物治疗和手术治疗失败后的尿失禁患者。

952. 血液净化治疗的基本原理有哪些？

（1）超滤：如果半透膜的两侧存在压力梯度，则溶剂会从压力高的一侧向压力低的一侧流动，此即超滤。半透膜两侧的压力差称为跨膜压。超滤是在跨膜压的作用下进行的。超滤主要是指溶剂的清除，超滤率为单位时间内通过滤器的液体量。

（2）弥散：只要溶液中存在溶质的浓度梯度，溶质分子的热运动会使得溶质在溶剂中分散趋于均匀，也即由高浓度向低浓度方向迁移，这种现象称为弥散。如果不同的溶液用半透膜分隔，则溶质能从浓度高的一侧向浓度低的一侧跨膜迁移，这一跨膜弥散过程称为透析。弥散或透析的理化基础是溶质分子的布朗运动，溶质跨膜转移的驱动力是半透膜两侧的溶质浓度差。

（3）对流：在超滤过程中，对于溶解在溶剂中的溶质，只要分子量小于半透膜的孔径，也会随着溶剂一同跨过半透膜，这种溶质的跨膜转移叫对流。也就是说，对流时溶质的跨膜转移是与溶剂的超滤同步进行的，是一种等渗方式的跨膜转移，或者称为"水带溶质"的跨膜转移方式，其驱动力是半透膜两侧的压力差。

（4）吸附：血流通过装有吸附材料的装置，血浆中的某些成分可以与吸附材料结合，从而达到清除的目的，此过程称为吸附。根据溶质与吸附剂之间作用力的不同，吸附的原理包括：物理吸附、化学吸附、离子交换吸附、生物亲和吸附。

（5）血浆置换：利用血细胞分离装置，在体外将患者的血液分离成血浆和血细胞成分，然后弃去含有害致病物质的血浆，用等量的置换液代替，再把血细胞成分和血浆置换液一起回输到患者的体内。这样可以排出体内致病因子，排除血浆中的异常免疫成分，恢复血浆因子功能，调节免疫系统功能。

 ## 953. 连续性肾脏替代治疗模式有哪些？

临床上一般将单次治疗持续时间＜24小时的血液净化治疗称为间歇性肾脏替代治疗（intermittent renal replacement therapy，IRRT），将治疗持续时间≥24小时的称为连续性肾脏替代治疗（continuous renal replacement afiltration therapy，CRRT）。常用于CRRT的模式包括：连续性静脉-静脉血液透析（continuous vino-venous hemodialysis，CVVHD）、连续性静脉-静脉血液滤过（continuous veno-venous hemofiltration，CVVH）、连续缓慢超滤（slow continuous ultrafiltration，SCUF）和连续性静脉-静脉血液透析滤过（continuous veno-venous hemodi CVVHD），通过将血液由体内引出，经过透析器，血液与透析液通过透析膜进行水和溶质的交换，血液中的水和小分子溶质进入透析液而被清除，从而维持水、电解质和酸碱平衡。CVVH是在跨膜压的作用下，以水带溶质的方式清除溶剂和溶质。只要分子体积小于滤过膜侧孔孔径的溶质均能被清除，清除量与溶质的血浆浓度成正比，而与溶质的分子量无关，也即滤出液中的溶质浓度与血浆浓度相等，故又称为等渗超滤。SCUF与CVVH原理相同，只不过不施加置换液，因此产生的废液全部来自血浆，通过精确控制废液流速，可实现净脱水。SCUF时的滤出液为等渗液，对血浆溶质浓度干扰较小，血浆渗透压基本不变。CVVHDF是在CVVH基础上，增加透析液流量，可同时通过扩散和对流两种机制清除溶质，是血液透析与血液滤过的结合，从而兼具两种疗法的优点，可实现对小分子与中分子溶质的高效清除。

954. 急诊血液透析的指征是什么？

（1）急性肾损伤：出现下列任何一种情况即应考虑透析治疗。

1）急性肺水肿，对利尿剂反应不理想。

2）高钾血症，血钾≥6.5mmol/L。

3）高分解代谢状态。

4）无高分解代谢状态，但无尿12小时或少尿24小时以上。

5）血HCO_3^-＜12mmol/L或动脉血pH＜7.2。

6）血肌酐水平较基线升高2.0～2.9倍，或血尿素氮21.4～28.6mmol/L以上。

出现下列任何一种情况需立即透析。

1）严重高钾血症，血钾≥7.2mmol/L或有严重心律失常。

2）急性肺水肿，对利尿剂无反应。

3）严重代谢性酸中毒，动脉血pH＜7.2。

（2）急性药物或毒物中毒：如果药物或毒物的分子量较小（＜1000D）、水溶性高、表观分布容积小（Vd＜2.0kg/L）、蛋白结合率低（Pb＜80%）、游离浓度高者可考虑血液透析，如锂中毒、醇类（甲醇、乙二醇）及水杨酸类中毒等。对于中毒患者不加选择地应用透析治疗是错误的。

（3）终末期肾病：透析指征应考虑剩余肾功能状态和临床表现，包括并发症的情况。通常非糖尿病肾病患者肾小球滤过率＜10ml/（min·1.73m²）；糖尿病肾病患者肾小球滤过率＜15ml/（min·1.73m²）时即可开始血液透析。当有下列情况时，可酌情提前透析：容量过多；急性心力衰竭；顽固性高血压；高钾血症；代谢性酸中毒；高磷血症；贫血；体重明显下降和营养状态恶化。

955. 间断血液透析与连续血液透析有什么区别？

常用于IRRT的血液透析主要包括间断血液透析（intermittent hemodialysis，IHD）与缓慢低效血液透析（sustained low-efficiency dialysis，SLED）。这两种透析方式使用普通透析机和滤器（透析器）即可完成。常用于CRRT的血液透析通常指连续静脉血液透析（CVVHD）模式。由于IHD时透析液流速远高于CVVHD，可以快速清除电解质和小分子代谢产物，所以在小分子溶质清除方面的效率高于CVVHD。IHD治疗时间较短，清除的水直接来自血液，当脱水速度明显超过细胞间液进入血液的速度时，可引起有效血容量不足和血压下降，这在重症患者尤为明显。CVVHD透析液流速较低，对于小分子溶质清除效率也较低，但治疗时间长，较IHD在稳定血流动力学和清除液体方面更有优势。由于重症患者往往伴有血流动力学的紊乱和毛细血管渗漏导致的液体潴留，所以透析治疗首选CVVHD。SLED最早由美国阿肯萨斯大学医学院Marshall教授在1998年提出，是一种应用传统的透析机器并通过减慢透析液和血液流速持续治疗12小时的治疗方式。SLED结合了IHD和CVVHD两者的优势，并可减少这两种治疗方式的缺点和限制，其持续、缓慢、低效的特点使内环境的波动较小，能在时间上允许机体自身调节。但目前SLED治疗的临床实践经验较少，治疗参数尚无统一的标准。

956. 影响透析清除效率的因素有哪些？

影响小分子溶质清除效率的因素包括透析器的选择、血流量、透析液流量、脱水量和速度、透析频率和每次透析时间等。IHD时的透析液流速远大于CVVHD，通常达到血流速的2倍左右，此时通常按一级动力学清除（单位时间内按比例清除溶质）。当透析液流量固定时，血流量越大，清除率越大，因为血流量增大后，单位时间内到达滤器的溶质量也会增加，被清除的量也相应增加。而CVVHD时的透析液流速仅为血流速的25%～30%，小分子溶质有足够的时间从血液弥散至流过透析器的透析液中，即透析液通常是被饱和的，此时按零级动力学清除（单位时间内定量清除溶质），此时增加血流速并不能有效地提高溶质清除效率，而增加透析液流速则可明显提高清除效率。

因此，在CVVHD模式下，可以使用废液量来表示小分子溶质的清除效率，也即清除效率最主要的影响因素是透析液流速而非血液速。以60kg患者为例，尿素分布容积约为体重的60%，即$60 \times 60\% = 36L$，若CVVHD时设置流速2000ml/h，则24小时清除量大约为48L，相当于Kt/V为48/36＝1.3的单次常规透析。

957. 透析液与置换液有什么区别？

常规血液透析中所使用的透析液多为市售的透析浓缩液（或干粉）与透析用水在透析机内生成，也有部分单位使用的是由中央供液系统提供的透析液。透析液的碱基多采用碳酸氢盐，或以碳酸氢盐为主、加用低浓度醋酸盐。透析液电解质成分和浓度大部分与正常血浆接近。由于肾衰竭时患者多存在高血钾和低血钙的情况，透析液中钾离子浓度需低于血浆浓度（范围0～4mmol/L，多选用2mmol/L），透析液钙浓度为1.25～1.75mmol/L，略高于血清游离钙浓度（1.25～1.50mmol/L）。透析液葡萄糖浓度为0～11mmol/L，但常采用无糖透析液，其优点是易保存、不易滋生细菌等，缺点是透析中易发生低血糖。

然而，在急诊病房进行床旁血液透析（CVVHD）时所使用的透析液通常为商品化的血液滤过置换基础液（床旁治疗时置换液与透析液常可通用），也有的单位使用自配置换液。由于置换液是直接入血的，故置换液必须符合临床静脉输注液体的质量要求，即置换液必须无菌（细菌数少于1×10^{-6}CFU/ml）、无病毒、无致热原，内毒素＜0.03EU/ml。置换液成分应与正常人血液pH值、渗透压及电解质相似。常用置换液配方为：钠135～145mmol/L，钾2.0～3.0mmol/L，钙1.25～1.75mmol/L，镁0.50～0.75mmol/L，氯103～110mmol/L，碳酸氢盐30～34mmol/L。

958. 前稀释与后稀释有什么区别？

置换液的输入位置可以在滤器之前，称为前稀释或前置换；也可以在滤器之后，称为后稀释或后置换。前稀释的优点是血液在进入滤器之前被稀释，故血流阻力小，不易在滤过膜形成蛋白覆盖层，发生凝血的机会小，滤器的使用寿命也相对较长；缺点是废液来自被稀释的血浆，同样置换液流速下清除效率略低于后稀释，或者要达到同样的清除效率，所需的置换液量更大。后稀释的优点是溶质清除效率高，置换液用量小；缺点是血液在经过滤器时已被浓缩，血液黏稠度高，容易发生凝血，抗凝剂用量相对大些，滤器的使用寿命也缩短。在临床上选择前稀释还是后稀释要根据患者的具体情况，如凝血功能等。

959. CRRT模式如何选择？

临床使用最多的是CRRT而非IHD，CRRT基本模式包括缓慢连续超滤（SCUF）、连续静脉血液透析（CVVHD）、连续静脉血液滤过（CVVH）、和连续静脉血液透析滤过（CVVHDF）模式。如果患者仅有脱水需求或仅用于容量管理时，选择SCUF模式即可，其对设备要求低，参数设置相对简单。但是SCUF模式对于溶质的影响可以忽略不计，因为等渗的滤出液几乎不会影响血浆溶质浓度，而且较低的废液流速对于溶质的实际清除也是微乎其微的。因此，当有溶质清除需求时，不宜选择SCUF模式。使用枸橼酸抗凝时，由于SCUF模式不能有效清除体外循环中的枸橼酸钙复合物，很容易发生代谢性碱中毒，因此，SCUF模式不适合枸橼酸抗凝。

CVVH、CVVHD、CVVHDF模式既可以清除溶质，也可以清除溶剂，这些模式之间的主要区别是溶质清除机制的不同。CVVH时，血浆中的水分在跨膜压力梯度作用下跨过半透膜进入废液中，溶质夹带在水流中同步穿过半透膜，该过程常被称为"溶剂拖拽"或"水带溶质"，此即对流的原理清除溶质。置换液流速越高，溶质清除效率也越高。然而，过高的置换液流速会引起跨膜压的快速升高，同时也会导致滤器内血液的过度浓缩，容易发生滤器内凝血。因此，CVVH时跨膜压和滤器内凝血风险限制了溶质的清除效率，通常前稀释时置换液流速不超过血浆流速的1/2，后稀释时不超过血浆流速的1/3。

CVVHD时，透析液在半透膜的外面流动，血浆中的溶质沿浓度梯度通过弥散跨过半透膜进入废液中。如果设置了脱水量，则这部分容量是通过超滤原理清除的。与CVVH相比，CVVHD超滤速率相对较低，能实现液体负平衡而无须补充置换液。对于小分子量溶质（分子量 < 500 ~ 1500D），弥散可以有效地清除；随着溶质分子量的增加，弥散清除效率迅速下降。相反，对流原理清除溶质主要受到半透膜孔径大小的限制，只要分子量小于半透膜孔径的溶质都能以相同的效率清除。因此，在相同的废液流速下，CVVH与CVVHD对于小分子溶质具有相似的清除效率，而对于分子量 > 1000 ~ 20000D的溶质CVVH具有更高的清除效率。CVVHDF模式综合了CVVH与CVVHD优势，可以实现更高的溶质清除效率。

960. CRRT治疗剂量是什么？

临床上常常把单位体重的废液流速［ml/（h·kg）］作为CRRT实际治疗剂量。废液流速＝置换液流速＋透析液流速＋脱水量，其中置换液流速或透析液流速是废液的主要来源，也是调整治疗剂量的主要参数。CVVH时，超滤液中小分子溶质（如尿素）的浓度接近于血浆浓度；CVVHD时，由于透析液流速通常远低于血浆流速，小分子溶质在血浆和透析液之间可达到完全平衡，废液中的小分子溶质浓度也接近于血浆浓度。因此，无论采用哪种CRRT模式，尿素和其他小分子量溶质的清除速率大约等于废液流速。

目前的研究证据显示，治疗剂量与患者预后是"U形曲线"关系。当治疗剂量＜20ml/（h·kg）时，患者的死亡率会增加；当治疗剂量＞30ml/（h·kg）时，并不能带来临床获益，甚至有害。基于这些证据，KDIGO临床实践指南建议，CRRT的目标剂量为20～25ml/（h·kg）。这一剂量是指24小时不间断治疗时的目标剂量，然而实际上CRRT经常因为各种操作被短暂中断，临床医师在开具处方时，通常设置25～30ml/（h·kg）的处方剂量，以确保目标剂量的达成。

961. 血浆置换的剂量与频次如何掌握？

研究显示，置换0.5个人体血浆总量的液体，目标物质的清除率为40%；置换1.0个人体血浆总量的液体，目标物质的清除率为62%；置换1.5个人体血浆总量液体，清除率为78%，置换2个则清除率约为85%。综合成本效益，目前临床建议单次治疗时置换1～1.5个人体血浆总量液体即可，一般不超过2个。

患者的血浆总量可以通过下述3种方法进行估计：①根据患者的性别、血细胞比容和体重计算：PV＝（1–Hct）×（b＋c×w）。其中：PV指血浆容量（ml）；Hct为血细胞比容；b为常数，男性为1530，女性为864；c为常数，男性为41，女性为或47.2；w为体重（kg）。例如，60kg的男性患者，若Hct为40%，则估算其血浆容量为PV＝（1–0.40）×（1530＋41×60）＝2394ml。②根据简化公式来估算：PV＝0.065×体重（kg）×（1–血细胞比容）。③根据经验公式估算：血细胞比容正常者PV＝35ml/kg；血细胞比容低于正常者PV＝40ml/kg。

血浆置换的目的是清除患者体内的某种大分子免疫复合物。经血浆置换清除后，大部分大分子物质的组织分布比较稳定，再平衡时间较长，故每隔24～48小时进行一次血浆置换可以有效地降低该物质在患者体内的总负荷。一般5～7次治疗为一个疗程。但也应根据病情严重程度、治疗效果及所清除致病因子的分子量和血浆中的浓度，制定个体化治疗方案。

962. 什么是体外膜氧合技术？

体外膜氧合（extracorporeal membrane oxygenation，ECMO）是将血液从体内引到体外，

经膜式氧合器氧合后再用泵将氧合血灌入体内，以维持机体各器官的氧供，可进行长时间体外心肺支持。使用体外膜肺气体交换技术治疗ARDS的理论基础是基于：让已发生严重炎症反应的肺得到"休息"，可以降低呼吸支持压力和吸氧浓度，减少呼吸机相关的肺损伤的发生，从而使病变肺能有机会恢复健康的假说。但ECMO治疗的费用昂贵，对实施过程中的监护和支持治疗要求较高，操作有一定困难，目前仅能在少数高级别医疗中心开展。对ECMO在ARDS治疗中的应用的临床RCT研究也非常少，仅有的研究结果并未证实ECMO可以改善严重ARDS的预后，且有研究还发现使用ECMO可能加重ARDS患者的全身炎症反应，这可能与体外循环及生物膜的相容性有关。有学者认为随着ECMO技术的不断发展，ECMO有望成为挽救严重ARDS患者的一项安全有效的措施，当然这一观点还有待于大规模随机对照临床研究的支持。

963. 体外膜氧合技术的适应证和禁忌证是什么？

（1）静脉-动脉体外膜氧合（VA-ECMO）适应证：

1）心脏术后心源性休克。

2）各种原因引起的心搏骤停或心源性休克（急性心肌梗死，爆发性心肌炎，心脏介入治疗突发事件，等待心脏移植，长期慢性充血性心力衰竭患者急性失代偿期等）。

（2）静脉-静脉体外膜氧合（VV-ECMO）适应证：

1）新生儿肺部疾患引起的呼吸衰竭。

2）呼吸窘迫综合征。

（3）VA-ECMO和VV-ECMO的禁忌证：

1）不可恢复性中枢神经系统损伤。

2）严重慢性肺疾患。

3）伴有重度预后不良性疾患（终末期肿瘤）。

4）免疫抑制性疾患。

5）多器官功能衰竭。

6）颅内出血＞Ⅱ级。

964. 体外膜氧合技术插管型号选择的依据是什么？

通常选择插管的原则是静脉引流管的压力越小越好，在有负压监测的情况下，ECMO静脉管路的负压不小于-40mmHg。通常认为婴儿100～150ml（min·kg）的辅助流量即可满足需求；儿童需要75～120ml（min·kg）；成人为50～80ml（min·kg）。当评估完目标流量后即可根据不同的压力流量曲线，结合动静脉管路压力限定值选择合适的插管。

965. 体外膜氧合技术插管通路的选择有哪些？

VV-ECMO插管根据血流模式分为2种类型，具体见表10-5。

表10-5　VV-ECMO插管的分型

连续血流	（1）两个部位的VV 分别在两处静脉插单腔管
	1）颈内静脉引流，股静脉回输
	2）股静脉引流，颈内静脉回输
	3）一根或两根大隐静脉引流，股静脉回输（ECOO2R）
	（2）一个部位的VV　颈内静脉单根双腔管完成引流和回输
潮式血流	颈内静脉单腔管完成引流和回输

经典引流方法是经颈内静脉引流出右心房的血流，然后股静脉回输。目前临床上最常用的循环回路是经股静脉和（或）头侧静脉引流，再经颈内静脉回输到右心房，该方法是儿童和成人严重呼吸衰竭的主要辅助模式。VA-ECMO插管主要分两种：周围静脉-动脉系统，中心静脉-动脉系统。成人多使用周围静脉-动脉系统。中心静脉-动脉是目前小儿最常用的方法。一般通过颈内静脉插管，经右心房将血液引流至氧合器，氧合血通过颈动脉插管至主动脉弓输入体内。

966. 体外膜氧合技术置管后导管的最佳位置应该在何处？

正常情况下，VV-ECMO引流端插管尖端的最佳位置在下腔静脉肝内段或近右心房入口处，回输端插管尖端的最佳位置在右心房三尖瓣入口；VA-ECMO插管方法同股静脉单腔管一样，置管成功后确定导管尖端位置，引流端插管尖端位于下腔静脉干静脉肝内段或右心房开口，回输端导管由于管路较短，可整根完全置入，将导管尖端超过髂动脉分叉处，位于腹主动脉内。

967. 体外膜氧合技术启动后流量参数如何设定？

在VA-ECMO辅助过程中初始流量一般较高，达到全流量的1/2～2/3，成人2.2～2.6L/（m²·min），儿童80～120ml/（kg·min），新生儿120～200ml/（kg·min），目的是尽快偿还氧债，改善微循环，增加组织器官的氧供，使心肺得到休息。对于VV-ECMO，起始流量一般始于20ml/（kg·min），而在15～20分钟后，增加流量值最大的计算流量150ml/（kg·min）。

968. **体外膜氧合技术撤机的指征有哪些？**

（1）撤机指征：经过一段时间ECMO支持，患者各项指标符合下列情况，可考虑试行停止ECMO。

1）心电图恢复正常。

2）动脉和混合静脉血氧饱和度恢复正常。

3）血流动力学参数恢复正常。

4）气道峰压下降，肺顺应性改善。

5）胸部X线改善。

6）血气和水、电解质正常。

（2）VA-ECMO停机指征：ECMO辅助期间血流动力学平稳，当机械通气达到$FiO_2 < 50\%$，$PIP < 30cmH_2O$，$PEEP < 8cmH_2O$，血气指标满意，可逐渐减低辅助流量（$< 1L/min$），观察患者生命体征，当流量将至正常血流量的$10\% \sim 25\%$后，仍能维持血流动力学稳定，血气指标满意，可考虑停机。

（3）VV-ECMO停机指征：ECMO撤出前可通过减低流量$40ml/(kg \cdot min)$或$200ml/min$和降低膜肺氧浓度的方法评估患者肺功能。后加大通气浓度到1.0，观察患者PaO_2，若患者随FiO_2提高PaO_2也迅速升高，证明患者肺功能良好，调节通气参数到预计停机后可接受的状态，低流量下血气指标好，可以关闭膜肺气源，封闭膜肺气体进出口，观察$1 \sim 2$小时再查血气，若血气指标可以接受，可考虑停机。

969. **床旁超声在急诊的应用范畴？**

即时超声作为急危重症领域越来越普及的检查技能，具有无创、可重复、无放射性伤害等优点，可对全身多部位进行反复检查，也给临床诊疗提供诸多证据，但是必须要考虑超声本身的局限性，以及操作者对超声熟练程度和被检查者条件的限制，同时超声声像图需结合临床症状、辅助检查共同判读和理解。

970. **在进行床旁超声探查时如何获取优秀视窗？**

与其他超声检查一样，理想的扫查图像与患者自身条件及操作者经验相关。以FAST流程扫查为例，肥胖、肋骨遮挡、胆囊及膀胱未充盈，均可能导致显像不理想而出现假阴性。在开始检查前做好准备工作是获取理想图像、提高检出率的基础，包括体位、探头放置位置、局部皮肤、机器位置、操作者体位等，对于无尿患者可向膀胱内注入生理盐水提供理想声窗。

对于肥胖、胃气多、剑突太突出、剑突下空间狭小、腹部压痛或腹胀的患者，采用肋下声窗获得充分成像困难。对于肋下声窗不完整的患者，可采用其他扫查切面进行扫查，如胸骨旁长轴切面或心尖四腔切面。

在获取侧腹部声窗时，一个常见的问题是肋骨影，通过向头侧或足侧移动探头、稍微逆时针/顺时针方向旋转探头（右侧腹/左侧腹，使探头更平行于肋骨）或让患者吸气或呼气使该区域向下或向上移动，可将肋骨影的影响降至最低。使探头向头侧成角可对胸膜腔和膈下间隙显像，使探头向尾侧成角可对Morison窝和肾脏下极显像。

膀胱可为盆腔显像提供超声窗。虽然当膀胱部分充盈时通常可较好地显像，但当膀胱空虚时不能发现少量的游离液体。如果已插入膀胱导管，可注入200ml生理盐水使膀胱部分充盈，以建立超声窗。

其他部位超声探查时，通过各种方法改善超声探查声像图质量，增加超声探查准确性十分重要。

971. 快速筛查有无颅高压的无创方法有哪些？

（1）超声法：经眼窗测视神经鞘直径（ONSD）或经颞窗测两侧大脑中动脉（MCA）多普勒参数PI。

（2）眼底检查：观测视神经盘水肿。

（3）头颅CT/MRI：脑室、环池是否受压。

（4）鼓膜移位法。

（5）生物电阻抗法。

（6）闪光诱发电位。

972. 多模态脑功能监测内容包括哪些？

多模态脑功能监测以颅内压、脑血流、脑组织氧分压/氧饱和度、脑代谢、脑电等为基础；此外还包括脑干诱发电位、脑血管自动调节状态、脑血管CO_2反应性、瞳孔光反应指数等。

973. 常用的止血方法有哪些？

常用的方法有4种：

（1）指压止血法。

（2）加压包扎止血法。

（3）加垫屈肢止血法。

（4）止血带止血法。

974. 应用止血带止血时应注意哪些问题？

（1）上肢止血带应缚在上臂上1/3处，以免损伤斜行于上臂后面中部的桡神经。

（2）下肢止血带应缚在大腿中、下1/3交界处附近，此部位血管邻近骨骼，易于止血。

（3）止血带下必须垫衣服、三角巾或毛巾等，垫物应平整。

（4）止血带松紧适度，过紧则引起皮肤神经损伤，过松则达不到止血目的。

（5）缚止血带应有明显标志，注明上止血带的时间。

（6）上止血带持续时间一般不超过2～3小时，且每隔40分钟松解1～2分钟。

975. 包扎术的处置原则是什么？

（1）维持患者舒适体位，扶托肢体，并保持其功能位置。

（2）选择干燥、清洁、宽度适宜的卷轴带，潮湿、污染的卷轴带均不能使用。

（3）包扎部位必须清洁干燥，若有伤口，须先换药再包扎；若为骨突处，应垫以棉垫再包扎；若为肢体应先将肢体抬高后再包扎，且宜露出肢体末端，便于观察，一旦发现异常，应松开卷带，重新包扎。

（4）包扎者应立于包扎部位前方或侧方，包扎时要求用力均匀，松紧适度，动作轻快，双手交错地使绷带转向，达到包扎牢固、舒适、整齐、美观。

（5）包扎起、止部位均需环绕2周；每包覆第2周时，应覆盖前1周的1/3～2/3；需加绷带时，可将两端重叠6cm；包扎完毕用胶布粘贴固定，或撕开末端打结在肢体外侧。

976. 早期临时骨折固定术的处置原则是什么？

（1）先救命后治伤的原则。有大出血时，应先止血，包扎，而后再固定骨折部位。

（2）就地固定原则。固定之前不要随意搬动伤员。

（3）临时固定的目的是限制肢体活动，不要试图整复。过度畸形者可稍加牵引矫正。

（4）对四肢骨折断端固定时，先近端后远端原则。若顺序颠倒，可导致断端再度错位。

（5）固定材料勿直接接触皮肤，要用棉花等柔软物品衬垫，尤其在骨突出部和夹板两头。

（6）超上下关节原则。夹板要扶托整个伤肢，将骨干的上、下两个关节固定住。

（7）固定四肢时应露出指（趾），随时观察血循环，如有异常情况，立即松开重新固定。

（8）肢体固定时，上肢屈肘，下肢伸直。

（9）开放性骨折须保持伤口清洁。避免增加污染和刺伤血管、神经。

（10）疼痛严重者，可服用止痛剂和镇静剂。

（11）临时固定者后送至医院后，可撤除临时固定物，换为更加确切、舒适的固定方式。

977. 骨折临时固定的目的是什么？

（1）避免周围组织二次损伤（软组织、血管、神经、脏器）。

（2）减轻疼痛、减少出血、防止感染、防止休克。

（3）便于患者搬运和运送。

 筋膜切开术的适应证与禁忌证是什么？

（1）适应证：筋膜室内监测压绝对值超过30mmHg；或者对于低血压患者，筋膜室内监测压绝对值超过20mmHg。近年来建议将ΔP压力（舒张压和筋膜室内压的差值）小于30mmHg作为更好的筋膜切开术适应证。总体来讲，对于存在肢体缺血风险的患者，实施筋膜切开术不应太过于严格限制使用。任何存在筋膜室综合征病例和临床表现的患者都应考虑实施。

（2）禁忌证：骨-筋膜室综合征诊断成立则没有绝对禁忌证。当然，任何危及生命的情况需要优先处理。不熟悉局部解剖或者手术技术的医师不应该实施该手术。

第十一篇
水电解质及营养代谢篇

 动脉血气分析操作要点是什么？

动脉血气分析是临床上常用的检测指标之一。通过动脉血气分析，可以获取患者pH值、氧分压、二氧化碳分压以及电解质、乳酸等指标，在急诊科应用广泛。常见取血部位包括桡动脉、肱动脉、足背动脉及股动脉。桡动脉位置表浅，易于触摸，操作较为简单，是首选的采血部位。股动脉管腔粗，易固定、易触摸，可以缩短取血时间，减轻患者的痛苦。适用于危重、老年、心包积液及房颤等患者。以桡动脉穿刺为例：患者至少休息5分钟，手臂向外平伸且呈20°～30°，利用小枕将手腕抬高，手心向上，操作者用示、中、无名指感觉患者桡动脉搏动，示指指端按压搏动最强的部位，利用中指及无名指向下按压并将桡动脉固定好，操作者右手以握笔式姿势拿带有平衡肝素的动脉采血器，顺着左手示指指尖桡动脉最强部位以90°垂直进行刺入。穿刺成功后轻缓退出针头，同时予加压止血。加压桡动脉止血至少5分钟，避免形成皮下血肿，肱动脉或股动脉穿刺应适当延长加压时间。可手掌滚动使血样与抗凝剂充分混合。由于细胞的新陈代谢会影响氧分压、pH值，所以送检时间尽量在15分钟内。超过15分钟，应冷藏（0～4℃）以降低新陈代谢。

 动脉血气误差来源有哪些？

样本放于室温下过久时，气体经塑料注射器弥散和白细胞耗氧是导致假性低PaO_2的潜在误差来源。使用酸性肝素作为抗凝剂添加到注射器中，且肝素的排出不完全，就会使pH值降低。肝素也可能稀释$PaCO_2$，导致出现假性低值。气泡超过血容量的1%～2%时，血液和空气之间气体张力的差异、暴露的表面积，可引起假性高PaO_2和假性低$PaCO_2$。

 代谢性酸中毒时，机体依靠哪些脏器代偿？如何代偿？

代谢性酸中毒时，机体靠肺代偿来降低$PaCO_2$，还靠肾代偿来增加泌H^+、排出固定酸、回收$NaHCO_3$。血液中［H^+］增多时，反射性刺激呼吸中枢使呼吸加深加快，呼出CO_2增多，使$PaCO_2$降低，从而使HCO_3^-/H_2CO_3比值接近正常；血［H^+］增多时，肾泌H^+、产氨增多，HCO_3^-重吸收增多，使血浆［HCO_3^-］增加。

982. 代谢性酸中毒时应用碳酸氢钠的指征是什么？

（1）积极治疗原发病，消除引起代谢性酸中毒的病因，是主要的治疗措施。

（2）轻度酸中毒于控制原发病后常可自行纠正而不需使用碱性药物。

（3）重度酸中毒，HCO_3^-低于10mmol者应加用碱性药物。最常用的碱性药物是5%碳酸氢钠溶液。补充量可根据公式计算：所需补充HCO_3^-的量（mmol）＝（24−HCO_3^-实际值）（mmol/L）×体重（kg）×0.4。另有公式计算补5%碳酸氢钠的量（ml）＝（二氧化碳结合力−实测二氧化碳结合力）（mmol/L）×体重（kg）×0.5。一般在2～3小时内输入计算量的一半，余者根据患者恢复情况再决定是否继续补充。

（4）补碱的同时要及时纠正缺水和电解质紊乱，酸中毒纠正后要注意补钾和补钙。1ml 5%碳酸氢钠溶液约含碳酸氢钠0.6mmol。

983. 碳酸氢盐系统是如何调节人体酸碱平衡的？

由碳酸和碳酸氢盐组成，为细胞外液最主要的缓冲对，人体内碳酸是由代谢终产物CO_2和H_2O在碳酸酐酶的作用下结合而成，被运送到肺脏时在碳酸酐酶作用下也极易水解为CO_2和H_2O，CO_2弥散进入肺泡内，再通过呼气由肺脏排出体外，故碳酸又称为可挥发酸。碳酸氢盐在细胞外液中主要以$NaHCO_3$形式存在，在细胞内液中则主要以$KHCO_3$形式存在。HCO_3^-/H_2CO_3系统是相当重要的缓冲系统，对保持细胞外液的酸碱度有重要意义。当强碱进入人体后可与碳酸结合形成弱碱性的碳酸氢盐和水，而当强酸进入人体后则可与碳酸氢盐结合形成中性盐和弱酸性的碳酸。缓冲过程中HCO_3^-不断地被消耗，而肾脏则为补充HCO_3^-的重要场所，同样，肺功能的调节即$PaCO_2$的调节也是保证碳酸氢盐系统调节得以正常进行的重要因素。

984. 肾脏是如何调节人体酸碱平衡的？

肾脏对酸碱平衡的调节过程实际上就是保碱过程。其主要作用通过排出固定酸或碱及对碳酸氢盐的重吸收等方面来维持血浆HCO_3^-/H_2CO_3的比值对中HCO_3^-的浓度，以确保两者比值趋于20∶1或接近正常。此调节过程比较缓慢，在酸碱平衡失调后6～7小时开始。3～4天可达高峰。1周左右才能完成，但是代偿作用最强且时间最久。肾脏对调节人体内的酸碱平衡作用主要表现在：肾脏通过肾小管分泌H^+的同时重吸收HCO_3^-，产生NH_3并排出NH_4^+，还可调节尿中的磷酸盐以使分泌的H^+不断在尿中得到缓冲，从而保证了肾小管分泌的H^+得以持续而顺利的排出。人体代谢过程中每天都可产生大量的H^+进入细胞外液中，这些H^+可被碳酸氢盐所缓冲，使得细胞外液每天都要消耗大量的碳酸氢盐，而正常情况下每日由肾小球滤过的HCO_3^-总量就可达约4000mEq/d，其中80%～90%在近端小管被重吸收。另外，正常人体每天由于蛋白质、磷酸的代谢和糖、脂肪的不完全氧化而产生40～60mmol的非挥发酸，肾脏的调节虽然最慢，但却是非挥发性酸和碱性物质的唯一排出途径（每日可排出非挥发性酸约60mmol）。

 如何判断酸碱失衡？

根据病史分为急性和慢性酸碱失衡。代谢性酸碱失衡主要经肺脏代偿，时间快，无急、慢性之分，呼吸性酸碱失衡主要经肾脏代偿，因肾脏代偿能力的发挥需3～5天，因此临床上按时间大于或小于3天将呼吸性酸碱失衡分为急、慢性呼吸性酸中毒和急、慢性呼吸性碱中毒。根据pH值初步判断有无酸血症和碱血症。人体正常pH在7.35～7.45，pH＜7.35称为酸血症，pH＞7.45时则称为碱血症。注意：pH值正常并不代表没有酸碱失衡，若$PaCO_2$和HCO_3^-明显异常而pH值正常时应考虑有混合性酸碱失衡。根据pH值、$PaCO_2$、HCO_3^-三个参数，并结合临床确定原发失衡为呼吸性或代谢性酸、碱失衡。$PaCO_2$和HCO_3^-两项中任何一项的原发性变化必然会引起另一项的同向代偿性变化，即原发性$PaCO_2$升高必有代偿性HCO_3^-升高；原发性HCO_3^-下降必有代偿性$PaCO_2$下降。原发失衡必然大于代偿性的变化，若二者呈相反的变化则必然有混合性酸碱失衡的存在。应了解预计代偿程度，并根据代偿效应判断有无混合性酸碱失衡的存在。

 代谢性酸中毒有哪些临床表现？

（1）循环系统：早期常无明显心血管症状，只是心率加快、心音低，偶尔发现期前收缩等。当较严重的代谢性酸中毒时，血压降低、脉压变小，可发生各种心律失常，包括心动过速或心动过缓，甚至发生严重传导阻滞、心室纤颤和心脏停搏。

（2）呼吸系统：比较特征性的临床表现是呼吸加深、加快，称之为酸中毒大呼吸。尤以HCO_3^-下降至14mmol/L时为明显。有时还可引起支气管痉挛或肺水肿而致两肺出现干湿性啰音或哮鸣音。若伴有酮症，可在呼吸气味中闻到味（烂苹果味）；尿毒症酸中毒者可带有尿味。

（3）消化系统：常发生食欲不振、恶心、口渴、胃胀，有时腹痛、腹泻等。

（4）肾脏系统：慢性代谢性酸中毒可加重肾功能不全患者肾的进一步损害而致尿少，或伴有肾钙质沉着和肾结石引起的临床症状和体征等。

（5）神经系统：神经、精神方面早期可表现为乏力、疲倦、头晕，渐发展至嗜睡，当pH＜7.1有可能出现昏迷。

 代谢性酸中毒代偿意义是什么？

代谢性酸中毒的代偿预计公式为：

$\triangle PCO_2 = 0.7 \times \triangle [HCO_3^-] \pm 5$；$PCO_2 = 40 + 0.7 \times \triangle [HCO_3^-] \pm 5$。

若测得的$PCO_2 \approx 40 + 0.7 \times \triangle [HCO_3^-] \pm 5$，表示代谢性酸中毒已达最大限度的代偿。

若测得的$PCO_2 < 40 + 0.7 \times \triangle [HCO_3^-] \pm 5$，则可能为代谢性碱中毒合并呼吸性碱中毒，或系轻度代谢性碱中毒，或因发病时间不到12～24小时，尚未达到最大限度代偿，或因有刺激呼吸的因素存在。若测得的$PCO_2 > 40 + 0.7 \times \triangle [HCO_3^-] \pm 5$，可能是代谢性碱中毒合并呼吸性酸中毒，或代谢性碱中毒合并代谢性酸中毒，或过度代偿的代谢性碱中毒。

988. 急慢性呼吸性酸中毒诊断标准是什么？

急性呼吸性酸中毒诊断标准　$pH < 7.35$、$PCO_2 > 6.0kPa$（45mmHg）、SB正常、AB $>$ SB、BE $< -2.30mmol/L$。PCO_2每上升1.30kPa（9.75mmHg），HCO_3^-增加约1mmol/L。如果超出了该范围，有以下两种情况：①$HCO_3^- < 22mmol/L$，则为合并有代谢性酸中毒；②$HCO_3^- > 30mmol/L$，则为合并有代谢性碱中毒。

慢性呼吸性酸中毒诊断标准　$pH < 7.35$、$PCO_2 > 6.0kPa$（45mmHg）、SB $> 26mmol/L$、AB $>$ SB、BE $> 2.30mmol/L$。

989. 呼吸性酸中毒的主要病因及处理方案有哪些？

呼吸性酸中毒主要是因呼吸功能障碍引起二氧化碳潴留所致，治疗的重点在于尽快消除病因，维持呼吸道通畅，改善肺的通气功能，促进蓄积的二氧化碳从体内排出。呼吸道阻塞及异物应及时排除；注意吸痰，防治误吸及痰堵；支气管哮喘患者应予解痉药物解除支气管痉挛，改善通气；如合并高钾血症也可静点5%碳酸氢钠，呼吸中枢受抑制或呼吸麻痹患者及重症患者可适当应用呼吸兴奋剂，常用尼可刹米（每支0.375g）7～10支加入5%葡萄糖液500ml中静脉滴注，必要时可行气管插管或气管切开，呼吸机辅助控制呼吸。

990. 急诊如何处理乳酸酸中毒？

乳酸性酸中毒现尚缺乏有效的治疗，一旦发生，死亡率极高，应积极预防诱发因素，早期发现，积极进行治疗。

（1）胰岛素治疗：即使是非糖尿病患者，也有人主张胰岛素与葡萄糖合用，以减少糖类的无氧酵解，有利于血乳酸清除，糖与胰岛素比例根据血糖水平而定。

（2）迅速纠正酸中毒：当$pH < 7.2$、$HCO_3^- < 10.05mmol/L$时，患者肺脏能维持有效的通气量，而排出二氧化碳，肾脏有能力避免钠水潴留，就应及时补充5%碳酸氢钠100～200ml（5～10g），用生理盐水稀释为1.25%的浓度。严重者血$pH < 7.0$，$HCO_3^- < 5mmol/L$，可重复使用，直到血$pH > 7.2$，再停止补碱。24小时内可用碳酸氢钠4.0～170g。但补碱也不宜过多、过快，否则可加重缺氧及颅内酸中毒。

（3）迅速纠正脱水：补液扩容可改善组织灌注、纠正休克、利尿排酸，补充生理盐水维持足够的心输出量与组织灌注。补液量要根据患者的脱水情况，心肺功能等情况来定。

（4）给氧：必要时作气管切开或用人工呼吸机。

（5）补钾：根据酸中毒情况、血糖、血钾高低，酌情补钾。

（6）监测血乳酸：当血乳酸大于13.35mmol/L时，病死率几乎达100%。

（7）如果患者对钠水潴留不能耐受，尤其是因盐酸苯乙双胍片引起的乳酸酸中毒，可用不含乳酸根的透析液进行血液或腹膜透析。

（8）对症治疗，去除诱因：如控制感染，停止使用引起乳酸酸中毒的药物等。

991. 三重性混合型酸碱失衡有哪几种类型？测定哪项指标有助于诊断？

（1）呼吸性酸中毒＋代谢性酸中毒＋代谢性碱中毒：$PaCO_2\uparrow$，$AG\uparrow$，实测HCO_3^-超出单纯型呼吸性酸中毒预测HCO_3^-的最高值。

（2）呼吸性碱中毒＋代谢性酸中毒＋代谢性碱中毒：$PaCO_2\downarrow$，$AG\uparrow$，实测HCO_3^-低于单纯型呼吸性碱中毒预测HCO_3^-的最低值。测算AG值，若$\triangle AG\uparrow>\triangle HCO_3^-\downarrow$，有助于检出AG增高型代谢性酸中毒合并代谢性碱中毒。

992. 何为体液以及其组成成分是什么？

体液是指体内所含有的液体总和，广泛分布于组织、细胞内外，包括水和溶解于其中的电解质、低分子有机化合物及蛋白质等成分。体液是以细胞内液和细胞外液两种形式存在的，其中细胞内液约占2/3（体重的40%），其容量和成分与细胞的代谢、生理功能密切相关；细胞外液约占1/3（体重的20%），细胞外液又分为流动于血管和淋巴管内的血浆和淋巴液，占体重的5%，另外15%是存在于细胞周围的组织间液，细胞外液构成了人体的内环境。

细胞内液的阳离子主要为K^+，其次是Na^+、Ca^{2+}、Mg^+等，阴离子则为HPO_4^{2-}、蛋白质等，其次是HCO_3^-、Cl^-、SO_4^{2-}等。而细胞外液的阳离子主要为Na^+，其次是K^+、Ca^{2+}、Mg^+等；阴离子主要为Cl^-，其次是HCO_3^-、HPO_4^{2-}、SO_4^{2-}及有机酸和蛋白质等。

993. 血浆渗透压由哪些成分构成？

溶液的渗透压是由溶质的分子或离子数目决定，体液内起渗透作用的溶质主要是电解质，血浆和组织间液的渗透压90%～95%来源于Na^+、Cl^-、HCO_3^-，剩余的5%～10%由其他离子、葡萄糖、氨基酸、尿素及蛋白质等构成。血浆蛋白质所产生的渗透压极小，但由于其不能自由通透毛细血管壁，因此对于维持血管内外液体的交换和血容量十分重要。血浆渗透压可用下列公式来估算：

血浆渗透压（mmol/L）＝2×［Na^+（mmol/L）＋K^+（mmol/L）］＋葡萄糖（mmol/L）＋尿素氮（mmol/L）

通常血浆渗透压在290～310mmol/L，在此范围里称等渗，低于此范围的称低渗，高于此范围的称高渗。

维持细胞内液渗透压的离子主要是K^+与HPO_4^{2-}，细胞内液的电解质若以mmol/L为单位计算，与细胞外液的渗透压基本相等。

994. 生理状态下，机体是如何调节水代谢的？

水是维持人体正常生理活动的重要营养物质之一，其生理功能包括：促进物质代谢、调节体温、润滑作用、以结合水形式发挥其复杂的生理功能。水的平衡包括水的摄入和排出两部分，两者之间保持动态平衡，以保证机体各种生理活动的正常进行。成人每日需水量约在1500～2500ml，水的来源包括饮水、食物水和内生水，内生水是指体内物质，如糖、脂肪、蛋白质等物质代谢过程中产生的水，一般成年人每日内生水量约300ml，虽然量不多，但在严重肾脏疾病而致排水障碍计算出入量时亦应加以考虑，在挤压综合征时，大量组织破坏可使体内迅速产生大量内生水。

（1）机体水的排出途径有四条：即消化道、皮肤、肺和肾脏。

1）消化道：正常人每日从粪便中排出水分约50～200ml，正常情况下不是机体排水的主要途径，但当有呕吐、腹泻或应用胃肠减压时则会使消化液大量丢失，而使机体丢失大量的水分。

2）皮肤：通过非显性出汗（即水分的蒸发）和显性出汗丢失水分，不显性丢失水分每日约500ml，显性出汗则与气温、湿度和运动量有关，甚至每日可达数千毫升。

3）肺脏：正常人呼吸时每日从呼吸道丢失水分约300ml。

4）肾脏：是人体调节水、电解质平衡的主要脏器。一般平均每日约排尿1000～2000ml，最少不能少于500ml。

（2）水平衡的调控主要是通过神经-内分泌系统调节实现的，即以下5个方面。

1）抗利尿激素：由下丘脑视上核和室旁核分泌，主要受血浆渗透压和有效血容量、血压变化的影响，当成人细胞外液渗透压有1%～2%变动时，就可以影响抗利尿激素的释放。血浆渗透压升高时，刺激下丘脑的视上核渗透压感受器，使抗利尿激素合成和分泌增加，作用于肾远曲小管和集合管，使水分重吸收增加，减少水的排出。反之，则抑制抗利尿激素的合成、分泌。而有效血容量、血压等变化，可通过左心房、胸腔大静脉处的容量感受器和颈动脉窦、主动脉弓的压力感受器，进而影响抗利尿激素的合成和分泌。

2）肾素-血管紧张素-醛固酮系统：体内肾素大多由近球旁器所产生，而入球小动脉平滑肌上富含的电子致密斑则为肾素主要储存处，当肾脏灌注量减少（如急性失血）、失盐以及交感神经兴奋时可刺激肾素分泌，从而激活肾素-血管紧张素-醛固酮系统，促进醛固酮的分泌，加强肾脏远曲小管特别是集合管Na^+的重吸收，减少Na^+的排出，从而使细胞外液中Na^+浓度升高，是降低的细胞外液渗透压增至正常。此外，分泌增加的醛固酮也促进K^+排出以及H^+和NH_4^+分泌增多，大量水亦被重吸收。

3）心房钠尿肽：由心房肌细胞产生的多肽，血容量增加、血压升高、血钠含量增高、血管紧张素增多等均可刺激心房肌细胞合成与释放心房肽。心房肽与肾小管上皮细胞膜上的受体结合后，使水排出增加，此外，心房肽有抑制肾素、醛固酮分泌的作用，增加水的排出，也可以通过对抗血管紧张素的缩血管作用来增加排水量。当有效循环血量明显减少时，心房牵张感受器兴奋性降低，引起心房钠尿肽分泌减少，肾近曲小管对钠水重吸收增加。

4）口渴中枢：机体口渴中枢位于下丘脑腹内侧区和前区，解剖上与下丘脑的渗透压感受器和抗利尿激素合成部分很接近，胃肠道功能正常的情况下，人类可通过增加饮水量来抵御任何程度的失水。高张盐溶液、低血容量、低血压，以及饮食习惯、条件反射均可刺激口渴中枢诱发口渴的感觉、促进机体主动饮水而补充水的不足。

5）肾的调节：主要通过肾的浓缩和稀释功能来实现。当血浆渗透压过低时，肾可排出低渗尿，将血浆中相对过多的水分排出体外；相反，血浆渗透压过高时，肾可排出高渗尿液，将血中过多溶质排除体外，以保存相对的水分。这种作用不仅可以保存水的平衡，还可以调节血浆渗透压。

995. 钠和钾的生理性调节机制是什么？

（1）钠是细胞外液中的主要阳离子，也是调节血浆渗透压的主要离子，在维持细胞外液容量方面起重要作用，对维持神经、肌肉和心肌的兴奋性也有重要作用。正常人血清钠为 135～145mmol/L（平均140mmol/L）。

钠主要在胃肠道以NaCl（食盐）的形式摄入，主要从肾脏排出，少量从皮肤汗液和粪便排出。机体对钠的保存机制比较完整，特别是肾的保钠机制，正常成年人的肾小球滤过率约为125ml/min，每日从肾小球滤过的钠有500g以上，从尿中排出的仅有3～5g，重吸收率达99%以上，体内钠的含量主要取决于摄入量和肾脏排泄量的平衡，肾脏对钠的调节主要是通过肾小管对钠的重吸收改变来调节，还受到肾小球滤过率的影响。

当肾脏灌注量减少（如急性失血）、失盐以及交感神经兴奋时可刺激肾素分泌，肾素作用于血管紧张素原生成血管紧张素Ⅰ，又经转换酶的作用生成血管紧张素Ⅱ，血管紧张素Ⅱ可使全身血管平滑肌收缩，并促使肾内血管收缩，肾血流重新分布，还可刺激近端肾小管 Na^+、H^+ 交换，使 Na^+ 重吸收增加。血管紧张素Ⅱ再经分解酶的作用还可生成血管紧张素Ⅲ，血管紧张素Ⅲ刺激肾上腺球状带产生醛固酮。醛固酮作用于远端肾小管上皮细胞，通过增加该部主细胞侧 Na^+、K^+ 通透性和基底侧 Na^+-K^+-ATP酶的活性而使 Na^+ 重吸收增加，K^+ 的排出增加，从而起到保钠排钾的作用。

（2）钾是细胞内液中含量最高的阳离子，对维持机体酸碱平衡和调节细胞内外的渗透压方面起重要作用。正常的血清钾浓度，对维持神经肌肉兴奋性，尤其对心肌收缩力和节律十分重要。血清钾浓度正常值在3.5～5.0mmol/L。

钾的摄入全靠饮食中获得，主要在胃肠道吸收，从尿液、粪便和汗液排出，其中肾脏是主要的排泄和调节器官，一般而言，通过肾排出的钾约占90%，排钾量与摄入量相关，即多吃多排、少吃少排、不吃也排。

下列情况可影响肾脏对钾的排出：

（1）醛固酮：醛固酮作用于远端肾小管上皮细胞，通过增加该部主细胞侧 Na^+、K^+ 通透性和基底侧 Na^+-K^+-ATP酶的活性而使 Na^+ 重吸收增加，K^+ 的排出增加，从而起到保钠排钾的作用。醛固酮分泌增多时钾离子排出增加，反之，醛固酮分泌减少时，钾离子排出亦减少。

（2）血液pH值：酸中毒时H^+-K^+交换减少，排H^+增多，排K^+减少；碱中毒时H^+-K^+交换增多，排H^+减少，排K^+增多。

（3）钾的摄入不足时，近曲小管对K^+的重吸收增加，远曲小管对K^+的分泌减少，K^+排出减少。

（4）抗利尿激素：抗利尿激素分泌增多时可作用于远曲小管和集合管，促使钾离子分泌而使钾的排出增多。

机体除了通过影响肾脏对钾的排出调节血浆钾平衡，还通过细胞膜Na^+-K^+-ATP酶，改变钾在细胞内外液的分布，通过细胞内外的H^+-K^+交换，影响细胞内外液钾的分布，也通过改变结肠的排钾、出汗等形式排钾量，调节血浆钾平衡。

 如何评估机体失水程度及如何补充？

低容量状态是指体液从细胞外液的丢失速度和量超过机体摄入，导致细胞外液量减少、有效血容量不足与心排血量减少，从而引起一组临床症候群。

（1）失水程度的评估：根据临床表现估算失水量。

轻度失水：失水量（L）＝现体重（kg）×2%

中度失水：失水量（L）＝现体重×5%

重度失水：按休克处理，以先恢复循环状态为主。

1）高渗性失水也可按血钠浓度计算，常用如下方法：

失水量（L）＝［实测血清钠（mmol/L）－正常血清钠（mmol/L）］÷正常血清钠（mmol/L）×体重（kg）×0.6

公式中正常血清钠可按140mmol/L计算。

2）低渗性失水可按血细胞比容计算

失水量（L）＝［（实测血细胞比容－正常血细胞比容）/正常血细胞比容］×现体重（kg）×0.2

正常血细胞比容：男性0.48，女性0.42。

（2）补液治疗：

1）补液总量：补液量＝失水量＋继续失水量＋生理需要量。

2）输液速度：输液速度主要受下列因素影响：①患者失水的程度；②血压和心率情况；③输入液体的种类和继续失水量；④监测结果。输液主要目的是首先恢复循环状态为主，故先快后慢。一般第1个小时内可补液1～2L，以后根据病情调整速度；重症者开始4～8小时内补充液体总量的1/3～1/2，其余的在24～48小时补完。具体患者补液速度要根据患者病情和心肺肾功能状态而定。怀疑有心功能不全的患者，应密切观察心血管负担情况，必要时可留置导管测量中心静脉压。

3）补液途径：轻度失液应尽可能通过口服或鼻饲补充，不足的部分或中、重度失液者需静脉补液，必要时可两路或三路液体同时输入或加压输液，亦可经中心静脉补液，同时还可监测中心静脉压。

（3）注意事项：

1）记录24小时出入量。

2）动态监测体重、血清电解质、酸碱度和生命体征的变化，动态评估患者病情变化。

3）同时注意纠正电解质、酸碱平衡紊乱。

4）评估补液效果应综合多项临床指标，包括血乳酸、碱缺失等，重症者有条件可监测氧输送、氧消耗，混合静脉氧饱和度，胃黏膜内pH值，胃黏膜内CO_2分压等指标。

5）皮肤、皮下组织和肌肉血管床可用来更直接地测定局部细胞水平的灌注。

 997. 低容量状态时补液常用的液体有哪些？

（1）晶体液：

1）5%葡萄糖、0.45%盐水：常用于单纯性失水的高钠低容量状态（如饮水困难、尿崩症等），由于5%葡萄糖溶液很快分布到细胞内间隙，因此不推荐用于恢复循环状态的液体复苏治疗。

2）生理盐水、5%葡萄糖氯化钠：用于低容量状态失钠。

3）3%盐水：用于高容量状态失钠，但速度要慢，且输后予呋塞米20mg。

4）林格液：乳酸钠林格液、醋酸钠林格液特点在于电解质组成接近细胞外液组成成分。乳酸钠林格液含有少量乳酸，一般情况下，其所含的乳酸可在肝脏迅速代谢，大量输注乳酸林格液应考虑到其对血乳酸水平的影响。国产醋酸钠林格液上的成分组成基本达到或接近细胞外液成分组成，且含有Ca^+、Mg^{2+}，是人体生命活动中不可或缺的重要离子。与乳酸林格液相比，醋酸的代谢对肝脏的依赖性较小。

（2）胶体液：目前有很多不同的胶体液可供选择，包括白蛋白、羟乙基淀粉、明胶、右旋糖酐、血浆等。

1）羟乙基淀粉：是人工合成的胶体溶液，根据不同分子量的主要成分分为不同类型，最常用的为6%的羟乙基淀粉，其扩容效应能维持较长时间，但其对肾功能、凝血功能的影响，限制了其在临床上的应用。

2）明胶、右旋糖酐：也是人工合成的胶体溶液，与羟乙基淀粉的扩容强度和维持时间略有差距，在应用安全性方面，与羟乙基淀粉有一致的关注点。

3）白蛋白：是天然的血浆蛋白质，在正常人体构成了血浆胶体渗透压的75%～80%，是正常血浆中维持容量和胶体渗透压的主要成分，在紧急严重低血容量者的治疗，或合并低蛋白血症者，甚至休克者，白蛋白常被选择用于液体复苏。

4）血浆：包括普通冰冻血浆、新鲜冰冻血浆，在紧急严重低血容量、合并低蛋白血症、甚至休克患者治疗中，也可以选择血浆来用于液体复苏。而新鲜冰冻血浆含有纤维蛋白原和其他凝血因子，因此输注新鲜冰冻血浆的目的是为了补充凝血因子不足。

 998. 什么是低钠血症？什么情况的低钠血症需要心电监护？

血清钠＜135mmol/L，称为低钠血症。通常指合并有细胞外液渗透压过低的情况。低钠血症临床十分常见。许多严重疾病中，严重低钠血症常是预后恶劣的重要指标。

病因和发病机制：可分为排水障碍和排水正常两大类。

（1）排水障碍型低钠血症：指各种原因导致的肾脏对水（不含溶质的自由水）排泄障碍，而使尿液不能充分稀释，以致血钠水平下降。可能的原因如下。

1）低有效血容量状态：有效血容量减少后，刺激颈动脉窦压力感受器，促使ADH大量分泌，从而使通过肾脏集合小管的水大量被重吸收；其次，容量过少使GFR下降，Na^+、H_2O在近端肾小管重吸收均增加，到达稀释段的肾小球滤过液量减少，尿液未能获得充分稀释；再者容量过低又可刺激中枢，使饮水增加，以上各因素造成低钠血症。

2）肾衰竭：一般肾衰竭通常血钠正常，肾功能严重衰竭则由于排水能力极度下降而出现低钠血症。

3）ADH分泌过多或作用过强：指ADH过多并非由有效血容量不足而继发引起的情况，又称ADH失比例性分泌过多（SIADH），可见于垂体后叶分泌过多、垂体以外ADH分泌过多，以及外源性药物促使ADH作用过强三大类。

4）内分泌异常：主要由甲状腺机能减退及肾上腺皮质功能减退，前者可能由于心脏搏出量减少及GFR下降有关，后者与糖皮质激素分泌减少，有效血容量下降刺激ADH分泌过多有关。

5）渗透点重建：见于正常妊娠、SIADH以及部分严重营养不良者。

（2）排水正常低钠血症：低钠血症时尿液仍然可以充分稀释，尿渗透压通常可低至100mOsm/Kg以下者。

1）原发性饮水过多。

2）假性低钠血症：包括严重高脂血症、血糖过高，以及氮质血症等。

临床表现：包括基本疾病表现及低钠血症本身所引起的症状。临床症状与低钠血症的严重程度以及病情发展的快慢相关。血钠下降可引起细胞水肿尤其是脑细胞的水肿。急剧出现的低钠血症患者可出现明显的神经系统症状，血钠水平＜125mmol/L时常有恶心、不适，115～125mmol/L时则有头疼、乏力、感觉迟钝等，血钠进一步下降可出现抽搐、昏迷等症状。相反，缓慢发生的低钠血症除非到极其严重晚期，一般症状较少。

因此，急剧出现的低钠血症患者，血钠＜125mmol/L时，或出现抽搐、昏迷等严重神经系统症状时需要心电监护。另外，若基础疾病有需要监护的情况，也应实行心电监护，如肾衰竭时高钾的低钠血症患者。

 低钠血症如何补钠？纠正低钠血症的速度为什么不能太快？

（1）补钠量：一般可按如下公式（按细胞外液计算）计算即：

应补氯化钠（g）＝［正常血钠（mmol）－实测血钠（mmol）］×体重（kg）×0.2÷17

（注：公式中正常血钠一般以140mmol计算，1g氯化钠可交换钠并不是完全存在于细胞外液。在第一个24小时，可先补计算量的1/3～1/2，根据复查结果再进一步计算、补充。）

（2）处置流程：根据血容量状态，选用补钠液。一般低血容量状态选用生理盐水、5%

葡萄糖盐溶液；高血容量状态限制水入量的同时，选用高张盐溶液、袢利尿剂。老年人和心功能较差的患者选用高张盐溶液可能存在危险，可以使用呋塞米，同时补充电解质，弥补因利尿引起的钠钾丢失，每2～3小时查其血浓度。此外，根据临床症状决定补钠速度以及是否需行中心静脉置管监测中心静脉压。

1）轻度无症状的低钠血症：可通过治疗原发性疾病而纠正。也可以缓慢纠正，在第一个24小时内保持血清钠上升不超过12mmol/L；以后每日上升不超过8mmol/L。

2）有症状的低钠血症：需要积极纠正，3～4小时内升高血钠浓度约6mmol/L，然后缓慢纠正低钠血症，第一个24小时血钠上升速度不宜超过0.5mmol/（L·h）。在严重营养不良及酒精中毒的患者迅速提高血钠（大于140mmol/L）可引起中枢性脑桥髓脂质溶解。

3）治疗目标：无论有症状还是无症状的低钠血症，使血清钠提高到125～130mmol/L是最初补钠的首要目标；绝不能把血清钠达到正常为目标。之后通过积极纠正原发疾病使血清钠逐渐上升，特别是对于有心肺疾病老年人，必须边治疗，边监测。

4）抗利尿激素分泌失调综合征（syndrome of inappropriate adh secretion，siadhs，syndrome of inappropriate secretion of antidiuretic hormone，SIADH）：因尿量较多，则给与生理盐水、5%葡萄糖盐水，同时给予地美环素；如果排除SIADH，则给予高张盐溶液，同时给予速尿10～20mg/次入壶或20%甘露醇0.5g/kg 15～20分钟静注。

5）肝硬化、腹水、重度低钠血症患者：应立即停止利尿，且给予扩容治疗。

（3）注意事项　应该逐渐纠正低钠血症以避免容量负荷过重、渗透性中枢脑桥脱髓鞘并发症（多表现为构音困难、言语困难或四肢轻瘫、癫痫及意识障碍。本病可能延迟2～6天出现，多表现为不可逆性）。

此外，过快的纠正低钠血症对老年患者或既往心肺功能异常的患者可能引起循环容量快速增加，导致心衰。

1000. 什么是低钾血症？引起低钾血症的原因有哪些？

（1）血清钾浓度低于3.5mmol/L时称为低钾血症。低钾血症时，机体的总钾量可以增高、正常或减少。

（2）详细询问病史，了解是否有引起失钾的病因，根据临床表现、既往所患疾病、体征及血清钾浓度低于3.5mmol/L可做出初步诊断。

1）尿钾的测定对判断病因有帮助，一般尿钾浓度小于15mmol/L，属肾外失钾，尿钾浓度大于20mmol/L，属肾内失钾。

2）合并代谢性酸中毒，多由腹泻、糖尿病酮症酸中毒、肾血管酸中毒、失钾性肾病等。

3）合并代谢性碱中毒，多由利尿剂、呕吐、胃肠减压、盐皮质激素应用过多等。

4）慢性失钾时，若血钾＜3.0mmol/L，失钾200～300mmol；血钾＜2.0mmol/L，失钾＞500mmol。

（3）引起低钾血症的常见原因：

1）摄入不足：长期厌食、偏食、不能进食、术后禁食或鼻饲饮食不合理，在静脉补液中未同时补钾或补钾不够时，可发生低钾血症。钾的每日摄入量持续2周以上少于3g，以引起低血钾。

2）丢失过多：这是低钾血症最常见的原因。①消化道丢失过多：消化道的唾液、胃液、肠液、胆汁、胰液均含有不同浓度的钾。无论呕吐、腹泻、服用泻药、导管引流、透析等，均可因消化液丢失而低钾。②经肾失钾：主要见于长期大量使用髓袢或噻嗪类利尿剂，促进钾分泌；同时原发病（肝硬化、心力衰竭）或血容量减少引起的继发性醛固酮分泌增多，使肾脏保钠排钾作用加强，导致钾丢失。③盐皮质激素过多：见于原发性和继发性醛固酮增多症。皮质醇增多症或长期大量使用糖皮质激素，也可出现低钾血症。④各种肾脏疾病，尤其是肾间质性疾病，如肾盂肾炎，由于钠水重吸收障碍，增加远端肾小管液流速增加，以及急性肾衰竭多尿期时，原尿中溶质增多产生渗透性利尿作用，最终均引起肾脏排钾增多。⑤肾小管性酸中毒，Ⅰ型（远曲小管性）酸中毒时，远曲小管泌H^+障碍，导致K^+-Na^+交换增加，尿钾排出增多，Ⅱ型（近曲小管性）酸中毒，因近曲小管重吸收多种物质障碍，导致尿中丧失HCO_3^-、K^+等，进而出现代谢性酸中毒、低钾血症，低磷血症。⑥镁缺失，可使肾小管上皮细胞K^+-Na^+-ATP酶失活，钾重吸收障碍，引起钾丢失过多。⑦经皮肤失钾：汗液含钾不多，约为5～10mmol/L，一般情况下出汗不易引起低钾血症，但在高温环境中进行体力劳动时，可因大量出汗丢失较多的钾，如没有及时补充，可出现低钾血症。

3）钾从细胞外向细胞内转移：当细胞外液的钾较多地转入细胞内时，可引起低钾血症，机体的总钾量并不减少。主要见于碱中毒、酸中毒恢复期、周期性瘫痪、Craves病、β受体激动剂、急性应激状态、低温疗法、过量胰岛素使用使糖原合成增加等。

4）血液系统疾病：急性髓性白血病、维生素B_{12}治疗巨幼细胞贫血。

5）其他：大面积烧伤、放腹水、输入大量液体等。

1001. 低钾血症对机体的影响有哪些？

（1）对神经-肌肉的影响：主要影响骨骼肌和胃肠道平滑肌，以下肢肌肉最为常见，严重时可累及躯干、上肢肌肉及呼吸肌。

（2）对心肌的影响：主要表现为心肌生理特性的改变及引发的心电图变化和心肌功能的损害，引起心肌细胞兴奋性增高、自律性增高、传导性降低，收缩性增强或减弱。低钾血症时心电图可表现为ST段压低、T波低平、U波增高、Q-T间期延长，严重低钾血症时，还可见P波增高、Q-T间期延长、QRS波群增宽。低钾血症对心肌功能的损害表现为心律失常和心肌对洋地黄类强心药物的敏感性增加。

（3）与细胞代谢障碍有关的损害：比较典型的表现在骨骼肌和肾脏，低钾血症可导致骨骼肌发生缺血缺氧性肌痉挛、坏死、横纹肌溶解，可引起肾脏髓质集合管上皮细胞肿胀、增生等，重者可波及各段肾小管、出现间质性肾炎样表现，进而引起尿浓缩功能障碍出现多尿。此外，低钾血症可引起代谢性碱中毒。

1002. 如何处理低钾血症？

（1）防治原则：只要有可能，首先治疗原发病；其次根据失钾量、失钾速度及是否有临床症状、心律失常，选择补液途径、补钾速度，是否进行心电监护。

（2）补钾途径：

1）低钾血症若无明显临床表现时，可经口服补钾（总摄入量约100mmol/d，包括营养摄入）。

2）临床上出现症状但无心律失常时，可以经静脉缓慢输注。

3）出现有临床意义的心律失常时，应该在心电监护下通过静脉补钾，根据监测血钾浓度决定是否重复静脉补钾。

（3）补钾种类：

1）食物：含钾较多的食物有肉、水果、豆类等。

2）口服药物：使用保钾利尿剂，如螺内酯；氯化钾片、补达秀，也可将10%氯化钾溶液放入果汁、牛奶、流质食物中餐后服。

3）静脉药物：因使用利尿剂或呕吐引起的低血钾症患者，适合使用氯化钾（含钾13～14mmol/g）；低钾伴高氯血症患者，适合使用枸橼酸钾（含钾约9mmol/g）；肝衰竭并低钾血症患者，适合使用谷氨酸钾（含钾约4.5mmol/g）。

（4）静脉补钾量：可根据血清钾估算。

1）轻度失钾：（血清钾3.0～3.5mmol/L），可补充钾100mmol。

2）中度失钾：（血清钾2.5～3.0mmol/L），可补充钾300mmol。

3）重度失钾：（血清钾2.0～2.5mmol/L），可补充钾500mmol。但每日补钾量不超过200mmol。

（5）静脉补钾的原则：补钾20～40mmol/L浓度，每小时补入20～40mmol速度，见尿补钾。每日尿量大于700ml或每小时大于30ml补钾安全。

对于缺钾导致的严重快速室性异位心律失常（如发生尖端扭转型室速，短暂、反复发作多形性室速、心室扑动等威胁生命的严重心律失常时），补钾量≥10g/d，静滴，补钾浓度最高可达1%，滴速1.5g/h（20mmol/L）。如果病情危急，补钾浓度和速度还可以超过上述规定，进行中心静脉穿刺置管微量泵控制补钾，但是必须严密动态观察血钾及心电图等，防止发生高血钾症。

1003. 引起高钾血症的常见原因有哪些？

（1）摄入过多：常见于肾功能不全患者摄入大量含钾食物或补钾药物，也见于处理不当，如静脉输入过多钾盐或输入大量库血。

（2）排出减少：

1）肾排泄减少：是高钾血症最主要的原因，常见于急性肾衰竭少尿期、慢性肾衰竭晚期。

2）盐皮质激素缺乏：包括绝对缺乏和相对缺乏两种情况，前者见于肾上腺皮质功能不全，后者见于各种原因引起对醛固酮的反应低下。

3）长期应用保钾利尿药：螺内酯、氨苯蝶啶等保钾药物，通过抗醛固酮保钠排钾的作用而产生保钾的作用，长期大量应用时，可能引起高钾血症。

（3）细胞内钾转移到细胞外：细胞内液钾含量远高于细胞外液，各种原因引起细胞内钾迅速转到细胞外，并且超过了肾的排钾能力时，血钾浓度升高。

1）酸中毒：酸中毒时细胞外液H^+浓度升高，细胞外H^+进入细胞内，细胞内K^+转到细胞外维持电荷平衡，同时肾小管上皮细胞内、外也发生H^+细胞内移，K^+细胞外移，致使H^+-Na^+交换加强，而K^+-Na^+交换减弱，尿钾排出减少。

2）高血糖合并胰岛素不足：常见于糖尿病，胰岛素缺乏妨碍了钾进入细胞内，高血糖形成血浆高渗透压使血钾升高，并且高血浆渗透压增高引起细胞内脱水，使细胞内钾浓度相对升高，为钾通过细胞膜钾通道的被动外移提供了浓度梯度。

3）药物的使用：β受体阻断剂、洋地黄类药物中毒等妨碍细胞摄取钾，肌松要氯化琥珀碱可增大骨骼肌细胞膜对K^+通透性，使细胞内钾转移至细胞外，引起血钾升高。

4）组织细胞分解：溶血、挤压综合征、横纹肌溶解、肿瘤死亡等情况时，细胞内钾大量释放，引起高钾血症。

5）缺氧：缺氧导致细胞ATP生成不足，引起细胞膜上Na^+-K^+泵障碍，使细胞外K^+不能进入细胞内，产生高钾血症。

6）高钾性周期性麻痹：发作时细胞内钾外移而引起血钾升高。

1004. 高钾血症对机体的影响有哪些？

高钾血症对机体的影响主要表现为膜电位异常引发的一系列障碍及酸碱平衡异常。

（1）对神经-肌肉的影响：

1）急性高钾血症：轻度时主要表现为感觉异常、刺痛等症状，常被原发病症状所掩盖，重度时表现为肌肉酸软无力，甚至弛缓性麻痹。

2）慢性高钾血症：很少出现神经-肌肉方面的症状。

（2）对心肌的影响：高钾血症对心肌的毒性作用极强，可发生致命性心室纤颤、心搏骤停。主要表现为心肌生理特性的改变，引起心电图变化和心肌功能的损害。

1）兴奋性改变：急性高钾血症时，心肌兴奋性改变随血钾浓度升高的程度不同而不同，轻度时，心肌的兴奋性增高，重度时，心肌的兴奋性降低。

2）自律性降低：高钾血症时，细胞膜对K^+的通透性增高，复极化4期K^+外流增加而Na^+内流相对缓慢，慢反应自律细胞的4期自动去极化减慢，引起心肌自律性降低。

3）传导性降低：高钾血症时，心肌细胞静息膜电位绝对值变小，接近阈电位，使0期钠通道不易开放，使去极化的速度减慢、幅度变小，导致心肌兴奋性传导的速度减慢，甚至产生传导阻滞、心肌兴奋性消失，引起心搏骤停。

4）收缩性减弱：高钾血症时，细胞外液高浓度K^+浓度抑制复极化2期时Ca^{2+}的内流，使心肌细胞内Ca^{2+}浓度降低，导致心肌收缩性减弱。高钾血症时心电图可表现为T波狭窄高耸、Q-T间期轻度缩短、P波压低、增宽或消失，P-R间期延长，QRS波群增宽、R波降低。高钾血症可引起严重心律失常。

（3）对酸碱平衡的影响：高钾血症可引起代谢性酸中毒及反常性碱性尿。

1005. 高钾血症的救治原则是什么？

（1）血清钾浓度高于5.5mmol/L时称为高钾血症。高钾血症时极少伴有细胞内钾含量的增高，且也未必总是伴有体内钾过多。

（2）诊断：

1）详细询问病史，了解是否有导致血钾升高和肾排钾减少的病因，根据临床表现、既往所患疾病、体征及血清钾浓度大于5.5mmol/L可做出初步诊断。

2）临床可分三度：轻度指血清钾浓度5.5～6.0mmol/L；中度指血清钾浓度6.0～7.0mmol/L；重度指血清钾浓度＞7.0mmol/L。

3）临床表现只能作为诊断参考。但心电图可以作为诊断、判断程度、观察疗效的重要指标。

4）注意鉴别"假性高钾血症"，凡是止血带过紧、反复握拳、局部拍打、试管内溶血，都可造成假性高钾血症。

（3）治疗原则：

1）防治原发病，去除高钾血症的原因。

2）降低体内总钾量：减少钾的摄入，通过透析、静脉应用排钾利尿药、口服或灌肠阳离子交换树脂，增加钾的排出。

3）使细胞外钾转入细胞内：应用葡萄糖注射液配伍胰岛素注射液静脉输注，促进糖原合成，输入碳酸氢钠提高血液pH值，使细胞外钾向细胞内转移，降低血钾浓度。

4）拮抗高钾血症的心肌毒性作用：应用钙剂、高张盐溶液拮抗高钾血症的心肌毒性作用。

5）纠正其他电解质代谢紊乱：高钾血症时常伴有高镁血症，应及时处理。

（4）急诊处理：对所有的病例都有必要限制钾的摄入，停用可能造成高钾血症的药物。只要血清钾浓度大于6mmol/L和（或）存在ECG改变，常需要紧急干预，同时查找病因。

1）高钾合并的心搏骤停：在应用标准的CPR同时，结合动脉血气分析，给予碳酸氢钠静脉输注治疗。

2）钾离子的浓度大于7mmol/L可给予10%葡萄糖酸钙10～20ml或10%氯化钙10ml，加等量50%葡萄糖溶液，紧急缓慢静脉注射，本法起效快，一般数分钟起效，但持续时间短，5～20分钟后，心电图无改善，可重复一次。虽然不会降低血浆钾离子水平，但可稳定心肌细胞膜，降低心肌细胞膜的兴奋性，抗心律失常。

注意：若患者正在使用洋地黄制剂，静注速度应超过30分钟，因高钙可以加重洋地黄制剂的毒性。

3）钾离子的浓度大于6mmol/L，伴心电图改变的临床特征；可予以葡萄糖注射液配伍胰岛素注射液静脉输注，血糖水平需要每15分钟监测1次，必要时需要补充更多的葡萄糖。

4）选择性β₂受体激动药：雾化吸入5mg沙丁胺醇。必要时可重复1次，30分钟后大多数患者起效。

5）纠正容量不足和酸中毒。

6）阳离子交换树脂：常用聚磺苯乙烯10～20g，2～3次/天；或40g加入25%的山梨醇溶液100～200ml保留灌肠。

7）透析：适用于那些顽固病例。且降钾快效果好。血钾可在透析后即刻开始下降，1～2小时就可以降至正常。

（5）常用药物：

1）口服药物：①排钾利尿药：噻嗪类利尿药如氢氯噻嗪片，25毫克/片，作用于肾脏远曲小管前段和近曲小管（作用较轻）对氯化钠的重吸收，从而增加远曲小管和集合管对钠、钾、氯、磷、镁等离子排泄。②髓袢利尿药：如呋塞米片，20毫克/片，主要通过抑制肾小管髓袢厚壁段对氯化钠的主动重吸收，而增加水、钠、钾、氯、磷、镁等离子排泄。③阳离子交换树脂：如聚苯乙烯磺酸钙散，10克/袋，成人每日20g，儿童每日5～10g，分1～3次经口或者灌肠使用。④山梨醇液：25%山梨醇液20毫升/次口服，或者100～200ml保留灌肠。⑤选择性β₂受体激动药：如沙丁胺醇，雾化吸入5mg沙丁胺醇。必要时可重复1次，30分钟后大多数患者起效。

2）静脉药物 ①排钾利尿药：如呋塞米注射剂20毫克/支，可静脉注射，一次20～80mg。②葡萄糖注射剂：5%葡萄糖注射剂100ml含有5g葡萄糖，10%葡萄糖注射剂100ml含有10g葡萄糖，50%葡萄糖注射剂100ml含有50g葡萄糖，与胰岛素注射剂配伍后静脉输注，根据监测血钾水平，可重复使用。③胰岛素注射液：400单位/支，与葡萄糖注射剂配伍后静脉输注可降低血钾。④钙剂：常用有氯化钙注射剂，葡萄糖酸钙注射剂，根据心电图决定使用剂量，必要时可重复使用。⑤碳酸氢钠注射液：5%碳酸氢钠注射液100ml含有碳酸氢钠5g，静脉输注后可提高血液pH值，使细胞外钾向细胞内转移，降低血钾浓度。⑥高张盐溶液：常用3%～5%氯化钠注射液100～200ml静脉输注，拮抗钾的心脏移植作用，并通过增加Na^+-K^+交换，增加尿钾排出。

1006. 什么是低钙血症？

（1）低钙血症是指血清离子钙浓度异常减低，即血清蛋白浓度正常时，血钙低于2.25mmol/L，或血清Ca^{2+}低于1mmol/L。

（2）低钙血症的常见病因：

1）维生素D代谢障碍：人体在充分的日光照射下合成维生素D_3，在肝脏线粒体内转化为25-（OH）D_3，再经肾脏近曲小管上皮细胞生成1,25-（OH）$_2D_3$，可促进肠黏膜对钙的吸收，并增加肾近曲小管对钙磷的重吸收合成足够的维生素D以满足生理需要。活性维生素D

减少，引起肠钙吸收减少和尿钙增多，导致钙血钙降低。

2）维生素D缺乏：食物中维生素D缺少或紫外线照射不足。

3）肠吸收障碍：梗阻性黄疸、慢性腹泻、脂肪泻等。

4）维生素D羟化障碍：肝硬化、肾衰竭、遗传性1α-羟化酶缺乏症等。

5）甲状旁腺功能减退：引起破骨减少，成骨增加，造成一过性低钙血症。①甲状旁腺素缺乏：甲状旁腺或甲状腺手术误切除甲状旁腺、遗传因素或自身免疫导致甲状旁腺发育障碍或损伤；②甲状旁腺素抵抗：假性甲状旁腺功能低下患者，甲状旁腺素的靶器官受体异常。

6）慢性肾衰竭：①肾排磷减少，血磷升高，因血液钙磷乘积为一常数，致血钙降低；②肾实质破坏，1,25-$(OH)_2D_3$生成不足，肠钙吸收减少；③血磷升高，肠道磷酸根分泌增多，与食物中钙形成磷酸钙排出；④肾毒物损伤肠道，影响肠道钙磷吸收；⑤慢性肾衰时，骨骼对甲状旁腺素敏感性降低，骨动员减少。

7）低镁血症：可使甲状旁腺素分泌减少，甲状旁腺素靶器官对甲状旁腺素敏感性降低，骨动员减少。

8）急性胰腺炎：机体对甲状旁腺素的反应性降低，胰腺炎症和坏死时释出的脂肪酸和钙结合成钙皂，影响钙吸收。

9）纠正酸中毒时使用大量碱性药物，使结合钙升高，游离钙减少，血钙降低。

10）另外，低白蛋白血症、妊娠、大量输血也可以引起低钙血症。

（3）低钙血症主要表现为神经、肌肉兴奋性增强，出现皮肤感觉过敏（针刺及麻木感）、易激动、烦躁、失眠、肌肉和腹部痉挛性绞痛、腱反射亢进、手足搐搦等；还可因心肌的兴奋性降低引起窦性心动过缓及血压下降，出现头晕、胸闷等。

（4）处置方案：有症状和体征的低钙血症患者应予治疗，血钙下降的程度和速度决定纠正低钙血症的快慢。无论是否有症状、体征，只要总钙浓度低于1.875mmol/L都应积极治疗。

1）如出现症状、体征及心电图变化应立即缓慢静脉注射（大于10分钟）10%葡萄糖酸钙10～20ml稀释液（1g葡萄糖酸钙约含4.6mmol）。注射后立即起作用。必要时可多次重复给药。

2）注意事项：①合并低镁血症，低镁血症影响钙的补充，若合并低镁血症，必须积极纠正。②注射时必须密切注意心脏情况　特别是使用洋地黄制剂的患者，应防治心律失常的发生。③症状反复发作，可在4～8小时内输注10～15mg/kg的钙剂。

3）慢性低钙血症应行病因治疗，并可予口服钙剂，如葡萄糖酸钙片、碳酸钙片等；维生素D类如多维生素片、鱼肝油、阿法迪三等，其他如钙尔奇、福善美等。

1007. 低钙血症对机体的影响有哪些？需要鉴别哪些常见疾病？

（1）对神经肌肉的影响：低血钙时神经、肌肉兴奋性增加，可出现肌肉痉挛、手足搐搦、喉鸣与惊厥及胃肠道平滑肌痉挛引起的腹痛。

（2）对骨骼的影响：婴幼儿、儿童、青少年的维生素D缺乏引起佝偻病，成人可表现为骨质软化、骨质酥松、纤维性骨炎等。

（3）对心肌的影响：低血钙引起心肌兴奋性和传导性升高，心肌细胞不应期延长，心电图表现为Q-T间期ST段延长，T波低平或倒置。

（4）其他：婴幼儿缺钙时，免疫力低下，易发生感染；慢性缺钙可导致皮肤干燥、脱屑、指甲易脆和毛发稀疏等。

基于低钙血症对机体的影响，低钙血症需鉴别可引起中枢神经系统、周围神经病变引起的肌肉痉挛、抽搐；鉴别感染、结石等原因引起的腹部疼痛；鉴别心脏器质性病变，如传导阻滞，引起的心电图Q-T间期ST段延长，心肌梗死引起的T波倒置；鉴别各种引起皮肤干燥、脱屑的自身免疫性疾病，如干燥综合征、银屑病等。

1008. 高钙血症对机体的影响有哪些？

（1）对神经肌肉的影响：高血钙时神经、肌肉兴奋性降低，出现乏力、表情淡漠、腱反射减弱，严重者可出现精神障碍、昏迷。

（2）对心肌的影响：高钙血症引起心肌兴奋性和传导性降低，心肌细胞复极加速，心电图表现为Q-T间期缩短，房室传导阻滞。

（3）肾损害：主要损伤肾小管，表现为肾小管水肿、坏死、基底膜钙化，早期表现为浓缩功能障碍，晚期可见肾小管纤维化、肾钙化、肾结石、最终导致肾衰竭。

（4）其他：多处异位钙化灶形成，影响相应组织器官功能。

基于高钙血症对机体的影响，高钙血症需鉴别可引起乏力、淡漠等相关疾病，如中枢神经系统感染、脑血管意外等，鉴别心脏器质性病变，如冠状动脉粥样硬化性心脏病。

1009. 高钙血症的处理原则是什么？

（1）高钙血症：指血清离子钙浓度异常升高，通常所测定的是总钙，而不是离子钙，必须注意影响离子钙的因素，即血钙高于2.7mmol/L。

（2）治疗原则：寻找病因，积极治疗；病因得到有效治疗后，血钙多数会下降。

1）促进钙的排泄：①静脉输注生理盐水使患者轻度水化，同时尿量增加，利于尿钙的排泄。②使用利尿剂，可用袢利尿药（禁用噻嗪类利尿药），注意防治水、电解质紊乱。③应用依地酸二钠等钙螯合剂可与钙形成可溶解的复合物，从尿中排出。

2）糖皮质激素的使用：除甲状旁腺功能亢进症外，可用于肉芽肿性疾病、骨髓瘤、维生素D中毒等原因多引起的高钙血症。

3）降钙素：有鲑鱼及鳗鱼降钙素，可抑制骨的重吸收，促进尿钙排泄，从而使血钙降低，对于肿瘤引起的高钙血症，可皮下或肌内注射降钙素，但使用前一定先做皮试。

4）双膦酸盐：主要用于骨吸收明显增强的代谢性骨病，如多发性骨髓瘤、甲状腺旁腺功能亢进、肿瘤性高钙血症等，但起效时间较慢。

5）血液透析：对于肾功能下降的患者或需急诊处理的患者，可使用低钙透析液进行透析，透析后2～3小时血钙可以下降。

（3）高钙血症的急诊处理：对于急性高钙血症或出现下列情况常需紧急处理，包括：血钙高于3.5mmol/L；低血压；意识障碍；严重脱水导致的肾前性肾衰竭。

1）扩充血容量：可使血钙稀释，增加尿钙排泄，监测血钙和其他电解质及血流动力学变化下，在患者心功能可耐受的范围内，可输入较大量的生理盐水。

2）增加尿钙排泄：用袢利尿药可增加尿钙排泄。

3）减少骨的重吸收：使用双膦酸盐、氨磷汀等药物以减少骨的重吸收，使血钙不被动员进入血液。

4）治疗原发性疾病。

1010. 什么是低镁血症？如何处理？

（1）低镁血症是指血清镁浓度小于1.7mg/dl或小于0.75mmol/L。

（2）低镁血症常见表现：乏力、手足搐搦、肌肉的痛性痉挛和震颤，可有性格的改变、淡漠、抑郁等，也可出现眼球震颤、抽搐、Babinski征阳性及各种心律失常等，严重者可出现室性心动过速、心室纤颤或因肌肉能量代谢障碍而出现横纹肌溶解的临床表现。另外，长期低镁血症还可引起尿路结石。心电图可表现为QT间期延长、ST段压低、T波低平、增宽。

（3）低镁血症的治疗原则：寻找病因，积极治疗；病因得到有效治疗后，低镁血症多数会得到纠正。

1）无肠道吸收障碍者可予口服氧化镁。

2）不能从肠道吸收者可给予肌注硫酸镁。

3）严重低镁同时有明显症状者（血镁＜0.5mmol/L）可静脉补充镁，予静脉输入含有硫酸镁或氯化镁的溶液。

4）在补镁的同时必须注意监测血镁浓度及心脏和血压情况，合并低镁血症的低钾和低钙血症，必须积极纠正低镁才能纠正低钾和低钙血症。

1011. 低镁血症对机体的影响有哪些？

（1）对神经肌肉的影响：低镁血症时神经-肌肉的应激性增高，表现为肌肉震颤、手足搐搦、反射亢进等。

（2）对中枢神经系统的影响：镁对中枢神经系统具有抑制作用，低镁血症时抑制作用减弱，可出现焦虑、易激动等症状，严重时可引起癫痫发作、精神错乱、惊厥、昏迷等。

（3）对心血管系统的影响：

1）心律失常：低镁血症时易发生心律失常，以室性心律失常为主，严重者可引起室颤导致猝死。

2）冠心病：低镁血症可引起心肌细胞代谢障碍、冠状动脉痉挛。

3）高血压：低镁血症易引起血压升高。

（4）对代谢的影响：低镁血症常引起低钾血症、低钙血症。

基于低镁血症对机体的影响，低镁血症需鉴别可引起肌肉震颤、反射亢进等相关疾病，如帕金森病等；鉴别心脏器质性病变，如冠状动脉粥样硬化性心脏病；鉴别原发性高血压病。

1012. 什么是高镁血症？常见病因有哪些？

高镁血症是指血清镁浓度高于1.25mmol/L。根据具有引起高镁的各种病因和高镁的临床表现，测定血清镁浓度高于1.25mmol/L即可做出诊断。

高镁血症的常见病因：

（1）摄入过多：主要见于静脉内补镁过多过快。

（2）镁排出过少：

1）肾衰竭：是高镁血症最常见的原因，多见于急、慢性肾衰竭，伴有少尿或无尿时，肾小球滤过率降低，肾排镁减少。

2）严重脱水伴有少尿：严重脱水使有效循环血量减少，肾小球滤过率降低，随尿排镁减少。

3）甲状腺功能减退：甲状腺素合成和分泌减少，其抑制肾小管重吸收镁作用减弱，肾排镁障碍。

4）肾上腺皮质功能减退：醛固酮减少，肾保钠排镁作用减弱，随尿排镁也减少。

（3）细胞内镁转移细胞外：主要见于分解代谢占优势的疾病，如糖尿病酮症酸中毒，使细胞内镁移到细胞外。

1013. 高镁血症对机体的影响有哪些？治疗原则是什么？

（1）临床表现与高镁血症程度的大致关系可概括如下：

1）血浆镁浓度2～3mmol/L：恶心、潮红、头痛、昏睡、困倦和深部肌腱反射减弱。

2）血浆镁浓度3～5mmol/L：嗜睡、低钙血症、深部肌腱反射消失、低血压、心动过缓和ECG改变。

3）血浆镁浓度超过5mmol/L：肌肉瘫痪导致弛缓性四肢瘫、呼吸暂停和呼吸衰竭、完全性心脏传导阻滞和心搏骤停。在大多数情况下，呼吸衰竭先于心力衰竭。

（2）大多数症状可分为三类：神经肌肉效应、心血管效应和低钙血症。

1）神经肌肉效应－神经肌肉毒性是高镁血症最常见的并发症。镁的增加减少了通过神经肌肉接头的冲动传导，从而产生箭毒样反应。最开始表现为深部肌腱反射减弱，通常在血浆镁浓度达到2～3mmol/L时即可观察到。更严重的高镁血症可导致嗜睡、深部肌腱反射消失和肌肉瘫痪，从而可能导致弛缓性四肢瘫，以及呼吸减弱和最终呼吸暂停（由于平滑肌功能也受损）。也可观察到副交感神经阻滞，导致瞳孔固定和扩大，类似于中枢性脑干疝综合征。

2）心血管效应－镁是一种有效的细胞外和细胞内钙通道阻滞剂；此外，细胞内镁还能深度阻断多种心脏钾通道。这些变化相结合会损害心血管功能。当血浆镁浓度高于2.0～2.5mmol/L时，开始出现低血压、传导阻滞和心动过缓。ECG改变多见于浓度为2.5～5.0mmol/L时。这些变化包括PR间期延长、QRS时限延长和QT间期延长。当血浆镁浓度高于7.5mmol/L时，可能发生完全性心脏传导阻滞和心搏骤停。

3）低钙血症－中度高镁血症可抑制PTH的分泌，导致血浆钙浓度降低。

（3）治疗方法取决于肾功能、血镁浓度和临床症状：

1）肾功能正常或接近正常－如果肾功能正常，停止镁剂治疗可使血镁浓度迅速恢复正常。另外，祥利尿剂（或是噻嗪类利尿剂）可用于增加肾脏的镁排泄。

2）中度肾功能受损－在中度肾功能受损患者和轻度急性肾损伤患者中，肾脏对镁的清除可能受限，尤其是如果患者的血清肌酐浓度在进行性增加。在大多数这类病例中，初始治疗包括停用含镁药物，以及静脉给予等张液体（如，生理盐水）加祥利尿剂（如呋塞米）。

如果这些措施未能改善血清镁浓度，尤其是如果有严重的神经系统表现（如，瘫痪、嗜睡、昏迷）或心血管表现（如，心动过缓、心电图异常、低血压）。则可能需要透析治疗。

3）重度肾功能受损－对于有重度或症状性高镁血症、并且有晚期CKD的患者以及中度至重度AKI的患者，需要透析治疗。与腹膜透析相比，血液透析具有更高的流速，可在2～4小时内将血镁水平降至无毒害范围。

对于有症状的中重度高镁血症患者，可在血液透析前静脉给予钙剂作为镁的拮抗剂，以逆转高镁血症对神经肌肉和心脏的作用。

1014. 什么是抗利尿激素分泌失调综合征？

抗利尿激素分泌失调综合征（syndrome of inappropriate adh secretion，siadhs，syn-drome of inappropriate secretion of antidiuretic hormone，SIADH）是指体内细胞外液的渗透压已降低，但仍有抗利尿激素（ADH）分泌，而使体内水分潴留，表现为稀释性低血钠，而尿钠和尿渗透压升高的临床综合征。

（1）临床表现：

1）低钠血症的表现：取决于低钠血症的严重程度和发展速度。主要临床特征为水潴留而不伴有组织间隙水肿，血压一般正常。

2）血液稀释的表现：表现低肌酐、低尿素氮、低尿酸血症。

3）原发疾病的表现：可有感染或原发性肿瘤引起的各种症状和体征。

（2）诊断依据：

1）尿液在血渗透压明显过低时仍无法达到最大程度稀释，尿液渗透压高于血渗透压。

2）血肌酐、尿素氮水平正常或偏低，GFR正常。

3）给予液体负荷（包括注射生理盐水）后由于水继续贮存在体内，Na^+仍然从尿中排出，低钠血症继续加剧。

4）限制水摄入可以改善低钠血症情况。

（3）临床分型：

1）持续高水平ADH释放，大多由肺癌引起，约占38%。

2）渗透值重调，表现为对ADH分泌的调节仍然正常，但阈值处于较低渗透浓度，约占38%。

3）低渗透压血症对ADH完全无抑制作用，约占16%。

4）肾脏对ADH反应过敏，该型ADH水平及分泌调节情况正常，血中也无ADH样物质存在。

（4）治疗：

1）病因治疗：如恶性肿瘤引起的应及早手术、化疗、放疗。

2）主要针对低钠血症、体液低渗进行治疗。

1015. 营养支持主要营养素有哪些，各自特点如何？

（1）糖：葡萄糖是肠外营养的基本能源物质之一，具有维持热量，节省蛋白消耗的作用。与氨基酸一起输入还具保存氮的作用。糖能被机体各器官组织利用而且来源方便、价廉、无配伍禁忌，临床应用最广泛。每天用量以300～400g为宜，过量输入可导致高血糖、糖尿，甚至转化成脂肪沉积在内脏（肝脏）及高渗性非酮性昏迷。大量输注葡萄糖时，常需补充适量胰岛素，并与脂肪乳剂合用。

（2）脂肪：脂肪乳剂是另一种重要能源物质，具有提供高热量、含有机体所需的必需脂肪酸、应激状态下节氮和维持血糖浓度等作用。目前临床上常用的脂肪乳剂有脂肪乳注射液等。输入脂肪乳剂过程中可能会出现一些不良反应，如偶有发热、胸闷、呕吐、腹泻等，因此使用时必须注意慢速滴注，500ml需在至少4小时以上输完。

（3）氨基酸：氨基酸是构成机体蛋白质的基本单位，是合成人体激素、酶类的原料，参与人体新陈代谢和各种生理活动，在生命中具有特殊作用。补充外源性支链氨基酸可减少肌肉分解，促进肝脏蛋白质合成，能在周围组织中代谢供能，有节氮效应。作为营养液的复方氨基酸注射液，要根据人体的需要提供各种配比的氨基酸，以尽可能达到最大的利用效果。各种复方氨基酸均由人工合成的结晶左旋氨基酸制成，纯度高，不含短肽，含游离氨少。是理想的氮源物质。对于肝肾功能有明显损害患者。应特别注意氨基酸的种类与量，肾功能损害者应提供以EAA为主的氨基酸溶液。肝功能障碍者应提供富含支链氨基酸（45%）溶液作为氮源。

（4）水和电解质：水是人体的重要组成部分，维持机体内环境的稳定和正常代谢。健康成人每天需水2000～2500ml。电解质是组织和体液的重要成分，对维持内环境的稳定，神经肌肉的应激性，以及各种酶的活性均有重要作用。就成人而言，主要电解质需要量如下：钠100～120mmol/d，钾60～80mmol/d，钙5～10mmol/d，镁7.5～12.5mmol/d，以及磷酸盐15mmol/d。

（5）维生素和微量元素：体内水溶性维生素并无储备，因此，凡完全肠外营养（TPN）者均应常规加入，而脂溶性维生素在机体有一定量的储备，短期禁食行TPN者可不必补充。

机体的微量元素需要量甚微，短期禁食者并无须补充，若禁食超过1个月者，则应予补充。

1016. 什么是肠外营养？肠外营养适应证有哪些？

肠外营养（parenteral nutrition，PN）是指由胃肠外途径供给机体足够的蛋白质（氨基酸）、脂肪、糖类、维生素、微量元素、电解质和水分。即使在不进食的情况下，患者也能获得正常生长。

（1）高度适应证：

1）胃肠道梗阻。

2）胃肠道吸收功能障碍。

3）大剂量放化疗后或接受骨髓移植患者。

4）中重度急性胰腺。

5）严重营养不良伴胃肠功能障碍（3～5天可恢复者无须TPN）。

6）严重的分解代谢状态（5～7天内胃肠道无法利用者）。

（2）中度适应证：

1）大手术创伤和复合性外伤（5～7天内胃肠道无法利用者于手术后48小时内开始）。

2）中度应激状态。

3）肠瘘。

4）肠道炎性疾病。

5）妊娠剧吐或神经性拒食。

6）需接受大手术或强烈化疗的中度营养不良（大手术前7～10天开始）。

7）入院后7～10天内不能建立充足的肠内营养；

8）炎性粘连性肠梗阻。

（3）低度适应证：

1）营养良好的患者于轻度应激或创伤情况下，消化道功能10天内可恢复。

2）肝脏，小肠等脏器移植后功能尚未恢复期间。

1017. 什么是TPN?TPN的适应证及禁忌证有哪些？

完全肠外营养（total parenteral nutrition，TPN）：通过静脉途径给患者所需的全部营养物质包括适量蛋白质（氨基酸）、脂肪、电解质、维生素、水和微量元素，使患者能维持良好的营养状况，以达到增加体重，愈合创伤的目的。

（1）TPN的适应证：适用于需要营养支持但存在胃肠道功能障碍的危重症患者。

1）不能从胃肠道正常进食，如高位肠瘘、小肠过短等。癌症患者在放疗或化疗期间胃肠道反应过重时也可应用。

2）严重感染或严重烧伤、多器官功能障碍等。

3）消化不良和消化道需要休息，如溃疡性结肠炎，长期腹泻等。

4）其他：急性肾衰竭、急性肝衰竭、坏死性胰腺炎，神经性厌食等。

（2）TPN的禁忌证：TPN无绝对禁忌证，以下几种情况不宜用TPN。

1）胃肠功能正常、能获得足够营养。

2）估计TPN应用时间不超过5天。

3）患者提示预后极差，如患者进入临终期，不宜用TPN。

4）需及早手术的患者，不应因TPN而耽误时间。

5）应用TPN有危险者。

1018. TPN的并发症有哪些？如何防治？

（1）与穿刺和置管有关的并发症主要为误伤引起，如气胸、血胸、张力性气胸；血管损伤引起出血血肿；臂丛神经或胸导管损伤。其他如穿刺、置管、更换输液管和液体输空造成空气栓塞；导管断裂引起导管栓塞等，这些并发症的发生与中心静脉穿刺置管技术及导管护理有关，随着技术的熟练，并发症的发生率已大为减少。

（2）与代谢有关的并发症：

1）高血糖和低血糖：应激情况下机体对糖的利用率下降，若输入葡萄糖过多过快，外源性胰岛素补充不足，常出现高血糖和高渗性利尿，严重者甚至造成脱水。低血糖引起昏迷常因外源性胰岛素给予过多所致。所以，在TPN过程中务必监测血糖和尿糖水平。

2）非酮性高渗性昏迷：糖输入过多过快不仅引起高血糖，高糖高渗使水从细胞内和组织间隙转移入血管内，造成细胞脱水、高血容量和高渗性利尿。进行性细胞脱水，脑细胞首当其冲而酿成昏迷。此时昏迷患者血糖甚高但无酮体为其特征。高渗性昏迷病情危重，病死率可达40%，一经诊断，应立即处理。护理措施是TPN时应限制糖的输入速度和监测血糖水平，血糖控制在8.4mmol/L以下，增加脂肪乳剂供能。一旦发生，即停输高渗糖而改用低渗盐水以降低血液渗透压。另外补充胰岛素和钾。

3）肠黏膜屏障功能障碍：肠黏膜萎缩使屏障受损，肠内细菌易位和毒素入血，是全身性感染潜在的原因之一。

4）肝损害：当营养液中含有对肝脏有毒性的物质，缺乏某些营养物质或必需脂肪酸，糖过多，缺乏肠内食物刺激等因素时会引起肝功能异常造成淤滞性黄疸及AKP的增高。另外，由于长期禁食，缩胆囊素作用减弱或消失，会造成胆汁淤积。

（3）与感染有关的并发症：感染主要来源为营养液的配制过程及输入时的感染。其次为导管插入部位皮肤的污染，应严格各个操作环节的无菌技术及消毒隔离制度。有条件者可以在输液管末端放置终端过滤器。

1019. 什么是肠内营养？肠内营养的适应证及禁忌证有哪些？

肠内营养（enteral nutrition，EN）是指将一些只需化学性消化或不需消化就能吸收的营养液注入到患者的胃肠道内，提供患者所需营养素的方法。

（1）EN应用指征：凡有营养支持指征、胃肠道功能存在并可利用的患者都可接受肠内营养支持。

1）吞咽和咀嚼困难。

2）意识障碍或昏迷、无进食能力者。

3）消化道疾病稳定期，如消化道瘘、短肠综合征、炎性肠疾病和胰腺炎等。

4）高分解代谢，如严重感染、手术、创伤及大面积灼伤患者。

5）慢性消耗性疾病，如结核、肿瘤等。

建议重症患者在条件允许时应尽早开始肠内营养。

（2）肠内营养的禁忌证：

1）当重症患者出现肠梗阻、肠道缺血时，肠内营养往往造成肠管过度扩张，肠道血运恶化，甚至肠坏死、肠穿孔。

2）严重腹胀或腹腔间室综合征时，肠内营养增加腹腔内压力，高腹压将增加反流及吸入性肺炎的发生率，并使呼吸循环等功能进一步恶化。

1020. 如何选择肠内营养的途径？

肠内营养的途径根据患者的情况可采用鼻胃管、鼻空肠、经皮内镜下胃造口（percutaneous endoscopic gastrostomy，PEG）、经皮内镜下空肠造口术（percutaneous endoscopic jejunostomy，PEJ）、术中胃/空肠造口，或经肠瘘口等途径进行肠内营养。

（1）经鼻胃管途径喂养：常用于胃肠功能正常，非昏迷以及经短时间管饲即可过渡到口服饮食的患者。优点是简单、易行。缺点是反流误吸，鼻窦炎，上呼吸道感染的发生率增加。

（2）经鼻空肠置管喂养：优点在于因导管通过幽门进入十二指肠或空肠，使反流与误吸的发生率降低，患者对肠内营养的耐受性增加。但要求在喂养的开始阶段，营养液的渗透压不宜过高。

（3）经皮内镜下胃造口（PEG）喂养：PEG是指在纤维胃镜引导下行经皮胃造口将营养管置入胃腔。优点是去除了鼻管，减少了鼻咽与上呼吸道的感染并发症，可长期留置营养管。适用于昏迷、食管梗阻等长时间不能进食、但胃排空良好的重症患者。

（4）经皮内镜下空肠造口术（PEJ）喂养：PEJ是在内镜引导下行经皮胃造口，并在内镜引导下，将营养管置入空肠上段，可以在空肠营养的同时行胃腔减压，可长期留置。其优点除减少了鼻咽与上呼吸道的感染并发症外，还减少了反流与误吸风险，并在喂养的同时可行胃十二指肠减压。尤其适合于有误吸风险、胃动力障碍十二指肠淤滞等需要胃十二指肠减压的重症患者。

重症患者往往存在胃肠动力障碍，EN时容易导致胃潴留、呕吐和误吸。与经胃喂养相比，经空肠喂养能减少上述情况与肺炎的发生、提高重症患者的热卡和蛋白的摄取量，同时缩短达到目标肠内营养量的时间，但留置小肠营养管需要一定的设备和技术条件。因此，有条件的地方可按常规经空肠营养，在条件受限的地方，建议对不耐受经胃营养或有反流和误吸高风险的重症患者选择经空肠营养，这些情况包括：胃潴留、连续镇静或肌松、肠道麻痹、急性重症胰腺炎患者或需要鼻胃引流的患者。

1021. 肠内营养制剂类型有哪些？各自特点如何？

（1）匀浆制剂：匀浆饮食是根据病情可随时修改营养素的比例的糊状、浓流体饮食，可经鼻饲、胃或空肠置管滴入，或以灌注的方式给予的经肠营养剂。

（2）大分子聚合物：肠内营养配方（polymeric formulas）以全蛋白质、脂肪和糖等大分子为主要成分的营养制剂，所含的蛋白质系从酪蛋白、乳清蛋白或卵蛋白等水解、分离而来；糖类通常是淀粉及其水解物形式的葡萄糖多聚体；脂肪来源于植物油，如谷物油、红花油、葵花油等；配方中蛋白质、糖类和脂肪分别占总能量的12%～18%、40%～60%和30%～40%。此外配方中尚含有多种维生素和矿物质，通常不含乳糖。有些还含有膳食纤维，含量自6～14g/4180kJ不等。大分子聚合物制剂可经口摄入或经喂养管注入，适合于有完整胃或胃肠功能基本正常者。

主要制剂：能全素（nutrison，纽迪希亚）

安素（ensure，雅培）

瑞素（fresubin，华瑞）

立适康（普通型）（lESCON，西安力邦）

瑞高（fresubin 750 MCT，华瑞）

倍力安力加（enercal plus，惠氏）

瑞先（fresubin energy fibre，华瑞）

（3）预消化肠内营养配方（predigested formulas）含有1种或1种以上的部分消化的大分子营养素。其中氮以氨基酸和短肽型形式存在，糖类为部分水解的淀粉（麦芽糖糊精和葡萄糖寡糖），脂肪常为植物来源的MCT和LCT，少数制剂含有短链脂肪酸。适用于胃肠道消化功能不全的患者，如吸收不良综合征、Crohn病、肠瘘、小肠切除术后、胰腺炎、肠黏膜萎缩等。

主要制剂：维沃（vivonex TEN，北京诺华）

爱伦多（elental，日本味之素）

百普素（pepti-2000，纽迪希亚）

百普力（peptison，纽迪希亚）

立适康（短肽型）（LESCON，西安力邦）

（4）特殊肠内营养配方（specialized formulas）为脏器功能不全或衰竭、代谢障碍、机体对某一营养素的需求增加或机体限制某一营养素的摄入而设计的肠内营养配方称为疾病特殊肠内营养配方。

1）肝功能衰竭用肠内营养配方。

2）肾功能衰竭用肠内营养配方。

3）糖尿病用肠内营养配方。

4）肺疾患用肠内营养配方。

5）高代谢肠内营养配方。

6）癌症患者营养配方。

7）婴儿肠内营养配方。

（5）单体肠内营养配方（modular formulas）　由单一营养素组成的肠内营养配方称为单体肠内营养配方。临床上，常用以增加某一营养素的含量或对肠内营养配方进行个体化设计。

1）蛋白质配方。

2）脂肪配方。

3）糖类配方。

4）维生素及矿物质配方。

1022. 怎样看待脂肪乳在肠外营养中的地位？

脂肪乳剂是PN支持的重要营养物质和能量的来源，提供必需脂肪酸并携带脂溶性维生素，参与细胞膜磷脂的构成。脂肪可供给较高的非蛋白质热量，氧化1g脂肪可提供9kcal的热量。其中亚油酸（α-6PUFA，是人体必需脂肪酸）和α-亚麻酸（α-3FA）所提供的能量分别占总能量的1%～2%和0.5%时，即可满足人体的需要，而且脂肪乳剂基本上是等渗液，特别适用于外周静脉营养，有利于人体吸收利用脂溶性维生素，亦不会自尿和粪中丢失。长链脂肪乳提供必需脂肪酸（EFA），由于中链脂肪乳不依赖肉毒碱转运进入线粒体，有较高氧化利用率，更有助于改善应激与感染状态下的蛋白质合成。危重成年患者脂肪乳剂的用量一般可占非蛋白质热量（NPC）的40%～50%，1～1.5g/（kg·d），高龄及合并脂肪代谢障碍的患者，脂肪乳剂补充量应减少，脂肪乳剂须与葡萄糖同时使用，才有进一步的节氮作用。此外，脂肪乳剂单位时间输注量对其生理作用亦产生影响，研究表明，脂肪乳剂输注速度大于0.12g/（kg·h）时将导致血管收缩的前列腺素（PGF2a，TXA2）水平增加，关于脂肪乳剂静脉输注要求，美国CDC推荐指南指出：含脂肪的全营养混合液（total nutrient admixture，TNA）应24小时内匀速输注，如脂肪乳剂单瓶输注时，输注时间应大于12小时。

1023. 什么是喂养不耐受综合征？

喂养不耐受综合征是指各种原因（呕吐、胃潴留、腹泻、胃肠道出血、肠外瘘等）导致的肠内营养不耐受。喂养不耐受综合征并没有非常精确的症状、体征或指标来定义，临床上医师往往通过综合的临床评估来判断。一般而言，20kcal/（kg·d）的能量供给目标在经过72小时后仍不能由肠内营养途径实现；或者因任何临床原因不得不停止肠内营养的，需考虑喂养不耐受综合征；若是由于管路的技术原因不能继续肠内营养的则不应归于喂养不耐受综合征。喂养不耐受综合征的发生会延迟患者肠内营养达标时间，增加感染发生率，增加患者经济负担，因此需积极处理。首先需要排除胃肠道器质性疾病，如解除完全性机械性肠梗阻、活动性的上消化道大出血等；另外需要采取措施维护以及恢复胃肠功能，包括减少使用抑制胃肠道动力的药物、使用促胃肠动力药物或通便药物；控制腹内高压；即使患者存在喂养不耐受综合征，也不应完全放弃肠内营养，应尝试减少喂养量、改善喂养方式或种类等措施。对于较长时间不能耐受目标喂养量的肠内营养的患者，可考虑使用补充性的肠外营养，延迟1周后开始的肠外营养较早期开始更有利于患者康复。

1024. 急性胃肠损伤的概念及分级？

急性胃肠损伤（acute gastrointestinal injury，AGI）是指危重患者由于急性疾病引起的胃肠道功能障碍。若原发疾病在胃肠道本身，称之为原发性AGI；而当胃肠道功能损害时继发于其他危重情况，如休克的称为继发性AGI。2012年欧洲危重病学会按照其严重程度不同将AGI分为4级。

（1）AGI Ⅰ级（有发生胃肠功能不全或衰竭的风险）：通常能找到明确病因，表现为暂时性的胃肠道功能部分受损，例如腹部术后早期恶心、呕吐及肠鸣音消失，或休克早期肠动力减弱、腹胀等。由于处于该阶段的功能受损常具有自限性，所以处理原则是除了必要的静脉补液之外，通常在全身情况改善时不需要针对胃肠道症状进行特殊治疗。推荐损伤后24～48小时即可开始早期肠道喂养，与此同时尽可能减少应用抑制胃肠动力的药物（如儿茶酚胺和阿片类）。

（2）AGI Ⅱ级（胃肠功能不全）：此阶段胃肠道的消化吸收功能明显受损，已不能满足机体对营养物质和水的需求，但还没有达到影响患者全身情况的程度。如胃轻瘫伴有大量胃潴留或反流；下消化道麻痹、腹泻；Ⅰ级腹腔内高压（intra-abdominal hypertension，IAH），指腹腔内压力（intra-abdominal pressure，IAP）12～15mmHg；胃内容物或粪便中可见出血；食物不耐受［尝试肠内营养途径72小时未达到20kcal/（kg·d）目标等。处理原则是采取措施对症治疗，预防胃肠功能进一步恶化至衰竭。具体措施主要是优化肠内营养，包括：①使用促动力药物以恢复胃肠道的运动功能，如多潘立酮、莫沙必利或红霉素等；②即使患者存在轻度不耐受，如腹胀、反流等，也不应完全放弃肠内营养；③如果患者存在明显的胃潴留或反流，以及肠道喂养不耐受时，减少剂量，减慢滴速。注意加温，考虑改变配方；④对于胃瘫患者，如果促胃肠动力治疗无效，应考虑采用幽门后营养，放置鼻空肠管或经皮内镜下胃/空肠造瘘（percutaneous endoscopic gastrostomy/jejunostomy，PEG/PEJ）。另外还有预防应激性溃疡、处理腹腔内高压等。在此阶段患者营养供给常常需要肠内结合肠外途径共同进行。

（3）AGI Ⅲ级（胃肠功能衰竭）：在此阶段尽管已给予干预处理，胃肠功能仍不能恢复，患者胃肠功能及全身状况没有改善，往往合并MODS的加重。患者多出现持续肠内营养不耐受，表现为大量胃潴留、持续胃肠道麻痹、肠管扩张，IAH进展至Ⅱ级（IAP15～20mmHg），伴有腹腔灌注压（abdominal perfusion pressure，APP）下降<60mmHg。处理措施包括：①动态监测腹内压，及时处理IAH，根据导致腹压增高的原因相应处理，如胃

肠减压、适当脱水，必要时导泻、腹腔穿刺放液等，若非手术方式效果不佳，尤其伴随腹腔脏器灌注下降出现功能受损时需及时评估手术指针；②排除其他腹腔疾病，如胆囊炎、腹膜炎、肠道缺血；③尽可能停用或少用导致胃肠道麻痹的药物，如阿托品、镇静肌松剂、氯丙嗪、阿片类药物等；④仍可以在密切监测的基础上尝试性给予少量的肠内营养；⑤一般在住ICU 7天以内不需要常规给予早期全肠外营养，以降低院内感染发生率。

（4）AGI Ⅳ级（胃肠功能衰竭伴其他脏器功能障碍） 至此阶段，AGI已经发展至终末期，并伴有多器官功能障碍综合征和休克进行性恶化，患者病情极度危重。如广泛肠道缺血坏死、胃肠道大出血导致失血性休克、IAH进展至腹腔间隔室综合征（abdominal compartment syndrome，ACS）等。此阶段保守治疗无效，往往需要紧急剖腹探查或其他紧急干预措施（如结肠镜给予结肠减压）以挽救生命。

第十二篇

急诊精神疾病及镇静镇痛篇

1025. 精神疾病患者在急诊科典型的表现有哪些？

精神疾病是以精神活动异常为主要表现的一类疾病，精神活动异常主要指心理活动过程发生障碍，包括感知障碍、记忆障碍、思维障碍等，这些不同类别障碍的特殊的具体临床表现，即为精神症状。精神症状的种类主要由疾病性质决定。精神病患者在急诊常见的症状包括：

（1）意识障碍：可分为对周围环境的意识障碍和自我意识障碍。而前者又包括意识清晰度降低、意识范围改变以及意识内容改变（如谵妄、精神错乱等）。后者指的是患者对当前主观状态不能正确认识，包括不能感知自身的存在，不能意识到自身是一个独立单一的整体，包括双重人格、人格转换等。

（2）感觉障碍：感觉是客观事物的个别属性通过感觉器官在人脑中的反应。感觉是人类最初级的心理过程，是其他一切较高级复杂心理活动的基础，其他一切心理活动都是在感觉所获得的材料的基础上产生和发展的。常见感觉障碍包括感觉增强、感觉抑制、感觉倒错及内感性不适等。

（3）知觉障碍：客观事物的各种属性通过感觉器官在人脑综合起来，并借助以往的经验，形成一个完整的印象时就是知觉。感觉反映事物的个别属性，知觉反映事物的整体属性。常见的知觉障碍包括错觉、幻觉以及感知综合障碍。

（4）思维障碍：思维是指感觉和知觉所获得的材料在人脑中进行进一步的加工，通过对事物的分析、比较、综合、抽象、概括、推理和判断，抛开事物表面现象，抓住其本质，使人的认识从感性上升至理性阶段的过程。思维障碍的表现形式多种多样，包括思维形式和思维内容两方面的障碍。前者包括联想障碍（如思维奔逸、病理性赘述、缄默症）和逻辑障碍，后者主要指妄想（如被害妄想、罪恶妄想、疑病妄想等）及妄想性幻想。

（5）定向力障碍：定向力指一个人对时间、地点及人物，以及对自己本身状态的认知能力。定向力障碍分为两方面，对周围环境的认知障碍及对自己本身状况的认知障碍，一般常在脑器质性疾病中出现，是意识障碍的重要标志。但是精神分裂症患者也可在意识清晰状态下出现人物和地点定向障碍，如有的患者认为自己同时处于两个不同的地点，一面声称自己在家里，同时又说自己在医院，此种情况称为双重定向。从本质上讲，属于自我意识障碍的范畴。

（6）注意力障碍：人的精神活动会有选择性的指向一定对象，这种现象称为注意。注意可分为两类，主动注意和被动注意。注意力障碍是急诊谵妄患者常见的精神症状，常表现为其中注意力易分散，同时患者集中、维持及转移注意力的能力减低，导致遵从指令困难。患者经常不能与他人正常交谈，谈话常常散漫不连贯。

（7）癔症样发作：是一类突然发生、持续短暂或阵发性发作的神经功能障碍，常伴有不同程度的意识障碍。可能呈现暗示性增高，如过度换气、昏睡发作、痉挛样发作、局部运动障碍和情感烦躁等。典型见于癔症，但在精神分裂症、躁狂症、脑外伤性神经症及其他器质性脑疾病伴发的精神障碍可见类似表现。另外，其他精神症状如记忆障碍（遗忘、错构、虚构等）、智能障碍（痴呆）、情感障碍（如焦虑、恐惧、易激惹、强制性哭笑、淡漠等）以及意志障碍（精神运动性兴奋、木僵、违拗、强迫动作）也是常见的精神症状，也需要加以关注。

1026. 在急诊遇到精神疾病患者该如何处理？

在处理之前，需要注意是否是躯体疾病或脑器质性疾病所致精神障碍（如颅内感染、肿瘤、脑血管病、躯体疾病等），要注意是否合并躯体疾病，如冠心病、高血压、糖尿病、癫痫等，还要考虑患者年龄因素，女性患者还要注意是否妊娠或哺乳。

（1）具有兴奋躁动、冲动和暴力行为患者：如无颅内感染、颅脑占位性病变和脑血管病，以及严重躯体疾病，特别是心血管疾病等，应尽快控制患者兴奋冲动以避免不良后果。经处理仍不能控制病情者，需收入院进一步治疗。上述处理的同时，要注意纠正水电解质紊乱和酸碱平衡失调，以及补足能量，还要注意积极治疗原发疾病。

（2）有严重消极意念和行为的患者：要高度重视并向患者的看护者交代可能存在的自伤、自杀风险，并作好必要的书面沟通和签字。除了以下紧急处理之外，还应建议入院治疗。针对继发于不同疾病的消极意念及行为，应采取不同的处理措施。

1）严重幻觉、妄想的精神分裂症患者：应及时应用抗精神病药有效控制幻觉妄想，同时要采取适当的保护患者的措施，必要时考虑行无抽搐电休克治疗，以防自杀及冲动暴力行为。

2）抑郁发作的患者：抑郁障碍的患者可适当予以抗抑郁药、苯二氮䓬类治疗，但需谨慎使用且密切评估自杀风险，特别是儿童、青少年患者或伴有混合特征的抑郁障碍患者。双相抑郁的患者存在高自杀风险时要慎用抗抑郁药物，可首先选择锂盐、抗惊厥药物药物或部分新型抗精神病药物。应加强看护，并建议尽快入院作进一步治疗；必要时可考虑行无抽搐电休克治疗。

3）急性应激障碍的患者：除作相应危机干预和应激因素处理外，可酌情予以苯二氮䓬类药物或抗抑郁药物，视病情可适当配合心理干预，并加强看护措施，必要时可建议住院进一步治疗。

（3）具有严重躯体疾病或脑器质性疾病的患者：如有颅内感染、颅脑占位性病变、脑血管病等脑器质性疾病，以及具有严重躯体疾病患者，应着重于病因的治疗。精神症状较重的患者可适当于抗精神病药物治疗，但由于这类患者药物在体内的吸收、分布、代谢、排泄都有所改变，用量宜从一般剂量的1/3～1/2开始，缓慢加量，症状好转后即应逐渐减量直至停用。同时应做好一般护理和心理护理，注意患者的营养、饮食及睡眠情况。必要时转入相应科室进一步诊疗。

（4）精神科急诊：如遇到涉及精神障碍患者合法权益保护等法律问题如非自愿住院等，应根据我国有关法律予以正确处理，避免发生法律纠纷。

1027. 什么是谵妄？导致谵妄的原因有哪些？

谵妄是一组表现为急性、一过性、广泛性的认知障碍，尤以意识障碍为主要特征的综合征。因急性起病、病程短暂、病变发展迅速，又称为急性脑综合征。

导致谵妄的原因大致可归纳成以下几类：

（1）颅内病变：包括：①颅内感染性病变；②脑外伤；③脑血管病如梗塞、出血；电解质紊乱；④颅内肿瘤；⑤颅内寄生虫如血吸虫肉芽肿；⑥癫痫及发作后的朦胧状态等。

（2）各种躯体疾病：通常是起病急和/或病情重的疾病。如心肌梗死、心律失常、心衰、严重的贫血、肝性脑病、尿毒症性脑病、肺性脑病等。

（3）药物使用或停用及中毒：如药物（抗胆碱能药物等）、毒物、酒中毒，铅或汞等重金属中毒，一氧化碳中毒，使用新药物或药物调整剂量，药物相互作用，戒酒，长期服用镇静剂后突然停用等。

（4）电解质紊乱：低血糖症、甲状腺功能亢进或低下、甲状旁腺功能低下、肾上腺功能障碍引起的电解质紊乱等。

（5）感染：各种中枢神经系统感染、外周如尿路感染、呼吸道感染及软组织感染等。

（6）物理因素致病：如电击、日射病、冻伤等。

1028. 谵妄的主要临床表现是什么？

谵妄通常急性起病，症状变化大，通常持续数小时至数天，典型的谵妄通常10～12天可完全恢复，但有时可达30天以上。部分患者发病前可有前驱症状，如焦虑不安、激越、注意涣散和睡眠障碍等，前驱期持续1～3天。

谵妄的临床特征包括：

（1）意识障碍：患者可表现不同程度的意识障碍。多数患者的意识障碍有昼轻夜重的节律变化。有时间和地点定向障碍，严重者可出现人物定向障碍。记忆障碍以即刻记忆和近记忆障碍最明显，患者尤其对新近事件难以识记。好转后患者对谵妄时的表现或发生的事大都遗忘。

（2）感知障碍：常见，包括感觉过敏、错觉和幻觉。患者对声光特别敏感。错觉和幻觉则以视错觉和视幻觉较常见，其内容常具有恐怖性和场面性。

（3）思维障碍：表现思维不连贯，可因错觉和幻觉而产生继发性的片断妄想。

（4）情绪障碍：情绪波动常见，包括焦虑不安、抑郁、恐惧、愤怒或淡漠等。

（5）行为障碍：可表现为精神运动性抑制和不协调的精神运动性兴奋，行为冲动无目的性或表现不自主运动。睡眠－觉醒周期不规律，可表现为白天嗜睡而晚上兴奋。

1029. 如何处理谵妄？

首先是病因治疗，在明确谵妄诊断后要根据病史、体格检查及实验室检查确定谵妄的病因，然后针对原发病进行治疗。

支持治疗一般包括维持水电解质平衡，适当补充营养。同时要注意对患者进行监测，预防并发症。

安静的环境与柔和灯光可减少因光线不足产生的错觉，也可避免因环境刺激过度而影响患者的睡眠或诱发精神症状。病房尽量做到"昼夜分明"，即白天光线充足，夜晚黑暗安静。房间物品摆放尽量简单，减少过多的探视。

如果患者存在严重的感知觉紊乱或妄想，或行为可能对自身或他人造成危险，则需要药物治疗。针对患者的精神症状一般给予精神药物治疗，为避免药物加深意识障碍，应尽量小剂量、短期治疗。抗精神病药物中氟哌啶醇，因其嗜睡、低血压等副作用较轻，可首先考虑，此外新型抗精神病药物中的奥氮平、喹硫平也常使用。有肝脏疾病和酒精依赖者应避免使用氯丙嗪，以免引起癫痫发作。与酒精或镇静催眠类药物戒断有关的谵妄推荐使用苯二氮䓬类药物。

1030. 癫痫患者可能出现的精神症状有哪些？

癫痫是一种常见的神经系统疾病，虽然大部分癫痫患者没有或只有轻微精神症状，但癫痫患者的精神症状可能出现在不同的发作时期。

（1）发作前的先兆症状：先兆是一种部分发作，在癫痫发作前出现，通常只有数秒，很少超过一分钟。不同部位的发作会有不同的表现，但同一患者每次发作前的先兆往往相同。前驱症状发生在癫痫发作前数小时至数天，尤以儿童较多见。表现为易激惹、紧张、失眠、坐立不安，甚至极度抑郁，症状通常随着癫痫发作而终止。

（2）发作时精神障碍：

1）自动症：自动症是指发作时或发作刚结束时出现的意识混浊状态，发作前常有如头晕、流涎、咀嚼动作、躯体感觉异常和陌生感等先兆症状，此时患者仍可维持一定的姿势和肌张力，在无意识中完成简单或复杂的动作和行为，事后患者对这段时间发生的事情完全遗忘。80%患者的自动症为时少于5分钟，少数可长达1小时。

2）神游症：比自动症少见，历时可达数小时、数天甚至数周。意识障碍程度较轻，异常行为较为复杂，对周围环境有一定感知能力，亦能做出相应的反应。表现为无目的地外出漫游，患者可出远门，亦能从事协调的活动，如购物、简单交谈。发作后遗忘或回忆困难。

3）朦胧状态：发作突然，通常持续1至数小时，有时可长达1周以上。患者表现为意识障碍，伴有情感和感知觉障碍，如恐怖、愤怒等，也可表现情感淡漠、思维及动作迟缓等。

（3）发作后精神障碍：患者发作后可出现自动症、朦胧状态，或产生短暂的偏执、幻觉等症状，通常持续数分钟至数小时不等。

（4）发作间精神障碍：人格改变较为常见，表现为人际关系紧张、敏感多疑、思维黏滞等。少数患者会出现记忆减退、注意困难和判断能力下降，可伴有行为障碍。临床也可见到类精神分裂样症状、以焦虑为主的情感症状等。值得注意的是，癫痫患者的自杀率是常人的 4 ~ 5 倍，因此应注意预防患者自杀。

1031. 颅内肿瘤常见的精神症状有哪些？

颅内肿瘤患者的精神症状十分常见。肿瘤的性质、部位、生长速度、有无颅内高压及患者的个性特征等因素均可影响精神症状的产生与表现。

（1）意识模糊：多见于快速发展的肿瘤，表现理解和反应困难、行动迟缓、思睡、注意力不集中、情感淡漠和定向障碍等。

（2）智能障碍：颅内肿瘤所致的精神症状中智能障碍最常见。患者可表现为注意力不集中、记忆减退或思维迟缓，严重者可出现类似痴呆的表现。

（3）幻觉：不同部位的肿瘤可产生不同种类的幻觉，如枕叶肿瘤可产生简单的原始性视幻觉；颞叶肿瘤可出现较复杂的幻视和幻听，亦可产生幻嗅、幻味；而顶叶肿瘤则可产生幻触和运动性幻觉。但不同部位的肿瘤也可产生相同的幻觉，如额叶肿瘤常因影响邻近的颞叶而出现幻视和幻听。

（4）其他精神症状：包括焦虑、抑郁、躁狂、分裂样或神经症性症状。

1032. 颅脑外伤急性精神障碍与慢性精神障碍的主要表现有哪些？

（1）颅脑外伤急性精神障碍：

1）意识障碍：头部外伤轻微者意识障碍较短暂，可持续数秒至数十分钟不等。意识丧失的时间如超过数小时，完全康复的机会可能降低。外伤性谵妄一般由昏迷或昏睡演变而来，表现为意识模糊、激越不安、梦样状态、定向障碍、恐惧害怕，职业样动作、冲动行为等。

2）脑外伤后综合征：意识清醒后，患者表现头痛、呕吐、眩晕，激越、情绪不稳、注意不能集中及自主神经症状（皮肤苍白、出冷汗血压下降呼吸浅慢等）。

3）记忆障碍：脑外伤后遗忘是一种顺行性遗忘，患者对脑外伤当时及其后一段时间的经历发生遗忘，通常由数分钟至数星期不等。脑外伤后遗忘的长度可作为临床评估脑外伤严重程度的一个指标，即脑外伤后遗忘愈长，脑损伤便愈严重。逆行性遗忘是指患者忘掉受伤前一段时间的经历。遗忘的长度是指由受伤一刻开始，直至受伤前最后一件能清晰回忆的事情为止。遗忘的时间常只有数秒至数分钟，但在伤势严重的患者，逆行性遗忘可达数天甚至数周或更长。

（2）颅脑外伤慢性精神障碍：

1）智能障碍：严重的脑外伤可引起智力受损，出现遗忘综合征甚至痴呆，严重程度与脑外伤后遗忘的长短有关。对于闭合性脑外伤的患者，如脑外伤后遗忘长度在24小时以内，智力多能完全恢复；若脑外伤后遗忘长度超过24小时，情况便不容乐观。年长者和优势半球受伤者发生智能障碍的机会较大。

2）人格改变：患者的人格改变多伴有智能障碍，一般表现为情绪不稳、焦虑、抑郁、易激惹甚至阵发暴怒，也可变得孤僻、冷漠、自我中心、丧失进取心等。如仅损害额叶，可出现如行为放纵等症状，但智力正常。人格改变也可以是患者对脑外伤及其后果的心理反应的表现。

3）脑外伤后精神病性症状：部分患者经过一段时间后会出现精神病性症状，如精神分裂样精神病、偏执型精神病、情感症状等。脑外伤可直接导致精神症状，也可对有精神病素质者起到诱因作用。另外，脑外伤及其后遗症对患者社会、心理的影响，也与精神病性症状的发生、发展有关。有些患者的精神病和脑外伤并无直接关系，一般而言，脑外伤和精神症状出现相隔愈久，两者直接因果关系的概率便愈低。

4）脑震荡后综合征：是各种脑外伤后最常见的慢性后遗症。主要表现为头痛、眩晕、疲乏、焦虑失眠、注意力不集中、记忆减退、对声光敏感、情绪不稳、抑郁、癔症样发作等。虽然患者可能有器质性改变，但多数情况下躯体及实验室检查并无异常发现。该综合征的发生和转归与社会心理因素的关系很大。

5）外伤性癫痫：发生率与受伤的程度、部位及随访的时间有关。脑外伤癫痫可分为早发和晚发，85%的晚发性癫痫发生于伤后2年内。

1033. 什么是躯体疾病所致精神障碍？

躯体疾病所致精神障碍是由于除脑以外的躯体疾病直接导致脑功能紊乱而产生的一类精神障碍。

（1）躯体疾病所致精神障碍的出现并不完全取决于原发躯体疾病的种类，在大多数情况下，是以下因素共同作用的结果。

1）原发躯体疾病所产生的生物学因素的直接作用：主要是由于毒素作用、能量供应不足（脑供血不足、脱氧等）、水电解质代谢、酸碱平衡紊乱、应激反应、神经递质改变等影响了脑功能，产生一系列精神症状。主要包括意识障碍、认知障碍、人格改变、精神病性症状、情感症状、神经症症状或以上症状的混合状态。

2）身心反应：指患者对所患躯体疾病所产生的心理反应，主要表现焦虑、抑郁、恐惧、易激惹、情绪不稳、多疑、孤独感等。

3）诱发因素：高龄、躯体处于疲劳衰弱状态、遗传因素、人格特征、应激状态、环境因素、缺乏社会支持以及既往神经精神病史等均可能促发精神障碍的发生。

（2）躯体疾病所致的精神障碍的临床表现多以综合征出现，具体如下。

1）脑衰弱综合征：多见于躯体疾病的早期、恢复期或慢性躯体疾病的过程中，表现为疲乏、注意力不集中、记忆减退、思维迟钝、情绪不稳，伴头痛、头晕、心悸、出汗、食欲不振等多种不适主诉。

2）急性脑病综合征：多继发于急性躯体疾病或急性应激状态，以意识障碍为主要表现，轻者意识模糊，思睡，重者出现谵妄状态。

3）器质性情感障碍综合征：可表现为抑郁或躁狂，躁狂和抑郁可单独出现，亦可先后出现或在同一病程中混合出现。

4）痴呆综合征：多见于重性疾病的恢复期或恢复后期，以智能减退为主要临床特征，包括记忆、思维、理解、判断、计算等功能的减退。亦可出现人格改变。

5）遗忘综合征：表现为选择性或局限性的认知功能障碍，患者意识清晰，智能相对较好，以记忆障碍和虚构为主要症状。

6）精神病性症状：可表现为各种幻觉、妄想、紧张综合征、思维障碍和行为紊乱等。

1034. 有哪些类型的躯体疾病常能引起精神症状？

（1）躯体感染性疾病：常见的有肺炎，亚急性细菌性心内膜炎，伤寒和副伤寒，疟疾，HIV 感染等。

（2）内脏疾病：

1）心血管疾病：冠状动脉粥样硬化心脏病、心律失常、风湿性心脏病、心内膜炎、先天性心脏病等。

2）呼吸系统疾病：如肺性脑病、支气管哮喘、慢性阻塞性肺部疾病等。

3）肾脏疾病：肾性脑病、肾透析、慢性肾脏疾患。

4）消化系统疾病：急慢性肝炎、肝硬化、肝癌、肝性脑病；急慢性胰腺炎、胰腺癌等。

（3）内分泌疾病：

1）甲状腺功能亢进与减退。

2）甲状旁腺机能能亢进与减退。

3）垂体前叶机能亢进与减退、尿崩症。

4）肾上腺皮质功能亢进与减退。

5）性腺功能异常：月经期精神障碍，妊娠期精神障碍、产后精神障碍、更年期综合征，周期性精神病等。

6）糖尿病或低血糖伴发的精神障碍。

7）卟啉病伴发的精神障碍。

（4）营养缺乏：常见的有烟酸、维生素 B_1、叶酸缺乏，水电解质代谢紊乱等。

（5）结缔组织疾病：风湿、类风湿性关节炎，系统性红斑狼疮，硬皮症，多发性肌炎与皮肌炎，贝赫切特综合征等。

（6）血液病：包括白血病，各类贫血等。

（7）其他疾病：手术前后，癌症，烧伤，躯体外伤，染色体异常等。

1035. 躯体疾病所致精神障碍的共同特点有哪些？

（1）精神障碍的发生与躯体疾病的发生有时间上的密切联系。

（2）起病较急者，一般以急性器质性精神障碍为主；慢性起病及疾病早期或恢复期则多以脑衰弱综合征为主；部分患者在恢复期可能残留人格改变和智能障碍。

（3）精神症状可发生于躯体疾病的各个时期，部分躯体疾病患者以精神症状为首发表现，但多数出现在躯体疾病的高峰期。精神症状常常有昼轻夜重的表现。

（4）病程发展常起伏不定，各类精神症状反复交织出现，可由一种状态转化为另一种状态。如患者早上感到疲乏和轻度的眩晕，下午则可出现焦虑和易激惹，而晚上却发生意识混浊。

（5）精神症状的严重程度一般与躯体疾病的严重程度消长平行；精神障碍的病程、预后与躯体疾病的病程、转归密切相关。

（6）治疗原则以病因和对症治疗并重。由于患者躯体功能状况的削弱，应用抗精神病药物要谨慎。尽量选用副作用少的药物，剂量不宜过大，疗程不宜过长。

（7）患者都具有躯体体征及实验室的某些阳性发现。

1036. 什么叫震颤谵妄？如何处理？

大量饮酒者如果突然断酒，大约在48小时后出现震颤谵妄，在72～96小时达到高峰。表现为意识模糊，分不清东西南北，不认识亲人，分不清时间，有大量的知觉异常，患者经常描述看到毒蛇猛兽、妖魔鬼怪等恐怖的形象。患者极度不安、情绪激越、大喊大叫。全身肌肉粗大震颤，伴有发热、大汗淋漓、心跳加快等躯体戒断症状。严重的患者会因高热、衰竭、感染、外伤而死亡。

处理震颤谵妄的一般注意事项有：提供安静的环境，光线不宜太强。如有明显的意识障碍、行为紊乱、恐怖性幻觉、错觉，需要有人看护，以免发生意外。如有大汗淋漓、震颤，应注意保温。同时，应注意预防各种感染、特别是肺部感染。

药物治疗以苯二氮䓬类为首选，地西泮一次10mg，2～3次/日，如果口服困难应选择注射途径。根据患者的兴奋、自主神经症状调整剂量，必要时可静脉滴注，一般持续一周，直到谵妄消失为止。如果患者伴有明显的精神症状，可选用氟哌啶醇，5毫克/次，1～3次/日，肌内注射，根据患者的反应增减剂量。

此外还应包括支持性治疗，纠正水、电解质和酸碱平衡紊乱、补充大剂量维生素等。

1037. 癔症有哪些表现形式？

癔症多在精神因素的促发下急性起病，临床表现复杂多样，归纳起来可分为下述三类。

（1）癔症性精神障碍：又称分离性障碍，是癔症较常见的表现形式，包括以下表现。

1）意识障碍：癔症患者的意识障碍包括对周围环境和自我意识障碍，前者又称意识改变状态，主要指意识范围的狭窄，以朦胧状态或昏睡状态较多见，严重者可出现癔症性木僵，也有的患者表现为癔症性神游；自我意识障碍又称癔症性身份障碍，包括交替人格、双重人格、多重人格等。

2）情感暴发：这是癔症发作的常见表现，表现为在精神刺激之后突然发作，时哭时笑、捶胸顿足、吵闹不安，有的自伤、伤人、损物，有明显的发泄情绪的特征。在人多时，可表现得更明显，内容更丰富。历时数十分钟，可自行缓解，多伴有选择性遗忘。

3）癔症性痴呆：为假性痴呆的一种，表现为对简单的问题给予近似的回答，称Ganser综合征；表现为明显的幼稚行为时称童样痴呆。

4）癔症性遗忘：又称阶段性遗忘或选择性遗忘，其遗忘往往能达到回避的目的，往往表现为遗忘了与精神创伤有关的某一阶段的经历或某一性质的事件。

5）癔症性精神病：为癔症性精神障碍最严重的表现形式。通常在意识朦胧或漫游症的背景下出现行为紊乱、思维联想障碍或片断的幻觉妄想以及人格解体症状，发作时间较上述各种类型长，但一般不超过3周，缓解后无遗留症状。

（2）癔症性躯体障碍：又称转换障碍，表现为运动障碍与感觉障碍，其特点是多种检查均不能发现神经系统和内脏器官有相应的器质性损害。

1）运动障碍：较常见者为痉挛发作、局部肌肉抽动或痉挛、肢体瘫痪、行走不能等。其中痉挛发作与癫痫大发作类似，但无口舌咬伤、跌伤及大小便失禁，持续时间也较长，多发生于人群中。局部肌肉抽动和肌阵挛与癫痫局部发作或舞蹈症十分相似，两者区别主要靠脑电图与临床观察。癔症性肢体瘫痪可表现为单瘫、截瘫或偏瘫，伴有肌张力增强或弛缓，无神经系统损害的体征，但病程持久者可有失用性肌萎缩。部分患者可出现言语运动障碍，表现为失音、缄默等。

2）感觉障碍：包括感觉过敏、感觉缺失（局部或全身的感觉缺失，缺失范围与神经分布不一致）、感觉异常（如咽部梗阻感、异物感；头部紧箍感，心因性疼痛等）、癔症性失明与管视、癔症性失聪等。

（3）癔症的特殊表现形式：流行性癔症或称癔症的集体发作是癔症的特殊形式，多发生在共同生活、经历和观念基本相似的人群中，起初一人发病，周围目睹者在暗示或自我暗示下相继出现类似的症状，一般历时短暂。

1038. 苯二氮䓬类抗焦虑药物的临床应用？

（1）适应证和禁忌证：苯二氮䓬类药既是抗焦虑药也是镇静催眠药。临床应用广泛，用于治疗各型神经症、各种失眠以及各种躯体疾病伴随出现的焦虑、紧张、失眠、自主神经系统紊乱等症状，也可用于各类伴焦虑、紧张、恐惧、失眠的精神病以及激越性抑郁、轻性抑郁的辅助治疗。还可用于癫痫治疗和酒依赖急性戒断症状的替代治疗。

凡有严重心血管疾病、肾病、药物过敏、药癖、妊娠前3个月、青光眼、重症肌无力、酒精及中枢抑制剂使用时应禁用。老年、儿童、分娩前及分娩中慎用。

（2）药物的选择：选择药物时，既要熟悉不同药物的特性，又要结合患者的特点。如患者有持续性焦虑和躯体症状，则以长半衰期的药物为宜，如地西泮、氯氮䓬。如患者焦虑呈波动形式，应选择短半衰期的药物，如奥沙西泮、劳拉西泮等。阿普唑仑具有抗抑郁作用，伴抑郁的患者可选用此药。对睡眠障碍为主者常用氟西泮、硝西泮、艾司唑仑、氯硝西泮、咪达唑仑等。氯硝西泮对癫痫有较好的效果。戒酒时，地西泮替代最好。缓解肌肉紧张可用劳拉西泮、地西泮、硝西泮。

（3）用法和剂量：多数苯二氮䓬类的半衰期较长，所以无须每日3次给药，每日1次即可。或因病情需要，开始可以每日2～3次，病情改善后，可改为每日1次。苯二氮䓬类治疗开始时可用小剂量，3～4天加到治疗量。急性期患者开始时剂量可稍大些，或静脉给药，以控制症状。

（4）维持治疗：神经症患者，病情常因心理社会因素而波动，症状时重时轻。因此，苯二氮䓬类药物控制症状后，无须长期应用，长期应用也不能预防疾病的复发。长期应用易导致依赖性，撤药宜缓慢进行，缓慢减药后仍可维持较长时间的疗效。

（5）副作用：此类药物的副作用较少，一般能很好耐受，偶有严重并发症。最常见的副作用为嗜睡、过度镇静、智力活动受影响、记忆力受损、运动的协调性减低等。上述副作用常见于老年或有肝脏疾病者。血液、肝和肾方面的副作用较少见。偶见兴奋、梦魇、谵妄、意识模糊、抑郁、攻击、敌视行为等。有致胎儿唇裂、腭裂的报道。

苯二氮䓬类药物的毒性作用很小。作为自杀目的服入过量药物者，如果同时服用其他抗精神病药物或酒精易导致死亡。过量者常进入睡眠，可被唤醒，血压略下降，在24～48小时后醒转。处理主要是洗胃、输液等综合措施。血液透析往往无效。

（6）耐受与依赖：苯二氮䓬类可产生耐受性，应用数周后需调整剂量才能取得更好疗效；长期应用后可产生依赖性，包括躯体依赖和精神依赖，与酒精和巴比妥类药物可发生交叉依赖。躯体依赖症状多发生在持续使用6个月以上者，突然中断药物，可引起戒断症状。戒断症状多为焦虑、激动、易激惹、失眠、震颤、头痛、眩晕、多汗、烦躁不安、耳鸣、人格解体及胃肠症状（如恶心、呕吐、厌食、腹泻、便秘）。严重者可出现惊厥，此现象罕见但可导致死亡。因此，苯二氮䓬类药物在临床应用中要避免长期应用。停药宜逐步缓慢进行。

1039. 什么是过度换气综合征？如何处理？

过度换气综合征，即每分通气量超出代谢所需，导致血流动力学和化学变化而表现为特征性症状，如呼吸困难、激越、头昏、不典型的胸痛、神经性呼吸急促、气喘、感觉异常和腕足痉挛。常见于年轻患者，也见于健康人。

过度换气综合征可能会被误认为是惊恐障碍，二者有很多重叠。50%～60%的惊恐障碍或广场恐怖症患者存在过度换气综合征的症状，25%过度换气综合征患者存在惊恐障碍的症状。由于躯体症状的表现，过度换气综合征也可能与其他器质性疾病相混淆，尤其是心脏呼吸系统疾病。

除非有明确的过度换气综合征病史，否则任何首次出现的过度换气都应首先排除潜在的躯体疾病。需要鉴别的疾病包括：阿-斯综合征、哮喘、房颤、房扑、心肌病、慢性阻塞性肺疾病、肋软骨炎、糖尿病酮症酸中毒、甲状腺功能亢进，代谢性酸中毒、高铁血红蛋白血症、心肌缺血、惊恐（和其他焦虑）障碍、胸膜渗出、肺炎、气胸、戒断综合征。可进行的鉴别检查有：甲状腺功能、血糖、Ca^{2+}、PO_4、动脉血气分析（过度换气综合征中pH值正常，动脉血二氧化碳分压和HCO_3低）、心电图、胸部X线片等。

一旦实验室检查发现明确的器质性疾病，则以纠正病因为主。

如果潜在的严重病因已被排除，治疗包括：安慰患者；建立正常的呼吸模式，指导患者更多地用横膈进行腹式呼吸，在身体上，压缩上胸部，指导患者最大限度地呼气以减轻过度膨胀；可使用苯二氮䓬类药减轻严重的焦虑。

待紧急症状缓解后，进一步治疗包括：进行有关过度换气、放松和呼吸技术的教育；如果存在明确的精神科疾病，如焦虑或抑郁需要向患者告知；药物方面可使用β受体阻断剂和苯二氮䓬类药物，此外5-羟色胺选择性重摄取抑制剂类抗抑郁药也可以起到预防作用。

1040. 什么叫惊恐发作？急性惊恐发作如何治疗？

惊恐发作以一段时间的强烈恐惧，以一组快速发展、在十分钟内达到巅峰而且一般不会持续长于20～30分钟（罕见超过一小时）的症状为特征。发作可以是自发的也可以是处境性的（通常以前就有过发作）。有时，发作出现在睡眠中，罕见仅有焦虑的生理症状却无心理症状，即非恐惧的惊恐发作。

反复出现的惊恐发作称为惊恐障碍，发作的频率从每天多次到每年几次不等。通常是持续地担心再次发作或担心发作的后果，可能导致回避恐怖性地点或情境，并且明显的行为改变和发作相关。

在排除内科原因确认惊恐发作后，要让患者保持一种安心而平静的态度，给予患者积极暗示，因为大多数惊恐发作在30分钟内自行缓解，而患者对症状的恐惧会使症状加重，并延长持续的时间。如果症状严重而令人痛苦，可以考虑立即应用苯二氮䓬类药，这样可以立即减轻焦虑，有助于使患者安心，提供治疗信心以及减轻二次焦虑带来的症状。

此外，需要考虑是否构成惊恐障碍的诊断，待发作控制后考虑精神科会诊，进行转诊。

1041. 什么是恶性综合征？

恶性综合征是患者应用抗精神病药物或者其他降低中枢多巴胺功能的药物治疗时所出现的一种严重药物副反应。临床症状特点是用药后出现高热、肌肉强直、意识障碍和自主神经功能紊乱。该综合征病情凶险，若不及时治疗会导致患者死亡。

恶性综合征患者临床检查可见高热、肌强直、意识障碍、心动过速、大汗淋漓、血压不稳等体征。高烧往往和肌肉强直同时发生或者紧随其后发生。40%的患者体温达40℃以上。体温增高是恶性综合征的特征，这可能是抗精神病药物导致了体温调节中枢多巴胺衰竭所致，使得体温中枢散热障碍，同时肌肉强直导致产热增加。两个因素使得体温异常升高。肌细胞中钙离子的代谢受损导致肌强直。交感神经系统活动过度或失代偿导致心动过速、大汗、血压不稳。实验室检查可能出现的阳性结果有：CK/尿肌红蛋白升高、白细胞计数升高，以及代谢性酸中毒。

目前已报道的可能引起恶性综合征的药物如下。

（1）抗精神病药：氯丙嗪、氯氮平（罕见）、氟哌噻吨、氟奋乃静、氟哌啶醇、洛沙平、奥氮平、喹硫平（罕见）、利培酮、甲硫达嗪。

（2）治疗帕金森病药物：金刚烷胺（戒断）、抗胆碱能药物（戒断），左旋多巴（戒断）。

（3）抗抑郁药物：阿莫沙平、氯丙咪嗪、去甲咪嗪、苯乙肼、曲米帕明、文拉法新。

（4）其他：卡马西平（撤药）、甘昔洛韦、硫酸亚铁、锂盐、哌甲酯、甲氧氯普胺、口服避孕药。

1042. 如何治疗恶性综合征？

（1）停止使用任何可能导致此病的药物：尤其是抗精神病药物，或重新开始使用治疗帕金森病药物。

（2）支持措施：吸氧，采用静脉补液纠正体液消耗或低血压，降低温度，如冰毯、退热药、冷却静脉补液、冰块、蒸发冷却、冰水灌肠剂。

（3）患者的急性行为紊乱可用苯二氮䓬类药物治疗，推荐口服或静脉给药，肌内注射和约束可使血CK原因复杂化。

（4）当患者出现横纹肌溶解时，为避免肾衰竭可采用静脉补碳酸钠来碱化尿液。

（5）药物治疗降低肌强直：可予以硝本呋海因（静脉给药0.8～2.5mg/kg，每日4次，或口服50～100mg，每日2次），劳拉西洋每日5mg以内。二线用药可予以溴隐亭（口服2.5～10mg，每日3次，日最高剂量为每日60mg），金刚烷胺（口服100～200mg，每日2次）。三线用药为硝苯地平，并可考虑ECT治疗，但需注意可能增加致死性心律失常。

1043. 什么是5-羟色胺综合征？

5-羟色胺综合征是一种罕见的，具有潜在致死性的综合征，通常发生在开始使用5-羟色胺能药物或增加剂量时，表现为意识状态改变、激越、震颤、颤抖、腹泻、反射亢进、肌阵挛、共济失调和高热。虽然5-羟色胺再摄取抑制剂能造成5-羟色胺综合征，其他药物如苯丙胺、单胺氧化酶抑制剂、ICAs、锂盐也有可能，这些药物通常在过量，合并用药时发生，在治疗剂量下少见。

主要的症状与体征如下。

（1）精神神经：意识模糊、激越、昏迷。

（2）神经肌肉：肌阵挛、僵直，震颤（包括颤抖），反射亢进（通常下肢比上肢明显）、共济失调。

（3）自主神经：高热（可能与抽搐发作时间延长，僵直或肌肉活动过多有关）、胃肠道症状（恶心，腹泻）、瞳孔散大、心动过速、血压升高或降低。

临床上需要与恶性综合征、恶性高热、感染（脑炎/脑膜炎，脓毒症）、代谢紊乱、物质滥用（可卡因）/戒断/超量（LSD、PCP）相鉴别。

1044. 如何治疗5-羟色胺综合征？

（1）如果存在药物使用过量，可考虑洗胃。

（2）开放静脉，以保证补液（脱水，由于高热导致体液丢失），降低横纹肌溶解风险。

（3）如果出现横纹肌溶解应该及时治疗，要保证多尿量，采用碳酸盐中和碱化，使尿pH为6。如果必要，应降低体温，如应用冰毯、退热药、冷却静脉补液、冰块、蒸发冷却、冰水灌肠剂等。

（4）药物治疗：激越、抽搐发作，肌肉僵直/阵挛，最好用苯二氮䓬类药物治疗，如劳拉西泮缓慢静脉注射1～2mg/30min。在某些患者中可以考虑使用5-羟色胺受体拮抗剂，如赛庚啶，每2～4小时口服4～8mg，最高剂量为0.5mg/（kg·d））；氯丙嗪可以降低癫痫发作阈值；或服用米氮平、二甲麦角新碱、普萘洛尔等轻度五羟色胺拮抗剂。除非血压明显升高，一般不用治疗高血压药物。

5-羟色胺综合征通常是急性发作，但重度症状出现之前数周，往往就存在反复发作的轻度症状。许多患者经过全面支持治疗后，往往在24小时内可痊愈，无后遗症，如果5-羟色胺选择性重摄取抑制剂过量，患者在数小时内不出现症状，可不需要治疗。

1045. 如何鉴别恶性综合征与5-羟色胺综合征？

虽然二者的临床表现很相似（表12-1），如自主神经功能紊乱、意识状态改变、激越、木僵和高热。但鉴别很重要，因为具体的治疗不同，如5-羟色胺综合征患者使用氯丙嗪，而在恶性综合征中使用氯丙嗪会导致恶化。

表12-1　恶性综合征和5-羟色胺综合征的鉴别

	恶性综合征	5-羟色胺综合征
与药物有关	服用抗精神病药物（特异性反应，或正常剂量）	5-羟色胺能药物（过量或合并用药）
发生	缓慢（几天到几周）	迅速
进展	缓慢（24～72小时）	迅速
肌强直	严重（铅管样）	严重性少
活动	运动迟缓	活动过度

1046. 躁狂发作如何治疗？

躁狂发作的患者会使用情感稳定剂来控制症状，常见的情感稳定剂包括有：

（1）锂盐：常用碳酸锂，可用于躁狂发作的急性期和维持治疗期。急性发作时剂量为600～2000mg/d，一般从小剂量开始，3～5天内加到治疗量，分2～3次服用；维持治疗剂量为500～1500mg/d。老年及体弱者与抗抑郁药或其他抗精神病药合用时，剂量适当减少。一般起效时间为7～10天。急性期血药浓度为0.8～1.2mmol/L，维持治疗时血药浓度为0.4～0.8mmol/L，血锂浓度上限不宜超过1.4mmol/L，以防锂中毒。

（2）抗惊厥药：主要有卡马西平和丙戊酸盐，其治疗剂量均为400～1200mg/d。也可与碳酸锂合用。

（3）抗精神病药：氯丙嗪、氟哌啶醇、氯氮平、奥氮平、利培酮等均对控制躁狂发作有效。对急性重症躁狂发作或对锂盐治疗无效的患者有一定治疗效果。可单独使用或合并药物治疗，一般隔日一次，4～10次为一疗程。

若患者疾病发作时有伤害自己或他人的倾向，如易激惹甚至有攻击、凶杀倾向，应临时给约束、限制活动，必要时开始强制性治疗。应注意以下几点：使用间接的语言安抚；签署自愿书等相关文件；适当使用镇静药物；在使用非自愿制约时，要由一定数量的受过训练的团队人员来完成，提供隔离与制约的文件，描述主观发现、客观发现、评价以及计划，以说明制约必要性及具体过程。

1047. 如何处理激越症状？

激越被描述为明显的坐立不安和过多的肢体活动，并伴有焦虑。临床上，激越表现为一系列思维活动、情绪和行为从低到高不同程度的兴奋过程，且无法平静，严重时可表现为兴奋冲动，对他人有躯体威胁，发生攻击他人及自身的暴力行为等。

（1）激越的原因：

1）脑器质性疾病和其他躯体疾病：前者包括高热、感染、脑炎/脑膜炎、脑外伤、脑血管病、脑部占位性病变、缺血性脑病、痴呆等，后者包括代谢及内分泌疾病，如甲状腺功能亢进、嗜铬细胞瘤、低钠/钙血症、低血糖等。

2）精神活性物质中毒或戒断：如可卡因或苯丙胺可引起严重激越，或诱发精神病性症状，酒精戒断可能加剧急性激越症状。

3）精神障碍：如严重焦虑的焦虑激越、激越性抑郁或双相情感障碍抑郁发作的精神运动性激越，以及精神病性障碍患者的精神病性激越等。其中，精神病性激越常见于包括精神分裂症、分裂情感性障碍及双相情感障碍躁狂发作，患者可因思维及情感紊乱导致个体对现实世界的错误感知，进而引起严重激越；而幻觉（尤其是评论性和命令性幻听）、偏执观念（如被害妄想、被动体验）及强烈的易激惹/愤怒/高涨心境成为急性激越的诱发因素。

（2）治疗原则：尽快缓解患者的激越行为，降低和防止攻击和暴力行为对患者自身及他人造成伤害。当患者出现激越行为时，需要医生在进行简单的评估后，尽快地采取综合治理的方法。首先，要尽可能先采取言语安抚的手段，并与患者保持一定的空间距离避免让患者感到人身威胁，应该采取灵活的应对方式，包括适当的妥协，让家属一起参与与患者的沟通是有效的；其次，如果言语安抚不能奏效，可以考虑药物治疗，包括口服非典型抗精神病药物和/或苯二氮䓬类药物以及典型或非典型抗精神病药物或苯二氮䓬类药物的肌注治疗，肌注治疗通常起效快，能够有效且快速地降低风险。最后，在不得已的情况下，可以考虑医学保护性约束，即使在无法与患者达成共识的情况下，也应该进行口头告知并开立医嘱，同时遵循相应的操作流程避免对患者产生伤害，并根据情况在最短的时间内解除约束。

1048. 锥体外系反应有哪些表现？如何处理？

（1）急性肌张力障碍：出现最早，呈现不由自主的、奇特的表现，包括眼上翻、斜颈、颈后倾、面部怪相和扭曲、吐舌、张口困难、角弓反张和脊柱侧弯等。易误诊为破伤风、癫痫、分离障碍等，服抗精神病药物史有助于确立诊断。处理方法为肌注东莨菪碱0.3mg或异丙嗪25mg可即时缓解。需减少药物剂量，加服抗胆碱能药如盐酸苯海索或换锥体外系反应低的药物。

（2）静坐不能：在治疗1～2周后最为常见，表现为无法控制的激越不安、不能静坐、反复走动或原地踏步。易误诊为精神病性激越或精神病加剧，故而错误地增加抗精神病药剂量，而使症状进一步恶化。苯二氮䓬类药和β受体阻断剂如普萘洛尔等有效，而抗胆碱能药通常无效。有时需减少抗精神病药剂量，或选用锥体外系反应低的药物。

（3）类帕金森病：最为常见。治疗的最初1～2个月发生，发生率可高达56%，女性比男性更常见，老年患者常见并因淡漠、抑郁或痴呆而误诊。表现为运动不能、肌张力高、震颤和自主神经功能紊乱。最初始的形式是运动过缓，体征上主要为手足震颤和肌张力增高，严重者有协调运动的丧失、僵硬、佝偻姿势、慌张步态、面具脸、粗大震颤、流涎和皮脂溢出。可服用抗胆碱能药物盐酸苯海索，剂量范围2～12mg/d，并在2～3个月后逐渐停用。抗精神病药物的使用应缓慢加药或使用最低有效剂量。

（4）迟发性运动障碍：多见于持续用药几年后，极少数可能在几个月后发生。用药时间越长，发生率越高。女性稍高于男性，老年和脑器质性患者中多见。迟发性运动障碍是以不自主的、有节律的刻板式运动为特征。其严重程度波动不定，睡眠时消失、情绪激动时加重。最早的体征常是舌或口唇周围的轻微震颤或蠕动。关键在于预防、使用最低有效剂量或换用锥体外系反应低的药物，如氯氮平。异丙嗪和银杏叶提取物可能具有一定改善作用。抗胆碱能药物会促进和加重迟发性运动障碍，应避免使用。

1049. 如何治疗有严重自杀倾向的抑郁患者？

当发现患者有明显的强烈自杀观念时应当先行处理患者，而不是急于向患者的亲属做详细的病情调查。要对其进行密切监护，为患者安排单独的房间有时也将患者安排到患者较多的大房间，以便患者的行动随时受到众人的监督。如若患者住单人房间，应当尽量搬走房间内任何可以撤出的物品，同时要求家属陪护，医生或护士经常巡视。

及时请精神科医生会诊，如果患者经检查未发现潜在的躯体疾病，劝说患者及家属住院治疗。电休克疗法治疗是对强烈自杀抑郁症患者发挥疗效最快的治疗方法，近年来发展起来的无抽搐电休克疗法治疗，几乎适用于所有的患者。有时在第一次电休克疗法治疗后，患者就可以表现出显著的好转。药物治疗方面，以抗抑郁药物治疗为主，对于伴有精神症状、行为紊乱、兴奋激越的患者，可同时予以抗精神病药或苯二氮䓬类药物。

1050. 什么是紧张综合征？如何进行处理？

紧张综合征最突出的症状是患者全身肌紧张力增高，包括紧张性木僵和紧张性兴奋两种状态。前者常有违拗症、刻板言语及刻板动作、模仿言语及模仿动作、蜡样屈曲等症状，后者表现为突然爆发的兴奋激动和暴烈行为。紧张性木僵状态可持续数日或数年，可无任何原因地转入兴奋状态。而兴奋状态持续较短暂，发作后往往再次进入木僵状态或缓解。

紧张综合征可见于精神障碍，如精神分裂症、躁狂发作、抑郁发作、急性应激障碍；脑器质性损害，如脑炎、帕金森病、癫痫样障碍、额叶疾病等；以及一般躯体症状，如代谢紊乱、内分泌紊乱、感染、自身免疫紊乱、药物中毒等。

当发现患者出现紧张综合征时，首先要对患者进行评估以明确病因。包括：了解全面病史，通常是从第三方获得信息，包括最近用药的情况，应激源，已知的躯体/精神状况；进行体格检查，体温、血压、脉搏以及全面神经系统检查；进行实验室检查，如血常规、尿常规、血生化检查、内分泌相关检查、脑电图以及头CT或MRI等。

在治疗上，首先采用对症处理，常用的方法有：苯二氮䓬类，如劳拉西泮0.5～1.0mg口服或肌内注射，如果有效则继续规律给药；如果患者没有禁忌证，电痉挛治疗有效果也非常好。对于已明确病因的患者要积极治疗原发疾病。

1051. 急危重症患者是否应常规进行疼痛评估？

推荐急危重症患者应常规进行疼痛评估。

理论依据：最近Georgiou等的系统综述，详细总结了疼痛评估对重症患者的作用，但由于异质性太大未能进一步行荟萃分析。该综述指出，对患者定时进行疼痛评估，有助于进行恰当的镇痛治疗，并可以减少镇痛药物的使用剂量。其中纳入的一些文献显示，对患者定时进行疼痛评估，疼痛的发生率及疼痛程度较未评估组有显著降低。同时，有部分文献还表明，进行常规的疼痛评估有助于缩短ICU住院时间、机械通气时间，并降低呼吸机相关性肺炎的发生率。一项队列研究则表明进行常规的疼痛评估还有助于降低病死率。由此可见，应对急危重症患者常规进行疼痛评估，选择恰当的方法定时评估疼痛程度及治疗反应并进行记录。

1052. 关于疼痛评估的方法应如何选择？

建议对于能自主表达的患者应用NRS评分，对于不能表达但具有躯体运动功能、行为可以观察的患者应用CPOT或BPS评分量表。

理论依据：疼痛评估应包括疼痛的部位、特点、加重及减轻因素和强度，最可靠有效的评估指标是患者的自我描述。使用各种评分方法来评估疼痛程度和治疗反应，应该定期进行、完整记录。常用评分方法有：数字评分表（numeric rating scale，NRS），面部表情评分表（faces pain scale，FPS），行为疼痛量表（behavioral pain scale，BPS）及重症监护疼痛观察量表（critical-care pain observation tool，CPOT）等。对能自主表达的患者目前较常应用的方法是NRS评分，Rahu等的前瞻性研究表明，对于接受机械通气治疗且能自主表达的患者，NRS评分具有较好的疼痛评价效果。在不能表达，具有躯体运动功能，行为可以观察的患者，BPS和CPOT两个量表对疼痛程度的评价具有较高的可信性和一致性，虽然BPS易于记忆，但两者没有显著统计学差异，同时对清醒患者BPS或CPOT评分与NRS评分具有较好的相关性。近年来也有一些在特殊人群中的研究，如心脏外科重症患者、创伤患者和神经外科患者、未昏迷谵妄患者，表明CPOT评分是一种有效的疼痛评估工具。

1053. 镇痛治疗是否应该作为镇静治疗的基础？

推荐在镇静治疗的同时或之前给予镇痛治疗。

理论依据：大部分患者烦躁的首要原因是疼痛和不适感，故重症患者应首先考虑镇痛治疗，镇痛应作为镇静的基础。研究表明，联合镇痛治疗的镇静方案能减少疼痛发生率，降低患者疼痛评分，降低机械通气的使用率，减少气管插管时间及缩短住院时间。使用镇痛为先的镇静方法也要权衡镇痛药可干扰呼吸动力、降低胃动力及增加实施肠内营养的难度，同时还要考虑停药所导致的疼痛复发。

1054. 镇痛治疗是否需要联合应用非阿片类镇痛药物？

建议联合应用非阿片类镇痛药物以减少阿片类药物的用量及相关不良反应。

对于非神经性疼痛，近年来逐渐有研究表明氯胺酮、非甾体类抗炎药、奈福泮和加巴喷丁等非阿片类镇痛药物能有效减轻重症患者的非神经性疼痛。而对神经性疼痛，加巴喷丁和卡马西平具有较好的镇痛作用。非阿片类药物可以用来减少阿片类药物的用量和减少阿片类药物的不良反应。目前共有8项RCT研究涉及在重症患者中应用非阿片类镇痛药物能否减少阿片类镇痛药物的应用，整合其中3项RCT的结果，进行荟萃分析后发现非阿片类镇痛药物的应用能显著降低阿片类药物的用量。进行GRADE分级后证据质量为中级。另外，目前共有5项RCT研究在重症患者中应用非阿片类镇痛药物能减少阿片类镇痛药物相关不良反应，整合这5项RCT的结果，进行荟萃分析后同样发现应用非阿片类镇痛药物能显著降低恶心、呕吐等阿片类不良反应的发生。进行GRADE分级后证据质量分别为高级和中级。

1055. 实施镇痛后，还需要对镇痛效果进行密切评估吗？

推荐在实施镇痛后，要对镇痛效果进行密切评估，并根据评估结果进一步调整治疗方案。

理论依据：镇痛治疗的目的还在于减轻甚至消除机体器官因为疼痛而导致的过度代偿做功，保护器官储备功能。因此，实施镇痛后，必须密切监测镇痛效果和循环呼吸等器官功能，根据镇痛的效果随时调整药物的剂量，以免镇痛不足或过量。镇痛不足达不到预期的镇痛效果，而镇痛过量则可能引起呼吸抑制、抑制胃肠道运动等不良反应，最终延长机械通气时间、ICU住院时间，甚至增加病死率。一般而言，镇痛效果评估的方法及预期目标：对于能自主表达的患者应用NRS评分，其目标值为＜4分；对于不能表达、运动功能良好、行为可以观察的患者应用BPS评分或CPOT评分，其目标值分别为BPS＜5分和CPOT＜3分。

1056. 患者镇静的深度应如何选择？

建议患者根据器官功能状态个体化选择镇静深度，实施目标指导的镇静策略。

理论依据：所谓目标指导的镇静策略，即ICU患者根据器官功能状态，个体化确立镇静程度的目标，并根据目标连续评估、随时调整治疗方案，以尽可能使镇静治疗扬利抑弊。

在保证患者器官功能处于适度代偿范围的基础上，调节镇静药物剂量，维持患者处于最合适的镇静状态。镇静的深浅程度应该根据病情变化和患者器官储备功能程度而调节变化。对于器官功能相对稳定，恢复期的患者，应给予浅镇静，以减少机械通气时间和住ICU时间。但对处于应激急性期，器官功能不稳定的患者，宜给予较深镇静以保护器官功能，这些情况主要包括：①机械通气人机严重不协调者。②严重急性呼吸窘迫综合征早期短疗程神经-肌肉阻滞剂、俯卧位通气、肺复张等治疗时作为基础。③严重颅脑损伤有颅高压者。④癫痫持续状态。⑤外科需严格制动者。⑥任何需要应用神经-肌肉阻滞剂治疗的情况，都必须以充分的深度镇痛镇静为基础。

通过检索文献，目前共有5篇RCT比较了采用目标指导镇静与不采用目标指导镇静对ICU患者机械通气时间、ICU住院时间、总住院时间、住院病死率、住ICU病死率、意外拔管率、再插管率和气管切开率等8项临床指标的影响。荟萃分析发现：目标指导镇静可以缩短住院时间和ICU住院时间，但对机械通气时间、住院病死率和住ICU病死率无影响。同时目标指导镇静不增加意外拔管率，也不增加再插管率和气管切开比例。进行GRADE分级后总住院时间和ICU住院时间的证据质量为中级。

1057. 患者镇静中应常规实施每日镇静中断吗？

应根据镇静状态的评估结果随时调整镇静深度，对于深度镇静患者宜实施每日镇静中断。

理论依据：每日镇静中断（daily sedation interruption，DSI）指的是在连续性使用镇静药物的过程中，每日进行短时间的停用镇静药物，待患者恢复出现基本的遵嘱反应和神经肌肉动作后再重新给予镇静治疗。具体标准为满足以下4项中的3项：遵嘱睁眼，眼神追踪，遵嘱握拳，遵嘱动脚趾。DSI的目的是限制镇静药物的过量使用，通过对患者每日短时间中断镇静药物输注以减少其体内的镇静药物蓄积，进而缩短机械通气时间，改善临床结局。但近年来关于DSI的研究众说纷纭，最初发现DSI能改善预后的研究，其研究对象多为深镇静的患者，而近些年随着新型镇静药物的推广及临床医师对镇静深度认识的变迁，关于DSI的研究则多为阴性结果。对无须深镇静的患者，更需要强调的是随时调整镇静深度，而不仅仅是DSI，但对于深镇静的患者，仍需实施DSI以减少镇静药物的过量使用。

目前，已经有多项RCT评价了DSI的效果，但其结果各异。通过文献检索，本指南修订小组共纳入9篇RCT评价DSI在ICU患者中对机械通气时间、ICU住院时间、住院总时间、ICU病死率等的影响。其中7篇文献结局指标包含机械通气时间，进行荟萃分析后发现，DSI不能缩短ICU患者的机械通气时间。有部分文献采用了28天内无机械通气时间作为结局指标，荟萃分析显示，DSI不能增加ICU患者的28天内的无机械通气时间。另外，荟萃分析还发现，DSI对ICU患者的结局指标ICU住院时间无影响，对总住院时间无影响，对ICU病死率无影响，对意外拔管率无影响，对拔管后48小时内再插管率无影响。但是，DSI能减少ICU患者的气管切开率。进行GRADE分级后机械通气时间和气管切开率的证据质量为中级，其余为低级。

1058. 患者神经-肌肉阻滞剂应用指征与时机是什么？

所有神经-肌肉阻滞药物必须在充分镇痛镇静治疗的基础上加以应用。

对于重度ARDS早期患者，在充分镇痛镇静治疗的基础上可以考虑使用神经-肌肉阻滞剂。

理论依据：清醒肌松是一种等同于麻醉时"术中知晓"的极度危险状态，他可以使得患者出现严重交感风暴、应激状态和濒死恐惧，显著加大循环呼吸等器官的代谢负担。因此神经-肌肉阻滞剂必须在充分镇痛镇静的前提下应用。目前主要应用在某些特定的危重疾病状态，如：重度ARDS早期、哮喘持续状态、癫痫持续状态、严重惊厥以及破伤风等肌肉强烈痉挛的病症。目前，关于重度ARDS早期神经-肌肉阻滞剂应用的证据主要来自法国的同一个研究团队发表的3项RCT，Neto等的荟萃分析将上述3项RCT的数据进行了整合分析，结果发现，与安慰剂相比，早期短时间（48小时内）应用神经-肌肉阻滞剂能显著降低中重度ARDS患者的ICU病死率、28天病死率和气压伤的风险，且不增加ICU获得性肌无力的发生风险。进行GRADE分级之后，ICU病死率的证据质量级别为中级，其余为低级。

另外，鉴于神经-肌肉阻滞剂容易导致患者神经肌肉偶联损伤和肌无力、痰液引流障碍及肺不张等不良反应，故临床上应用神经-肌肉阻滞剂仍需慎重。

1059. 实施镇静后，需要对镇静深度进行密切监测吗？

推荐实施镇静后要对镇静深度进行密切监测，RASS和SAS评分是常用可靠的镇静评估工具。

理论依据：镇痛镇静治疗的目的是在维持机体基本灌注氧合的基础上，尽可能保护器官储备功能，减轻器官过度代偿的氧耗做功。同时，保持危重症患者处于最舒适和安全的镇静状态是镇静治疗的重要目标之一。因此需要定时评估患者的镇静程度以便于调整镇静药物及其剂量以达到预期目标。目前临床常用的主观镇静评分法有Richmond躁动-镇静评分（richmond agitation-sedation scale，RASS）、Ramsay评分、镇静-躁动评分（sedation-agitation scale，SAS），客观评估方法有脑电双频指数（bispectral index，BIS）、肌肉活动评分法（motor activity assessment scale，MAAS）等，但目前没有证据证明客观评估方法对于非肌松治疗的患者有益。

1060. 镇痛镇静治疗可能会带来哪些并发症？

（1）获得性肌无力：炎症反应、长期深镇静、神经-肌肉阻滞剂、制动、糖皮质激素等多种因素可以导致获得性肌无力，神经-肌肉阻滞剂和深镇静是其中重要的诱导因素。神经-肌肉阻滞剂通过抑制神经肌肉偶联而抑制肌肉的收缩活性，从而导致肌无力。神经-肌肉阻滞剂通常与足量的镇静药物和/或镇痛药物联合应用。神经肌肉阻滞剂的应用不仅会导致即刻肌肉功能抑制，药物的残余效应也会导致获得性肌无力。Price等进行的荟萃分析入选1项随机对照研究及18项前瞻性观察研究，共入选2254例ICU患者，发现使用神经-肌肉阻滞剂的ICU患者中，ICU获得性肌无力的发生率为51%，而未使用神经-肌肉阻滞剂的对照组中，ICU获得性肌无力发生率为39%，两组间有明显差异。神经-肌肉阻滞剂与ICU获得性肌无力中度相关。神经肌肉阻滞剂的持续使用也会增加肌萎缩的风险。机械通气患者通常需要大剂量镇痛镇静药物的使用，这也会增加ICU获得性肌无力的发生，特别是在高龄患者中。积极处理原发病，尽量减少或避免引起肌无力的药物，早期康复训练，充足的营养支持等均有助于肌无力的预防及恢复。

（2）循环功能抑制：对于血流动力学不稳定、低血容量或交感兴奋性升高的患者，镇痛镇静治疗容易引发低血压。α_2受体激动剂右美托咪定具有抗交感作用，可导致心动过缓和（或）低血压。因此镇痛镇静治疗期间应进行循环功能监测，根据患者的血流动力学变化调整给药剂量及速度，并适当进行液体复苏，必要时给予血管活性药物，力求维持血流动力学平稳。

（3）呼吸功能抑制：多种镇痛镇静药物都可以产生呼吸抑制，深度镇静还可以导致患者咳嗽和排痰能力减弱，影响呼吸功能恢复和气道分泌物的清除，增加肺部感染机会。因此实施镇痛镇静过程中要密切监测呼吸频率、节律及幅度，并在病情允许的情况下尽可能及时调整为浅镇静。

（4）消化功能影响：阿片类镇痛药物可抑制肠道蠕动导致便秘和腹胀。配合应用促胃肠动力药物，联合应用非阿片类镇痛药物和新型阿片类制剂等措施能减少上述不良反应。

（5）其他：镇痛镇静后患者自主活动减少，加之疼痛感觉变弱，会引起患者较长时间维持于某一体位，继而容易造成压疮、深静脉血栓等并发症，因此对于接受镇痛镇静治疗的重症患者应采取加强体疗、变换体位、早期活动等方式以减少上述并发症的发生。